W0263246

Nebenschilddrüse und endokrine Regulationen des Calciumstoffwechsels

Spontan-Hypoglykämie

Glucagon

14. Symposion der Deutschen Gesellschaft für Endokrinologie
in Heidelberg vom 7.—9. März 1968

Schriftleitung: Prof. Dr. Joachim Kracht

Mit 121 Abbildungen

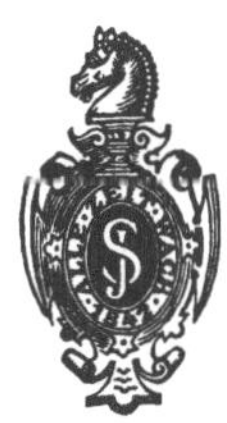

Springer-Verlag Berlin Heidelberg GmbH 1968

Professor Dr. J. Kracht, Pathologisches Institut der Universität
6300 Gießen, Klinikstraße 32 g

ISBN 978-3-540-04354-6   ISBN 978-3-662-12566-3 (eBook)
DOI 10.1007/978-3-662-12566-3

Alle Rechte vorbehalten. Kein Teil dieses Buches darf ohne schriftliche Genehmigung des Springer-Verlages übersetzt oder in irgend einer Form vervielfältigt werden.

© by Springer-Verlag Berlin Heidelberg 1968
Ursprünglich erschienen bei Springer-Verlag Berlin Heidelberg New York 1968
Library of Congress Catalog Card Number 55-39230

Die Wiedergabe von Gebrauchsnamen, Handelsnamen, Warenbezeichnungen usw. in diesem Werk berechtigt auch ohne besondere Kennzeichnung nicht zu der Annahme, daß solche Namen im Sinne der Warenzeichen- und Markenschutz-Gesetzgebung als frei zu betrachten wären und daher von jedermann benutzt werden dürften.

Titel-Nr. 6780

Deutsche Gesellschaft für Endokrinologie

Präsident der Gesellschaft und Vorsitzender des 14. Symposions:
Professor Dr. K. OBERDISSE, Düsseldorf

Vorstand der Gesellschaft: Professor Dr. Dr. R. AMMON, Homburg/Saar
Professor Dr. E. KLEIN, Bielefeld
Professor Dr. J. KRACHT, Hamburg
Professor Dr. Dr. LOESER, Münster
Professor Dr. J. ZANDER, Heidelberg

Vorstand 1968/69

Präsident: Professor Dr. J. ZANDER, Heidelberg
Vizepräsident: Professor Dr. E. TONUTTI, Ulm
Sekretär: Professor Dr. J. KRACHT, Gießen

Mitglieder des Vorstandes: Professor Dr. Dr. R. AMMON, Homburg/Saar
Professor Dr. J. BIERICH, Tübingen
Dr. G. RASPÉ, Berlin
Professor Dr. K. SCHWARZ, München

Inhaltsverzeichnis

Freie Vorträge zum Thema Glucagon

Freie Vorträge

Schilddrüse

Hypophyse, Hypophysenhormone

Varia

Alphabetisches Verzeichnis der Vortragenden und Diskussionsredner

AMMON, R., Prof. Dr., Physiologisch-Chemisches Institut der Universität des Saarlandes Homburg/Saar

APOSTOLAKIS, M., Doz. Dr., II. Med. Universitäts-Klinik und Poliklinik Hamburg

BARTELHEIMER, H., Prof. Dr., I. Med. Universitäts-Klinik Hamburg

BETTENDORF, G., Prof. Dr., Universitäts-Frauenklinik Hamburg

BICKEL, H., Prof. Dr., Universitäts-Kinderklinik Heidelberg

BINSWANGER, U., Dr., Med. Klinik der Universität Zürich (Schweiz)

BREUSTEDT, H.-J., Dr., Pathologisches Institut der Universität Hamburg

CAVALLERO, C., Prof. Dr., Istituto di Anatomia patologica dell' Universita, Pavià, Via Forlani 14, (Italia)

DAMBACHER, M., Dr., Med. Universitäts-Klinik Bürgerspital, Basel (Schweiz)

DAWEKE, H., Doz. Dr., II. Med. Klinik und Poliklinik Düsseldorf

DHOM, G., Prof. Dr., Pathologisches Institut der Universität Homburg/Saar

ELERT JR., A., Dr., Universitäts-Frauenklinik Düsseldorf

EMRICH, D., Doz. Dr., Med. Universitäts-Klinik Göttingen

FANCONI, A., Dr., Universitäts-Kinderklinik Zürich (Schweiz)

FORSSMANN, W. G., Dr., Institut d'Histologie et d'Embryologie, Ecole de Médecine, Genève (Schweiz)

FOURMAN, P., Prof. Dr., Clinical Investigation Unit, The General Infirmary, Leeds I, (England)

FRERICHS, H., Dr., Med. Klinik und Poliklinik der Universität Göttingen

FROESCH, E. R., Dr., Med. Universitäts-Klinik Zürich (Schweiz)

GACA, A., Doz. Dr., Chirurgische Universitätsklinik Freiburg i. Brsg.

GEPTS, W., Prof. Dr., Pathologisches Institut der Universitäts-Klinik Brugmann, Brüssel (Belgien)

GILLICH, K. G., Dr., Med. Klinik der Med. Hochschule Hannover

GLAUBITT, D., Dr., I. Med. Universitäts-Klinik Hamburg

GÖBEL, P., Doz. Dr., Med. Universitäts-Poliklinik Tübingen

GOSLAR, H. G., Prof. Dr., Anatomisches Institut der Universität Bonn

GRIES, F. A., Priv.-Doz. Dr., II. Med. Universitäts-Klinik Düsseldorf

HAAS, H. G., Doz. Dr., Med. Universitäts-Klinik Basel (Schweiz)

HACHMEISTER, U., Dr., Pathologisches Institut der Universität Hamburg

HAMMERSTEIN, J., Prof. Dr., Frauenklinik der Freien Universität Berlin

HAUBOLD, U., Dr., II. Med. Universitäts-Klinik München

HEUCK, F., Prof. Dr., Zentr. Röntgeninstitut des Katharinenhospitals Stuttgart

HILDEBRANDT, H. E., Dr., Zentrum für Innere Medizin, Abteilung für Endokrinologie u. Stoffwechsel, Ulm

HORSTER, F. A., Doz. Dr., II. Med. Klinik und Poliklinik der Universität Düsseldorf

IRMER, W., Prof. Dr., Chirurgische Klinik und Poliklinik der Universität Düsseldorf

KAESS, H., Dr., Med. Universitäts-Klinik (Ludwig Krehl-Klinik) Heidelberg

KEMPE, H., Dr., Med. Universitäts-Klinik Freiburg i. Brsg.

KERN, H. F., Dr., Anatomisches Institut der Universität Heidelberg

KNORR, D., Doz. Dr., Universitäts-Kinderklinik München

KORBC, R., Prof. Dr., Med. Fakultät, Košcie (Tschechoslowakei)

KRACHT, J., Prof. Dr., Pathologisches Institut der Universität Hamburg

KUHLENCORDT, F., Prof. Dr., I. Med. Universitäts-Klinik Hamburg

KUMASAKA, T., Dr., Universitäts-Frauenklinik Hamburg

LASCHET, U., Dr., Pfälzische Nervenklinik, Landeck Bergzabern

LEFEBVRE, P. Dr., Institut de Médecine, Département de Clinique et de Pathologie Médicale, Liège (Belgien)

LEHMANN, W. D., Dr., Chirurgische Universitäts-Klinik Bonn

LESSEN, H. VAN, Dr., Chirurgische Universitäts-Klinik Marburg (Lahn)

LOHMANN, E., Dr., Institut für Klinische Biochemie und Physiologische Chemie, Med. Hochschule Hannover

MERTZ, D. P., Prof. Dr., Med. Universitäts-Poliklinik Freiburg i. Brsg.

OBERDISSE, K., Prof. Dr., II. Med. Universitäts-Klinik Düsseldorf

OERTEL, G. W., Prof. Dr., Universitäts-Frauenklinik Mainz

OHNEDA, A., Dr., University of Texas Southwestern Medical School at Dallas and Veterans Administration Hospital, Dallas, Texas (USA)

PARADE, G. W., Prof. Dr., Hambach

PERINGS, E., Dr., Med. Universitäts-Klinik Göttingen

PURJESZ, I., Dr., I. Med. Klinik der Universität des Saarlandes Homburg/Saar

QUABBE, H. J., Dr., II. Med. Klinik und Poliklinik der Freien Universität Berlin

RAPTIS, S., Dr., Medizinisch-Naturwissenschaftliche Hochschule, Zentrum für innere Medizin, Ulm

RODECK, G., Prof. Dr., Chirurgische Universitäts-Klinik Marburg (Lahn)

SCHIMASSEK, H., Dr., Physiologisch-Chemisches Institut Marburg (Lahn)

SCHIMMELPFENNIG, K., Dr., Med. Universitäts-Klinik (Ludolf Krehl-Klinik) Heidelberg

SCHMIDT-ELMENDORFF, H. VON, Dr., Universitäts-Frauenklinik Düsseldorf

SCHRÖDER, K. E., Dr., Zentrum für Innere Medizin der Universität Ulm

SCHWANDT, P., Dr., Med. Klinik der Universität München

SCHWARZ, G., Doz. Dr., I. Med. Klinik St. Georg, Hamburg

SCHWICK, H.-G., Dr., Behringwerke AG Marburg

SCRIBA, P. C., Priv.-Doz. Dr., II. Med. Universitäts-Klinik München

SKRABALO, Z., Doz. Dr., Med. Universitäts-Klinik, Zagreb (Jugoslawien)

STEINKE, J., M. D., Department of Medicine, Harvard Medical School, Peter Bent Brigham Hospital, Boston, Mass., (USA)

TAMM, J., Prof. Dr., II. Med. Universitäts-Klinik Hamburg

TIETZE, H. U., Dr., Pathologisches Institut der Universität Homburg/Saar

TONUTTI, E., Prof. Dr., Institut für Klinische Morphologie der Medizinisch-Naturwissenschaftlichen Hochschule Ulm

TRENKNER, G., Dr., Med. Klinik der Ruhruniversität Bochum

UEHLINGER, E., Prof. Dr., Pathologisches Institut der Universität Zürich (Schweiz)

VECSEI, P., Dr., II. Med. Universitäts-Klinik und Poliklinik Homburg/Saar

VIEBAHN, H., Dr., II. Med. Klinik und Poliklinik der Universität Düsseldorf

VOIGT, K. D., Prof. Dr., II. Med. Universitäts-Klinik und Poliklinik Hamburg

WEBER, B., Dr., Kinderklinik der Freien Universität Berlin

WEINGES, K. F., Priv. Doz. Dr., II. Med. Klinik und Poliklinik Homburg /Saar

WEISER, P., Doz. Dr., Frauenklinik der Universität Münster

WILLMS, B., Dr., Med. Universitäts-Klinik Göttingen

WINKELMANN, W., Dr., II. Med. Universitäts-Klinik Köln

WOLFF, H. P., Prof. Dr., I. Med. Klinik und Poliklinik der Universität Mainz

WÜNSCH, E., Priv.-Doz. Dr., Max-Planck-Institut für Eiweiß- und Leberforschung München

ZIEGLER, R., Dr., Zentrum für Innere Medizin der Universität Ulm

Clinical Investigation Unit and Department of Chemical Pathology, University of Leeds

Hormonal Regulation and Pathophysiology of Calcium and Phosphorus Metabolism

P. FOURMAN, M. J. LEVELL, and D. B. MORGAN

With 1 Figure

Referat

In recent years the isolation of the parathyroid hormone as a pure polypeptide has more than anything else influenced the course of developments in the field of calcium and phosphorus metabolism. The isolation settled some questions about the mode of action of the hormone; it enabled a method of assay by a radio-immunological method to be developed, and hence it became possible to study the factors controlling the secretion of the hormone (though largely in the cow); and lastly the application of similar techniques of purification hastened the isolation of a hormone with an effect opposite to that of the parathyroid hormone, calcitonin (ARNAUD et al., 1967).

Calcitonin will not be discussed as such in this paper as it is the subject of separate communications to this symposium, but it is instructive to compare the rate of progress in research on the classical parathyroid hormone between 1925 and 1960 and in research on calcitonin where as much progress was made in only 5 years. In this, as in other fields of research, the rate of growth of knowledge is exponential, with a doubling of the amount of knowledge every 7 to 15 years (PRICE, 1963).

The first extracts of parathyroid hormone, by the military surgeon HANSON in 1923 and by COLLIP in 1925, were made crudely with hot hydrochloric acid. AURBACH in 1959 introduced extraction with phenol and purification in a counter-current system. Later the purification was more conveniently carried out with Sephadex columns. The final preparations of the pure hormone have a molecular weight of about 9000, whether the source be the cow, the pig or man. 1 μg of the pure hormone is equivalent to 4 U.S.P. units. With the pure preparation it was confirmed that effects of crude extracts on the bone, the kidney, and on tissue cultures and subcellular particles, the mitochondria (RASMUSSEN et al., 1967), were indeed effects of the hormone. It would have been unfortunate if this had not been so, for much of the earlier work would then have had to be redone.

In the whole animal the parathyroid hormone sets the concentration of calcium in the body fluids; it is also held to maintain the concentration within narrow limits; and it is also held that these effects are the result of a cardinal effect on bone. But the effect on the bone, which is to release calcium to the body fluids by an increase in the bone resorption rate and a fall in the bone accretion rate, would influence the plasma calcium concentration far less were it not for a simultaneous renal effect of increased calcium reabsorption by the tubules. Because the response of the plasma calcium to parathyroid hormone is a slow one, the parathyroid hormone can restrict only day-to-day fluctuations and not hour-to-hour fluctuations in the plasma calcium. Parathyroid activity implies net loss of bone. We do not know whether this loss can be made up during periods when the parathyroids are at rest. If not, or if they are never at rest, then the loss of bone would be cumulative. It is at least possible that the cumulative loss of skeleton which universally accompanies ageing is the necessary result of the day-to-day regulation of the plasma calcium concentration by the parathyroid glands.

The hour-to-hour regulation of the plasma calcium is not the result of changes in parathyroid activity and it represents the passive buffering effect on the composition of the extracellular fluid which results from its contact with the bone. This internal exchange takes place at the hydrated surface of the crystals of apatite in bone. It is important to realise that the equilibrium with bone is not a true solubility equilibrium — it has no preset value, and there are no reciprocal relationships between cations and anions.

We do not know which anatomical component of bone is responsible for this buffering but from comparison of kinetic studies in vivo and in vitro it seems most likely that it is the hydration shells of the crystals. Thus, vertebrates had a system for the buffering of oscillations in the extracellular calcium concentration, before the parathyroid glands were evolved. The skeletal buffering is influenced not only by the parathyroid hormone but by calcitonin, in the opposite sense, and also by the thyroid, adrenal, growth and gonadal hormones.

The normal functioning of all cells and in particular of cells of the nervous system, secretory glands and muscles depends on an adequate concentration of calcium in the extracellular fluid. On the other hand, too much calcium may lead to metastatic calcification. A normal plasma calcium can be maintained without parathyroid glands if the entry of calcium from outside the body to the plasma is sufficient. Life is possible without parathyroid glands.

The rôle of the skeleton must be seen in relation to the other factors that determine gains and losses of calcium to and from the extracellular fluid.

In man the daily external exchange of calcium (in and out of the body) is of the order of 100 mg. The daily internal exchange of calcium (in and out of bone) may be 3 times greater. If this internal exchange, and with it the buffering capacity, is suppressed (e.g., parathyroid deficiency, thyroid deficiency, calcitonin excess) then the normal external exchange can notably alter the concentration of calcium in the body fluids.

The variability of the plasma calcium in the absence of all parathyroid tissue was shown by Copp (1957). In dogs without parathyroid glands the plasma calcium varied between 4 and 8 mg per 100 ml. Under these conditions the amount of calcium absorbed from the gut clearly influences the plasma calcium. This is why dogs succumb much more readily to parathyroidectomy than sheep; their calcium intake is much smaller. Patients with parathyroid insufficiency may achieve a plasma calcium within the normal range if their intake of calcium is liberal, and the diagnosis of parathyroid insufficiency may require the challenge of calcium deprivation as in the phytate test (Davis et al., 1961) or the EDTA test (Kaiser and PONSOLD, 1959; JONES and FOURMAN, 1963). J. V. LEVER, in our laboratory, finds that the rate of rise of the plasma calcium after a fall of plasma calcium induced by EDTA in patients with all degrees of parathyroid activity, or none at all, is indistinguishable in the first 2 h after the end of the infusion.

In other words, there is no evidence that the immediate release of calcium from the bone after an EDTA infusion depends on parathyroid secretion. The concentration of calcium in the plasma, e.g., 12 or 24 h after the EDTA infusion, does, of course, depend on parathyroid function, and in the absence of parathyroid hormone the plasma calcium does not return to the original values. Parathyroid hormone, infused at a rate of 0.1 units/kg/h, maintains a normal plasma calcium in thyroparathyroidectomized dogs (COPP, 1957), and similar secretion rates have now been established for man.

The mode of action of the parathyroid hormone on the bone cells causing them to increase the breakdown of matrix and increase the dissolution of mineral has not been resolved. The action is a delayed one as far as the rise in plasma calcium is concerned, but this should not be taken to imply that the fundamental action is delayed. Indeed, it would be out of keeping with the polypeptide nature of the parathyroid hormone, for all other known polypeptide hormones act rapidly. A particular feature of the action of the parathyroid hormone on bone is that in the complete absence of vitamin D this action fails.

The action of the hormone on the kidney gives a different picture from its action on the bone. It does not require vitamin D. The phosphaturia induced by parathyroid hormone begins within minutes of its injection into the renal artery, and the phosphaturia rapidly falls off again (SALLIS et al., 1967). It is fascinating that this action is preceded by the excretion of cyclic 3′ 5′ adenylic acid (CHASE and AURBACH, 1967). After an infusion of calcium — which is held to suppress the parathyroid secretion — the excretion of cyclic 3′ 5′ adenylic acid falls. The association of hormone action with apparent adenyl cyclase activity has been found with other polypeptide hormones.

The renal action of parathyroid hormone must not be neglected in any interpretation of its mode of action. On the other hand, the phosphaturic action has been given too much prominence as a measure of parathyroid activity in clinical disorders. While there is no doubt that the parathyroid hormone diminishes the tubular reabsorptive capacity for phosphate, clinical tests of phosphate reabsorption often fail to take into account the many other factors that influence phosphate reabsorption such as time of day, diet, drugs and other hormones, such as the thyroid and the growth hormones. An extreme example of the uninformed and misleading application of a physiological observation to diagnosis will be found in the "phosphate excretion index", an invention made by NORDIN and FRASER (1956) and since perpetuated (NORDIN and SMITH, 1965). For a critical analysis of the problem, see BIJVOET (1965, 1967). A diagram that he has kindly made available to us (Fig. 1) summarizes some of the conclusions to be drawn from his work.

The diagnosis of hyperparathyroidism must at present depend on the accurate determination of the plasma calcium concentration. This principle was logically satisfactory until the discovery of calcitonin, a discovery which carried the implication that a state of hyperparathyroidism would not in the first instance be accompanied by an increase in the plasma calcium since this would be opposed by a raised secretion of calcitonin[1]. Even if the effect of the calcitonin is overcome by the parathyroid secretion the final concentration of calcium could be within the normal range though above the patient's own normal range. Yet hyperparathyroidism, even without hypercalcaemia might conceivably lead to stone formation through a direct effect of the hormone on the kidney. It is now inescapable that hyperparathyroidism can exist with a plasma calcium that is within the range of a normal population; but whether this condition produces any disturbance of function, we do not know. Diagnosis might be suspected only from a failure of

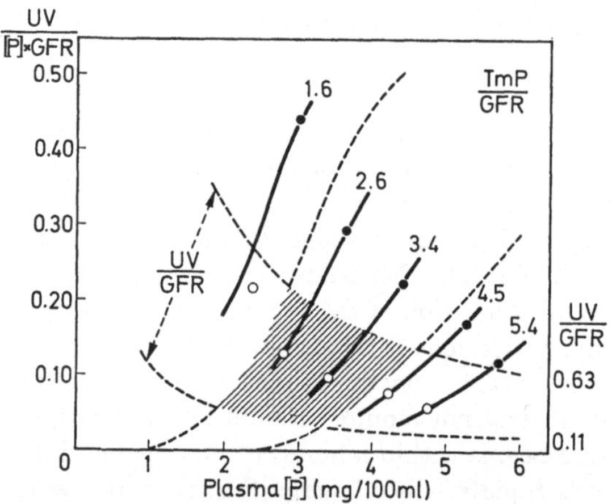

Fig. 1. Relating UV/L and plasma [P]. The family of lines shows the relation of UV/L and [P] for different values of Tm/GFR: it is instructive to use the chart to predict Tm/GFR. Normal 95% ranges for Tm/GFR and for UV/GFR are enclosed by interrupted lines. Tm/GFR is likely to be small in hyperparathyroidism and large in hypoparathyroidism and thyrotoxicosis. For a small Tm/GFR the predictive value of the relation between [P] and UV/L depends largely on [P], and for a large Tm/GFR much more on UV/L. — The chart summarizes the data of BIJVOET. The white dots represent the means of the values from fasted patients (grouped according to Tm/GFR). The calculated black dots represent the corresponding data for a large load producing an excretion of 1 mg/min. Note that UV/L is the same thing as UV/[P]. GFR, and C_p/C_{cr} and (1-TRP). — A subject with a given Tm/GFR moves up or down his line for Tm/GFRaccording to his ratio of UV/GFR (UV equals the exogenous load in the steady state.) A 95% range of fasting UV/GFR in normal persons, 0.11—0.63 mg/100 ml, is depicted by 2 dotted lines

a calcium infusion to suppress phosphaturia (diminished phosphate reabsorption being a feature of both parathyroid hormone and calcitonin actions).

The assay of parathyroid hormone has usually been based on the rise in plasma calcium induced at arbitrary times after the injection of the substances under test. The precision of the assay is improved by removal of both the parathyroid glands and the thyroid glands, but all assays that are based on changes in plasma levels have the disadvantage that they seek to measure an integral effect from single points on a curve which may have a time base that varies from one animal to another and from one extract to another; moreover, that effect is in any case

---

[1] However, we do not know whether calcitonin antagonises the action of parathyroid hormone on the tubular reabsorption of calcium.

compounded of a primary one and of secondary ones that may be in the opposite sense. For instance, a rise in plasma calcium induced with parathyroid hormone leads to an increased urinary excretion of calcium and presumably also to an increased rate of re-entry of calcium into the bone and perhaps other tissues.

Methods that do seek to measure the total effect of the hormone on the release of calcium from bone are logically more attractive. These methods depend simply on the previous labelling of the bone with ^{45}Ca, and the measurement in the urine of the ^{45}Ca released after the injection of known and unknown preparations. An attractive refinement of this method is to label foetuses by the administration of ^{45}Ca to the pregnant mother and to assay the hormone on cultured explants of foetal bone by the release of ^{45}Ca into the medium.

A satisfactory radio-immunoassay for parathyroid hormone has been developed. It has been shown that:

1. The concentration of parathyroid hormone in the plasma in normally of the order of 3×10^{-11} M and thus comparable with that of other polypeptide hormones;

2. The rate of secretion of the hormone is inversely proportional to the concentration of calcium in the plasma.

3. The half life of the hormone in the plasma is about 15 min.

4. In primary hyperparathyroidism the concentration is often not detectable; in hyperparathyroidism secondary to renal disease it is very much increased.

5. Some cancerous tissues can produce a polypeptide like parathyroid hormone (it remains to be seen if some can produce a polypeptide like calcitonin) (BERSON and YALOW, 1967).

References

ARNAUD, C. D., A. M. TENENHOUSE, and H. RASMUSSEN: Parathyroid hormone. Ann. Rev. Physiol. **29**, 349—372 (1967).

AURBACH, G. D.: Isolation of parathyroid hormone following extraction with phenol. J. biol. Chem. **234**, 3179—3181 (1959).

BERSON, S. A., and R. S. YALOW: Radio immuno assays of peptide hormones in plasma. New Engl. J. Med. **277**, 640—647 (1967).

BIJVOET, O. L. M.: Bloedspiegel, tubulair maximum en uitscheiching van fosfaat. Mechelen: H. Dessain 1967.

—, A. P. JANSEN, H. PRENEN, and C. L. H. MAJOOR: The renal phosphate threshold, its evaluation and application in different clinical conditions. In: J. de Graeff & B. Leijnse, Eds.) Water and electrolyte metabolism, II. Amsterdam: Elsevier 1964.

CHASE, L. R., and G. D. AURBACH: Parathyroid function and the renal excretion of 3', 5'-adenylic acid. Proc. Nat. Acad. Sci. (Wash.) **58**, 518—525 (1967).

COLLIP, J. B.: The extraction of a parathyroid hormone which will prevent or control parathyroid tetany and which regulates the level of blood calcium. J. biol. Chem. **63**, 395—438 (1925).

COPP, D. H.: Calcium and phosphorus metabolism. Amer. J. Med. **22**, 275—285 (1957).

DAVIS, R. H., P. FOURMAN, and J. W. G. SMITH: Prevalence of parathyroid insufficiency after thyroidectomy. Lancet **1961, II**, 1432—1435.

HANSON, A. M.: An elementary chemical study of the parathyroid glands of cattle. Milit. Surg. **52**, 280—284 (1923).

JONES, K. H., and P. FOURMAN: Prevalence of parathyroid insufficiency after thyroidectomy. Lancet **1963, II**, 121—124.

KAISER, W., u. W. PONSOLD: Über eine Möglichkeit zur Diagnose der Relativen Nebenschilddrüseninsuffizienz durch Infusion von Athylendiamintetaacetate (ADTA). Klin. Wschr. **37**, 1183—1185 (1959).

Nordin, B. E. C., and R. Fraser: The indirect assessment of parathyroid function. Ciba Foundation Symposium on Bone Structure and metabolism, pp. 222—238 (1956).

—, and D. A. Smith: Diagnostic procedures in disorders of calcium metabolism, pp. 268. London: Churchill 1965.

Price, D. J. de S.: Little science, big science, pp. 118. New York: Columbia University Press 1963.

Rasmussen, H., H. Shirasu, E. Ogata, and C. Hawker: Parathyroid hormone and mitochondrial metabolism. J. biol. Chem. 242, 4669—4677 (1967).

Sallis, J. D., S. C. Hopcroft, and L. J. Opit: A rat preparation for studying parathyroid hormone-induced phosphate diuresis. J. appl. Physiol. 23, 316—320 (1967).

For other references see Fourman, P., and P. Royer: Calcium metabolism and the bone (2nd edn.) Oxford: Blackwell Scientific Publications 1968.

Aus der I. Medizinischen Universitätsklinik Hamburg-Eppendorf
(Direktor: Prof. Dr. H. Bartelheimer)

Der Hyperparathyreoidismus (Standpunkt des Klinikers)

F. Kuhlencordt

Referat

Eine Nebenschilddrüsenüberfunktion ist durch eine Störung des Calcium-Phosphatstoffwechsels infolge einer vermehrten Parathormoninkretion charakterisiert. Dabei kommt es funktionell oder pathologisch-anatomisch zu Veränderungen in bestimmten Organen, von denen die Nieren und das Skelet klinisch im Vordergrund stehen. Die pathologisch-anatomischen Grundlagen sind gutartige adenomatöse bzw. maligne carcinomatöse Neoplasien oder diffuse Hyperplasien der Nebenschilddrüsen. Grundsätzlich unterscheidbar sind zwei Hyperparathyreoidismusformen:

1. diejenige, die sich bei erhöhtem Serumcalcium *autonom* gegenüber diesen Calciumwerten verhält, und

2. diejenige, die *regulativ*-kompensatorisch als Folge einer Hypocalcämie zur Entwicklung kommt.

Analysiert man das klinische Krankengut unter diesen beiden Gesichtspunkten, so ergibt sich, daß die bisherige klinische Einteilung in einen primären und sekundären Hyperparathyreoidismus unbefriedigend ist. In einer Veröffentlichung hatten wir daher 1967 den Begriff des tertiären Hyperparathyreoidismus gebraucht, um eine Beobachtung besser einordnen zu können (Bartelheimer u. Kuhlencordt).

Die Bezeichnung „tertiär" hatten wir von St. Goar übernommen, der sie in einer klinischen Konferenz am Massachusetts General Hospital in Boston 1963 benutzte. Wir übersahen dabei das Wort tertiär, das Bock schon 1957 in einer Arbeit über die "Differentialdiagnostik des sekundären Hyperparathyreoidismus bei Nierenleiden" erwähnte.

Bevor ich auf weitere Einzelheiten der klinischen Klassifizierung der Nebenschilddrüsenüberfunktionszustände eingehe, lassen Sie mich zunächst den

primären Hyperparathyreoidismus

in seinen Grundzügen abhandeln. Nach mehrjähriger Erfahrung mit dieser Erkrankung (Kuhlencordt u. Lozano-Tonkin) greife ich einzelne mir wichtig erscheinende Punkte heraus, da sich gerade vor diesem Forum eine umfassende Lehrbuchdarstellung erübrigt. Auch heute noch kann man behaupten, daß die Diagnose viel zu selten und vielfach zu spät gestellt wird. Bei der Frage nach dem Warum kann man sowohl den Arzt als auch den Patienten dafür verantwortlich machen. Gelegentlich sind es besondere Verläufe, die die Situation kaschieren, so daß die Diagnose deswegen so spät gestellt wird. Als Beispiel skizziere ich unsere letzte Beobachtung.

Kasuistik

Es handelte sich um eine 56jährige Frau (Krbl. Nr. 1265/68) mit doppelseitiger Nephrocalcinose mit rezidivierender Urolithiasis, die der Anamnese nach 1956, also vor 12 Jahren, begann. Nach dem Abgang eines Ureterkonkrementes soll der damalige Urologe die Entscheidung einer Röntgenaufnahme der Niere der Patientin überlassen haben, die von ihr, wie sie sagte, nicht für nötig erachtet worden war. So unterblieb die Nierenuntersuchung. Erst 11 Jahre später, 1967, wurde erstmalig ein Pyelogramm und eine Leerbauchaufnahme gemacht, die eine ausgeprägte doppelseitige Nephrocalcinose ergab. Calciumbestimmungen waren bis dahin nicht vorgenommen worden. Als die Patientin vor Jahren während eines Aufenthaltes in einem Kurbad über starkes Durstgefühl klagte, wurden diese Beschwerden von ärztlicher Seite ohne weitere Untersuchungen abgetan. Eine Polydipsie und Polyurie dürfte zu diesem Zeitpunkt bereits als Hypercalcämiefolge vorgelegen haben. Die Patientin entwickelte vor 2 Jahren ein Ulcus duodeni, das auch den Gastroenterologen bei der Anamnese der Urolithiasis nicht zu einer Untersuchung des Calcium-Phosphorstoffwechsels veranlaßt hatte. Anfang Januar 1968 übernahmen wir die Patientin zur Diagnostik. Sie bot Serumcalciumwerte um 16 mg %. Ein Nebenschilddrüsenadenom wurde vermutet, das operativ von Prof. Zukschwerdt sofort gefunden und entfernt wurde. Einen Tag nach der Operation entwickelte sich eine abdominelle Symptomatik zunächst mit Subileus und schließlich paralytischem Ileus bei ausgeprägtem Schock. Vorher normale Blutzuckerwerte waren jetzt auf 450 bis 500 mg % angestiegen. Diese Befunde, zusammen mit einer erhöhten Amylase und einem erheblichen Anstieg der Lipase im Blut, sprachen für eine akut aufgetretene Pankreatitis, die trotz gezielter Therapie 4 Tage nach der erfolgreichen Nebenschilddrüsenadenomentfernung ad exitum führte.

Mit der Schilderung dieses Falles habe ich bereits einen wesentlichen Teil der Symptomatik und der den primären Hyperparathyreoidismus begleitenden Erkrankungen abgehandelt. Bis ein primärer Hyperparathyreoidismus diagnostiziert wird, darüber vergehen auch heute noch gewöhnlich 5 bis 10 Jahre. In unserem Krankengut ist dies nicht die Ausnahme, sondern eher die Regel. Daß Spätoperationen — wie in diesem geschilderten Fall — dann mit größeren Risiken verbunden sind, ist ja verständlich. Das klinische Bild ist unterschiedlich, je nach Mannigfaltigkeit und Schweregrad der Symptome. Am häufigsten ist zweifellos die *Urolithiasis* (Albright u. Reifenstein). Dies ergibt sich aus einer Zusammenstellung von Keating aus der Mayo Klinik, der sie bei 380 Fällen in rund 75% fand. Eine Nephrocalcinose wurde in 7,1% der Gesamtzahl nachgewiesen. Fragt man umgekehrt, wie häufig einer Urolithiasis ein primärer Hyperparathyreoidismus zugrunde liegt, so finden sich darüber in der Literatur sehr unterschiedliche Angaben. Horn berichtete auf dem Internistenkongreß in Wiesbaden 1965, daß unter 978 untersuchten Männern und Frauen mit einer Urolithiasis 51 Patienten einen primären Hyperparathyreoidismus hatten, das sind rund 5%. Sehr viel seltener als die Urolithiasis führen *radiologische Knochenveränderungen* zur Erkennung der Erkrankung. Von 521 Fällen der Mayo Klinik aus der Zeit von 1928 bis 1963 waren 68% frei von pathologischen Röntgenbefunden des Skelets. Eine klassische Osteitis fibrosa generalisata lag in 12% der Fälle vor, und in 20% waren die röntgenologischen Befunde so, wie sie bei einer leichten Osteoporose anzutreffen sind. Unsere eigenen Erfahrungen decken sich etwa mit diesen Zahlen. Die histologischen Manifestationen eines primären Hyperparathyreoidismus sind auf Grund unserer Befunde von der Beckenkammbiopsie so, daß wir nur wenige Fälle aufführen können, bei denen wir keine Veränderungen hatten. Daraus ergibt sich, daß mit Sicherheit die Zahl der Patienten mit Skeletbeteiligung erheblich höher liegt, wenn man statt der röntgenologischen Diagnose die *Histologie des Skelets* zugrunde legt. An weiteren Symptomen des primären Hyperparathyreoidismus erwähne ich das Hypercalcämiesyndrom, das in Form einer *hypercalcämischen Krise* gelegentlich erster Hinweis auf die zugrundeliegende Erkrankung sein kann (siehe KUHLENCORDT). Wir selbst haben bei Fällen mit erheblichen Hypercalcämien keine eigentliche hypercalcämische Krise erlebt, zu der verschiedene Symptome wie Erbrechen, Dehydratation, Oligurie, Tachykardie, akutes Abdomen und Koma gehören.

Für die Angabe über die Frequenz eines *Ulcus ventriculi* bzw. *duodeni* oder einer *Pankreatitis* als Begleiterkrankung des primären Hyperparathyreoidismus benutze ich noch einmal die Zusammenstellung aus der Mayo Klinik. Unter 380 Fällen kam ein Ulcus bei 59 Patienten, d. h. bei 15,5% des Gesamtkrankengutes vor. Eine Pankreatitis dagegen ist seltener. In dieser Zusammenstellung von 1961 waren es drei Fälle. Die 66 Beobachtungen, über die CREUTZFELDT in seiner Übersicht 1963 berichtete, dürften inzwischen angewachsen sein, nachdem COPE u. Mitarb. 1957 das Augenmerk zuerst auf die Pankreatitis als Begleiterkrankung des Hyperparathyreoidismus gelenkt hatten. Pathogenetisch für die Pankreatitis ist interessant, daß ihre Häufigkeit bei Nebenschilddrüsencarcinomen erheblich höher liegen soll. Es liegt nahe, dies durch die im allgemeinen höher liegenden Serum-Calciumwerte beim Nebenschilddrüsencarcinom zu erklären. Eine eigene kürzlich gemachte Beobachtung stützt diese Annahme.

Die wichtigsten Untersuchungsmethoden für die Diagnose ergeben sich aus Tabelle 1.

Dabei hat die Serum-Calciumbestimmung sicher die größte Bedeutung. Das Verhalten des anorganischen Phosphors und der alkalischen Phosphatase im Serum ist von Interesse, aber mehr in Richtung für die Beurteilung der Nierenfunktion und Skeletbeteiligung. Die Höhe der Calciurie ist sowohl für die Diagnose des primären Hyperparathyreoidismus als auch für die Beurteilung der Niere von großem Interesse (s. LOZANO-TONKIN). Beim primären Hyperparathyreoidismus läßt sich gewöhnlich durch einen diätetischen Calciumentzug bzw. durch den Cortisontest keine Normalisierung der erhöhten Serum-Calciumwerte und der Calciurie erreichen. Die radiologische Untersuchung des Skelets, der Nieren und des Oberbauches hat ihren festen Platz in der Diagnostik ebenso wie die Knochenbiopsie, durch die der Parathormoneffekt auf das Skelet vielfach gut ablesbar ist. Mit den aufgeführten Untersuchungsmethoden kommt man — unter Berücksichtigung der Hypercalcämien aus anderen Ursachen — gewöhnlich ohne Schwierigkeiten zur Diagnose. Ich möchte allerdings nicht verschweigen, daß gelegentlich zahlreiche von den inzwischen vorliegenden Funktionsprüfungen für die Definition des Nebenschilddrüsenfunktionszustandes erforderlich sind, um das Krankheitsbild sicher abzuklären. (siehe BARTELHEIMER u. KUHLENCORDT)

Über die Therapie, die eine chirurgische ist, brauche ich mich nicht weiter zu äußern. Wichtig erachte ich den Versuch der präoperativen Adenomdiagnostik, die, wenn sie gelingt, für den operativen Eingriff eine große Hilfe darstellt. Tastbefund, röntgenologische Oesophagusdarstellung, Halstomographie, gezielte Arteriographie, Szintigraphie im Halsbereich nach [75]Selen-Methioninmarkierung und neuerdings eine in der experimentellen Entwicklung noch befindliche Farbstoffanreicherung im Adenombereich (KLOPPER u. MOE) kommen methodisch

Tab. 1. *Wichtigste Untersuchungen für die Diagnose des primären Hyperparathyreoidismus*

1. Calcium, Phosphor und alk. Phosphatase i. S.
2. Bestimmung der Calciumausscheidung im Harn
3. Rö-Studium a) Skelet (+ Lamina dura alveolaris)
           b) Nieren
           c) Oberbauch
4. Knochenbiopsie
5. Diätetischer Calciumentzug
6. Cortisontest (wenn keine Kontraindikation)
7. evtl. spezielle Funktionsprüfungen

Tab. 2. *Lokalisationsdiagnostik von Nebenschilddrüsenadenomen*

1. Tastbefund
2. Röntgenologische Oesophagusdarstellung
3. Halstomographie
4. Arteriographie der Art. thyreoidea inferior
5. ^{75}Se-Methioninmarkierung
6. Farbstoffmethode

Tab. 3. *Die 5 Formen des Hyperparathyreoidismus, die sich auf Grund der Anamnese, der blutchemischen Untersuchungen und der pathologisch-anatomischen Befunde der Nebenschilddrüsen differentialdiagnostisch abgrenzen lassen* (KUHLENCORDT, F. *und* C. LOZANO-TONKIN, *1968*)

Typ	Art der Überfunktion	Ursache	Ca	P	P'th (alk.)	Rest-N	Path.-anat. Befunde der Nebenschilddrüsen	Primärsitz der Erkrankung
Primär	autonom	idiopathisch	↑	↓ ↔	↑ ↔	↔	Adenom Carcinom Diff. Hyperplasie	Parathyreoidea
sekundär	regulativ	Glom. Niereninsuffizienz	↓	↑	↑ ↔	↑	Diff. Hyperplasie	Niere Gastrointestinal-Trakt (Nahrung)
		Ca-Malabsorption Vit. D-Hypovitaminose	↓ ↔	↓ ↔	↑ ↔	↔		
Tertiär	autonom	Sek. H { renal	↑ ↔	↑ ↔	↑ ↔	↑	Adenom Diff. Hyperplasie	Niere G.-I.-Trakt (Nahrung) } + Parathyr.
		{ intestinal	↑ ↔	↓ ↔	↑ ↔	↔		
Quartär	regulativ	Niereninsuffizienz nach primärem Hyperparathyreoidismus	↔	↑ ↔	↑	↑	Diff. Hyperplasie	Parathyreoidea ↓ Niere
Quintär	autonom	Quartärer H.	↑	↑	↑	↑	Erneutes Adenom Diff. Hyperplasie	Parathyreoidea ↓ Niere ↓ Parathyreoidea

in Frage. 1965 konnten wir erstmalig in Deutschland bei einer jungen Patientin mit einem primären Hyperparathyreoidismus nach fünfmaliger vergeblicher operativer Adenomsuche einschließlich einer Thorakotomie eine erhöhte [75]Selen-Methioninanreicherung im linken Halsbereich oberhalb der früheren Operationsgebiete nachweisen, die dann der Lokalisation des Adenoms entsprach (BARTELHEIMER, FRITZSCHE, KUHLENCORDT, SCHNEIDER, ZUKSCHWERDT). In wenigen Minuten war das Adenom bei der Operation gefunden worden. Obwohl diese Methode noch nicht alle Erwartungen erfüllt, war die erfolgreiche Anwendung in unserem Fall sicher von ganz entscheidender Bedeutung wegen der fortgeschrittenen schweren Skeletveränderung bei dieser Patientin. Kommen wir nun auf den

sekundären Hyperparathyreoidismus

zu sprechen, der sich regulativ infolge einer Hypocalcämie entwickelt, und zwar im Zusammenhang mit chronischen Nierenerkrankungen mit glomerulärer Insuffizienz oder infolge intestinaler Erkrankungen bzw. Störungen. Wesentlich für die Differenzierung dieser beiden Formen ist die Blutchemie, die bei der renalen Form mit einer Hyperphosphatämie und bei der intestinalen mit einer Hypo- bzw. Normophosphatämie einhergeht. Die Diagnose des sekundären Hyperparathyreoidismus ergibt sich erst aus der Histologie des Knochens und der Blutchemie, während die Ursache — ob renal oder intestinal — sich meist leicht aus der Anamnese ableiten läßt. Wie häufig man diesen sekundären Hyperparathyreoidismus in der Klinik sieht, dürfte sehr von der Klinikstruktur abhängen, d. h. ob sie vorwiegend gastroenterologisch oder nephrologisch orientiert ist. Ich könnte viele eigene Beobachtungen zeigen, die zahlenmäßig weit unsere Fälle von primärem Hyperparathyreoidismus übertreffen. Dies ist darauf zurückzuführen, daß wir an unserer Klinik neben der Gastroenterologie über eine Dialyseeinheit verfügen. Da sich beim sekundären Hyperparathyreoidismus von klinischer Seite zur Zeit kaum neue Gesichtspunkte ergeben, erübrigt sich das Eingehen auf das eigene Krankengut. Wichtig erscheint mir allerdings, auf die unterschiedliche Prognose und Therapie bei derartigen Patienten hinzuweisen. Während bei dem nephrogenen sekundären Hyperparathyreoidismus die Behandlung nur eine Pallativmaßnahme ist, so lange jedenfalls noch, so lange die Nierentransplantation nur auf Einzelfälle beschränkt ist, liegen die therapeutischen Möglichkeiten beim intestinalen sekundären Hyperparathyreoidismus völlig anders. Hier erreicht man durch gezielte Behandlung mit Vitamin D und Calciumsubstitution eine wirksame Remission des sekundären Hyperparathyreoidismus und bekämpft damit den erhöhten Knochenresorptionsprozeß. In diese Kategorie gehören Patienten mit primärem und sekundärem Malabsorptionssyndrom, also Fälle mit Sprue-, Billroth-II-Resektion, Dünndarmresektion usw. (KUHLENCORDT u. BARTELHEIMER, 1967; KUHLENCORDT, 1968). — Im folgenden komme ich nun auf

die aktuellen Probleme der Klinik des Hyperparathyreoidismus

zu sprechen, wie sie sich aus der Beobachtung einschlägiger Fälle ergeben haben. Wenn man den Verlauf eines nephrogenen sekundären Hyperparathyreoidismus mit Hypocalcämie und Hyperphosphatämie bei gesteigerten Rest-N-Werten beobachtet und die Serum-Calciumwerte in einer bestimmten Krankheitsphase dann eine steigende Tendenz zeigen, wobei das Skelet den Befund eines hochgradigen Knochenumbaues aufweist, so ergibt sich klinisch eine besondere Situation, die man nicht mehr als sekundären Hyperparathyreoidismus bezeichnen kann. Da sich aber diese Form aus dem sekundären entwickelt, ist es nicht vertretbar, hier von einem primären Hyperparathyreoidismus zu sprechen, so daß sich die Bezeichnung

tertiärer Hyperparathyreoidismus

zwangsläufig ergibt. Als Beispiel möchte ich folgende Beobachtung zeigen:

Kasuistik

Es handelte sich um eine 24jährige Frau, (Krbl. Nr. 3845/67) bei der etwa seit dem 14. Lebensjahr ein chronisch entzündlicher Nierenprozeß bekannt war. Als die Patientin 1965 in unsere Beobachtung kam, bot sie einen sekundären Hyperparathyreoidismus mit charakteristischen Blutbefunden. Einige Monate später wurden erstmalig hochnormale Calciumwerte im Serum festgestellt, die permanent blieben, bei ansteigender Tendenz der alkalischen Serumphosphatase. Ein hochgradiger Skeletumbau war Ursache der fortschreitenden Skeletdeformierung. Histologisch entsprachen die Knochenveränderungen den Befunden einer sehr ausgeprägten renalen Osteodystrophie. Unter der Vorstellung, daß wir es mit einem tertiären Hyperparathyreoidismus zu tun hatten, wurde eine Szintigraphie mit ^{75}Se-Methionin durchgeführt. Dabei ergab sich eine Anreicherung im Bereich des linken oberen Schilddrüsenpols, so daß ein Adenom vermutet wurde. Bei der Operation fand Prof. Zukschwerdt eine vergrößerte Nebenschilddrüse, die er entfernte. Auf eine Revision der übrigen Nebenschilddrüsen verzichtete er wegen des sehr schlechten Allgemeinzustandes der Patientin. Da sich postoperativ ein Abfall der Serum-Calciumwerte zeigte, glaubten wir, ein eindeutiges Nebenschilddrüsenadenom entfernt zu haben. Mit fortschreitender Verschlechterung der Nierenfunktion kam es dann zu extraossären Verkalkungen besonders der Gefäße und der Haut. Fast ein Jahr nach der Operation verstarb die Patientin. Bei der Sektion (Gerichtsmedizinisches Institut Hamburg, Direktor: Prof. Dr. Fritz) wurden die drei restlichen Nebenschilddrüsen stark vergrößert gefunden, die in ihrer Form und Größe der ein Jahr vorher operativ entfernten Nebenschilddrüse entsprachen (Seifert u. Seemann).

Da die Klinik fraglos für einen tertiären Hyperparathyreoidismus sprach, muß man auf Grund dieser Nebenschilddrüsenbefunde postulieren, daß einem tertiären Hyperparathyreoidismus sowohl ein Adenom als auch eine diffuse Hyperplasie der Nebenschilddrüsen zugrunde liegen kann. Wenn wir auf dieser Basis den tertiären Hyperparathyreoidismus klinisch zu definieren haben, so verstehen wir darunter jene Form, die aus einem sekundären Hyperparathyreoidismus entstanden ist und die sich wie ein primärer Hyperparathyreoidismus verhalten würde, wenn der primär-renale bzw. primär-intestinale Sitz der Erkrankung beseitigt würde. Damit kommt in der Definition die Autonomie der Nebenschilddrüse auch beim tertiären Hyperparathyreoidismus klar zum Ausdruck. Es ergibt sich somit, daß ein tertiärer Hyperparathyreoidismus nur aus einem sekundären entstehen kann. Mit diesen Ausführungen und dem gegebenen Beispiel lassen Sie mich jetzt die Problematik des sekundären und tertiären Hyperparathyreoidismus als abgeschlossen betrachten.

Nun komme ich auf die Fälle zu sprechen, bei denen der primäre Hyperparathyreoidismus bis zum Auftreten von Niereninsuffizienzerscheinungen nicht erkannt wurde. Erst das Versagen der Nieren bringt diese Patienten in die Klinik. Die Biochemie zeigt dann keinen Anhalt für einen primären Hyperparathyreoidismus, so daß derartige Patienten verständlicherweise unter der Diagnose der chronisch-entzündlichen Nierenerkrankungen gesehen werden. Führt der weitere Verlauf ad exitum, so wird ein Nebenschilddrüsenadenom, in seltenen Fällen evtl. eine Nebenschilddrüsenhyperplasie gefunden, wenn die Nebenschilddrüsen bei der

Sektion beachtet werden. Für das ganze Krankheitsgeschehen wäre in diesem Fall ein nichterkannter primärer Hyperparathyreoidismus verantwortlich. Wird jedoch bei einem derartigen Krankheitsverlauf bei scheinbar normaler Blutchemie ein primärer Hyperparathyreoidismus in Erwägung gezogen und dieser operativ erfolgreich beseitigt, so können sich Nierenveränderungen und Nierenfunktion vorübergehend so weit bessern, daß die Lebenserwartung derartiger Patienten verbessert wird. Da die Nieren jedoch geschädigt sind und progredient insuffizient werden, werden die restlichen Nebenschilddrüsen, die während der Zeit des primären Hyperparathyreoidismus funktionell eher inaktiviert gewesen sein dürften, aktiviert. Diese Phase im Krankheitsverlauf kann man

quartären Hyperparathyreoidismus

nennen, eine Bezeichnung, die ich im letzten Jahr von KEATING und RIGGS in der Mayo Klinik hörte. Da wir in unserer Klinik einen diesbezüglichen Fall erlebten, möchte ich kurz darauf zu sprechen kommen:

Kasuistik

Vor 8 Jahren sah ich als Konsiliarius eine 41jährige Frau (Krbl. Nr. 2243/68) die fast 10 Jahre vorwiegend wegen rheumatischer Beschwerden ambulant und stationär in verschiedenen Krankenhäusern behandelt worden war. Bei praktisch normalen Blut-Calcium- und Phosphorwerten, einer gering erhöhten alkalischen Serumphosphatase und einem leicht erhöhten Rest-N ließen sich radiologisch typische Skeletveränderungen sowie eine geringe doppelseitige Nephrocalcinose nachweisen. Die Patientin wurde damals von uns zur weiteren Diagnostik übernommen und von Prof. ZUKSCHWERDT operiert. Unsere präoperative Diagnose lautete: primärer Hyperparathyreoidismus mit geringer Niereninsuffizienz. Diese Diagnose wurde operativ bestätigt. Postoperativ kam es zu einer Besserung der biochemischen Befunde, so daß wir ambulante Kontrollen nur in größeren Abständen durchführten. Ende 1962 hatte sich jedoch der Zustand verschlechtert. Besonders erhöht waren jetzt die alkalischen Serum-Phosphatasewerte um 70 King-Armstrong-Einheiten und Rest-N-Werte um 100 mg %. Den zu dieser Zeit vorliegenden Hyperparathyreoidismus bezogen wir ursächlich auf die Niereninsuffizienz, die sich als Folge eines jahrelang nicht erkannten primären Hyperparathyreoidismus entwickelt hatte. Wesentlich im weiteren Verlauf war es dann, daß wir Mitte 1965 eine Hypercalcämie um 12 mg-% nachweisen konnten. Dieser Befund ließ vermuten, daß sich in den Nebenschilddrüsen erneut ein autonomer Wachstumsprozeß vollzog. Im Februar 1966 wurde wieder operiert und dabei ein vergrößertes Epithelkörperchen gefunden, das entfernt wurde. Postoperativ kam es vorübergehend zu einer Normocalcämie, Ende 1966 und 1967 ließ sich dann wieder eine Hypercalcämie nachweisen. Wie gewaltig der Knochenumbauprozeß zwischen 1961 und 1967 war, geht am besten aus der Gegenüberstellung von zwei Aufnahmen hervor, die 1961 und 1967 gemacht wurden. Die Patientin starb im Februar 1968. Es wurde ein großes Epithelkörperchen, das 2,7 g wog, gefunden (Prof. KRACHT).

Fassen wir diese Beobachtungen zusammen, so lassen sich aus dem 8jährigen Krankheitsverlauf bis zum Tod folgende Schlüsse ziehen: Als die Patientin 1960 in unsere Klinik kam, lag ein primärer Hyperparathyreoidismus mit einer dadurch bedingten Nierenschädigung vor. Nach erfolgreicher Nebenschilddrüsenoperation 1961 kam es vorübergehend zur Besserung des Krankheitsbildes über fast 2 Jahre. In der Zeit zwischen Ende 1962 und 1964 bot sie die Befunde eines quartären Hyperparathyreoidismus. Aus dieser Situation heraus entwickelte sich 1965 dann eine Hypercalcämie, die 1966 vorübergehend nach einer erfolgreichen Nebenschilddrüsenoperation beseitigt wurde. Die ab 1967 aufgetretene erneute Hypercalcämie ließ sich aus dem Sektionsbefund eines großen Epithelkörperchens erklären. — Betrachtet man diesen Krankheitsverlauf, so ergibt sich die Frage, wie dieser Fall einzuordnen ist. Es besteht wohl kein Zweifel, daß man hier nicht mehr von einem primären Hyperparathyreoidismus sprechen kann. Als quartären kann man ihn auch nicht bezeichnen, da sich eine Hypercalcämie entwickelte. Es bleibt somit keine andere Möglichkeit, als hier von einem

quintären Hyperparathyreoidismus

zu sprechen. Diese Bezeichnung ist erforderlich, um eine klinische Trennung zwischen dem primären Hyperparathyreoidismus mit seinen Folgen gegen die beiden Formen des sekundären Hyperparathyreoidismus und deren Folgen zu dokumentieren. Man könnte nun sagen, daß der quintäre sich vom tertiären Hyperparathyreoidismus nicht unterscheidet. Kommt man jedoch auf die Definition des tertiären zurück, so ist gesagt worden, daß der tertiäre sich als primärer verhalten würde, wenn der Primärsitz der Erkrankung vonseiten der Niere bzw. des Gastrointestinaltraktes beseitigt würde. Überträgt man dies nun auf den quintären Hyperparathyreoidismus, so ist der Primärsitz der Erkrankung nicht die Niere bzw. der Gastrointestinaltrakt, sondern die Nebenschilddrüse selbst.

Am Schluß meiner Ausführungen möchte ich noch einmal auf eine Tatsache zu sprechen kommen, die ich in meiner Einleitung erwähnte. Ich hatte darauf hingewiesen, daß auch heute noch die Diagnose des primären Hyperparathyreoidismus vielfach zu spät gestellt wird. Im Hinblick auf die Definition des quintären Hyperparathyreoidismus könnte man jetzt sicher mit Recht behaupten, daß es diese Form und den quartären nicht mehr geben wird, wenn die Diagnose des primären rechtzeitig gestellt wird, nämlich bevor Nierenschäden auftreten. Im Gegensatz hierzu ist damit zu rechnen, daß es immer Fälle von tertiärem Hyperparathyreoidismus geben wird, da diese Folge von primär-renalen oder primär-intestinalen Erkrankungen ist.

Literatur

Albright, F., and E. C. Reifenstein Jr.: The parathyroid glands and metabolic bone disease. Baltimore: Williams and Wilkins Comp. 1948.

Bartelheimer, H., H. Fritzsche, F. Kuhlencordt, C. Schneider und L. Zukschwerdt: Auffindung eines Nebenschilddrüsen-Adenoms erst nach szintigraphischer Darstellung mit ^{75}Se-Methionin. Klin. Wschr. **43**, 854—856 (1965).

—, u. F. Kuhlencordt: Primärer, sekundärer und tertiärer Hyperparathyreoidismus. Med. Klin. **62**, 821—825 (1967).

—, —: Funktionstest der Nebenschilddrüse. In Klinische Funktionsdiagnostik. Stuttgart: Thieme 1967.

Bock, H. E.: Differentialdiagnostik des sekundären Hyperparathyreoidismus bei Nierenleiden. Ärztl. Wschr. **12**, 977—982 (1957).

Cope, O., P. J. Culver, C. G. Mixter Jr., and G. L. Nardi: Pancreatitis, diagnostic clue to hyperparathyreoidism Ann. Surg. **145**, 857—863 (1957).

Creutzfeldt, W.: Koinzidenz von Pancreatitis und Hyperparathyreoidismus. Dtsch. med. Wschr. **88**, 1565—1568 (1963).

Horn, H.-D.: Die Bedeutung der renalen Form des primären Hyperparathyreoidismus für Kranke mit Nephrolithiasis/Nephrocalcinose in der Bundesrepublik. Verh. dtsch. Ges. inn. Med. **71**, 898—902 (1965).

Keating, F. R.: (1) Diagnosis of primary Hyperparathyroidism. J. Amer. med. Ass. **178**, 547—555 (1961); — (2) Pers. Mitteilung 1967.

Klopper, P. J., and R. E. Moe: Demonstration of the parathyroids during surgery in dogs with preliminary report of results in some clinical cases. Surgery **59**, 1101—1107 (1966).

Kuhlencordt, F.: Theraphie der Hypercalcämie. Dtsch. med. Wschr. **92**, 671—672, (1967).

— Der Knochen bei gastrointestinalen Erkrankungen. Dtsch. Ges. Verdau.- u. Stoffwechselkr. Hamburg, September 1967. In: Aktuelle Gastroenterologie. Stuttgart: Thieme 1968.
— Skelet- und Calcium-Stoffwechselveränderungen nach Magenresektion. Im Druck (1968).
—, u. H. BARTELHEIMER: Die Auswirkungen der Magenresektion auf das Skelett. Dtsch. Ges. Verdau.- u. Stoffwechselkr. 23. Tagg., Wien 1963; Gastroenterologia (Basel) 107, 14—18 (1967).
—, u. C. LOZANO-TONKIN: Die Klinik des Hyperparathyreoidismus. Internist 5, 197 (1964).
LOZANO-TONKIN, C.: Diagnostisches Vorgehen bei Calcium-Stoffwechselstörungen. Dtsch. med. J. 17, 248—254 (1966).
RIGGS, L. B.: Pers. Mitteilung, 1967.
SEIFERT, G., u. N. SEEMANN: Tertiärer Hyperparathyreoidismus. Dtsch. med. Wschr. 92, 1943—1946 (1967).
ST. GOAR, W. T.: s.: Case records of the Massachusetts General Hospital No. 29, 1963. New Engl. J. Med. 268, 943 (1963).

Aus dem Stoffwechsellabor (Leiter: PD Dr. H. G. HAAS)
der Medizinischen Universitätsklinik Basel (Vorsteher: Prof. Dr. F. KOLLER)

Hypoparathyreoidismus

Mit 4 Abbildungen

H. G. HAAS

Referat

Der Hypoparathyreoidismus ist eine seltene Krankheit, die hauptsächlich nach Strumektomie beobachtet wird, mehr und mehr aber auch nach Entfernung eines Epithelkörperchenadenoms wegen primärem Hyperparathyreoidismus auftritt.

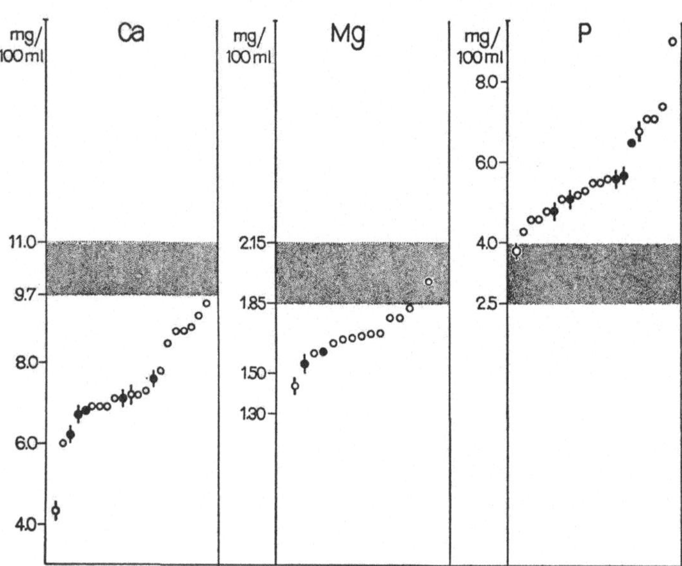

Abb. 1. ● Tetanie manifest ○ Tetanie latent oder fehlend | nach Op. eines primären Hyperparathyreoidismus

Klinisch manifestiert sich der Hypoparathyreoidismus als Tetanie und mit trophischen Störungen des Ektoderms sowie Verkalkungen im Stammhirn, wie sie hauptsächlich bei der idiopathischen Form angetroffen werden. Das Krankheitsbild ist eingehend dargestellt bei FORBES [4] und bei DIMICH et al. [3].

Im folgenden werden einige patho-physiologische Fragen, die in den letzten Jahren besondere Beachtung gefunden haben, dargestellt. Bis vor kurzem war das

Verhältnis zwischen Tetanie und Epilepsie ungeklärt. Die meisten Autoren neigten dazu, ein zufälliges Zusammentreffen anzunehmen oder der Tetanie allenfalls eine auslösende Rolle zuzubilligen [5]. 1966 haben CORRIOL et al. [2] gezeigt, daß am Hund 4 bis 5 Tage nach Parathyreoidektomie typische Grandmal-Anfälle, begleitet von den entsprechenden EEG-Veränderungen, auftreten, so daß man heute epi-

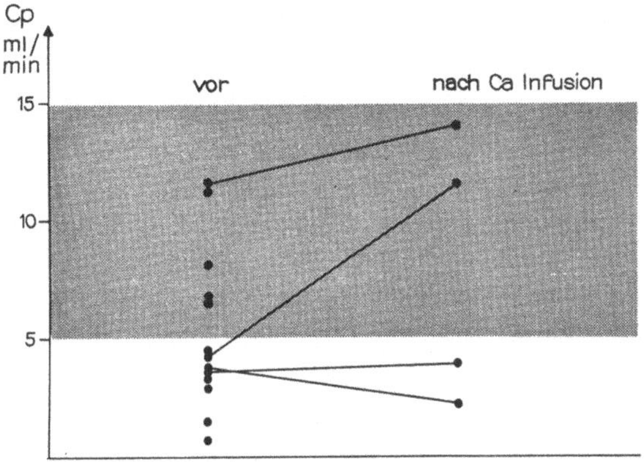

Abb. 2. Phosphatclearance (Cp) vor und nach Calciuminfusion

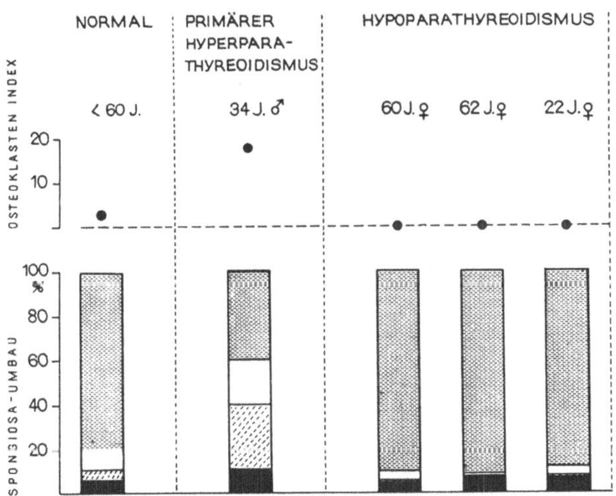

Abb. 3. Morphometrische Befunde der Knochenbiopsie

☐ = Tetracyclin-markierte Osteoidsäume

▨ = Neutrale Oberfläche

■ = Resorptionsoberfläche (Howship)

▨ = Nicht markierte Osteoidsäume

$$\text{Osteoklasten Index} = \frac{\text{Zahl der Osteklasten} \times 100}{\text{mm}^2 \text{ innere Oberfläche/mm}^3 \text{ Spongiosa}}$$

leptische Attacken als echte tetanische Equivalente auffassen muß. Die Tetanie wird klinisch diagnostiziert [5], ihre Ursache dagegen wird im Labor eruiert. Abb. 1 zeigt die typischen Elektrolytveränderungen der Nebenschilddrüseninsuffizienz, Hypocalcämie und Hyperphosphatämie. Die Tetanie hängt nicht von der absoluten Höhe des Calciums ab, sondern von der Raschheit seines Absinkens, was vor allem die Fälle, die nach Korrektur eines Hyperparathyreoidismus zur Beobachtung kamen, belegen. Neben der Hypocalcämie zeigen hypoparathyreote Patienten regelmäßig auch eine Hypomagnesiämie, die von einer verminderten Magnesiumausscheidung und einer vermehrten Magnesiumretention begleitet ist [9]. Offensichtlich liegt die enterale Magnesiumresorption genau so darnieder wie die des Calciums, was zu einem chronischen Magnesiummmangel führt.

Parathormon senkt die tubuläre Phosphatrückresorption und wirkt so phosphaturisch. Nach Ausfall des Hormons sollte demnach die Phosphatausscheidung auf tiefste Werte absinken. Aus Abb. 2 geht aber hervor, daß die Phosphatclearance in weiten Grenzen schwankt, was Folge der hohen filtrierten Phosphatmenge sein dürfte. Ebenso uneinheitlich war der Einfluß der Calciuminfusion auf die Phosphatclearance.

Der Knochenumsatz wird durch Parathormon gesamthaft gesteigert. Demzufolge sollte er beim Hypoparathyreoidismus tief sein. Abb. 3 gibt die morpho-

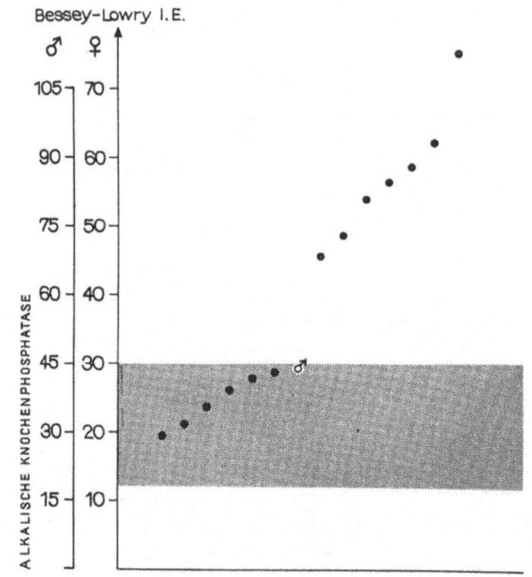

Abb. 4. Werte der alkalischen Knochenphosphatase

metrischen Daten der Knochenbiopsie von drei Patienten: Der ruhende Knochenanteil ist tatsächlich gegenüber der Norm, vor allem aber gegenüber dem primären Hyperparathyreoidismus, vergrößert, während der Osteoclastenindex auf 0 abgesunken ist. Die Vermehrung der Howshipschen Lacunen kann nur dadurch erklärt werden, daß wegen des langsamen Knochenanbaus die alten Resorptionsspuren noch nicht mit neuem Knochen überdeckt wurden. Bei der Stoffwechseluntersuchung findet man eine massive Erhöhung der Calciumretention [6], die zur gelegentlich zu beobachtenden Osteosklerose paßt. Unerwartet ist der Befund der alkalischen Phosphatase (Abb. 4): 50% der Patienten zeigten eine erhöhte Fermentaktivität, die keineswegs zum tiefen Knochenumsatz paßt. Eine mögliche Erklärung haben 1966 Burkhart und Jowsey [1] gegeben, die bei parathyreoidektomierten Hunden Zeichen für eine „low turnover-Osteomalacie" fanden.

Die Diagnostik des Hypoparathyreoidismus stellt heute wohl keine Probleme mehr. Offen bleiben noch die Fragen der transitorischen und der partiellen Nebenschilddrüseninsuffizienz. Ein transitorischer Hypoparathyreoidismus wird häufig nach Entfernung eines Epithelkörperchenadenoms nach Hyperparathyreoidismus beobachtet. In der Regel pendelt sich das Calcium aber nach einigen Tagen ein. Vor einer frühzeitigen Substitutionsbehandlung mit AT 10 (Dihydrotachysterol) ist deshalb zu warnen, da damit nur die vorhandene Regenerationstendenz der verbleibenden Epithelkörperchen behindert wird. Der partielle Hypoparathyreoidismus kann nach dem Prinzip von KAISER und PONSOLD [10] durch die Nebenschilddrüsenstimulation erfaßt werden. Der Proband erhält eine Glucoseinfusion mit 70 mg EDTA/kg Körpergewicht. Das Verhalten des Blutcalciums wird vor sowie 12 und 24 Std nach der Infusion kontrolliert [7, 8]. EDTA bildet mit dem Calcium zusammen ein Chelat, das durch die Nieren ausgeschieden wird. Der Serumcalciumspiegel sinkt ab, erholt sich aber beim Normalen innerhalb von 24 Std. wieder. Beim partiellen Hypoparathyreoidismus dagegen ist der Wiederanstieg verzögert. Da solche Fälle aber kaum behandlungsbedürftig sind — nur die langdauernde, ausgeprägte Hypocalcämie führt zu Schädigungen — hat der Test mehr theoretisches Interesse.

Für die Dauerbehandlung des schweren Hypoparathyreoidismus hat sich Vitamin D heute anstelle des AT 10, das ein Gemisch verschiedenster Sterine darstellt, allgemein eingebürgert. AT 10 und Vitamin D unterscheiden sich in ihrer Wirkung nicht [11], beide fördern die enterale Calciumresorption und die Calcium- und Phosphatausscheidung durch die Nieren. Eine Dauerbehandlung soll erst einige Wochen nach Auftreten des Hypoparathyreoidismus eingeleitet werden, damit die spontane Erholungstendenz der Nebenschilddrüsen nicht unterdrückt wird. Die Zwischenzeit kann durch orale Calciummedikation und Verabreichung von Aluminiumhydroxyd [5] überbrückt werden. Die Vitamin D-Behandlung muß individuell angepaßt und dauernd am Blutcalciumspiegel kontrolliert werden. Nur so lassen sich die Komplikationen: Tetanie und Hypercalcämiesyndrom vermeiden.

Zusammenfassung

1. Der Hypoparathyreoidismus ist viel seltener als der primäre Hyperparathyreoidismus. Er äußert sich in erster Linie als Tetanie, die auch epileptische Anfälle hervorrufen kann. Blutchemisch ist die Krankheit durch eine Hypocalcämie, Hypomagnesiämie und Hyperphosphatämie charakterisiert, während die Phosphatausscheidung Schwankungen unterworfen ist.

2. Nach Ausfall der Nebenschilddrüsen liegt der Knochenumsatz darnieder, doch ist noch nicht entschieden, ob sich eine Begleitosteomalacie dazugesellt, eine Annahme, für die experimentell und klinisch Anhaltspunkte bestehen.

3. Der latente Hypoparathyreoidismus mit einer verminderten Funktionsreserve der Epithelkörperchen ist nicht behandlungsbedürftig, während Patienten mit ausgeprägter Hypocalcämie dauernd der Vitamin D-Substitution bedürfen. Diese Therapie ist individuell anzupassen und regelmäßig am Blutcalciumwert zu kontrollieren.

Ausführlich in der Deutschen Medizinischen Wochenschrift **93**, 1383 (1968).

Literatur

1. BURKHART, J. M., and J. JOWSEY: Proc. Mayo Clin. **41**, 663 (1966).
2. CORRIOL, J., J. J. ROHNER, J. J. PAPY, P. JOANNI et S. ABBADESSA: C. R. Soc. Biol. (Paris) **160**, 2165 (1966).
3. DIMICH, A., P. B. BEDROSSIAN, and S. WALLACH: Arch. intern. Med. **120**, 449 (1967).
4. FORBES, G. F.: Ann. N. Y. Acad. Sci. **64**, 432 (1956/57).
5. HAAS, H. G.: Schweiz. med. Wschr. **95**, 742 (1965).
6. — Knochenstoffwechsel- und Parathyroidea-Erkrankungen. Stuttgart: Thieme 1966.
7. JONES, K. H., and P. FOURMAN: Lancet **1963, II**, 119.
8. — — Lancet **1963, II**, 121.
9. — — Clin. Sci. **30**, 139 (1966).
10. KAISER, W., u. W. PONSOLD: Klin. Wschr. **37**, 157 (1959).
11. TEREPKA, A. R., and P. S. CHEN: J. clin. Endocr. **22**, 1007 (1962).

Aus der Universitäts-Kinderklinik Zürich (Direktor: Prof. Dr. A. Prader)

Die Nebenschilddrüseninsuffizienz im Säuglings- und Kindesalter

A. Fanconi

Referat

Wie zahlreiche andere Endokrinopathien zeigt auch die Nebenschilddrüseninsuffizienz beim Säugling und Kind ein etwas anderes klinisches Bild und andere pathophysiologische Hintergründe als beim Erwachsenen. Diese altersbedingten Besonderheiten sollen im folgenden dargestellt werden.

I. Klinische Symptome des Hypoparathyreoidismus im Säuglings- und Kindesalter

Die Symptome des Hypoparathyreoidismus (HP) kommen, unabhängig von der Ursache der Krankheit, durch die *Hypocalcämie* zustande. Modifizierende Faktoren sind die Dauer der Hypocalcämie und das Alter des Patienten. Die Hyperphosphatämie scheint keine klinischen Erscheinungen hervorzurufen.

1. *Die unmittelbaren, akuten Auswirkungen der Hypocalcämie* bestehen in erster Linie in der neuro-muskulären und cerebralen *Übererregbarkeit* der Patienten. Diese äußert sich klinisch bei älteren Kindern und Erwachsenen klassischerweise in einer manifesten oder latenten *Tetanie*. Beim Neugeborenen und Säugling treten tetanische Symptome, von denen der Stimmritzenkrampf das bedrohlichste ist, in den Hintergrund. Sie kommen höchstens in einem Zehntel der Fälle vor. In diesem Alter manifestiert sich die Hypocalcämie vorwiegend in einer allgemeinen Übererregbarkeit mit Zittern, Zuckungen, Schreckhaftigkeit und vor allem tonischklonischen *Krampfanfällen* epileptischen Charakters. Im EEG registriert man teils unspezifische Dysrhythmien, teils voll ausgebildete hypersynchrone epileptische Entladungen.

Seltener vorkommende akute Hypocalcämiesymptome sind psychische Verhaltensstörungen, Hirndruckzeichen mit Papillenödem und kardiale Störungen, die bis zur Herzinsuffizienz gehen können.

2. *Als Spätfolge* einer im frühen Säuglingsalter und besonders in der Neugeborenenperiode durchgemachten schweren Hypocalcämie kann ein *geistiger Entwicklungsrückstand* und später ein Schwachsinn in Erscheinung treten. Über Häufigkeit und Ausmaß der Geistesschwäche beim idiopathischen HP läßt sich allerdings noch keine definitive Aussage machen, im Gegensatz zum Pseudo-HP. Es scheint, daß Dauer, Intensität und früher Beginn der hypocalcämischen Krämpfe kausale Faktoren für die Entwicklungsverzögerung darstellen.

3. *Die trophischen Störungen ektodermaler Organe* als Spätfolgen des chronischen HP werden vom Internisten häufiger angetroffen als vom Pädiater. Sie treten meistens erst nach jahre- oder sogar jahrzehntelanger Latenzzeit in Erscheinung. Dies betrifft besonders die symmetrischen Verkalkungen der Stammganglien. Linsentrübungen kommen beim kongenitalen HP ausnahmsweise schon im Säuglingsalter zustande. Ein in unserer Klinik behandelter Säugling, der im Alter von 3 Monaten unter unseren Augen einen zur Blindheit führenden Star entwickelte, ist meines Wissens der jüngste je beobachtete Fall.

Eine sehr regelmäßig zu findende trophische Störung als Folge einer frühkindlichen Hypocalcämie sind die *Zahnschmelzdefekte*. Bei verminderter Calciumkonzentration der extracellulären Flüssigkeit wird neugebildeter Zahnschmelz ungenügend mineralisiert. Aus dem Muster der Schmelzdefekte an Milch- und bleibenden Zähnen kann deshalb das Alter geschätzt werden, in dem das Kind eine Hypocalcämie durchgemacht haben muß. Defekte an der Basis der ersten Schneidezähne rühren von einer Hypocalcämie in der perinatalen Lebensperiode her. Hypocalcämische Zustände im Kleinkindesalter lassen ihre Spuren an den bleibenden Zähnen zurück. Bei Hypocalcämien, die nach dem 6. Lebensjahr auftreten, ist mit sichtbaren Zahndefekten nicht mehr zu rechnen, die Zahnwurzeln können jedoch hypoplastisch sein.

II. Klinische Formen des Hypoparathyreoidismus im Säuglings- und Kindesalter

Beim Erwachsenen ist die Schilddrüsenoperation die häufigste Ursache der Nebenschilddrüseninsuffizienz; der „idiopathische HP" steht zahlenmäßig an Bedeutung zurück. Im Kindesalter hingegen ist der postoperative HP eine extreme Seltenheit, da Hyperthyreose und Struma maligna in diesem Alter sehr selten sind und jene nur ausnahmsweise chirurgisch behandelt wird. Wir beschränken uns deshalb in der folgenden Diskussion auf den sog. *idiopathischen HP*. Dabei handelt es sich nicht um ein ätiologisch einheitliches Krankheitsbild, sondern vielmehr um einen heterogenen Sammelbegriff. Die Klärung der Ätiologie der verschiedenen Unterformen des HP und damit eine gültige Einteilung wird erst dann möglich sein, wenn Plasmakonzentration und Sekretionsrate von Parathormon und Thyreocalcitonin in klinischen Laboratorien gemessen werden können. Es ist vorauszusehen, daß neben dem globalen HP infolge Fehlens, Hypoplasie und Atrophie der Nebenschilddrüsen auch qualitative Fehlleistungen in der Hormonsynthese sowie Hemmungen der Hormonaktivität durch spezifische Antikörper nachweisbar werden dürften.

Solange die Labortechnik noch nicht so weit ist, sind wir auf eine *klinische Klassifizierung* angewiesen. Sie stützt sich vor allem auf das Alter des Patienten bei Beginn der Krankheit, den spontanen Verlauf, assoziierte Störungen und allfälliges familiäres Auftreten (Tab. 1).

Gesamthaft betrachtet kommen hypocalcämische Zustände am häufigsten in den ersten Lebenstagen (Neugeborenenhypocalcämie, besonders bei Frühgeborenen) und im mittleren Säuglingsalter (Vitamin D-Mangelrachitis) vor. Sie sind nicht durch eine primäre Nebenschilddrüseninsuffizienz bedingt. Der viel seltenere *kongenitale HP* setzt zeitlich zwischen diesen beiden Störungen ein, nämlich in den ersten drei Lebenswochen. Entsprechend dem weiteren Verlauf können wir eine *transitorische* und eine *persistierende* Form des kongenitalen HP unterscheiden.

Eine wohlbekannte Ursache des transitorischen kongenitalen HP ist der *Hyperparathyreoidismus der Mutter während der Schwangerschaft*. Meines Wissens sind bisher 17 Fälle hypoparathyreoter Kinder von zehn hyperparathyreoten Müttern in der Literatur eindeutig dokumentiert. Die durch das Parathyreoideaadenom der Mutter verursachte mütterliche Hypercalcämie führt auf diaplacentarem Weg zur Hypercalcämie des Feten und unterdrückt die Funktion der fetalen Nebenschilddrüsen: das Kind wird mit insuffizienten, wahrscheinlich hypoplastischen Epithelkörperchen geboren und macht infolgedessen in den ersten Lebenswochen einen transitorischen HP durch, bis sich seine Calciumhomöostase den veränderten Anforderungen angepaßt hat. Die Frage, ob auch das mütterliche Parathyreoideahormon die Placenta passiert, ist noch nicht beantwortet. Am Skelet des Neugeborenen lassen sich radiologisch keine Zeichen einer verstärkten Parathormoneinwirkung erkennen. Da ein Hyperparathyreoidismus jahrelang asympto-

Tab. 1. *Klinische Einteilung des Hypoparathyreoidismus im Kindesalter*

	Alter beim ersten Symptom
Transitorischer kongenitaler HP	erste Tage bis 3 Wochen
Persistierender kongenitaler HP	erste Tage bis 3 Wochen
Syndrom HP, Moniliasis und Nebennierenrindeninsuffizienz	3 bis 16 Jahre
Epithelkörperchendestruktion bei diversen Grundkrankheiten	irgendwann
Chronischer idiopathischer HP	irgendwann
Postoperativer HP	nach Thyreoidektomie

matisch verlaufen kann, kommt es vor, daß eine Mutter mehrere Kinder mit dieser Störung gebären kann, bevor die Krankheit diagnostiziert und chirurgisch geheilt wird. Ein solcher „familiärer" kongenitaler HP kann bei Unkenntnis der mütterlichen Krankheit zu falschen Rückschlüssen über eine mögliche genetische Ursache des idiopathischen HP verleiten.

Neben dieser pathogenetisch klaren Form des kongenitalen HP gibt es andere Fälle mit gleichem Verlauf, ohne Zeichen eines mütterlichen Hyperparathyreoidismus. Wir bezeichnen sie als *idiopathischen transitorischen kongenitalen HP*. Dieser Begriff ist zwar umstritten und nicht allgemein anerkannt, da er eine pathogenetische Interpretation enthält, die sich mindestens vorläufig nicht beweisen läßt. Es handelt sich um Säuglinge, die im Alter von einigen Tagen bis 3 Wochen an hypocalcämischen Manifestationen, vor allem epileptischen Krämpfen erkranken. Sie haben weder eine Rachitis noch eine renale oder intestinale Insuffizienz. Hypocalcämie und Hyperphosphatämie reagieren prompt auf injiziertes Parathyreoideahormon und treten nach Absetzen der Hormonzufuhr wieder auf. Eine zeitlich begrenzte Vitamin D-Behandlung in pharmakologischer Dosierung führt in wenigen Tagen bis Wochen zur definitiven Heilung. Später treten keine Rückfälle auf.

Seltener als der transitorische ist der *persistierende kongenitale HP*. Vereinzelte Fälle mit Exitus im Säuglingsalter sind von anatomisch-pathologischer Seite bekannt geworden. Obwohl RÖSSLE schon 1926 eine erste autoptische Beobachtung von hochgradiger *Epithelkörperchen- und Thymushypoplasie* mitgeteilt hat, ist die kombinierte A- oder Hypoplasie dieser embryologisch nahe verwandten Organe erst in den letzten Jahren als besonderes Mißbildungssyndrom erkannt worden (DiGEORGE). Da der fetale Thymus für die Ausbildung der cellulären Immunität notwendig ist, leiden Säuglinge mit Epithelkörperchen- und Thymusaplasie nicht nur an einem kongenitalen HP, sondern auch an einer schweren Infektabwehrschwäche, die mit einem längeren Leben nicht vereinbar ist. In der Literatur liegen bis heute elf sichere Fälle dieses interessanten Syndroms vor.

Aus Analogie zu diesen pathogenetisch eindeutigen Beobachtungen von kongenitaler Nebenschilddrüseninsuffizienz können wir vermuten, daß auch den Fällen von persistierendem kongenitalem HP, die als chronischer idiopathischer HP überleben, eine Aplasie oder hochgradige Hypoplasie der Epithelkörperchen zugrunde liegt, bei intaktem Thymus. Die Ursache des transitorischen kongenitalen HP dürfte in einer weniger ausgeprägten Epithelkörperchenhypoplasie zu suchen sein, die durch eine kompensatorische Hyperplasie des vorhandenen Drüsengewebes nach einigen Wochen bis Monaten überwunden werden kann. Dies anhand histologischer Untersuchungen zu beweisen, ist allerdings sehr schwierig, da erstens die Diagnose einer Epithelkörperchenaplasie erst nach äußerst sorgfältigen Serienschnittuntersuchungen gestellt werden darf, und zweitens auch normale Nebenschilddrüsen in den ersten extrauterinen Lebenswochen das histologische Bild einer Hyperplasie wasserheller Zellen aufweisen.

Tritt ein HP jenseits des Säuglingsalters, besonders im frühen Schulalter erstmals in Erscheinung, muß das *Syndrom Hypoparathyreoidismus, Nebenniereninsuffizienz und Moniliasis* in Betracht gezogen werden, an dessen Eigenständigkeit heute nicht mehr gezweifelt werden kann. Nach der Erstbeschreibung durch die Gruppe von ALBRIGHT vor 25 Jahren sind bis heute über 50 Fälle bekannt geworden, anfangs fast ausschließlich in den USA, in den letzten Jahren auch in Europa. In voller Ausprägung liegt das Syndrom nur in etwa einem Drittel der Fälle vor, bei den übrigen fehlt eine der drei Komponenten. Ausgehend von den Fällen mit HP kommt die Moniliasis in 72%, der Morbus Addison in 58% vor. Als weitere assoziierte Symptome sind die Steatorrhoe in einem Viertel und die megaloblastäre Anämie in einem Zehntel der Fälle zu erwähnen.

Außer durch die Kombination so verschiedener und im Kindesalter seltener Störungen ist das Syndrom durch folgende Besonderheiten charakterisiert:

1. Im Gegensatz zum idiopathischen HP tritt es *familiär* auf (Geschwistererkrankungen in der Hälfte der Fälle) und ist wahrscheinlich genetisch bedingt (autosomal-recessiver Erbgang).

2. *Der Verlauf* ist auffallend regelmäßig: der therapieresistente Soor-Befall von Nägeln und Schleimhäuten setzt im Säuglings- oder Kleinkindesalter ein, der HP erscheint einige Jahre später, gefolgt von der Nebennierenrindeninsuffizienz.

3. *Die Prognose* ist schlechter als beim idiopathischen HP und beim idiopathischen Morbus Addison. 35% der Patienten sind der recht heimtückischen und oft unerkannten Nebenniereninsuffizienz erlegen.

4. Bei allen obduzierten Fällen wurde der gleiche *anatomische Befund* erhoben: Atrophie und lymphocytäre Infiltration sowohl der Epithelkörperchen als auch der Nebennierenrinde. Diese Veränderungen weisen auf einen chronischen, zum Untergang dieser endokrinen Drüsen führenden Krankheitsprozesse hin.

Die *Ätiologie* des eigenartigen Syndroms ist noch nicht geklärt. Am wahrscheinlichsten erscheint die Annahme einer *Autoimmun-Krankheit*, die sich auf einem besonderen, genetisch bedingten Terrain realisieren würde. Fluorescenzimmunologische Untersuchungen von BLIZZARD u. Mitarb. weisen in dieser Richtung. Der Nachweis zirkulierender Antikörper gegen menschliches Nebenschilddrüsengewebe beweist diese Hypothese allerdings nicht, da solche Antikörper einerseits auch bei vereinzelten gesunden Kontrollkindern gefunden wurden, andererseits bei über der Hälfte der Fälle mit dem diskutierten Syndrom fehlten.

Nach Ausscheidung der erwähnten besonderen Formen der Nebenschilddrüseninsuffizienz und der seltenen anderen bekannten Ursachen (Epithelkörperchenblutungen, luetischer oder tuberkulöser Befall) bleibt eine Reihe von Fällen übrig, die wir mangels besserer Kenntnisse nach wie vor als *idiopathischen HP* bezeichnen. Mit größter Wahrscheinlichkeit handelt es sich immer noch um eine uneinheitliche Gruppe von Störungen verschiedener Ursachen. Insbesondere bleibt noch abzuklären, inwieweit tatsächlich ein Mangel an Parathyreoideahormon vorliegt, und ob nicht eine überschüssige Produktion von Thyreocalcitonin zum gleichen Krankheitsbild führen könnte. Außerdem ist auch beim isolierten und sporadischen idiopathischen HP damit zu rechnen, daß immunpathologische Vorgänge eine ursächliche Rolle spielen könnten.

Diese und noch andere Fragen über die Ätiologie und die Pathophysiologie des HP dürften schon in nächster Zukunft ihre Antwort finden, nämlich, wie eingangs erwähnt, durch die genaue Messung der beteiligten Hormone in den Körperflüssigkeiten der Patienten. Es ist auch durchaus möglich, daß uns diese Untersuchungen zu einer grundlegenden Revision unserer derzeitigen, von der klinischen Beobachtung inspirierten Vorstellungen über den HP veranlassen werden.

Eine detailliertere Übersichtsarbeit über den Hypoparathyreoidismus im Kindesalter wird in den „Ergebnissen der inneren Medizin und Kinderheilkunde" (Bd. 28) erscheinen.

Aus dem Zentral-Röntgeninstitut des Katharinenhospitals der Stadt Stuttgart
(Direktor: Prof. Dr. F. HEUCK)

Radiologische Befunde bei primären und sekundären Funktionsstörungen der Nebenschildrüsen

F. HEUCK

Mit 8 Abbildungen

Referat

Die primären und sekundären Funktionsstörungen der Nebenschilddrüsen werden sowohl an den Drüsen selbst wie im Bereich der verschiedenen Erfolgsorgane des Parathormons zu pathologisch-anatomischen Veränderungen führen, die sich mit radiologischen Methoden am kranken Menschen erfassen lassen.

Eine Hyperplasie, ein Adenom oder Carcinom der Nebenschilddrüsen können mit verschiedenen Methoden erkannt und lokalisiert werden. Der Nachweis *sekundärer Erkrankungen* des Magen-Darmkanals, der Bauchspeicheldrüse, der Nieren und ableitenden Harnwege, des Skeletes, der Gefäße und makroskopischer Kalkablagerungen in verschiedenen Organen und den Gelenkweichteilen ist röntgenologisch möglich und für das Verständnis des jeweiligen Krankheitsablaufes von großem Wert.

I. Der radiologische Nachweis eines Tumors der Nebenschilddrüsen

Es gelingt selten, einen Tumor der Nebenschilddrüsen palpatorisch festzustellen und gegen ein Adenom der Schilddrüsen oder gegen Lymphknotenvergrößerungen abzugrenzen. Die Röntgenuntersuchung hat die gleichen Schwierigkeiten. Eine *Verschattung im Röntgenbild* ist nur bei größeren Tumoren zu erwarten, doch können im Bereich des Jugulum am caudalen Rand der Schilddrüse lokalisierte Adenome der Nebenschilddrüsen mit Hilfe einer Kontrastfüllung des Oesophagus und unter Beachtung der Konturen der lufthaltigen Trachea manchmal durch Verdrängungen oder Eindellungen indirekt erkannt werden (WYMAN u. ROBBINS, 1954; STEINBACH u. Mitarb., 1961 u. a.). Es sind häufig Fehldeutungen, z. B. bei einer Knotenstruma zu erwarten.

Die *angiographische Darstellung* der Adenome der Nebenschilddrüsen vor oder während der Operation gelingt bei entsprechendem Gefäßreichtum manchmal recht gut und kann für die Klärung der anatomischen Situation dann von besonderem Wert sein, wenn der Tumor im Mediastinum versteckt liegt oder von der Schilddrüse, seltener der Thymus, eingeschlossen wird (SELDINGER, 1954; STEINER u. Mitarb., 1956; BORM, 1961; WANKE, 1962; LÖHR u. BORM, 1966 u. a.).

Auch die *Tomographie* des Mediastinum nach Sauerstoff- oder Lachgasinsufflation kann in geeigneten Fällen ein gutes diagnostisches Ergebnis bringen (SILINKOVA-MALKOVA, 1961).

Die *direkte Darstellung* größerer Adenome mit deutlicher hormoneller *Über-funktion* gelingt durch die *Szintigraphie* nach Gabe von 75-Selen-L-Methionin und funktioneller Ausschaltung der Schilddrüse (mit Trijodthyronin) und gibt wichtige, zusätzliche Informationen bei versprengt im Mediastinum lokalisierten Adenomen

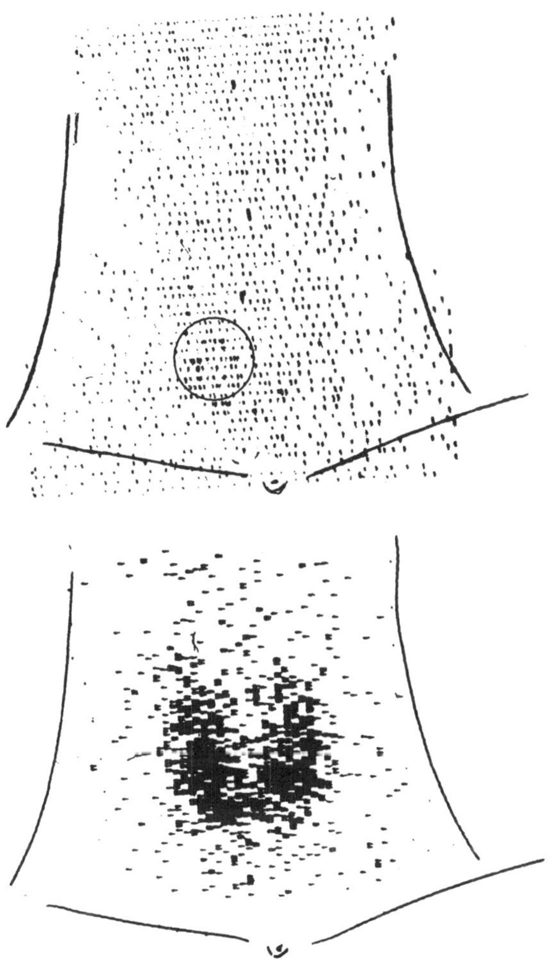

Abb. 1. Szintigraphische Darstellung eines kleinen Nebenschilddrüsenadenoms am unteren Pol der rechten Schilddrüse nach Gabe von 250 uCi 75 Se-Methionin. Die Konzentration der Radioaktivität in einem überkirschgroßen Herd ist rechts supraclavicular erkennbar (obere Bildhälfte). Das nachgewiesene Adenom liegt lateral vom rechten unteren Schilddrüsenpol (untere Bildhälfte mit szintigraphischer Darstellung der Schilddrüse nach 25 µCi ^{131}-J). Das Szintigramm wurde freundlicherweise von Priv.-Doz. Dr. K. ZUM WINKEL, Oberarzt der Universitätsstrahlenklinik (Czerny-Krankenhaus) Heidelberg (Direktor Prof. Dr. Dr. h. c. J. BECKER) zur Verfügung gestellt

(POTCHEN u. Mitarb., 1965; DI GIULLIO u. Mitarb., 1964; TURANO, 1966; BÜHRING u. PRÉVOT, 1967; HAUBOLD u. Mitarb., 1967, u. a.). Kleinere Adenome mit einem Durchmesser von 1 bis 1,5 cm lassen sich gegen die Hintergrundaktivität schlecht abgrenzen (Abb. 1). Die starke Speicherung des Isotops im Knochen erschwert auch den Nachweis in den tieferen Regionen des Mediastinums. Die Weiterentwicklung der Methodik verspricht eine Verbesserung der Untersuchungsergebnisse. Nach größeren Statistiken ist ein *solitäres* Adenom beim primären Hyperparathyreoidismus am häufigsten anzutreffen (Hellström, 1962), während mehrere Adenome und eine Hyperplasie der Nebenschilddrüsen seltener vorkommen. Über eine Hyperplasie aller vier Epithelkörperchen beim primären Hyperparathyreoidismus hat Uehlinger (1955) berichtet und meint, daß sowohl das *solitäre Adenom* als auch die *generalisierte Hyperplasie* als typische Manifestationsformen der Hyperfunktion angesehen werden können, die bei *jedem* endokrinen Organ vorkommen. Das *Carcinom* der Nebenschilddrüsen ist außerordentlich selten und hat oft ein schweres klinisches Krankheitsbild zur Folge.

Der Nachweis eines Adenoms der Nebenschilddrüsen sollte Anlaß geben, nach Adenomen anderer endokriner Drüsen (Hypophyse, Pankreasinselzelladenom) zu suchen (Fourman, 1963).

II. Gastrointestinale Befunde

Bei klinischem Verdacht auf eine Hyperfunktion der Epithelkörperchen und gastrointestinalen Beschwerden sollte immer an die Möglichkeit einer Ulcuskrankheit im Bereich des Magens oder Duodenums gedacht werden. Als Ursache werden eine vermehrte Pepsinsekretion und erhöhte Säuresekretion angeschuldigt. Männer sind häufiger befallen als Frauen. Das gleichzeitige Vorkommen eines Inselzelladenoms begünstigt die Entstehung peptischer Geschwüre. In einem Krankengut von 138 Patienten mit Hyperparathyreoidismus fand Hellström (1962) in 28% der Männer und 4,6% Frauen ein Duodenalulcus. Die Häufung der Ulcera im Magen-Darmtrakt wird bis zu 15% der Erkrankungen angegeben (Rogers u. Mitarb., 1947; Howard, 1957; St. Goar, 1957, u. a.). Bei einem 10jährigen Knaben mit Hyperparathyreoidismus haben Tsumori u. Mitarb. (1955) ein Ulcus beobachtet.

Auf das gleichzeitige Vorkommen einer *akuten oder chronischen Pankreatitis* bei Hyperparathyreoidismus ist verschiedentlich hingewiesen worden (Zusammenfassung bei Fourman, 1963 und Haas, 1966). In einer Zusammenstellung der in der Weltliteratur zu findenden Mitteilungen konnte Creutzfeld (1963) 66 Fälle von Pankreatitis sammeln. Die akute Pankreatitis war 25mal (12mal postoperativ aufgetreten), eine rezidivierenden Pankreatitis in 13 Fällen und eine chronische Pankreatitis bei 27 Kranken festzustellen. In 30 Fällen konnte röntgenologisch oder durch die Autopsie eine *Verkalkung* oder *Konkrementbildung* in den Pankreasgängen gefunden werden. Die meist stark kalkhaltigen Konkremente können mit einer Übersichtsaufnahme oder Schichtaufnahmen zur Darstellung gebracht werden.

III. Die Röntgenbefunde an der Niere und den ableitenden Harnwegen

Die Befunde einer Kalksalzablagerung oder Konkrementbildung in den Nieren sind für die Erkennung des primären Hyperparathyreoidismus von ausschlaggebender Bedeutung. Sie sind wesentlich *häufiger* und auch *früher* als Knochenveränderungen nachweisbar. Nierenkoliken und Steinabgänge können als Frühsymptom betrachtet werden (Vilaseca u. Mitarb., 1961; Steinbach, 1961; Mayor, 1962, Fourman, 1963; Haas, 1966; u. a.).

1. Nephrocalcinose

Der Hyperparathyreoidismus geht sehr oft mit Ablagerungen von Kalksalzen im Nierenparenchym einher, die schon relativ früh in die Nierentubuli und Sammelröhrchen der Papillen ausgestoßen werden. Kalkniederschläge sind daher häufiger im Markbereich und in der Papillenregion vorhanden und auch hier bei entsprechender Ausdehnung röntgenologisch darstellbar. Wenn eine Leeraufnahme der Nieren nicht ausreicht, so lassen sich mit der *Schichtuntersuchung* häufig doch noch selbst geringfügige Kalksalzablagerungen erfassen. Der Informationswert der Leertomographie vor Anfertigung des Ausscheidungsurogrammes sollte beachtet werden. Die *Infusionsurographie* und *Nephrotomographie* geben einen Einblick in die Gesamtsituation und erlauben nicht nur Aussagen über Kalkinkrustationen, sondern auch über morphologische Veränderungen des Nierenbeckenkelchsystems sowie Schrumpfungen des Nierenparenchyms.

2. Nierensteine

Das Auftreten von Nierensteinen, insbesondere rezidivierenden Steinabgängen sollte immer an die Möglichkeit eines Hyperparathyreoidismus denken lassen. Da die Darstellung von kleinen Nierensteinen, auch in Kombination mit der Nephrocalcinose, auf dem Summationsbild der Leeraufnahme recht schwierig sein kann, sollte bei Verdacht auf einen Hyperparathyreoidismus immer die Leertomographie der Nieren vor der Ausscheidungsurographie veranlaßt werden. Die kleinen Konkremente treten häufig *doppelseitig* auf. Bei Sekundärinfektionen der Nieren können große *Korallensteine* entstehen. Nach der Zusammenstellung von HAAS (1966) leiden 70% aller Patienten mit einem Hyperparathyreoidismus an Nierensteinen. Die im Bereich der Nieren und ableitenden Harnwege röntgenologisch nachweisbaren Veränderungen sind deutlicher als die Befunde am Skelet (HELLSTRÖM, 1959). Nierensteine können als einzige Manifestation eines Hyperparathyreoidismus auftreten und kommen einseitig oder doppelseitig, solitär oder multipel vor. Hierauf hat bereits ALBRIGHT (1947) hingewiesen und zahlreiche Krankheitsfälle frühzeitig entdeckt. Er fand in etwa 80% der Kranken entweder klinisch oder bei der Obduktion Harnkonkremente. Die große Statistik von COPE (1960) ergab in 195 Fällen (60%) von insgesamt 343 Beobachtungen eine Nephrolithiasis. Es wird besonders darauf aufmerksam gemacht, daß in 10 bis 15% *aller Nierensteinleiden* als Ursache ein Hyperparathyreoidismus vorliegt (HELLSTRÖM, 1959, LEE u. Mitarb., 1955; COPE, 1960; FOURMAN, 1963; TURANO, 1966, u. a.).

Wird ein Stein abgestoßen, so kann es zum Ureterverschluß mit Harnstau kommen. In die Blase gelangte Steine wachsen zu erheblicher Größe heran.

IV. Befunde am Skelet[1]

Die Veränderungen im gesamten Skelet, insbesondere der Calciumverlust des Knochengewebes führen früher oder später im Verlauf der Krankheit zu erhöhter Strahlendurchlässigkeit der Knochen. Die Abnahme der Knochendichte findet sich bei verschiedenen Störungen im Mineralstoffwechsel und ist auch bei der

---

[1] Die eigenen Untersuchungen wurden mit Unterstützung der Deutschen Forschungsgemeinschaft durchgeführt.

normalen Altersosteoporose festzustellen (HEUCK, 1967). Da beim Hyperparathyreoidismus neben dem Kalksalzverlust auch ein struktureller Umbau stattfindet und Recalcifizierungen mit Knochenanbau, wahrscheinlich als Folge der
Gegenregulation durch das Thyrocalcitonin zu beobachten sind, ist das Bild der
Knochenveränderungen relativ bunt, und es treten neben den charakteristischen

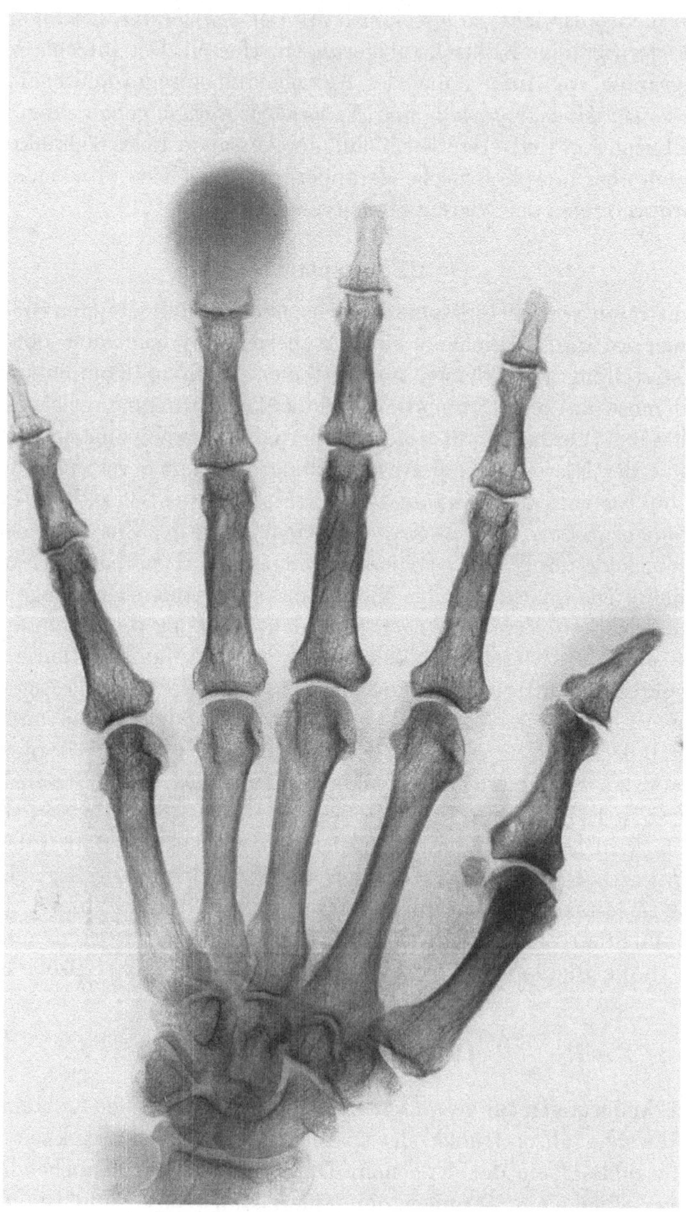

Abb. 2. Osteolytische Zerstörung des Endgliedes vom 4. Finger links mit Auftreibung der
Weichteile. 68jährige Frau mit primärem Hyperparathyreoidismus

Transformationen fleckig verteilte Osteosklerosen und hin und wieder auch Riesenzelltumoren oder Cysten, pathologische Frakturen und Deformierungen in Erscheinung.

1. Die diffuse Form der Knochenveränderungen

Röntgenologisch findet sich beim *primären* und *sekundären* Hyperparathyreoidismus zuerst eine Strukturauflockerung von Spongiosa, Corticalis und Compacta, so daß sich die Grenzen zwischen diesen Bauelementen eines Knochens verwischen (Abb. 7). Gleichzeitig entwickeln sich periostale und endostale Usurierungen, die infolge osteoclastären Knochenabbaues und stärkerer Entkalkung des Knochengewebes röntgenologisch auch zum Verschwinden umschriebener Knochenareale — besonders deutlich an den Endgliedern der Finger sichtbar — und später zur *echten Osteolyse* führen können (Abb. 2). Die Befunde einer *Entkalkung* und *osteoclastären* Resorption im Bereich der periostalen Oberflächen sind besonders

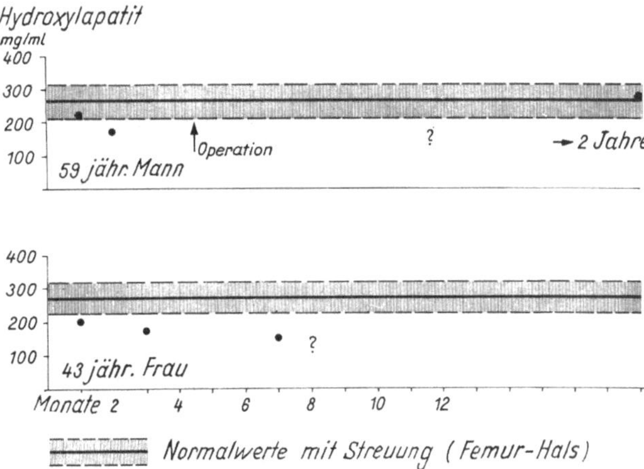

Abb. 3. Kontrollmessungen des Hydroxylapatitwertes in der Schenkelhalsspongiosa bei zwei Patienten mit einem primären Hyperparathyreoidismus

deutlich ausgeprägt an den Ansatzstellen der Sehnen und Bänder der Fingerknochen, des distalen Clavicularendes, des Calcaneus, manchmal auch an den Rippen (NOETZLI u. STEINBACH, 1962), der Symphyse und den Sakroiliacalgelenken. Die Entkalkungs- und Resorptionsvorgänge der Lamina dura der Zahnalveolen sind dagegen weniger häufig zu finden und werden oft überbewertet (STEINBACH u. Mitarb., 1961).

Im weiteren Krankheitsverlauf tritt eine *Transformation* der Knochen auf, wobei grobsträhnige Trabekelstrukturen der Spongiosa und eine *Aufblätterung der Compacta* im Sinne der Spongiosierung erkennbar werden. *Pseudocysten* oder Osteoclastome (braune Tumoren) können fehlen. Die Ausbildung cystischer Knochenveränderungen steht nicht im Zusammenhang mit der Schwere des Krankheitsbildes.

Der *Schädelknochen* zeigt eine charakteristische diffuse granuläre Strukturauflockerung der Diploespongiosa, größere rundliche Aufhellungen und gelegentlich fleckige, manchmal auch ausgedehntere umschriebene Verdichtungen und Verdickungen, die an das Bild des Morbus Paget erinnern können.

Die Entkalkung und Transformation der Knochen sind im makroskopischen Bereich des Röntgenbildes erst relativ spät erkennbar, so daß zur *Frühdiagnostik densitometrische Messungen der Kalksalzkonzentration* im Gesamtknochen erforderlich sind. Mit einem eigenen radiologischen Meßverfahren (Heuck u. Schmidt,

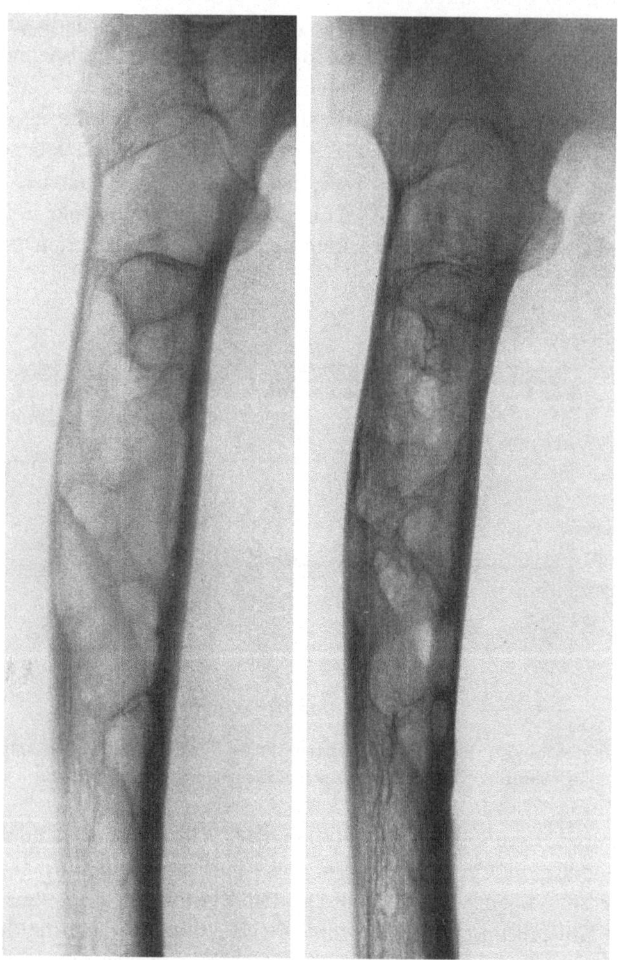

Abb. 4. Cystische Veränderungen und Konglomerate von Pseudocysten im proximalen Femurdrittel rechts bei primärem Hyperparathyreoidismus (68jährige Patientin). Auf der linken Seite Röntgenbild vor der operativen Entfernung des Adenoms, rechts Kontrollaufnahmen 2 Jahre nach Operation. Sklerose und Verkleinerung der Cysten sind deutlich erkennbar

1960; Heuck, 1968) konnte bereits vor dem Nachweis morphologischer Knochenveränderungen ein unterhalb des Normbereiches liegender Apatitwert der Schenkelhals- und Calcaneusspongiosa gefunden und während des Krankheitsverlaufes kontrolliert werden. Bei einer Kontrollbeobachtung stieg der Apatitwert nach operativer Entfernung des Adenoms als Ausdruck der Recalcifizierung des Knochens wieder bis in den Normbereich (Abb. 3).

2. Die cystische Form der Knochenveränderungen

Auf dem Boden der pathologischen Lebensvorgänge im Knochen, insbesondere der *Fibrodystrophie des Markes*, können sich Riesenzelltumoren entwickeln, die durch eine Hämorrhagie zu sog. „*braunen Tumoren*" werden oder sich infolge regressiver Veränderungen *in Cysten* umwandeln können (klassische Knochentrias: Cyste-brauner Tumor-fibröser Umbau, sog. Osteodystrophia fibrosa generalisata cystica „Recklinghausen", 1891). Nur etwa *jeder zehnte Patient* wird von einer derartigen Knochenveränderung im Sinne der klassischen Form der Ostitis fibrosa generalisata cystica Recklinghausen befallen (HAAS, 1966). Sie wurde bishe nur bei dem *primären* Hyperparathyreoidismus beobachtet. Es ist noch unbekannt, weshalb einmal die tumoröse oder cystische Form in anderen Fällen die generalisierte Form der Osteodystrophie auftritt. Die Lokalisation solcher Veränderungen in weniger belasteten Knochenpartien ist auffallend (Schädel, Phalangen, Kiefer) und läßt an die Bedeutung lokaler Faktoren (z. B. Spannungsspitzen, Durchblutung) denken (UEHLINGER, 1956). In einigen Knochen, besonders der Spongiosa kommen *Cystenkonglomerate* vor. Im Bereich der Diaphysen reichen die cystischen Veränderungen bis an die Außenkontur heran und können den Knochen auftreiben, so daß die Compacta häufig nur noch durch eine sehr schmale Corticalis repräsentiert wird (Abb. 4). *Spontanfrakturen* sind nicht selten. Diese cystischen Gebilde können in *jedem Skeletabschnitt* lokalisiert sein. In den Kieferknochen (Epulis gigantocellularis) kommen sie häufig vor.

Spontanremissionen dieser Erkrankungsform sind außerordentlich selten beschrieben worden. Meist erfolgt eine langsame Progredienz. Da die Erkrankung in Schüben verläuft, kann das Leiden in bestimmten Perioden stationär bleiben.

Der Hyperparathyreoidismus ist eine Systemerkrankung, so daß möglichst alle Abschnitte des Skeletes untersucht werden sollten.

3. Die osteosklerotische Form des Hyperparathyreoidismus

Neben der diffusen und der cystischen Form des primären Hyperparathyreoidismus sind in den letzten Jahren häufiger Krankheitsfälle beobachtet worden,

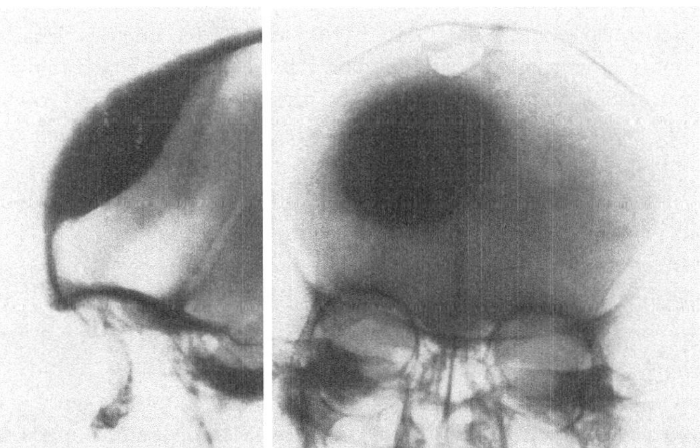

Abb. 5. Umschriebene schwere osteomartige Sklerose des Stirnbeines bei primärem Hyperparathyreoidismus

die eine auffällige Sklerose des Knochens — meist lokalisiert, seltener generalisiert — aufweisen (Templeton u. Mitarb., 1962, Fourman, 1963; Uehlinger,
1964; Haas, 1966, u. a.). Im eigenen Krankengut sind, insbesondere bei dem
sekundären Hyperparathyreoidismus, neben der Transformation des Knochens
eine erhebliche Sklerose, manchmal umschriebene Verdickungen beobachtet worden. Für diese Form der Knochenreaktion auf eine Funktionsstörung der Nebenschilddrüsen ließe sich eine stärkere Gegenregulation durch das Hormon Thyrocalcitonin annehmen. Bei dem primären Hyperparathyreoidismus sind auch in
älteren Mitteilungen neben der granulären Atrophie Verdickungen und erhebliche
Sklerosen am Schädelknochen als typisch beschrieben worden. Die Knochenatrophie mit Verdünnung des Schädelknochens ist seltener. Die eigene Beobachtung einer 68 Jahre alten Frau zeigt neben zahlreichen cystischen Knochenauf-
treibungen eine umschriebene Verdickung und Sklerose des Stirnbeines am Übergang
zum Scheitelbein (Abb. 5). Über eine ähnliche Beobachtung haben Tempelton
u. Mitarb. (1962) berichtet, die bei einer 43jährigen Frau sklerotische Spongiosa-
partien im Bereich der Wirbelsäule fanden und diese reaktive Steigerung der Osteoblastentätigkeit auf die Wirkung eines „Gegenhormons" zurückführten.

4. Röntgenbefund am kindlichen Skelet

Der primäre Hyperparathyreoidismus ist im Kindesalter nicht häufig. Dagegen
finden sich die verschiedensten Verlaufsformen des sekundären Hyperparathyreoidismus. Er tritt bei länger dauernden Stoffwechselerkrankungen auf, die mit einem
Absinken des Blutcalciums einhergehen. So muß es im Verlaufe eines chronischen
Nierenleidens oder infolge einer Resorptionsstörung im Bereich des Magen-Darmkanals (Sprue) zu einer reaktiven Hyperaktivität der Nebenschilddrüsen kommen.
Unter der Wirkung des Parathormons entwickeln sich schließlich Knochenveränderungen wie sie beim primären Hyperparathyreoidismus zu beobachten sind,
mit Ausnahme der beschriebenen cystischen Gebilde. Im Kindesalter kommen
infolge enchondraler Ossifikationsstörungen Wachstumsstörungen mit mannig-
fachen Veränderungen am Skelet vor, insbesondere becherartige Verbreiterungen
der Metaphysen, Strukturauflockerung der Epiphysenspongiosa, Transformationen
der Diaphysencompacta und granuläre Strukturauflockerung des Schädelknochens.
Derartige Befunde wurden auch als „renale Rachitis" oder „Spätrachitis" gedeutet.
Die präparatorische Verkalkungszone und die Knorpelzone sind verbreitert und
unregelmäßig strukturiert. Im Gegensatz zur Rachitis fehlt jedoch beim Hyperparathyreoidismus meist eine stärkere Verbiegung der wachsenden Knochen.

Die für das Kindesalter im Hinblick auf die Statistik schwerste Komplikation
ist in einem Abgleiten der Epiphysen im Sinne der *Epiphysenlösung* zu sehen, die
zu schweren Deformierungen der gelenkbildenden Knochen Anlaß geben kann.
Eine Substitionsbehandlung (Vitamin D, AT 10, calciumreiche Kost) kann zur
vorübergehenden Ausheilung dieser schweren Knochenprozesse führen und die
Belastungsfähigkeit wieder herstellen. Der schicksalsmäßige Ablauf des Krank-
heitsgeschehens ist jedoch nicht aufzuhalten. Die Progredienz der Skeletveränderungen kann als Maß für den fortschreitenden Nierenschaden angesehen werden
und stellt ein sichereres prognostisches Kriterium dar als die übrigen klinischen und
blutchemischen Befunde.

5. Mikroradiographische Befunde

Die Strukturauflockerung und vertikale Streifenzeichnung der Diaphysencompacta der Röhrenknochen kommt durch eine Erweiterung der Haversschen
Kanäle und eine fortschreitende Entkalkung der Knochenmatrix zustande. Mit
Hilfe mikroradiographischer und histologischer Untersuchungen des nicht ent-
kalkten Knochengewebes können diese pathologisch-anatomischen Vorgänge
beurteilt werden. Die Osteolyse wird durch eine zentrale periosteocytäre und eine
marginale osteoclastäre Demineralisation eingeleitet (Heuck, 1963). Dann folgt
mit der Kollagenolyse ein Zustand, in dem das Knochengewebe aufgebrochen und
zerstört wird (Abb. 6).

Es ist besonders interessant und in diesem Geschehen zu beachten, daß Abschnitte der Randzonen des Knochengewebes einen sehr hohen Kalksalzgehalt
aufweisen können, was für eine erneute stärkere Mineralablagerung spricht. Auch
innerhalb der Osteone oder Haversschen Systeme und der Spongiosabälkchen sind
zahlreiche *hochmineralisierte und stärker anfärbbare* band- oder ringförmige Zonen
nachzuweisen, aus denen sich die Kalksalze leicht herauslösen lassen. Diese
Befunde eines „feed-back-Mechanismus" der Kalksalze des Knochens können
sowohl in der Diaphysencompacta als auch in der Epiphysen- und Metaphysen-
spongiosa erhoben werden. Sie finden sich generalisiert im gesamten Skelet, und
zwar bei primärem wie auch bei sekundärem Hyperparathyreoidismus. Das Ergebnis vergleichender mikroradiographischer und histologischer Untersuchungen des
Knochengewebes zeigt deutlich die Auseinandersetzung der beiden Antagonisten
Parathormon und Thyrocalcitonin und spiegelt jeweils die Schwere des Krank-
heitbildes sowie die Dynamik der Regulationsstörung des Mineralstoffwechsels an
der Konzentration und Verteilung der Kalksalze im Knochen wieder.

V. Röntgenbefunde bei Verkalkungen anderer Gewebe

Bei einem primären Hyperparathyreoidismus findet man nicht selten Verkalkungen im Kapselbandapparat der Gelenke (Abb. 7) und im Meniscus (Hellström, 1959; Aitken u. Mitarb., 1964, u. a.).

Über zwei Fälle von Gelenkverkalkungen und Knorpelverkalkungen, die an die Pseudo-
gicht oder die Chondrocalcinosis articularis denken lassen, hat Vix (1965) berichtet. Auch nach
der operativen Entfernung der Adenome bleiben diese Verkalkungen meist weiterhin bestehen.
Dagegen schreibt Fourman (1963), daß Gewebsverkalkungen nach Entfernung der Adenome
verschwinden können.

Eine ausgedehnte Kalkeinlagerung in die Arterien bis zu den peripheren Ver-
zweigungen der Finger konnte bei einem 58 Jahre alten Kranken mit dem charakteristischen Bild des primären Hyperparathyreoidismus gefunden werden. Nach
operativer Entfernung des Adenoms bildeten sich im Laufe von 6 Monaten mit
Recalcifizierung des Knochens auch die Verkalkungen in den kleinsten Arterien
so weit zurück, daß sie röntgenologisch nicht mehr nachweisbar waren (Abb. 8).
Diese Beobachtung ist für die Morphogenese der Mediaverkalkungen von besonderer Bedeutung.

Über weitere, auch röntgenologisch nachweisbare, also makroskopische Verkalkungen im Bereich der Lungen, des Myokard und der Bauchspeicheldrüse ist

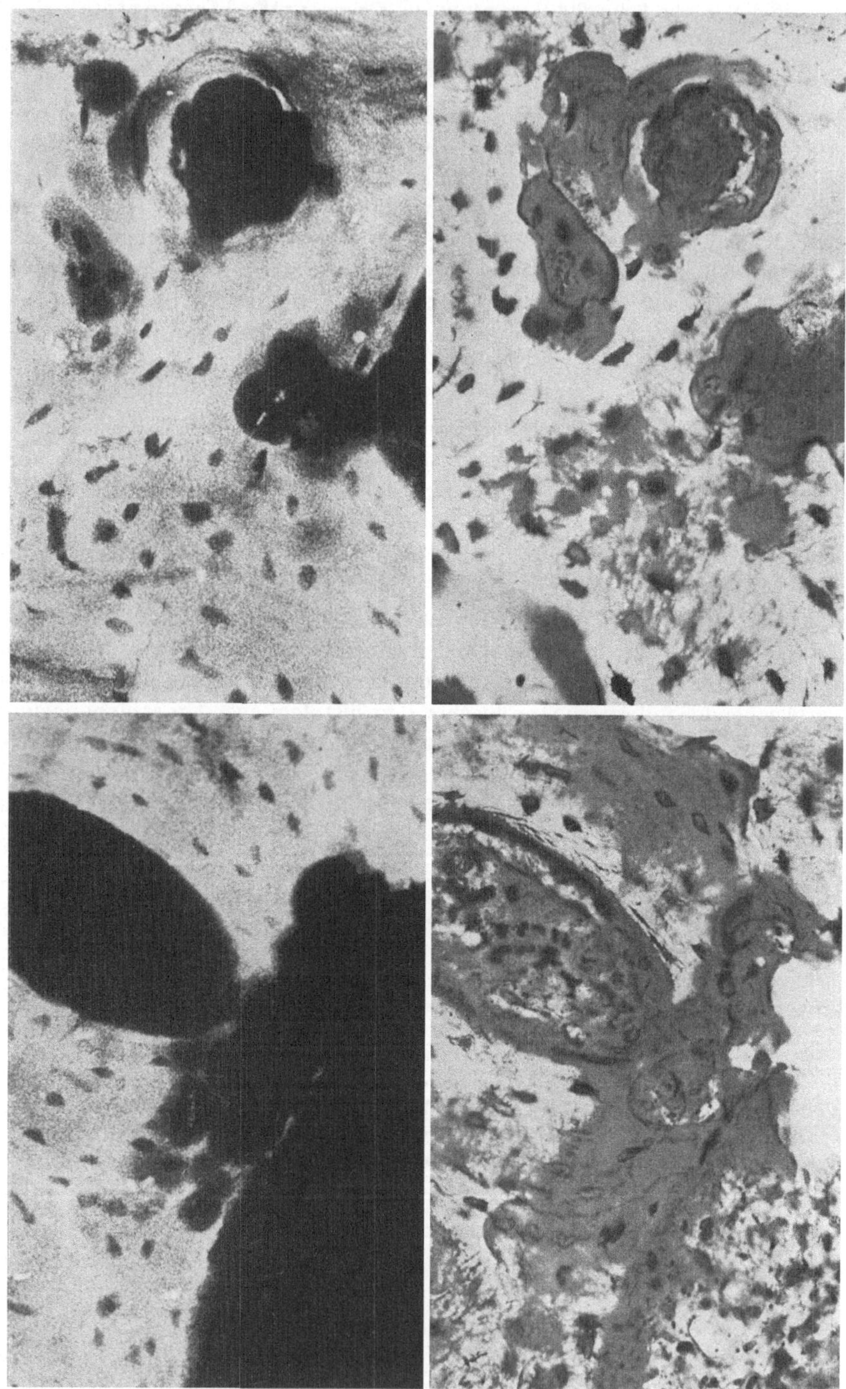

Abb. 6. Zusammenstellung der Mikroradiogramme und der Fuchsinfärbung von unentkalktem Knochengewebe. Die Osteolyse durch zentrale periosteocytäre Entkalkung und marginale osteoklastäre Demineralisation sind deutlich erkennbar. Knochendünnschliff 50 μ. Sekundärer Hyperparathyreoidismus

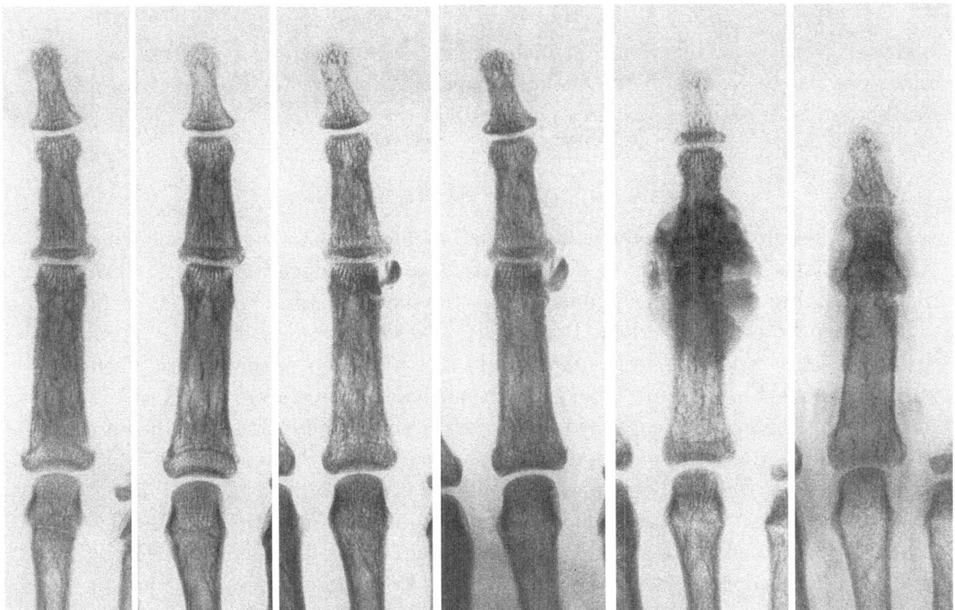

Abb. 7. Zunehmende Verkalkung im Kapselbandapparat des Mittelgelenkes vom 4. Finger rechts bei sekundärem Hyperparathyreoidismus (das letzte Bild zeigt eine Kontrolle nach operativer Entfernung der Kalkgeschwulst). Erhebliche Strukturauflockerung des Knochens. 17jähriger Knabe

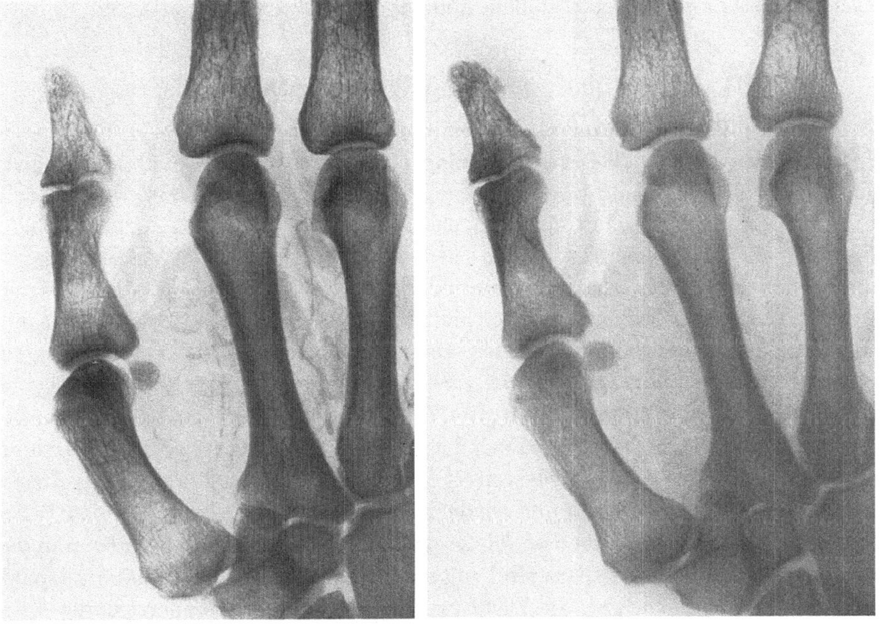

Abb. 8. Schwere Mediaverkalkungen in den Arterien der rechten Hand bei primärem Hyperparathyreoidismus (58jähriger Mann). 6 Monate nach operativer Entfernung des Adenoms völlige Rückbildung der Verkalkungen in der Gefäßwand

berichtet worden. Seltener sind kleinste Kalkeinlagerungen in die Cornea oder die Linse des Auges festzustellen. Verkalkungen im Bereich der Conjunctiva palpebrarum sind ein häufiges Ereignis (Haas, 1966).

VI. Postoperative Röntgenbefunde

Die *postoperative Knochenheilung* führt nicht nur zu einer Recalcifizierung, sondern relativ häufig auch zu einer *überschüssigen* Einlagerung von Kalksalzen, die eine erhöhte Dichte des ehemals erkrankten Knochens zur Folge hat. Besonders deutlich wird dieser Befund im Bereich der *Pseudocysten* und braunen Tumoren, die einen *ungeordneten Knochenanbau* entwickeln und so narbige Veränderungen zurücklassen (Abb. 4). Eine Rückkehr zu normalen Strukturen und Konturen ist bisher nicht beobachtet worden. Im Gegensatz zur Osteodystrophia fibrosa generalisata heilen die echten Knochencysten nicht aus. Pathologische Frakturen zeigen ebenfalls unter überschüssiger Bildung eines Callus völlige Heilung und später durch Transformation eine Normalisierung der Struktur. Im Bereich des Schädelknochens erinnert der Ausheilungszustand an die Bilder des Morbus Paget.

Die Nephrocalcinose wird selbst nach einer Frühoperation des Adenoms keine völlige Rückbildung erfahren. Hellström (1959) fand auch bei Langzeitbeobachtungen sehr oft als Ausdruck der weiterfortschreitenden Nierenschädigung eine Hypertonie und chronische Pyelonephritis. Im Hinblick auf die Nierenerkrankung, die schon sehr früh zu *irreversiblen Schäden* des Parenchyms führt, muß die *Frühdiagnose* des Hyperparathyreoidismus angestrebt werden.

Verkalkungen in den übrigen Geweben, insbesondere im Myokard, den Weichteilen der Gelenke und den Gefäßen, können eine Rückbildung erfahren.

VII. Röntgenbefunde beim Hypoparathyreoidismus

Bei dieser Form der Funktionsstörung der Nebenschilddrüsen im Sinne einer Unterfunktion werden Skeletveränderungen gefunden, die auch röntgenologisch nachweisbar sind. Sie sind durch eine ungewöhnliche Kombination osteosklerotischer und osteoporotischer Prozesse charakterisiert. An der Wirbelsäule findet sich oft eine stärkere Impression der Deckplatten („Fischwirbelbildung"). Ferner können Sporn- und Spangenbildungen, Osteophyten an verschiedenen Skeletabschnitten sowie verkürzte Metakarpalia und Metatarsalia im Sinne einer Brachydaktylie gefunden werden. Der ideopathische Hypoparathyreoidismus ist sehr selten. Er kann bei Kindern vorkommen, deren Mütter an einem Hyperparathyreoidismus erkrankt waren. Die Zahnentwicklung ist bei diesen Kranken gestört, da sowohl das Dentin als auch der Schmelz Defekte aufweisen. Die Lamina dura der Zahnalveolen ist oft verbreitert (Forbess, 1956; Schwarz, 1964). In den *basalen Ganglien* kommen hin und wieder *Verkalkungen* vor, die in seltenen Fällen auch in anderen Abschnitten des Gehirns zu finden sind. Kalkablagerungen in den übrigen Geweben des Körpers sind ungewöhnlich. Beim sog. Pseudohypoparathyreoidismus schließen sich die Epiphysenfugen sehr früh und zuerst in der Mitte des Epiphysenknorpels, so daß eine Art „Invagination" im Bereich der Metaphysen auftritt. An den Mittelhandknochen sind diese Befunde am deutlichsten. Die Metakarpalia I, IV und V können gebogen, kurz und brüchig sein. Daneben kommen manchmal abnorme subcutane Ablagerungen von Knochengewebe im Bereich der großen Gelenke vor (ELRICK u. Mitarb., 1950).

Ein Fehlen der Stoffwechselanomalien wie niedriger Calcium- und hoher Phosphorwerte im Serum bei nachweisbaren Epiphysenstörungen wird als *Pseudo-Pseudo-Hypoparathyreoidismus* bezeichnet (SCHWARZ, 1964). Die Tatsache, daß die Blutwerte unterschiedlich sein können und die Kenntnis der Wirkung des Thyrocalcitonins lassen die bisherigen Ansichten unsicher erscheinen. FANCONI u. Mitarb. (1964) fanden bei den *klinischen Befunden* eines Hypoparathyreoidismus *am Skelet* Veränderungen im Sinne des Hyperparathyreoidismus mit deutlicher Rarefikation, Osteoporose und Transformation bei Fibroosteoklasie. Die Parathormonteste waren unzuverlässig. Im Bereich des Femurkopfes wurden Epiphysenlösungen festgestellt. Hohe Dosen von Vitamin D und Calcium hatten einen guten Einfluß auf die Skeletveränderungen.

In diesen Sonderfällen handelt es sich wahrscheinlich um eine Überproduktion von Parathormon bei gleichzeitiger erheblicher Ausschüttung von Thyrocalcitonin in das Blut. Die Erforschung der durch diese beiden antagonistisch wirkenden Hormone auftretenden morphologischen Skeletveränderungen wird weitere Einblicke in die Pathogenese von Systemerkrankungen des Skeletes ermöglichen.

Zusammenfassung

Es wird eine Übersicht der mit radiologischen Methoden objektivierbaren Befunde bei Funktionsstörungen der Nebenschilddrüsen gegeben. Die Möglichkeiten und Grenzen der Darstellung von Tumoren und Hyperplasien der Parathyreoidea werden unter Beachtung der Angiographie, Pneumoradiographie, Tomographie und Isotopendiagnostik besprochen. Neben den Röntgenbefunden des Skeletes werden die Befunde im Bereich des Intestinaltraktes, der Bauchspeicheldrüse, der Nieren und ableitenden Harnwege, der parenchymatösen Organe und der Weichteile geschildert. Die diffuse und die cystische Form der Skeleterkrankungen, die unterschiedlichen morphologischen Knochenveränderungen bei dem primären und dem sekundären Hyporparathyreoidismus, bei dem Hypoparathyreoidismus und seinen Sonderformen werden dargelegt. Auf die osteosklerotische Form des Hyperparathyreoidismus und die Befunde am kindlichen, wachsenden Skelet wird besonders eingegangen. Der Wert einer densitometrischen Messung der Kalksalzkonzentration im Knochen (Bestimmung des sog. „Apatitwertes") und einer Kontrolle des Mineralisationsgrades während des Krankheitsablaufes wird betont. Zum Verständnis der im makroskopischen Bereich des Röntgenbildes nachweisbaren Knochenveränderungen werden mikroradiographische Befunde vorgelegt und besonders auf die osteolytische Funktion der Osteocyten eingegangen. Die Dynamik der Lebensvorgänge im Knochengewebe unter dem Einfluß einer gestörten Funktion der Nebenschilddrüsen und der Gegenregulation durch das Thyrocalcitonin wird aufgezeigt. Der Informationswert der Röntgenuntersuchung des Skeletes für die Beurteilung des Krankheitsablaufes einer Störung der Nebenschilddrüsenfunktion wird besprochen.

Literatur

Adam, A., and D. Ritchie: Hyperparathyroidism with increased bone density in the areas of growth. J. Bone Jt. Surg. 36 B, 257 (1954).

Aitken, R. E., J. L. Kerr, and H. M. Lloyd: Primary hyperparathyroidism with osteosclerosis and calcification in articular cartilage. Amer. J. Med. 37, 813 (1964).

Albright, F.: Osteoporosis. Ann. intern. Med. 27, 561 (1947).

—, and E. C. Reifenstein: Parathyroid glands and metabolic bone disease. Baltimore: Williams and Wilkins 1948.

Aliapoulios, M. A., P. Goldhaber, and P. L. Munson: Science 151, 330 (1966).

—, E. F. Voelkel, and P. L. Munson: J. clin. Endocr. 26, 897 (1966).

Arnaud, C., and T. Littledyke: J. clin. Invest. 45, 982 (1966).

Ashwini Kumar, M., G. V. Foster, and I. McIntyre: Lancet 1963, II, 480.

Bartelheimer, H.: Klinik und Differentialdiagnose des Hyperparathyreoidismus, besonders der Knochenveränderungen. Verh. dtsch. Ges. inn. Med. 62, 447 (1956).

Bartlett, N. L., and D. Q. Cochran: Reparative Processes in Primary Hyperparathyroidism. Radiol. Clin. N. Amer. 2, 261 (1964).

Beierwaltes, W. H., W. Di Giulio, and J. C. Sisson: Parathyroid scanning. In: Scintillation scanning in clinical medicine, p. 55. Editor: J. L. Quinn. Philadelphia-London: Saunders 1964.

Bellabarba, V., K. Kanig und G. Koptagel: Zur differentialdiagnostischen Problematik des primären Hyperparathyreoidismus. Klin. Wschr. 41, 789 (1962).

Bobbio, A., E. Bezzi, E. Zanella, and L. Rossi: J. int. Coll. Surg. 32, 79 (1959).

Bock, H. E.: Differentialdiagnose des sekundären Hyperparathyreoidismus bei Nierenleiden. Ärztl. Wschr. 12, 977 (1957).

Borm, D.: Diagnostik des primären Hyperparathyreoidismus. Dtsch. med. Wschr. 86, 1541 (1961).

— Postoperative Verläufe bei primärem Hyperparathyreoidismus. Chirurg 33, 57 (1962).

Bühring, H., u. H. Prévot Jr.: Lokalisation von Nebenschilddrüsenadenomen mit [75]Selen-L-Methionin. In: Radioisotope in der Lokalisationsdiagnostik, S. 397. Stuttgart: Schattauer 1967.

Chausmer, A., P. Weiss, and St. Wallach: Endocrinology 77, 1151 (1965).

—, R. Mittleman, and St. Wallach: Endocrinology 79, 131 (1966).

Cooper, C. W., Ch. W. Yates, and R. V. Palmage: Some endogenous parathyroid hormone effects manifested by bone in vitro. Proc. Soc. exp. Biol. (N. Y.) 119, 81 (1965).

Cope, O.: Hyperparathyroidism: Diagnosis and management. Amer. J. Surg. 99, 394 (1960).

—, P. J. Culver, C. G. Mixterand, and G. L. Nardi: Pancreatitis. A diagnostic clue to hyperparathyroidism. Ann. Surg. 145, 857 (1957).

Copp, D. H., E. C. Cameron, B. A. Cheney, A. G. F. Davidson, and K. G. Henze: Endocrinology 70, 638 (1962).

Creutzfeld, W.: Koinzidenz von Pankreatitis und Hyperparathyreoidismus. Dtsch. med. Wschr. 88, 1565 (1963).

Davis, J. G.: The osseous radiographic findings of chronic renal insufficiency. Radiology 60, 406 (1963).

Dent, C. E., and C. J. Hodson: General softening of bone due to metabolic causes. II. Radiological changes associated with certain metabolic bone diseases. Brit. J. Radiol. 27, 605 (1954).

Doyle, F. H.: Some quantitative radiological observations in primary and secondary hyperparathyreoidism. Brit. J. Radiol. 39, 161 (1966).

Eger, W.: Epithelkörperchen und generalisierte Knochenerkrankungen. Verh. dtsch. Ges. Path. 1944, S. 246. Jena: Fischer 1947.

— Der experimentelle Hyperparathyreoidismus. Verh. dtsch. Ges. inn. Med. 62, 403 (1956).

— Calciumnachweis und Mineralisation des Knochengewebes. Verh. dtsch. Ges. Path. 47, 54 (1963).

Ellegast, H.: Radiol. Austr. 11, 85 (1961).

—, u. H. Jesserer: Der röntgenologische Aspekt der renalen Osteopathie. Fortschr. Röntgenstr. 89, 451 (1958).

Ellenberg, A. H., L. Goldman, G. S. Gordan, and S. Lindsay: Thyroid carcinoma in patients with hyperparathyroidism. Surgery **51**, 708 (1962).

Elrick, H., F. Albright, F. C. Bartter, A. P. Forbess, and J. D. Reeves: Further studies on pseudo-hypoparathyroidism: Report of 4 new cases. Acta endocr. (Kbh.) **5**, 199 (1950).

Engel, M. B.: Mobilisation of Muco-Protein by Parathyroid Extract. Arch. Path. **53**, 399 (1952).

Fanconi, A., H. G. Heinrich, und A. Prader: Klinischer und biochemischer Hypoparathyreoidismus mit radiologischem Hyperparathyreoidismus. Helv. paediat. Acta **19**, 181 (1964).

Fanconi, G.: Das Vitamin D als Heilmittel und als Gift. Schweiz. med. Wschr. **52**, 1253 (1 955)

— Nebenschilddrüsen, Knochen und Niere mit besonderer Berücksichtigung der Nieren. Verh. dtsch. Ges. inn. Med. **62**, 423 (1956).

Forbess, G. B.: Clinical features of idiopathic hypoparathyroidism in children. Ann. N. Y. Acad. Sci. **64**, 432 (1956).

Fourman, P.: Calciumstoffwechsel und Knochenkrankheiten. Stuttgart: Thieme 1963.

Frame, B., and W. S. Aubrich: Peptic ulcer and hyperparathyroidism. Arch. intern. Med. **105**, 526 (1961).

Di Giulio, W., and W. H. Beierwaltes: Parathyroid scanning with [75]Selen-Methionine. J. nucl. Med. **5**, 417 (1964).

Goar, W. T. St.: Gastrointestinal symptoms as a clue to diagnosis of primary hyperparathyroidism: Review of 45 cases. Ann. intern. Med. **46**, 102 (1957).

Gordan, G. S.: Diagnosis of hyperparathyroidism. In: Laboratory tests in diagnosis and investigation of endocrine functions. Editor: R. Escamilla. Oxford: Blackwell 1962.

Haas, H. G.: Knochenstoffwechsel- und Parathyroidea-Erkrankungen. Stuttgart: Thieme 1966.

— Die Diagnose des primären Hyperparathyreoidismus. Dtsch. med. Wschr. **91**, 1455 (1966).

Haubold, U., A. Sonntag, H. W. Pabst, K. W. Frey und H. J. Karl: Zum Problem der scintigraphischen Darstellung von Epithelkörperchenadenomen mit Hilfe von [75]Selen-Methionin. In: Radioisotope in der Lokalisationsdiagnostik, S. 389. Stuttgart: Schattauer 1967.

Hellner, H.: Differentialdiagnose der wichtigsten Knochenerkrankungen. II. Die schnelle diffuse Entkalkung mit Verbiegungen und Auftreibungen, insbesondere der Ostitis fibrosa generalisata Recklinghausen. Med. Klin. **47**, 283 (1952).

— Die Indikation zur Suche nach einem Epithelkörperchen-Tumor. Dtsch. med. Wschr. **84**, 933 (1959).

— Hyperparathyreoidismus, Diagnose und Behandlung. Chirurg **32**, 506 (1961).

Hellström, J.: Hyperparathyreoidismus mit besonderer Berücksichtigung der begleitenden Nierenveränderungen. Bruns' Beitr. klin. Chir. **199**, 104 (1959).

— Primärer Hyperparathyreoidismus. Triangel (De) **5**, 171 (1962).

Heuck, F.: Der röntgenologische Nachweis generalisierter Osteopathien. Internist **3**, 252 (1962).

— Röntgenologische, historadiographische und chemisch-analytische Untersuchungen der Konzentration und Verteilung der Kalksalze im gesunden und kranken Knochen. Radiol. Aust. **14**, 29 (1963).

— Ergebnisse chemisch-analytischer und historadiographischer Untersuchungen der Knochenkalksalze bei Osteopathien. Verh. dtsch. Ges. Path. 47. Tg. Stuttgart: Fischer 1963.

— Die Messung des Kalksalzgehaltes im Knochen bei Osteopathien. Med. Klin. **60**, 954 (1965).

— Radiologische Aspekte der Osteoporose. Dtsch. med. Wschr. **92**, 2272 (1967).

— In: Bartelheimer Heisig, Gastroenterologie. Verh. dtsch. Ges. Verdau.- u. Stoffwechselkr., 24. Tg. Stuttgart: Thieme 1968.

— Quantitative measurements of bone mineral content by densitometric methods. Conference about "Progress in Development of Methods in Bone Densitometry" 1968 in Bethesda/Md. USA (Im Druck).

—, u. E. Schmidt: Mikroradiographische Untersuchungen bei Osteopathien. Fortschr. Röntgenstr. **88**, 39 (1958).

— — Die quantitative Bestimmung des Mineralgehaltes der Knochen aus dem Röntgenbild Fortschr. Röntgenstr. **93**, 523 (1960).

— — Die praktische Anwendung einer Methode zur quantitativen Bestimmung des Kalksalzgehaltes gesunder und kranker Knochen. Fortschr. Röntgenstr. **93**, 761 (1960).

Hirsch, P. F., E. F. Voelkel, and P. L. Munson: Thyrocalcitonin: Hypocalcemic hypophosphatemic principle of the thyroid gland. Science **146**, 412 (1964).

Howard, J. E.: Calcium metabolism, bones and calcium homeostasis. A review of certain current concepts. J. clin. Endocr. **17**, 1105 (1957).

Jaffé, H. L.: Hyperparathyroidism (Recklinghausen's Disease of Bone). Arch. Path. **16**, 63, 236 (1933).

Jesserer, H.: Zur Frage der Berechtigung der Bezeichnung „renale Rachitis" bzw. „renale Osteomalacie". Dtsch. Arch. klin. Med. **204**, 37 (1957).

— Erkrankungen und Probleme aus dem Grenzgebiet der Inneren Medizin. VII. Nebenschilddrüseninsuffizienz. Med. Klin. **52**, 2323 (1959).

Johnsson, S., u. O. Lundvall: Gastrointestinale Symptome bei primärem Hyperparathyreoidismus. Läkartidn. **62**, 3645 (1965).

Jores, A., u. H. Nowakowski: Praktische Endokrinologie. Stuttgart: Thieme 1964.

Keating, F., Jr.: Diagnosis of primary hyperparathyroidism. J. Amer. med. Ass. **178**, 547 (1961).

Kohler, H. F., and M. M. Pechet: J. clin. Invest. **45**, 1033 (1966).

Kunz, H., u. G. Scheuba: Probleme des Hyperparathyreoidismus. Wien. klin. Wschr. **74**, 827 (1962).

Labhart, A.: Klinik der inneren Sekretion. Berlin-Göttingen-Heidelberg: Springer 1957.

— Hyperparathyreoidismus. Urol. int. (Basel) **13**, 317 (1962).

Lee, C. M., W. T. McElhinney, and E. A. Gall: Unusual manifestations of parathyroid adenoma. Amer. Med. Ass. Arch. Surg. **71**, 475 (1955).

Lichtenstein, I. L., and M. S. Levy: Hyperparathyroidism. J. int. Coll. Surg. **29**, 113 (1958).

Mandl, F.: Klinisches und Experimentelles zur Frage der lokalisierten und generalisierten Ostitis fibrosa (unter besonderer Berücksichtigung der Therapie der letzteren). Arch. klin. Chir. **143**, 245 (1926).

Massara, F., A. Tripodina und O. Losana: Über einen Fall von Hyperparathyreoidismus. Minerva med. **57**, 31 (1966).

Mayor, G.: Nierensteine und Hyperparathyreoidismus. Urol. int. (Basel) **13**, 294 (1962).

—, u. E. Zingg: Das Problem des Hyperparathyreoidismus. Urologe **3**, 175 (1964).

McGeown, N. G., and C. M. B. Field: Asymptomatic hyperparathyreoidism. Lancet **1960**, II, 1268.

McLean, F. C.: Epithelkörperchen und Knochengewebe. In: Chemie und Stoffwechsel von Binde- und Knochengewebe. Berlin-Göttingen-Heidelberg: Springer 1956.

— The parathyroid hormone and bone. Clin. Orthop. **9**, 46 (1957).

— Unsolved problems of parathyroid physiology. In: The Parathyroids. Editors: Greep, R. O., and R. V. Talmagae. Springfield/Ill.: Thomas 1961.

—, and W. Bloom: Calcification and ossification. Arch. Path. **32**, 315 (1941).

—, and A. B. Hastings: Clinical estimation and significance of calcium-ion concentrations in the blood. Amer. J. med. Sci. **189**, 601 (1935).

Morrison, L. M., O. A. Schjeide, J. J. Quilligan, L. Freeman, and K. Murata: Metabolic parameters of the growth-stimulating effect of chondroitin sulfate A in tissue cultures. Proc. Soc. exp. Biol. (N. Y.) **119**, 618 (1965).

Neuman, W. F.: On the mechanism of parathyroid hormone action, S. 137. Proc. 5. Pan-Amer. Congr. Endocr. 1963.

Noetzli, M., and H. L. Steinbach: Subperiosteal erosion of the ribs in hyperparathyroidism. Amer. J. Roentgenol. **87**, 1052 (1962).

Nordin, B. E. C., and D. A. Smith: Diagnostic procedures in disorders of calcium metabolism. London: Churchill 1965.

Nowakowski, H. Die hormonale Beeinflussung des Knochenwachstums und des Knochenstoffwechsels. Verh. dtsch. orthop. Ges. Stuttgart: Enke 1956.

Parade, G. W.: Die Symptome der Nebenschilddrüsen und ihre Behandlung. Med. Klin. **50**, 1988 (1955).

— — Kalkstoffwechselstörungen: Hyper- und Hypoparathyreoidismus. Klin. d. Gegenwart **5**, 303 (1958).

POTCHEN, E. J., and D. B. SODEE: Selective isotopic labelling of the human parathyroid. J. clin. Endocr. 24, 1125 (1964).

—, and J. B. DEALY: External parathyroid scanning with [75]Selen-Methionine. Arch. Surg. 162, 492 (1965).

POTTER, W. M., L. F. GREENE, and F. R. KEATING, JR.: Vesical calculi and hyperparathyroidism. J. Urol. (Baltimore) 96, 203 (1966).

PUGH, D. G.: Roentgenological Diagnosis of Hyperparathyroidism. Surg. Clin. N. Amer. 32, 1017 (1952).

RAAFLAUB, J.: Nebenschilddrüsen, Knochensystem und Säure-Basen-Haushalt. Schweiz. med. Wschr. 91, 1417 (1961).

RAISZ, L. G.: Stimulation of bone resorption by parathyroid hormone in tissue culture. Nature (Lond.) 197, 1015 (1963).

— Inhibition by actinomycin D of bone resorption induced by parathyroid hormone or vitamine A. Proc. Soc. exp. Biol. (N. Y.) 119, 614 (1965).

RASMUSSEN, H.: Parathyroid hormone. Amer. J. Med. 21, 112 (1961).

—, C. ARNAUD, and C. HAWKER: Science 144, 1019 (1964).

—, and E. C. REIFENSTEIN: The parathyroid glands. In: Textbook of Endocrinology, p. 731. Editor: R. H. Williams. Philadelphia: Saunders 1962.

REINWEIN, H.: Krankheiten des Stoffwechsels und der inneren Sekretion. In: DENNIG, Lehrbuch der Inneren Medizin. Stuttgart: Thieme 1952.

RIGGS, B. L., P. J. KELLY, J. JOWSEY, and F. R. KEATING JR.: Skeletveränderungen beim Hyperparathyreoidismus. Mikroradiographische Bestimmung der Knochenbildung und -Resorption sowie morphologischer Veränderungen. Mayo Report 1966. Stuttgart-Wien-Zürich: Medica. 1967

ROGERS, H. M., F. R. KEATING JR., C. G. MORLOCK, and N. W. BARKER: Primary hypertrophy and hyperplasia of the parathyroid glands associated with duodenal ulcer; report of additional case with special reference to metabolic, gastrointestinal and vascular manifestations. Arch. intern. Med. 79, 307 (1947).

SANDERSON, P. H., F. MARSHALL, and R. E. WILSON: J. clin. Invest. 39, 662 (1960).

SCHÄFER, H.: Nephrocalcinose und Nierensteinbildung bei Hyperparathyreoidismus. Fortschr. Röntgenstr. 96, 787 (1962).

SCHMITT-ROHDE, J. M.: Die renale Osteopathie bei globaler Niereninsuffizienz. Internist 3, 289 (1962).

SCHREITER, G., u. M. MASCHER-KOCH: Die Calciurie bei akuten Nephropathien. Mschr. Kinderheilk. 114, 432 (1966).

SCHÜTTE, E.: Zur Physiologie des Calciumstoffwechsels. Z. Ernährungsw. Suppl. 1, 65 (1961).

SCHWAB, M.: Störungen der Nierenfunktion und metabolische Knochenkrankheiten. Dtsch. med. J. 12, 264 (1961).

SCHWARZ, G.: Pseudohypoparathyreoidismus und Pseudo-Pseudo-Hypoparathyreoidismus. In: Exper. Medizin, Pathologie und Klinik, Bd. 15. Berlin-Göttingen-Heidelberg: Springer 1964.

SEIDEL, W. C., u. E. SCHMIEDT: Urolithiasis und Hyperparathyreoidismus. Langenbecks Arch. klin. Chir. 302, 276 (1963).

SELDINGER, S. I.: Localization of parathyroid adenomata by arteriography. Acta radiol. (Stockh.) 42, 353 (1954).

SILINKOVA-MALKOVA, E.: The roentgenologic localization of parathyroid adenomata. Radiol. diagn. (Berl.) 2, 51 (1961).

SINGLETON, E. B., and CHING TSENG TENG: Pseudohypoparathyroidism with bone changes simulating Hyperparathyroidism. Radiology 78, 388 (1962).

STEINBACH, H. L., G. S. GORDAN, E. EISENBERG, J. T. CRAZE, S. SILVERMAN, and L. GOLDMAN: Primary hyperparathyroidism: A correlation of roentgen, clinical and pathological features. Amer. J. Roentgenol. 86, 329 (1961).

—, V. RUDKE, M. JOUSSON, and D. A. YOUNG: Evalution of skeletal lesions in pseudohypoparathyroidism. Radiology 85, 670 (1965).

STEINER, R. E., R. FRASER, and G. AIRD: Operative parathyroid arteriography for location of parathyroid tumour. Brit. med. J. 1956, II, 400.

TALMAGE, R. V., C. W. COOPER, and J. NEUENSCHWANDER: Gen. comp. Endocr. **5**, 475 (1965).
—, S. B. DOTHY, C. W. COOPER, C. YATES, and J. NEUENSCHWANDER: In: Parathyroid glands. Editors: P. Gaillard, p. 107. Chicago: Univ. of Chicago Press 1965.
TASHJIAN, A. H.: Endocrinology **77**, 375 (1965).
TEMPLETON, A. W., J. R. JACONETTE, and R. S. ORMOND: Localized osteosclerosis in hyperparathyroidism. Radiology **78**, 955 (1962).
TSUMORI, H., E. JENSEN, A. J. HUNNICUTT, N. FOREMAN, and L. W. KINSELL: Juvenile hyperparathyroidism in association with peptic ulcer. J. clin. Endocr. **15**, 1141 (1955).
TURANO, L.: Moderne Aspekte des primären Hyperparathyreoidismus. Strahlentherapie **131**, 161 (1966)
UEHLINGER, E.: Renale Osteodystrophia fibrosa und renale Osteomalacie. Schweiz. Z. Path. **16**, 997 (1953).
— D-Avitaminose und renale Osteomalacie. Schweiz. med. Wschr. **85**, 521 (1955).
— Demonstrationen über den Hyperparathyreoidismus. Schweiz. med. Wschr. **85**, 512 (1955).
— Pathogenese des primären und sekundären Hyperparathyreoidismus. Verh. dtsch. Ges. inn. Med. **62**, 368 (1956).
— Die Regulation des Calciumstoffwechsels und primärer Hyperparathyreoidismus. Münch. med. Wschr. **15**, 685 (1964).
VALVASSORI, G. E., and R. H. PIERCE: Osteosclerosis in chronic uremia. Radiology **82**, 385 (1964).
VILASECA, J. M., et M. CASADEMONT: Aspects radiologiques de l'ostéose hyperparathyroïdienne ou maladie de Recklinghausen. Ann. Radiol. **4**, 699 (1961).
VIX, V. A.: Articular and fibrocartilage calcification in hyperparathyroidism: associated hyperuremia. Radiology **83**, 468 (1964).
WANKE, R.: Epithelkörperchen-Chirurgie bei primärem Hyperparathyreoidismus. Chirurg **33**, 53 (1962).
WERNLY, M.: Hyperparathyreoidismus und Niereninsuffizienz. Z. klin. Med. **140**, 226 (1942).
— Die Osteomalacie. Stuttgart: Thieme 1952.
WYMAN, S. M., and L. L. ROBBINS: Roentgen Recognition of Parathyroid Adenoma. Amer. J. Roentgenol. **71**, 777 (1954).
ZIEGLER, R., u. E. F. PFEIFFER: Thyrocalcitonin. Dtsch. med. Wschr. **92**, 613 (1967).

Aus der I. Med. Abt. des Allgem. Krankenhauses St. Georg, Hamburg
(Chefarzt: Priv. Doz.-Dr. G. SCHWARZ)

Pseudohypoparathyreoidismus

G. SCHWARZ

Mit 4 Abbildungen

Referat

Es hat sich zwar seit der Erstbeschreibung durch ALBRIGHT u. Mitarb. (1942) an der Symptomatologie des Pseudohypoparathyreoidismus nichts Wesentliches geändert, nur sehen wir die verschiedenen Symptome heute in einem anderen

A Hypocalciämie + Hyperphosphatämie		*B Skeletaffektion*	
1. Tetanie	70%	1. dysproportionierter Kleinwuchs	88%
2. Epilepsie	40%	2. Rundgesicht	90%
3. Katarakt	30%	3. Brachymetacarpie	85%
4. Stammganglienverkalkung	30%	Brachymetatarsie	
		4. andere Skeletmanifestationen	20%
		Deformierungen epiphysennaher	
		Gelenkköpfe, Hüftgelenksdysplasie,	
		Brachytelephalangie I (Kolbendau-	
		men, Radius curvus bilateralis)	

C Symptome der Nebenschilddrüsenüberfunktion	*D*	
1. Hyperplastische Nebenschilddrüsen	1. Heredität	50%
2. Osteoporose	2. Oligophrenie	70%
3. Ostitis fibrosa cystica		
4. Weichteilverkalkungen		
5. erhöhte Parathormonausscheidung		
6. Parathormonresistenz		

Abb. 1 Klinik des Pseudohypoparathyreoidismus

pathogenetischen Zusammenhang. In dem folgenden Schema wird der Versuch unternommen, die z. T. sehr divergierenden Einzelsymptome von der gestörten Funktion abzuleiten (Abb. 1).

Die akuten Symptome des Pseudohypoparathyreoidismus sind völlig identisch mit denen der Nebenschilddrüseninsuffizienz, denn sie leiten sich von der Hypocalcämie und von der Hyperphosphatämie ab. Allerdings muß man betonen, daß chronische Hypocalciämien keineswegs regelmäßig mit tetanischen Symptomen einhergehen. Von unseren fünf Fällen hatte nur ein 13jähriger Junge manifeste tetanische Symptome; im Erwachsenenalter fehlten selbst die Zeichen der latenten Tetanie, wie Chvostek, Trausseau und Erbsche Zeichen, obgleich vor der Behandlung die Calciumwerte zwischen 5 und 6 mg-% lagen. Es ist dem Organismus offenbar möglich, sich an chronische Hypocalciämien und Hyperphosphatämien zu adaptieren, ohne daß man bisher weiß, in welcher Form diese Adaptation erfolgt. Auffallend häufig fanden wir bei unseren Fällen Epilepsien, also generalisierte tonisch-klonische Krampfanfälle mit Bewußtseinsverlust, die offensichtlich durch die Hypocalciämie ausgelöst wurden, denn sie verschwanden nach Normalisierung des Serumcalciums. Hier unterscheiden sich jedoch die Hypocalciämien des Pseudohypoparathyreoidismus nicht von Hypocalciämien der idiopatischen, bzw. der postoperativen Nebenschilddrüseninsuffizienz. Auch die Frequenz und Schwere der Komplikationen, wie Katarakte und Stammganglienverkalkungen werden von Hypocalciämie und Hyperphosphatämie, nicht aber von deren Entstehungsursache bestimmt.

Erst die Kombination mit einer Skeletaffektion ist für den Pseudohypoparathyreoidismus charakteristisch und unterscheidet diesen von Hypocalciämien und Hyperphosphatämien anderer Genese. Alle Skeletsymptome wie Rundgesicht, Brachymetakarpie, Brachymetatarsie, Brachytelephalangie, Hüftgelenksdysplasien, Deformierungen und Entrundungen der Gelenkköpfe im Allgemeinen, die sich schließlich im dysproportionierten Kleinwuchs summieren, sind Ausdruck einer generalisierten Affektion der Skeletepiphysen (Schwarz, 1964). Da die Hälfte aller bisher beobachteten Fälle von Pseudohypoparathyreoidismus familiäre Fälle waren, ist die Heredität ein weiteres, wesentliches, klinisches Symptom. Die häufigen sporadischen Fälle sind sicher Folge von Spontanmutationen. Die Oligophrenie läßt sich in diesem Schema am ehesten mit der Heredität in Verbindung bringen, denn ihre Pathogenese ist unbekannt.

Das Schema zeigt ferner, daß trotz Bestehens von Hypocalciämie und Hyperphosphatämie beim Pseudohypoparathyreoidismus alle Symptome der Nebenschilddrüsenüberfunktion in mehr oder weniger starker Ausprägung vorhanden sein können. Viele direkte und indirekte Befunde weisen darauf hin: An erster Stelle der Nachweis hyperplastischer Nebenschilddrüsen (sechs Fälle). Es wird das Bild eines selbst beobachteten Falles (Schwarz u. Loewe, 1966) demonstriert; ferner die Skeletsymptome des Hyperparathyreoidismus: die subperiostale Corticalisarosion im Röntgenbild, oder die fibröse Osteoklasie im histologischen Präparat (dazu wird ein eigener Fall Schwarz u. Loewe, 1966) gezeigt. Die meist periarticulär angeordneten Weichteilverkalkungen beruhen wohl auf der Kombination von gesteigerter Nebenschilddrüsenfunktion und Hyperphosphatämie. Jedenfalls kann man diesen Schluß aus Parallelbeobachtungen mit chronischer Urämie ziehen, bei denen Weichteilverkalkungen gleicher Lokalisation beobachtet werden. Man findet sie auch in der Niere und in der Schilddrüse, ohne daß sie röntgenologisch nachweisbar sein müssen (Demonstration eines eigenen Falles Schwarz u. Loewe, 1966).

Zu den Symptomen der Nebenschilddrüsenüberfunktion möchte ich auch den historisch und diagnostisch wichtigsten Befund des Pseudohypoparathyreoidismus — die Parathormonresistenz — zählen, die Albright u. Mitarb. (1942) auf die besondere Pathogenese des Pseudohypoparathyreoidismus aufmerksam machte. Man findet sie in mehr als 80% aller Fälle und sie ist mit großer Wahrscheinlichkeit eine Folge der Nebenschilddrüsenüberfunktion, denn sie verschwindet unter der Behandlung, wie wir an drei eigenen Fällen zeigen konnten (Schwarz, 1964) und wie man an Fällen der Literatur nachweisen kann, deren unbehandelt nachweisbare Parathormonresistenz der Nierentubuli unter der Therapie und mit der Kompensation der Hypocalciämie verschwand. Es gibt noch andere Beobachtungen, die eine solche Interpretation der Parathormonresistenz stützen, z. B. ein von NAKA-JIMA u. Mitarb. (1966) mitgeteilter Fall, der unbehandelt eine erhöhte Parathormonausscheidung im Harn hatte und der diese nach Behandlung mit AT 10 verlor.

Eine Parathormonresistenz der Nierentubuli, d. h. eine fehlende Phosphatdiurese nach exogener Gabe von Parathormon ist eine obligate Begleiterscheinung aller Erkrankungen, die mit einer gesteigerten endogenen Parathormonsekretion einhergehen. Man findet sie infolgedessen sowohl beim primären, wie auch beim sekundären Hyperparathyreoidismus. Sie läßt sich einfach auf das Phänomen der limitierten Reizantwort der Nierentubuli auf Parathormon zurückführen (RASSMUSSEN, 1961). Sie werden mich fragen, warum man denn die so einfache Konzeption ALBRIGHTS von der Endorganresistenz zu korrigieren versucht. Eine „Pseudoendokrinopathie durch Endorganresistenz" kann keine anderen Folgen haben als der Ausfall der hormonproduzierenden Drüse selbst, d. h. ein idiopathischer Hypoparathyreoidismus im gleichen Lebensalter entstanden, müßte die gleichen Symptome wie ein Pseudohypoparathyreoidismus aufweisen. Das ist aber nicht der Fall, denn bei der idiopathischen Nebenschilddrüseninsuffizienz bestehen keine vergleichbaren Skeletaffektionen, kein Kleinwuchs, keine ektopischen Weichteilverkalkungen usw. Schließlich muß an dieser Stelle erwähnt werden, daß es eine genetisch identische Variante des Pseudohypoparathyreoidismus gibt, die ohne oder nur mit passagerer Hyperphosphatämie bzw. Hypocalciämie einhergeht — den Pseudo-Pseudohypoparathyreoidismus — und die trotzdem alle Skeletaffektionen haben kann, die man sonst beim Pseudohypoparathyreoidismus findet. Schon aus diesem Grunde können die Skeletsymptome des Pseudohypoparathyreoidismus nicht allein Folge von Hypocalciämie und Hyperphosphatämie sein und schon gar nicht die Folge einer Nebenschilddrüseninsuffizienz.

Kurz zusammengefaßt handelt es sich beim Pseudohypoparathyreoidismus um eine Erbkrankheit, die obligat mit bestimmten Skeletsymptomen einhergeht und die fakultativ niedrige Calcium- und hohe Phosphatwerte im Blut haben kann, ohne daß Zeichen einer Nebenschilddrüseninsuffizienz vorhanden sind, im Gegenteil, häufig findet man direkte und indirekte Zeichen einer Nebenschilddrüsenüberfunktion, d. h. einen sekundären Hyperparathyreoidismus.

Befunde, die das Bestehen eines sekundären Hyperparathyreoidismus beim Pseudohypoparathyreoidismus stützen:

1. Parathormonresistenz verschwindet nach Behandlung mit AT 10, Vitamin D, Benemid.

2. Ostitis fibrosa cystica heilt aus.

3. Parathormonähnliche Aktivität im Urin nimmt ab.

4. Histologie der Nebenschilddrüsen variiert zwischen normal und hyperplastisch.

Nun zur Frage, wie entsteht diese interessante Krankheit, oder bescheidener, welche Hypothesen ihrer Pathogenese gibt es und welche ist am besten in der Lage, die bisher bekannten facts zu integrieren:

1. Pseudoendokrinopathie durch Endorganresistenz.

2. Synthesedefekte des Parathormons.

3. Autoantikörper gegen Parathormon.

4. Primäre Thyreocalcitoninüberproduktion.

5. Genetische Störung des Phosphattransportes.

Die erste Hypothese ist schon im vorhergehenden Teil besprochen worden und die Gründe, warum sie nicht alle Tatsachen erklären kann, sind bereits dargelegt worden. Synthesedefekte, bzw. Autoantikörper gegen Parathormon haben die gleichen Effekte im Stoffwechsel wie ein Parathormonmangel, d. h. durch sie läßt sich nach dem vorhergesagten, die Symptomatologie des Pseudohypoparathyreoidismus nicht ausreichend erklären. Es bleiben infolgedessen die beiden letzten Hypothesen: die primäre Thyreocalcitoninüberproduktion und die genetische Störung des Phosphattransports.

Grundlage:
1. parathormonrefraktäre Hypocalciämie mit normalen Nebenschilddrüsen
2. erhöhter TCT-Gehalt in den Schilddrüsen von PH-Fällen

Was läßt sich damit erklären?
1. Hypocalciämie, obgleich TCT besonders Hypercalciämien senkt
2. Normale-hyperplastische Nebenschilddrüsen

Was erklärt diese Hypothese nicht?
1. Hyperphosphatämie, TCT senkt die P-Konzentration und steigert die renale P-Ausscheidung
2. Skeletaffektion, TCT hemmt die Knochenresorption
3. Genetik

Abb. 2 Hypothese der primären Thyreocalcitoninüberproduktion

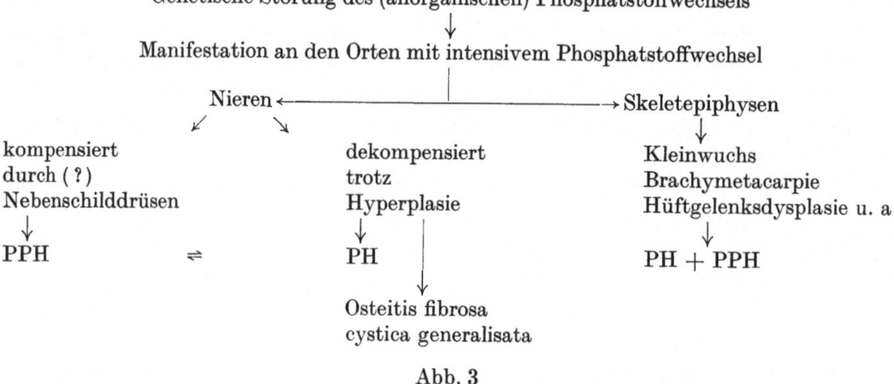

Abb. 3

Abb. 2 zeigt, welche Symptome des Pseudohypoparathyreoidismus mit der Theorie einer primären Thyreocalcitoninüberproduktion zu erklären sind und welche nicht. Es bedarf keiner Worte, daß die wesentliche Stütze dieser Theorie darauf beruht, daß bei zwei Patienten mit Pseudohypoparathyreoidismus ein um das vielfache erhöhter Gehalt der Schilddrüsen an Thyreocalcitonin nachgewiesen wurde (Tashian u. Mitarb., 1966). Die Klinik wird in der Arbeit ungenügend beschrieben, außer, daß es sich um lange behandelte Patienten des Mass. Gen. Hosp. handelt. Man wird abwarten müssen, ob sich diese Ergebnisse bestätigen, denn es ist zumindest denkbar, daß der hohe Thyreocalcitoningehalt der Schilddrüsen dieser Fälle sekundär — eine Folge der Vitamin D- oder AT 10-Therapie — sein kann.

Abb. 3 zeigt, wie man sich die komplizierte Symptomatologie des Pseudohypoparathyreoidismus durch eine genetische Störung des Phosphattransports erklären kann. Es ist zwar nur wenig über Störungen des tubulären und gar nichts über Störungen des ossären Phosphattransports bekannt. Durch die Möglichkeit einer kompetitiven Hemmung durch Glucoseinfusionen vermutet man aber zwei Transportwege des Phosphattransports der Tubuluszelle. Abb. 4 zeigt, daß sich nur ein Weg im tubulären Phosphattransport durch Glucoseinfusionen kompetitiv hem-

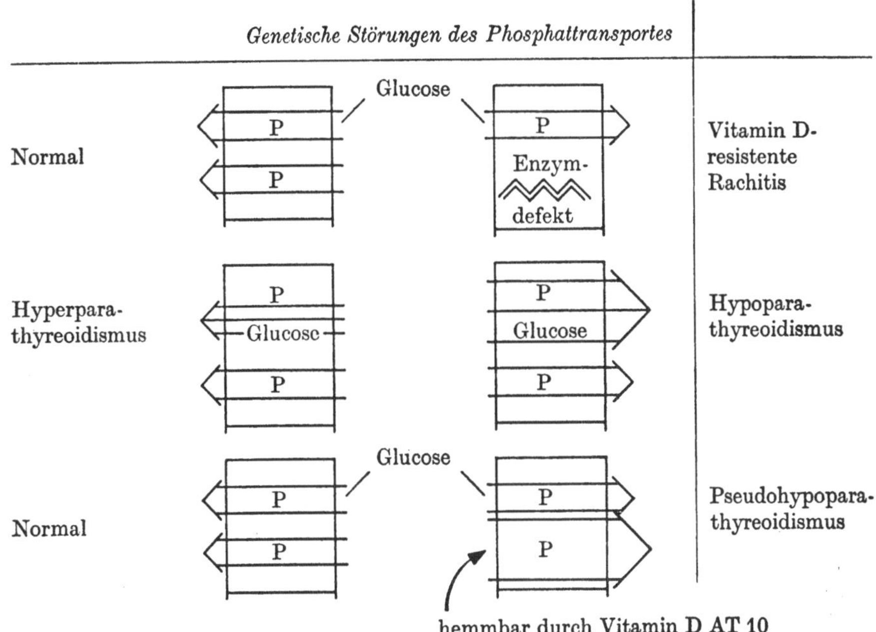

Abb. 4. Die kompetitive Hemmung des Phosphattransports durch Glucoseinfusionen läßt zwei Wege des tubulären Phosphattransports vermuten. Beim Gesunden bleibt trotz Infusion von Glucose eine Restkapazität des tubulären Phosphattransports bestehen, bei Patienten mit Vitamin D-resistenter Rachitis sistiert der Phosphattransport unter diesen Bedingungen völlig. Offenbar ist hier der zweite Weg nicht angelegt. Die Parathormoneffekte auf den Phosphattransport wirken sich allein an dem durch Glucose hemmbaren Weg aus. Vitamin D und AT 10 dagegen haben ihren Angriffspunkt nur am zweiten, nicht durch Glucose hemmbaren und nicht durch Parathormon beeinflußbaren Weg. So kann man z. B. erklären, warum Vitamin D, AT 10 und Benemid die Mineralstoffwechselstörung des Pseudohypoparathyreoidismus kompensieren können, während Parathormon unwirksam ist

men läßt, der zweite (im Schema der untere) nicht. Wenn man nun die Vitamin D-resistente Rachitis mit der Hypophosphatämie und den Pseudohypoparathyreoidismus mit der Hyperphosphatämie als genetische Störungen des Phosphattransports einander gegenüberstellt (SCHWARZ, 1964), so ist bei der ersteren offenbar der untere Phosphattransportweg gar nicht vorhanden, denn der hier verminderte Phosphattransport ist durch Glucose vollständig hemmbar (BARBOUR u. Mitarb., 1966). Beim Pseudohypoparathyreoidismus fand HALVER (1966), daß die erhöhte tubuläre Phosphattransportkapazität der Nierentubuli durch Glucose nicht oder kaum hemmbar ist. Hier scheint also die Störung den zweiten oder unteren Transportweg zu betreffen. Aus Beobachtungen an Patienten mit idiopathischer Nebenschilddrüseninsuffizienz geht ferner hervor, daß Vitamin D, AT 10 nur Einfluß auf den zweiten oder unteren Phosphattransportweg nimmt, bzw. den oberen parathormonabhängigen aber unbeeinflußt läßt. Es ließe sich damit auch die von keinem Untersucher bestrittene Tatsache erklären, nach der Parathormon in der Therapie des Pseudohypoparathyreoidismus unwirksam ist, während Vitamin D und AT 10 die Störung beseitigen.

Fassen wir zusammen, so wurde nur der Versuch unternommen im ersten Teil die Symptomatologie des Pseudohypoparathyreoidismus von der gestörten Funktion abzuleiten und im zweiten Teil die Pathogenese diskutiert.

Literatur

Albright, F., C. H. Burnett, P. H. Smith, and W. Parson: Pseudohypoparathyroidism, an example of Seabright-Bantam Syndrom. Report of three cases. Endocrinology **30**, 922 (1942).

Barbour, B. H., S. J. Kronfield, and A. M. Pawlicki: Studies on the mechanism of phosphorus excretion in vitamin D resistant rickets. Nephron **3**, 40 (1966).

Halver, B.: The effect of parathyroid hormone on the tubular reabsorption of glucose. Acta med. scand. **179**, 427 (1966).

— The tubular transport of glucose as a measure of parathyroid function. Acta med. scand. **181**, 209 (1967).

Nakajima, H., Y. Fukumoto, and M. Nakata: A case of pseudohypoparathyroidism presenting as epilepsy with increased parathyroid hormone-like activity in urine. Endocr. jap. **13**, 1 (1966).

Rasmussen, H.: Parathyroid hormone. Nature and mechanism of action. Amer. J. Med. **30**, 112 (1961).

Schwarz, G.: Pseudohypoparathyreoidismus und Pseudo-Pseudohypoparathyreoidismus. Berlin-Göttingen-Heidelberg: Springer 1964.

—, u. K. R. Loewe: Ein Fall von Pseudohypoparathyreoidismus mit pathologisch-anatomischem Befund. Acta endocr. (Kbh.) **51**, 341 (1966).

Tashian, A. H., A. G. Frantz, and J. B. Lee: Pseudohypoparathyroidism: Assays of parathyroid hormone and thyreocalcitonin. Proc. nat. Acad. Sci. (Wash.) **56**, 1138 (1966).

Diskussion

H. Bartelheimer:

Aus ähnlichen Überlegungen, wie sie hier geäußert wurden, haben wir seit fast 20 Jahren bei der Analyse der Osteopathien die Knochenbiopsie ganz in den Vordergrund gestellt und zu diesem Zweck die Ihnen bekannte einfache Technik entwickelt. Wie das kaum sonst in der Endokrinologie möglich ist, läßt sich hier die Wirkung der Hormone an einem Substratorgan studieren. Für die Unterscheidung des primären und sekundären Hyperparathyreoidismus ist die methodisch genaue Erfassung des Calcium- und Phosphathaushaltes wegweisend. Die Knochenbiopsie deckt die Übergangsstadien nach eingetretener Nephrocalcinose auf. Die Erkenntnis, daß es zu einem tertiären Hyperparathyreoidismus kommen kann, mit ungezügelter Überfunktion extrem hyperplastischer Epithelkörperchen, bedeutet einen sehr großen Fortschritt. Dadurch entsteht eine neue Situation, die andere therapeutische Maßnahmen notwendig macht als sie bei einem sekundären Hyperparathyreoidismus in Frage kommen. Wir haben jetzt gelernt, daß dann die Exstirpation der adenomartig hyperplastischen Nebenschilddrüsen die Methode der Wahl sein dürfte. Natürlich ist der tertiäre Hyperparathyreoidismus ein ausgesprochenes Spätstadium, das durch die extreme allgemeine Skeletentkalkung zu einer typischen Habituswandlung führt, wie es von Herrn Kuhlencordt an zwei unserer Patientinnen gezeigt wurde. Alle diese Patientinnen sehen sich ähnlich!

Was nun die Pathogenese von primärem, sekundärem und tertiärem Hyperparathyreoidismus anlangt, so ist die Konzeption von Herrn Kuhlencordt, der etwas überspitzt noch von einem quartären und quintären Hyperparathyreoidismus gesprochen hat, dadurch vielleicht von Bedeutung, daß sich die innersekretorischen Verhältnisse unterscheiden. Offenbar besteht eine besondere endokrine Situation, wenn die Niereninsuffizienz durch die Nephrocalcinose nach primärem Hyperparathyreoidismus entstanden ist. In solchen Fällen kann man vielleicht damit rechnen, daß ein Antagonismus von Parathormon und Thyreocalcitonin bestanden hat. Die Steigerung einer Calcitoninabgabe erfolgt wohl doch anders als bei dem sekundären Hyperparathyreoidismus, der durch die Niereninsuffizienz als erste Störung zustande kommt. Hierüber kann aber Sicheres erst gesagt werden, wenn diese Zusammenhänge genauer analysiert worden sind. Vom pathophysiologischen Standpunkt aus wären also zunächst die beiden Abläufe Niereninsuffizienz → sekundärer Hyperparathyreoidismus → tertiärer Hyperparathyreoidismus und primärer Hyperparathyreoidismus → quartärer Hyperparathyreoidismus → quintärer Hyperparathyreoidismus einander gegenüberzustellen.

F. HEUCK:

Die Markierung des Knochengewebes durch Tetrazyklinverbindungen stellt ein sehr interessantes Verfahren dar. Es konnte bisher jedoch nicht überzeugend bewiesen werden, daß die markierten Zonen im Knochengewebe ausschließlich durch Appositionsvorgänge, also eine Neubildung von Knochengewebe, zustande kommen. Die sehr ausgeprägte Tetrazyklinanreicherung im Knochengewebe bei Systemerkrankungen des Skeletes läßt an der bisher akzeptierten Hypothese Zweifel aufkommen. Das Ergebnis vergleichender Untersuchungen mit Hilfe der Mikroradiographie zeigt, daß die Zonen einer geringen Kalksalzkonzentration auch eine hohe Tetrazyklinanreicherung aufweisen. Ich möchte fragen, ob nicht auch ein erhöhter Austausch von Kalksalzen im Knochengewebe zwangsläufig zur Ablagerung von Tetrazyklin-Calciumverbindungen führen muß? Wenn dies richtig wäre, so dürfte die Tetrazyklinmarkierung des Knochengewebes die Summe der Abbauzonen, der Austauschvorgänge und des Knochenanbaues widerspiegeln.

H. G. GOSLAR:

Bei dem D-hypervitaminotischen Schilddrüsenbild war eine Hyperplasie der parafollikulären Zellen und eine starke Vermehrung der Silbergranula zu beobachten. Besteht eine experimentell gesicherte Korrelation zwischen Vitamin D-Überdosierung und Ausdehnung bzw. Aktivierung der parafollikulären Zellen, und ist die Zunahme der Silbergranula als Äquivalentbild der funktionellen Steigerung anzusehen?

C. RODECK:

Auf Grund eigener Erfahrungen möchte ich davor warnen, dem Selen-Methioninszintigramm eine zu große Bedeutung beizumessen. Wir halten die Untersuchung nicht nur für unsicher, sondern auch für nicht ungefährlich und zwar aus folgenden Gründen:

Wird tatsächlich an einer im Szintigramm vermuteten Stelle ein größeres Adenom gefunden, so besteht die Gefahr, daß die Operation ohne exakte Revision der übrigen Halsregion abgebrochen wird. Zum anderen kann das negative Selen-Methioninszintigramm einmal dazu führen, an der durch die biochemischen Befunde gesicherten Diagnose eines HPT zu zweifeln. Bei der renalen Form, wo wir zumeist nur Adenome in einer Größenordnung von 500 mg bis 2 g finden, ist die Methode überfordert, dem Operateur einen topographischen Hinweis zu geben. Selbst wenn sich eine verdächtige Aktivitätszone vermuten läßt, ist der Chirurg nicht von der Verpflichtung entbunden, alle vier Epithelkörperchen darzustellen und auch an atypischen Stellen zu suchen.

Abschließend möchte ich Herrn KUHLENCORDT fragen, ob nicht im Falle der 23jährigen Patientin, die uns als tertiärer Hyperparathyreoidismus vorgestellt wurde, primär eine Hyperplasie vorgelegen hat.

U. HAUBOLD:

Wir überblicken bisher 14 Selen-Methioninszintigramme bei 13 operierten Patienten mit Hyperparathyreoidismus. Die Methode ist zwar in manchen Fällen von außerordentlichem Wert, wie der Referent zeigen konnte, hat jedoch z. Z. noch erhebliche Mängel. Einmal ist die Darstellbarkeit eines hyperaktiven Epithelkörperchens von seiner Größe abhängig, mindestens ebenso wesentlich scheint aber seine hormonale Aktivität zu sein. Die Aufschlüsselung

4*

unserer Befunde nach der Höhe des Serum-Calciumspiegels zeigte, daß es unterhalb eines Grenzwertes von ca. 6 mVal/l nicht mehr zu einer für eine sichere szintigraphische Diagnose ausreichenden Selen-Methioninkonzentration im Nebenschilddrüsentumor kam. Selbst ein sehr großes Adenom (3×2 cm) stellte sich nicht dar bei einer Patientin mit nur wenig erhöhten Ca-Werten von 5,2 bis 5,5 mVal/l!

Insgesamt liegt die Treffsicherheit der Methode nach unseren Erfahrungen bei 50%. Ihr differentialdiagnostischer Wert ist gering, da Frühfälle in der Regel nicht erfaßt werden.

Wir empfehlen das Verfahren dennoch zum präoperativen Lokalisations*versuch* bei allen Patienten, weil bisher kein einfacheres und ungefährlicheres existiert. Die konkurrierenden Röntgenverfahren (Angiographie, Pneumomediastino-Tomographie usw.) sind nicht zuverlässiger und dazu nicht ganz gefahrlos.

H. Bartelheimer:

Ich meine, man muß besonders betonen, daß die Röntgendiagnostik des Hyperparathyreoidismus ausgesprochen die Spätsymptomatik erfaßt. Frühe Stadien sind auf diese Weise nicht zu erkennen. Unter den Fällen, die operiert werden, fehlen in zahlreichen Statistiken bei 70 bis 80% röntgenologisch erkannte Skeletveränderungen, etwa wenn eine Nephrolithiasis und die Störungen des Intermediärstoffwechsels zur Diagnose des Hyperparathyreoidismus geführt haben.

Was nun den Schwund der Lamina dura betrifft, so stellt dieser ein typisches Spätsymptom dar, das wesentliche Abbauvorgänge im Knochen voraussetzt. Man kann es nur bei einem Viertel der Fälle, die operiert werden, erwarten. Trotzdem ist dieser Nachweis unseres Erachtens als Suchmethode sehr wichtig. Auch hier ist nur der positive Befund, d. h. der Schwund der Lamina für die Diagnostik zu verwerten. Ist dieser nicht vorhanden, so kann man damit keine Überfunktion der Nebenschilddrüsen ausschließen.

Was nun das Verhalten des Skelets beim primären und sekundären Hyperparathyreoidismus anlangt, so weisen die Knochenveränderungen ganz außerordentliche Verschiedenheiten auf. Während wir beim primären Hyperparathyreoidismus noch ein verhältnismäßig einheitliches Bild haben, von „poroseartigen" Zuständen, wie sie Herr Uehlinger geschildert hat, bis zur klassischen Osteodystrophia fibrosa Recklinghausen, liegen die Verhältnisse beim sekundären Hyperparathyreoidismus ohne Zweifel sehr kompliziert. Hier spielt am Knochen nicht nur der Überschuß an Epithelkörperchenhormon eine große Rolle, auch das Vorhandensein von intermediären Metaboliten, wahrscheinlich auch pH-Verschiebungen beeinflussen direkt das Skelet. So finden wir hier die verschiedenartigsten Bilder von einer diffusen osteoporoseartigen Entkalkung bis zu Skeletumformungen, wie man sie zur Osteomalacie rechnet.

Zum Schluß noch ein Wort zur 75 Selen-Methioninszintigraphie. Uns ist sie eine sehr wertvolle Methode. Aber auch hier gilt, daß allein der positive Befund entscheidet. Nur wenn man so das Adenom lokalisieren kann, ergeben sich Schlüsse für die Operation. Fehlen solche Hinweise, so kann man nicht sagen, daß kein Adenom vorhanden ist. Besonders wichtig ist dieses Verfahren natürlich in den etwa 20% der Fälle, in denen das Adenom an atypischer Stelle liegt. Es versteht sich immer, daß, wenn der Chirurg ein Adenom gefunden hat, auch eine Kontrolle der typischen Lokalisationen, also jener Stellen, wo die Epithelkörperchen liegen, erfolgen sollte, schon um die generelle Hyperplasie zu erfassen. In nicht wenigen Fällen sind ja auch zwei oder drei Adenome vorhanden. Hat man alles überfunktionierende Gewebe entfernt, so läßt sich sehr schnell am Verhalten des Blutcalciumspiegels feststellen, daß die weitere Suche sich erübrigt.

H. Bartelheimer:

Eine Situation beim Menschen, die fast einer experimentellen entspricht, wird für die Frage des sekundären Hyperparathyreoidismus bei chronischer Niereninsuffizienz durch Beobachtungen geliefert, die nach der Nierentransplantation gewonnen wurden. Mein Mitarbeiter Bauditz, der seit 1 Jahr in Cleveland in einem solchen Zentrum arbeitet, hat mir über seine Beobachtungen berichtet, die er in Kürze veröffentlichen wird, so daß ich darüber sprechen kann. Aus der Hypocalcämie und dem Phosphatstau, die vor der Operation vorliegen, entsteht die Normalisierung des Blutcalciumspiegels, meist mit hochnormalen Werten bis zur Hypercalcämie. Der Phosphorspiegel ist dann nach der Organtransplantation erniedrigt und bleibt es über lange Zeit. In der Niereninsuffizienz vor der Operation entwickeln sich im Knochen reichlich Osteoklasten, die, nachdem die Hemmung durch urämische Stoffwechselprodukte beseitigt wurde, Calcium mobilisieren. Zugleich kommt es aber auch bei dem zunächst noch weiterlaufenden Hyperparathyreoidismus zur verbesserten Calciumresorption, daneben dürfte der Wegfall der urämischen Enteritis zu einer verbesserten Resorption der Nahrung führen. Welche Rolle das Thyreocalcitonin spielt, wäre noch zu erforschen. So kann man mit dem gebotenen Vorbehalt eine Deutung der veränderten Situation vornehmen.

F. HEUCK:

Die Messungen der Knochenkalksalzkonzentration mit röntgendensitometrischen Methoden und geeigneten Gamma-Absorptionsmessungen verschiedener Isotope erlauben bereits im Frühstadium einer Systemerkrankung des Skeletes den Nachweis der Entkalkung des Knochengewebes. Es erscheint dringend notwendig, derartige Messungen auch in Europa einzuführen und verschiedene Arbeitskreise zu einem Gedankenaustausch und zum Vergleich ihrer Untersuchungsergebnisse aufzufordern.

Die groben morphologischen Veränderungen, wie sie das makroskopische Röntgenbild wiedergibt, werden dem Entkalkungsprozeß und den Umbauvorgängen im mikroskopischen Bereich nachhinken müssen. Das mikroradiographische Bild von Biopsiematerial erlaubt dagegen schon sehr frühzeitig den Nachweis von Entkalkungen sowie Knochenabbau und -anbau aufzuzeigen.

Die Lamina dura der Zahnalveolen wird ebenfalls erst sehr spät Veränderungen erkennen lassen. Durch Entkalkung des Knochengewebes ist sie dann nicht mehr sichtbar. Es sollte allerdings daraus nicht der Schluß gezogen werden, sie sei verschwunden. Nach operativer Entfernung der Adenome der Nebenschilddrüse wird auch die Lamina dura eine Reminerolisation erfahren und dann im Röntgenbild wieder zur Darstellung kommen.

G. SCHWARZ:

Zur ersten Frage, ob Patienten mit Pseudohypoparathyreoidismus unter Vitamin D- oder AT 10-Therapie wachsen, gibt es unterschiedliche Beobachtungen. In der Mehrzahl erfolgte trotz optimaler Therapie kein Wachstum, wie z. B. im Fall von LINS u. Mitarb. (1964). ALTERMAN u. LIEBER (1965) berichten allerdings über einen Fall, der unter dieser Therapie wuchs. Mir scheint die Tatsache, daß die genetisch identische Variante "Pseudo-Pseudohypoparathyreoidismus" trotz normaler Serumcalcium- und -phosphatwerte klein ist, dafür zu sprechen, daß die Vitamin D- und AT 10-Therapie keinen Effekt auf das Wachstum hat.

Zur zweiten Frage, warum die Theorie der primären Thyreocalcitoninüberproduktion unwahrscheinlich ist, möchte ich wiederholen: Thyreocalcitonin fördert die Phosphatdiurese und senkt die Serumphosphatkonzentration. Beim Pseudohypoparathyreoidismus ist diese aber wahrscheinlich primär hoch. Wenn man also eine primäre Thyreocalcitoninüberproduktion annähme, müßte man gleichzeitig eine Resistenz der Nierentubuli gegen das Thyreocalcitonin annehmen, und das macht diese Theorie unwahrscheinlich.

ALTERMAN, S. L., and A. L. LIEBER: Albright's hereditary osteodystrophy. The effect of treatment during adolescence. Ann. intern. Med. **63**, 140 (1965).
LINS, H., H. G. SOLBACH und D. REINWEIN: Pseudohypoparathyreoidismus, ein kritischer Beitrag und Betrachtungen zur Pathogenese. Z. klin. Med. **158**, 143 (1964).

Aus der Abteilung für klinische Nuclearmedizin (Leiter: Prof. Dr. G. Hoffmann) der Medizinischen Universitätsklinik (Komm. Direktor: Prof. Dr. J. Schirmeister) und der Chirurgischen Universitätsklinik (Direktor: Prof. Dr. H. Krauss) Freiburg i. Br.

Erfahrungen mit der szintigraphischen Lokalisation von Epithelkörperchenadenomen

H. Kempe, D. Gehring, P. Pfannenstiel und R. X. Zittel

Mit 2 Abbildungen

Es ist heute in den meisten Fällen nicht schwierig, das Krankheitsbild eines primären Hyperparathyreoidismus klinisch abzuklären. Jedoch bleibt in der Regel das Problem, das zugrundeliegende Nebenschilddrüsenadenom vor der Operation zu lokalisieren. Die chirurgische Darstellung der hyperparathyreoiden Epithelkörperchen bereitet keine Schwierigkeiten, wenn diese an typischer Stelle liegen. Häufig zeigt sich aber vorwiegend in endemischen Kropfgebieten, daß Dystopien das Auffinden erschweren. Von den verschiedensten Methoden der Lokalisation (Löhr u. Borm, 1966; Seldinger, 1954; Silinkova-Malkova, 1961) hat sich die Szintigraphie mit ^{75}Selen-Methionin, wie sie erstmals 1964 von Potchen und Di Giulio durchgeführt wurde, am geeignetsten gezeigt, da das Parathormon als Polypeptid einen hohen Gehalt an Methionin aufweist, so daß es bei einem erhöhten Stoffwechsel, wie im Falle eines Adenoms oder einer Hyperplasie auch zu einem vermehrten Einbau des radioaktiv markierten Methionins kommt, und dadurch eine Lokalisation möglich wird.

Die Darstellung der Epithelkörperchentumoren bereitet allerdings dadurch Schwierigkeiten, weil das Methionin nicht organspezifisch ist und auch in die Plasmaeiweiße, die Muskulatur, das Knochengewebe und in das Thyreoglobulin der Schilddrüse eingebaut wird. Das technische Problem liegt also darin, einen kleinen Bezirk von wenig höherer Radioaktivität, wie ihn das Epithelkörperchen darstellt, innerhalb einer hohen Hintergrundsradioaktivität szintigraphisch abzuheben.

Um dieses Problem zu lösen, wurden die verschiedensten Untersuchungstechniken beschrieben (Potchen et al., 1964; Di Giulio et al., 1964; Haubold et al., 1967). Vor der Nebenschilddrüsenszintigraphie ist eine temporäre Ruhigstellung der Thyreoglobulinsynthese erforderlich, wozu sich eine tägliche Gabe von 100 µg Trijodthyronin über 8 Tage bewährt hat, so daß die Hintergrundsradioaktivität nur noch von den Halsweichteilen und dem Knochengewebe hervorgerufen wird.

Da das Strichmarkenverfahren bei der Szintigraphie der Nebenschilddrüse schwer zu interpretieren ist, benutzen wir die Photoszintigraphie und legen, wie es auch von anderen Autoren empfohlen wird (Haubold et al., 1967) für den Photoscan zwei Filmlagen übereinander, um bei eventueller Überbelichtung auf

dem nächstfolgenden Film noch einen deutlichen Kontrast zwischen dem hormonproduzierenden Adenom der Nebenschilddrüse und dem umgebenden Gewebe zur
Darstellung zu bringen.

Als Beispiel dafür zeigt die Abb. 1 das Photoszintigramm eines Patienten mit
einem Adenom 2 Std nach der intravenösen Gabe von 250 μCi [75]Selen-Methionin.

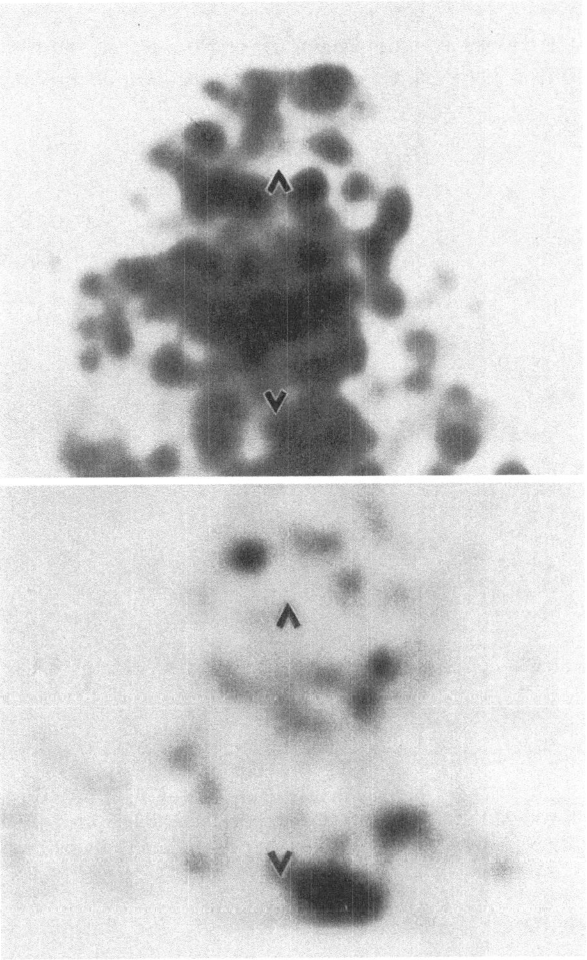

Abb. 1. Photoszintigramm eines links retrosternal gelegenen Nebenschilddrüsenadenoms bei
unterschiedlicher Belichtung auf zwei Filmlagen zur kontrastreicheren Darstellung des Adenoms

Auf dem zuerst belichteten Film zeigen sich mehrere vermehrt [75]Selen-Methionin
anreichernde Bezirke, die eine Lokalisation nicht ohne weiteres zulassen. Links
retrosternal zeigt der umschriebene Bezirk in der nächsten Filmlage einen deutlichen Kontrast des später operativ entfernten, haselnußgroßen Adenoms zum
umgebenden Gewebe.

Über den Zeitpunkt der Szintigraphie nach der [75]Selen-Methioningabe bestehen
unterschiedliche Ansichten (POTCHEN u. SODEE, 1964; BARTELHEIMER et al., 1965;

Haubold et al., 1967). Die meisten Autoren empfehlen innerhalb der ersten beiden Stunden mehrere szintigraphische Untersuchungen, während andere in diesem Zeitraum nur ein Szintigramm anfertigen. Bei uns haben sich die Untersuchungszeitpunkte 15 min, 1 Std, 2 Std, 6 und 24 Std nach der [75]Selen-Methioningabe bewährt. Durch die Kombination der verschiedenen in der Literatur beschriebenen Verfahren konnten wir in einem hohen Prozentsatz Nebenschilddrüsenadenome nachweisen.

Die Lokalisation eines Adenoms legen wir erst dann fest, wenn zu verschiedenen Untersuchungszeiten gehäuft an einer bestimmten Stelle im Szintigramm eine

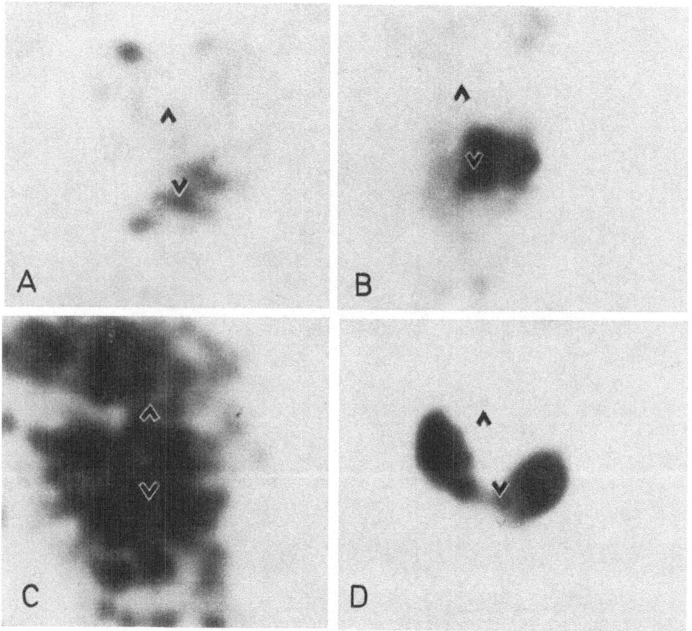

Abb. 2. Photoszintigraphischer Untersuchungsverlauf 15 min (A), 1 Std (B), 2 Std (C) nach der intravenösen Gabe von 250 µC [75]Selen-Methionin bei einem links retrosternalreichenden Adenom der Nebenschilddrüse mit Verdrängung des Schilddrüsenparenchyms (D)

vermehrte [75]Selen-Methioninanreicherung erfolgt. Als vorteilhaft erweist sich, immer im Anschluß an die letzte Untersuchung ein Schilddrüsenszintigramm nach Gabe von 100 µCi [131]J anzufertigen, um eine eventuelle Abgrenzung dieses Organs gegenüber den Nebenschilddrüsenadenomen vornehmen zu können.

Abb. 2 zeigt den szintigraphischen Untersuchungsverlauf bei einem Patienten, der 1959 erstmals über Schmerzen in der Lendenwirbelsäule klagte und in den folgenden 8 Jahren bei zunehmender Kyphosierung der Wirbelsäule 30 cm kleiner wurde. Die laborchemischen und röntgenologischen Befunde sprachen eindeutig für einen primären Hyperparathyreoidismus. 15 min (A), 1 Std (B) und 2 Std (C) nach der [75]Selen-Methioningabe fanden wir links retrosternalreichend einen konstant vermehrt [75]Selen-Methioninspeichernden Bezirk. Das retrosternalreichende Schilddrüsengewebe (D) ließ an gleicher Stelle eine verminderte [131]J-Anreicherung erkennen, so daß wir den Verdacht äußerten, daß es sich hierbei um ein das Schilddrüsengewebe verdrängendes, retrosternalreichendes Adenom handelt. Bei der Operation wurde ein gut hühnereigroßer Tumor an gleicher Stelle entfernt, dessen histologischer Befund ein eosinophiles, riesenkernhaltiges Adenom ergab.

Unsere Ergebnisse sind in der Tabelle zusammengefaßt. Bei acht Fällen eines primären Hyperparathyreoidismus konnten wir in fünf Fällen die Lokalisation präoperativ im Szintigramm festlegen. In drei Fällen gelang es nicht, wobei es sich

Tabelle. *Tabellarische Zusammenstellung von mit* [75]*Selen-Methionin untersuchten Patienten*

Fall-Nr.	Klinische Diagnose	Szinti-gramm	Opera-tion	Sek-tion	Befunds-überein-stimmung	Histologie
1. H. R.	Primärer Hyperparathyreoidismus	+	+		+	Adenom
2. P. S.	„	+	+		+	„
3. S. M.	„	+	+		+	„
4. W. O.	„	+	+		+	„
5. W. H.	„	+	nicht operiert	+	+	„
6. Wa. K.	„	+	+		keine	„
7. K. E.	„	negativ	+		„	„
8. Wi. K.	„	„	negativ	+	„	„
9. W. D.	Chronische Pyelonephritis	+	nicht operiert	+	+	Epithelkörperchenhyperplasie
10. W. R.	Sarkoidose	+	+		+	normales Epithelkörperchengewebe
11. We. O.	Nephrolithiasis	+	nicht operiert			
12. S. T.	„	+	„			
13. N. L.	„	(+)	„			
14. L. E.	„	negativ	„			
15. S. H.	Hypercalcämiesyndrom	„	negativ	negativ +		Reticulumzellsarkom

in zwei Fällen um unsere ersten Versuche handelte, bei denen die hier beschriebene Technik noch nicht zur Anwendung kam, sondern lediglich Druckmarkenszintigramme angefertigt wurden, so daß es möglich scheint, daß durch Photoszintigramme auch hier die später bei einer Operation bzw. einer Sektion nachgewiesenen Adenome zu lokalisieren gewesen wären. In einem Fall wurde das Adenom bei der Operation retrosternalliegend gefunden und war auch retrospektiv im Photoszintigramm an gleicher Stelle zu erkennen, von uns aber als eine [75]Selen-Methioninanreicherung im Bereich des Sternums gedeutet worden.

Bei einem Fall einer Nebenschilddrüsenhyperplasie handelte es sich um eine Patientin mit einer chronischen Pyelonephritis. Der szintigraphische Befund entsprach der bei der Sektion gefundenen Lage. Weiter sahen wir bei einer Patientin mit einer Sarkoidose szintigraphisch einen konstant vermehrt [75]Selen-Methioninanreichernden Bezirk, bei dem es sich, wie die Operation zeigte, um ein Konglomerat von Fett- und Epithelkörperchengewebe handelte. Das histologische Bild zeigte aber einen unauffälligen Epithelkörperchengewebsaufbau.

In vier Fällen einer doppelseitigen rezidivierenden Nephrolithiasis äußerten wir dreimal den Verdacht auf ein Adenom oder eine Hyperplasie der Nebenschilddrüse. Der Verdacht wurde jedoch nicht weiter abgeklärt, da auf Grund des klinischen Bildes keine operative Revision des Halsbereiches vorgenommen wurde. Es muß offen bleiben, ob es sich hierbei um Fehldeutungen gehandelt hat oder, ob hier auch möglicherweise wie im Fall der chronischen Pyelonephritis eine Hyperplasie oder eine Anhäufung von Epithelkörperchen wie bei der Sarkoidose vorgelegen haben. Bei einem Reticulumzellsarkom mit Hypercalcämie waren sowohl der szintigraphische Befund, die Operation und die Sektion negativ.

Zusammenfassend ist zu sagen, daß die Nebenschilddrüsenszintigraphie mit [75]Selen-Methionin in Fällen eines klinisch gesicherten primären Hyperparathyreoidismus grundsätzlich zur präoperativen Lokalisation von Epithelkörperchenadenomen geeignet ist, wenn:

1. die Schilddrüse in ihrer Funktion supprimiert ist,

2. das Verfahren der Photoszintigraphie mit mehreren Filmlagen angewandt wird und

3. die Untersuchungen zu verschiedenen Zeitpunkten nach der intravenösen Gabe von [75]Selen-Methionin erfolgen.

Literatur

Bartelheimer, H., F. Fritzsche, F. Kuhlencordt, C. Schneider und L. Zuckschwerdt: Auffindung eines Nebenschilddrüsenadenoms erst nach szintigraphischer Darstellung mit [75]Selen-Methionin. Klin. Wschr. **43**, 854 (1965).

Beierwaltes, W. H., W. Di Giulio, and J. C. Sisson: Parathyroid scanning. In: Scintillation scanning in clinical medicine, p. 55. Ed. by J. L. Quinn. Philadelphia: Saunders 1964.

Bühring, H., u. H. Prévot: Lokalisation von Nebenschilddrüsenadenomen mit [75]Selen-L-Methionin. Nucl.-Med. (Stuttg.) Suppl. **6**, 397 (1967).

Di Giulio, W., and W. H. Beierwaltes: Parathyroid scanning with selenium[75] labelled methionine. J. nucl. Med. **5**, 417 (1964).

—, J. C. Sisson, and W. H. Beierwaltes: Photoscanning the hyperfunctioning parathyroid gland. Clin. Res. **1963, II**, 297.

Haubold, U., A. Sonntag, H. W. Pabst, K. W. Frey und H. J. Karl: Zum Problem der szintigraphischen Darstellung von Epithelkörperchenadenomen mit Hilfe von [75]Selen-Methionin. Nucl.-Med. (Stuttg.), Suppl. **6**, 389 (1967)

Löhr, B., u. D. Borm: Diagnostik und Lokalisation von Epithelkörperchentumoren. Zbl. Chir. **91**, 316 (1966).

Pfannenstiel, P., R. Seiler und D. Gehring: Modifikation der Photoszintigraphie beim Magna-Scanner. Neues von Picker Bulletin 28/1967.

—, u. R. X. Zittel: Szintigraphische Lokalisation von Nebenschilddrüsenadenomen. Med. Klin. (Im Druck) 1968.

Potchen, E. J., S. J. Adelstein, J. B. Dealy, and S. Borden (2): Radioisotopic localization of the overactive human parathyroid. Amer. J. Roentgenol. **93**, 955 (1965).

—, and D. B. Sodee: Selective isotopic labelling of the human parathyroid: A preliminary case report. J. clin. Endocr. **24**, 1125 (1964).

—, R. E. Wilson, and J. B. Dealy Jr. (1): External parathyroid scanning with [75]Selen-selenomethionine. Ann. Surg. **162**, 492 (1965).

Seldinger, S. J.: Localization of parathyroid adenomata. Radiol. diagn. (Stockh.) **42**, 353 (1954).

Silinkova-Malkova, E.: The roentgenologic localization of parathyroid adenomata. Radioli. diagn. (Stockh.) **2**, 51 (1961).

Aus der Urologischen Abteilung (Leiter: Prof. Dr. G. RODECK) der Chirurgischen Universitäts-Klinik und Poliklinik Marburg/Lahn (Direktor: Prof. Dr. SCHWAIGER)

Zur Klinik des toxischen Hyperparathyreoidismus

G. RODECK

Mit 1 Abbildung

Die sog. Parathyreotoxikose oder parathyreotoxische Krise gilt als seltenes und bedrohliches Krankheitsbild, was auch durch die Tatsache unterstrichen wird, daß PAYNE u. Mitarb. bis 1964 nur 70 Fälle aus der Weltliteratur sammeln konnten, von denen die Diagnose in 50% erst durch Obduktion gestellt wurde. Es ist anzunehmen, daß sich diese ungünstige Konstellation bereits heute positiv geändert hat, nachdem der primäre Hyperparathyreoidismus (HPT) allgemein mehr Beachtung findet.

Tabelle. *Toxischer Hyperparathyreoidismus (Ca > 16 mg-%)*
Vier von insgesamt 82 behandelten Patienten mit primären HPT (**1962** bis Februar **1968**)

Nr.	Name	Op.-Alter	Erscheinungsform	Serum-Ca (Max.-Wert)	Adenom-gewicht	Anmerkung über p. o. Verlauf
1	G. M. ♀	60 J.	*ossär* Ostitis fibr. loc.	20,6 mg-%	2,6 g	p. o. Herzstillst., Herzmassage, 5. Tag p. o. †, Pneumonie, Herzinsuff.
2	Sch. G. ♂	59 J.	*ren.-intestinal* Nephrolithiasis, Pankreatitis	18,8 mg-%	6,4 g	2. Tag p. o. †, Pankreasnekrose, abszedierende Pneumonie
3	B. H. ♂	23 J.	*ren.-ossär* Nephrocalcin. Ostitis fibr. gen. Hypertonus	16,4 mg-%	3,5 g	biochem. Normalis. Recalcifikation d. Skelets, RR 180/110
4	M. Ch. ♀	46 J.	*biochemisch* klin. tubul. Insuff. Hypertonus psych. Depression	17 mg-%	huhnereigr. cyst. Adenom	biochem. Normalis. RR 170/110

Die vielgestaltige Symptomatologie des primären HPT kennzeichnet auch sein extremes Stadium, die Parathyreotoxikose. Im Vollbild der Krise finden sich eine Hyper- oder auch Hypotonie, Adynämie, Exsiccose, Hypokaliämie, Meteorismus, Schmerzen im Abdomen, Somnolenz und psychotische Zustände. Die Prognose ist abhängig vom Zeitpunkt der Diagnose, Beginn und Wirksamkeit der Therapie sowie von der Rückbildungsfähigkeit der Organschäden. Die operative Behandlung ist in diesem Stadium naturgemäß durch ein erhöhtes Risiko belastet. Auch

wir haben zwei von vier Patienten, die im Stadium der toxischen Hypercalcämie
operiert wurden, trotz erfolgreicher Adenomentfernung verloren. Es waren die
einzigen Todesfälle von inzwischen 84 Patienten, die während der vergangenen
6 Jahre an unserer Klinik wegen eines primären HPT operiert wurden.

Die Tabelle gibt zunächst eine Übersicht über Alter, Geschlecht, Erscheinungs-
form, Grad der Hypercalcämie und Gewicht des jeweilig entfernten Adenoms
dieser vier Patienten. Die Krankheitsverläufe, einschließlich der anamnestischen
Daten sind so interessant und aufschlußreich, daß ich sie in aller Kürze demonstrieren möchte.

1. Jahrelange Schmerzen und Schwellungszustände am rechten Knie, Kopfschmerzen und psychiatrische Behandlung wegen depressiver Zustände finden sich
in der Anamnese der 60jährigen Patientin. Die Probeexcision aus einem gänseei-
großen Condylenherd des rechten Oberschenkels erbringt die Histologie eines
riesenzellhaltigen, osteogenen Fibroms. Am 18. 1. 1965 erfolgte die radikale Aus-
räumung des Tumors mit Spanplastik und Ruhigstellung durch Gipsverband am
Oberschenkel, also vollständige Immobilisation. 17 Tage später Vollbild der
parathyreotoxischen Krise mit allen oben genannten Symptomen und einem
Serum-Calciumwert von 20,6 mg-% (!). Dieser extrem hohe Wert klärte gleich
bei der ersten Bestimmung die Situation, und es wurde die Verlegung in unsere
Klinik veranlaßt. Nach vorbereitender Infusion und Calciumsubstitution wurde
die Patientin unter der Diagnose eines akut toxischen HPT am Abend des darauf-
folgenden Tages operiert und ein 2,6 g schweres Epithelkörperchenadenom nach
medianer Sternotomie aus dem oberen Mediastinum entfernt. Obwohl Puls und
Blutdruckverhalten während der $3\frac{1}{2}$stündigen Operation normal waren, kam es
$1\frac{1}{2}$ Std p. o. zum Herzstillstand. Sofortige Reintubation und intrathorakale Herz-
massage führten nach 10 min zur spontanen Herzreaktion, und die Patientin war
an den folgenden Tagen voll ansprechbar. Die Serum-Calciumwerte normalisierten
sich und der Serumphosphor stieg an. Bei einer täglichen Urinausscheidung um
1000 ml wurden nur 50 mg Calcium ausgeschieden. Am 5. Tag p. o. entwickelte
sich infolge Pneumonie eine Herz- und Kreislaufinsuffizienz, die nicht mehr behoben werden konnte.

2. Der 59jährige Patient bot eine längere Nierenanamnese mit häufigen Koliken
und Spontanabgängen von Harnsteinen. 2 Tage vor der Klinikaufnahme heftigste
Schmerzen im Rücken und der rechten Flankengegend. Bei der Aufnahmeunter-
suchung fanden sich ein aufgetriebenes Abdomen, Darmparalyse, Abwehrspannung
im Oberbauch und Klopfschmerzhaftigkeit des rechten Nierenlagers. Wegen
zunehmender peritonealer Erscheinungen wurde am Abend der klinischen Aufnahme die rechtsseitige Oberbauchlaparotomie ausgeführt. Als Ursache einer
Blutansammlung im Bauchraum und retroperitoneal wurde trotz fehlender Fett-
gewebsnekrose eine Pankreatitis angenommen und das Abdomen wieder ver-
schlossen. Am Tag darauf Anstieg der Urindiastase auf 8000 WE bei einem
Calciumwert von 13 mg-%. Nach Trasylolgaben rasche Rückbildung der Diastase-
werte, aber gleichlaufender Anstieg des Serum-Calcium auf 18,8 mg-%, so daß
am 9. p. o. Tag bei zunehmender Verwirrtheit des Patienten die Indikation zur
Exploration der Nebenschilddrüse als Ultima ratio gestellt wurde. Ein 6,4 g schweres Adenom konnte entfernt werden. Postoperativ entwickelte sich eine Aspira-
tionspneumonie, die eine Tracheotomie erforderlich machte. Exitus letalis am

2. p. o. Tag, nachdem das Serum-Calcium bereits am ersten Tag auf 11,8 mg-%
abgesunken war.

Bei diesen beiden Patienten handelt es sich um typische parathyreotoxische
Krisen, die sich aus einem in seiner ossären bzw. renal-intestinalen Form bereits
längere Zeit bestehenden primären HPT entwickelt haben. *Operationstrauma*,
Immobilisation und *Entzündung* (Pankreatitis, Pneumonie) dürften in beiden
Fällen eine entscheidende Rolle bei der Entwicklung zur Krise gespielt haben.
Alter, schwere Organschäden und Begleiterkrankungen bedingten den letalen
Ausgang. Heute würde man vielleicht neben dem Ausgleich der Elektrolyt- und
Flüssigkeitsbilanz, durch Dialyse, Infusion von Sulfat-, EDTA- und Phosphat-
lösungen das operative Risiko vermindern können. Eigene Erfahrungen hierüber
besitzen wir nicht. Es bleibt fraglich, ob im Vollbild der Krise durch die Infusions-
therapie eine rasche Wirkung erzielt werden kann, zum anderen ist sie bei beste-
hender Niereninsuffizienz kontraindiziert, und es wurden häufiger Unverträglichkeitserscheinungen beobachtet.

Die zwei weiteren Patienten geben ein Beispiel für die erfolgreiche Behandlung
einer toxischen Hypercalcämie allein durch die Adenomexstirpation. Infolge der
extrem hohen Calciumwerte waren beide Patienten unmittelbar von einer Krise
bedroht.

3. In der Anamnese des 23jährigen Mannes sind Asthmaanfälle seit dem
10. Lebensjahr mit Spontanpneumothorax sowie Häufung der Anfälle unter
Calciumgaben auffallend. Magenbeschwerden, Schwellung am rechten Handgelenk
und Mittelfinger, Schmerzen in den Beinen und Fersen, zunehmende Leistungs-
minderung, Gewichtsverlust, Konzentrationsschwäche, Sehstörungen und eine
Hypertonie von 180/120 charakterisieren den weiteren Krankheitsverlauf. Durch
urologische Untersuchung wurde eine Urolithiasis beiderseits diagnostiziert und
eine Kur in Bad Wildungen veranlaßt. In der dortigen urologischen Forschungs-
stelle wurde durch den damaligen Leiter, Herrn Dr. HORN, auf Grund einer Hypercalcämie von 16 mg-%, einer Nephrocalcinose und diffusen Skeletveränderungen
im Sinne einer Ostitis fibrosa generalisata, die Diagnose eines toxisch verlaufenden
HPT gestellt und die kurzfristige Einweisung in unsere Klinik erwirkt. Präoperativ fand sich eine Hypercalcämie von 16,5 mg-% bei Normophosphatämie.
Nach Entfernung eines 3,5 g schweren Adenoms rapider Abfall des Serumcalcium
und zunächst auch des Serumphosphor. Trotz hoher Vitamin D- und Calciumdosen
traten tetanische Symptome bei niedrigen Serum-Calciumwerten (6,4 mg-%) und
minimaler Ausscheidung auf. Der temporäre Anstieg der alkalischen Phosphatase
auf 117 mMolE kann nur als Ausdruck der durch die Adenomexstirpation ingang-
gesetzten Umbauvorgänge am Skeletsystem erklärt werden.

Die Nachuntersuchung nach ½ Jahr ergab neben völligem Schwinden der
subjektiven Symptome und einer weitgehenden Normalisierung der Labordaten
gutes Allgemeinbefinden. Sehr eindrucksvoll waren die Röntgenbefunde des
Skeletsystems, die bereits jetzt eine deutliche Rückbildung der Osteoporose
und einen Strukturaufbau der Knochencysten erkennen ließen. Der Hypertonus
war wohl für die Dauer der Bettruhe gebessert, bestand bei der Kontrollun-
tersuchung jedoch ebenso wie die Konzentrationseinschränkung des Harnes
weiterhin. Dies ist nicht verwunderlich, da die Nephrocalcinose nicht rückbil-
dungsfähig ist.

4. Die 46jährige Patientin hatte schon seit mehreren Jahren über intestinale Beschwerden, seit etwa 12 Monaten über Polydipsie und Polyurie zu klagen. ½ Jahr später, also im September 1967, wurde eine umschriebene Anschwellung im Bereich des rechten Schilddrüsenlappens bemerkt und ein Hypertonus von 220/110 RR, eine Hypercalcämie von 14,6 mg-%, eine Hypophosphatämie von 2 mg-% und ein Kreatinin von 1,6 mg-% ermittelt. Trotz klinischer Bestätigung all dieser Befunde wurde die Diagnose eines primären HPT auf Grund des positiven Cortisontestes mit Abfall des Serumcalcium auf 8,4 mg-% bei gleichzeitig negativem Selen-Methioninszintigramm revidiert. Unter weiteren nunmehr thera-

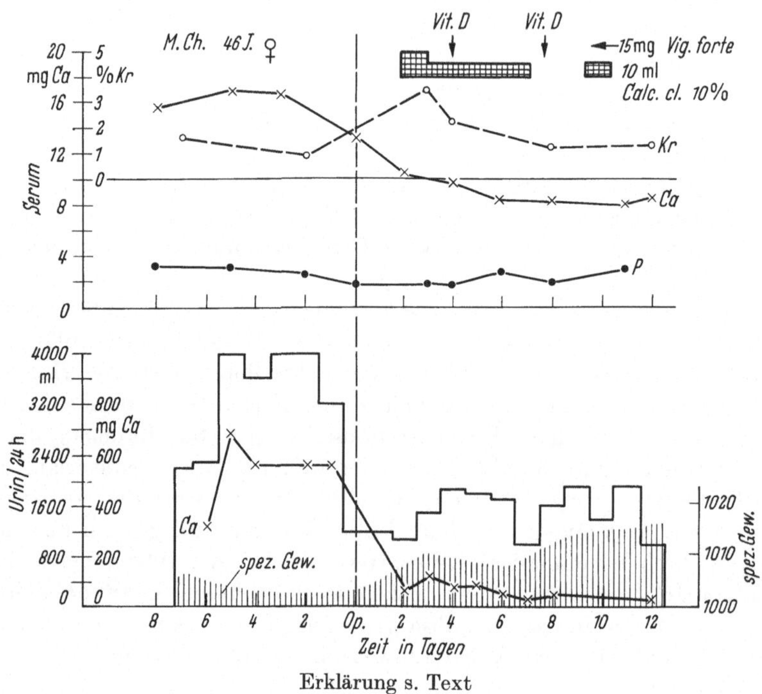

Erklärung s. Text

peutischen Cortisondosen verschlechterte sich der Allgemeinzustand, die Schwellung am Hals nahm zu, und es trat eine Heiserkeit infolge Recurrensparese auf. Die nach Einweisung in unsere Klinik erhobenen Befunde sind im Diagramm aufgezeigt. Offensichtlich ausgelöst durch eine entzündliche Infiltration im rechten Mittellappen, waren die Calciumwerte inzwischen auf 16,4 mval/l angestiegen. Trotz nicht signifikanter Erniedrigung des Serumphosphor (3,1 mg-%) war jedoch infolge der hohen Calciumausscheidung von 600 mg/die bei 4000 ml Urinvolumen an der Diagnose eines HPT nicht zu zweifeln. Präoperativ befand sich die Patientin in einer ausgesprochen depressiven Stimmungslage. Nach Entfernung eines hühnereigroßen, cystischen Adenoms, das der tastbaren Resistenz entsprach und infolge der raschen Vergrößerung durch zentrale Blutungen die Recurrensparese verursacht hatte, kam es neben Normalisierung der Serum-Calciumwerte zu einem schlagartigen Rückgang der Harnmenge auf ein Drittel des ursprünglichen Volumens. Infolge mangelhafter Konzentrationsfähigkeit der Nieren war eine temporäre Erhöhung des Kreatinin zu beobachten. Der allmähliche Anstieg des spezifischen Gewichtes im späteren Verlauf läßt hoffen, daß der Nierenschaden noch reversibel ist. Eine am 3. Tag akut auftretende Atemnot infolge Laryngospasmus konnte durch Injektion von 20 ml 10%iger Calciumlösung schlagartig behoben werden. Die Recurrensparese bildete sich vollständig zurück und das Allgemeinbefinden sowie der psychische Befund besserte sich in eindrucksvoller Weise.

Nach Demonstration dieser vier Beispiele eines toxischen Hyperparathyreoidismus, wovon sich zwei Patienten im extremen Stadium der Krise befanden, möchte ich abschließend zur folgenden Feststellung kommen.

Alle Formen des primären Hyperparathyreoidismus können in jedem Lebensalter in das Stadium einer akut toxischen, unmittelbar lebensbedrohlichen Krise eintreten. Sie kann jedoch verhindert werden, wenn die Diagnose eines primären HPT *frühzeitig* gestellt und die Patienten *rechtzeitig* einer operativen Behandlung zugeführt werden. Die operative Korrektur des primären HPT hat zeitlich immer den Vorrang. Muß aus vitaler Indikation, wie z. B. bei doppelseitigem Steinverschluß der Harnwege zunächst eine Operation an den Harnwegen durchgeführt werden, so ist auf eine frühe Mobilisation der Patienten und auf den möglichen krisenhaften Anstieg der Calciumwerte zu achten. Im Falle einer bereits manifesten Krise ist der präoperative Einsatz von konservativen Maßnahmen zur Senkung der akut toxischen Hypercalcämie gerechtfertigt.

Diskussion

U. Haubold:

Wenn einer der Patienten des Referenten *wegen* eines negativen Selen-Methioninszintigramms trotz der klinischen Diagnose eines akut-toxischen Hyperparathyreoidismus nicht operiert wurde, ist dies auf eine leider recht verbreitete Überschätzung der Methode zurückzuführen. Seine skeptische Einstellung nach dieser Erfahrung ist verständlich. Ein negativer szintigraphischer Befund besagt nichts, wenn die Klinik hinreichend verdächtig ist. Zum Beweis, daß sich auch große Adenome der szintigraphischen Darstellung entziehen können, können zwei meiner Fälle mit je einem Adenom von 3×2 bzw. 4×2 cm dienen. In einem Fall mit schweren Krankheitszeichen ist eine sehr gute, im anderen Fall mit geringen Symptomen keinerlei Radioaktivitätsanreicherung im Tumorbezirk festzustellen. Außerdem kommt im ersten Fall ein zweites kleines Adenom nicht zur Darstellung.

Wenn wir auch die Szintigraphie schätzen, da sie atypisch gelegene Tumoren darstellen kann, gilt für die Praxis nach wie vor, daß bei entsprechender Symptomatik operiert werden soll, daß weiterhin der Chirurg wie gewohnt die gesamte Schilddrüsenregion präparieren muß. Das Szintigramm kann zwar gelegentlich die Auffindung eines Tumors erleichtern, von einer differentialdiagnostischen Anwendung der ^{75}Se-Selen-Methioninszintigraphie muß aber trotz mancher methodischer Verbesserungen der letzten Jahre dringend abgeraten werden.

Aus der Chirurgischen Universitätsklinik Marburg/Lahn (Direktor: Prof. Dr. M. SCHWAIGER)
und dem Pathologischen Institut der Universität Marburg a. d. Lahn
(Direktor: Prof. Dr. P. GEDIGK)

Probleme der intraoperativen
Epithelkörperchendiagnostik

H. VAN LESSEN und H. BECHTELSHEIMER

Mit 1 Abbildung

Das Hauptproblem der operativen Behandlung des Hyperparathyreoidismus (HPT) ist das Auffinden der Epithelkörperchen (EK). Die erfolgreiche präoperative Lokalisation einzelner, meist relativ großer Adenome mit Hilfe der Selen-Methioninszintigraphie, Serienangiographie und Pneumomediastinographie hat an dieser Tatsache wenig geändert.

Die EK liegen an der Hinterfläche der Schilddrüse, ober- und unterhalb der Einmündungsstelle der Art. thyreoidea inferior. Normale Epithelkörperchen sind linsengroße, gelbbraune Gebilde von etwas festerer Konsistenz als Fettgewebe. Die Lage der oberen EK, die sich aus der vierten Schlundtasche entwickeln, ist recht konstant; in Ausnahmefällen findet man Adenome hinter der äußeren Schilddrüsenkapsel im Winkel zwischen Trachea und Oesophagus oder im hinteren Mediastinum. Die unteren EK, die gemeinsam mit dem Thymus aus der dritten Schlundtasche entstehen, wandern bei der Aufrichtung der Halswirbelsäule caudalwärts an den unteren Schilddrüsenpol. Bei vorzeitiger Trennung von der Thymusanlage bleiben die EK neben dem Kehlkopf liegen, verzögert sich die Isolierung, so wandern sie mehr oder weniger tief ins vordere Mediastinum.

Bei der Exploration der Halsregion kann die makroskopische Diagnose der EK durch den Chirurgen immer nur einen vorläufigen Charakter haben; sie bedarf der Bestätigung durch die intraoperative Schnellschnittuntersuchung, denn Schilddrüsenläppchen, Lymphknoten oder Thymusreste können einem EK zum Verwechseln ähnlich sehen. Die zweite große Gefahr besteht darin, daß das erste vergrößerte Epithelkörperchen für ein solitäres Adenom gehalten und die Operation zu früh beendet wird. Chirurg und Pathologe müssen eine klare Vorstellung von der Epithelkörperchenpathologie beim primären HPT haben, damit die Operation auch in schwierigen Fällen erfolgreich wird. Das solitäre Adenom ist die häufigste und bekannteste Ursache des primären HPT, doch in wenigstens 10% der Fälle besteht eine primäre Hyperplasie aller vier EK, entweder in Form der dunklen Hauptzellhyperplasie oder der wasserhellen Zellenhyperplasie; in seltenen Fällen kommen zwei Nebenschilddrüsenadenome oder ein Carcinom vor.

Leider unterscheidet sich ein Hauptzelladenom nach dem Zellbild allein nicht von einem vergrößerten EK bei primärer Hauptzellhyperplasie. Die Diagnose „Adenom" muß daher indirekt gestellt werden durch das Auffinden normaler EK und den Nachweis von Resten der Drüse, aus dem das Adenom hervorgegangen ist. Diese bilden einen schmalen Saum normalen Nebenschilddrüsengewebes außerhalb der Adenomkapsel, der bei großen Adenomen schwer zu finden ist. Im Schnellschnitt können Ausläufer eines primär hyperplastischen EK einen Normalrand vortäuschen. Der Pathologe kann oft anhand des Schnellschnittes nur die Diagnose „Epithelkörperchengewebe" stellen, so daß dem Chirurgen die weitere Abklärung durch Aufsuchen der drei übrigen EK zufällt. Dies erfordert eine sorgfältige Freilegung der Schilddrüsenhinterfläche, bei der der Nervus Recurrens nicht verletzt werden darf. Finden sich neben dem fraglichen Adenom normal große EK, so wird aus einem eine Probeexcision zur histologischen Untersuchung entnommen. Wird ein zweites vergrößertes EK gefunden, so ist eine primäre Hyperplasie aller Epithelkörperchen anzunehmen. Nach Darstellung der vier Nebenschilddrüsen werden die drei größten im ganzen entfernt, von der kleinsten Drüse wird ein erbs-

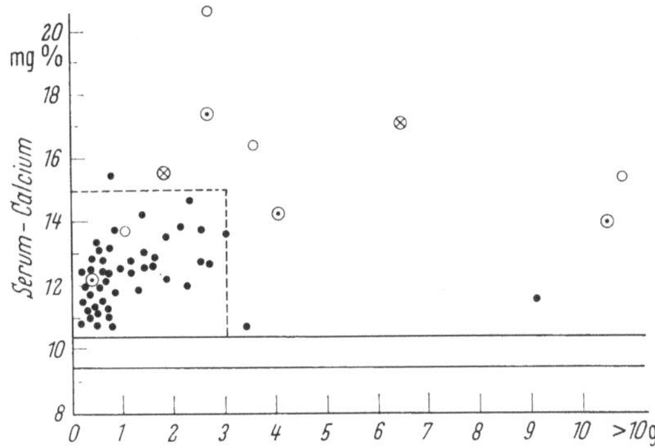

Abb. 1. Maximaler präoperativer Serumcalciumwert und Gewicht des Epithelkörperchenadenoms bei 56 Patienten mit primärem Hyperparathyreoidismus. ● = renale Form; ⊙ = renal-ossäre Form; ○ = ossäre Form; ⊕ = intestinale Form

großer Rest zurückgelassen, was etwa 200 mg Parenchymgewebe entspricht. Wie schwierig dies technisch sein kann, ersehen Sie daraus, daß drei von unseren sieben Patienten mit primärer EK-Hyperplasie ein zweites Mal operiert werden mußten.

Dem Pathologen bereiten tubulär gebaute hyperplastische EK oder EK-Adenome am meisten Kopfzerbrechen, da sie mikrofolliculären Schilddrüsenadenomen zum Verwechseln ähnlich sehen. Bei einem im Schnellschnitt zweifelhaften Befund haben wir uns mit Erfolg auf unsere makroskopische Diagnose verlassen. Das seltene EK-Carcinom ist am infiltrativen Wachstum zu erkennen, histologisch ist es meistens hochdifferenziert und schwer vom folliculären Schilddrüsencarcinom zu unterscheiden.

Sehr wichtig erscheint uns, alles entnommene Schilddrüsengewebe zu wiegen, da mit Einschränkung doch eine Korrelation zwischen dem Schweregrad des HPT und dem Gewicht der EK besteht. In Abb. 1 sind der maximale präoperative Serumcalciumwert und das Gewicht des entfernten EK-Adenoms gegeneinander aufgetragen, wobei für die vier klinischen Formen des primären HPT (renale Form, renal-ossäre-, ossäre- und intestinale Form) unterschiedliche Symbole verwandt wurden. Man erkennt, daß unter 46 Patienten mit renaler Form des primären HPT nur drei einen Serumcalciumspiegel über 15 mg oder ein mehr als 3 g schweres Adenom hatten, während nur je ein Patient mit renal-ossärer oder rein ossärer Form innerhalb dieser Grenzen lag. Die drei Ausnahmefälle waren 1. ein 23jähriger Mann mit einem Serumcalcium von 16,4 mg-%, bei dem ein Hauptzelladenom gefunden wurde, das frische Blutungen enthielt, so wie man es beim toxischen HPT sieht; 2. zwei Patienten mit einem Serumcalciumspiegel von 11,0 und 11,9 mg-% und einem regressiv veränderten Cystadenom von 3,5 bzw. 9,1 g Gewicht. Bei der renalen Form des primären HPT kann der Chirurg also ein kleines EK-Adenom von 0,5 bis 3 g Gewicht erwarten oder vier hyperplastische Nebenschilddrüsen mit entsprechendem Gesamtgewicht. Bei ossärer oder intestinaler Form des primären HPT wird man dagegen von vornherein nach einem etwa 3 bis 10 g schwerem Epithelkörperchenadenom Ausschau halten. Diese Fälle bieten am ehesten Aussicht auf eine präoperative Lokalisation mit den obengenannten Methoden. Zum Erfolg der Operation ist zu sagen, daß es uns bei 75 von 83 Patienten gelang, die Hypercalcämie zu beseitigen.

Als letztes soll kurz über zwölf Patienten berichtet werden, die klinisch als Grenzfälle der renalen Form des primären HPT angesehen wurden und bei denen die Operation eine mäßiggradige Hyperplasie aller Epithelkörperchen ergab. Das histologische Bild zeigte eine Aktivierung der Nebenschilddrüsen und entspricht der sekundären Hyperplasie bei chronischer Niereninsuffizienz. Die Patienten sind Männer im 3. bis 5. Lebensjahrzehnt; alle hatten ein langjähriges Nierensteinleiden und waren deswegen mehrfach operiert. Die Nierenfunktion war aber bei allen voll kompensiert. Serumcalciumwerte lagen zwischen 10 und 11 mg-%, Serumphosphor zwischen 1,7 und 3,5 mg-%, außerdem bestand eine hochgradige Hypercalcurie mit Ausscheidung von 300 bis 700 mg Calcium/24 Std-Harn. Nach Entfernung von zwei oder drei hyperplastischen EK, die 100 bis 500 mg wogen, fiel das Serumcalcium auf 9 bis 7,5 mg-% ab und normalisierten sich auch die übrigen Werte. Diese Patienten erfüllen nicht die morphologischen Kriterien eines primären HPT und in ähnlich gelagerten Fällen haben wir daher in letzter Zeit keine Indikation zur Nebenschilddrüsenexploration mehr gestellt. Wir nehmen an, daß hier ein Adaptationshyperparathyreoidismus als Folge einer übergeordneten Störung vorliegt, die wir noch nicht kennen. Eine Nachuntersuchung gemeinsam mit Herrn Horn, der ja seinerzeit in Bad Wildungen die Mehrzahl unserer HPT-Fälle diagnostiziert hat, ergab bisher, daß sieben von diesen zwölf Patienten z. T. seit Jahren steinfrei geblieben sind. Wenn die restlichen fünf Patienten ebenso gut geworden sind, ergibt sich hier möglicherweise eine neue Indikation zur Nebenschilddrüsenresektion.

Aus der Urologischen Abteilung (Leiter: Dozent Dr. A. Gaca) der Chirurgischen Universitäts-
Klinik Freiburg i. Br. (Direktor: Prof. Dr. H. Krauss)

Das doppelseitige Nierensteinleiden
und der Hyperparathyreoidismus

A. Gaca

Etwa 4 bis 8% aller rezidivierenden doppelseitigen Nierensteine werden nach großen Statistiken durch einen primären Hyperparathyreoidismus verursacht. Die klassischen Symptome treten bei der renalen Form sehr selten gemeinsam auf. Horn u. Mitarb. haben in Deutschland das Verdienst, die rezidivierenden doppelseitigen Harnsteinbildner systematisch auf das Vorliegen einer Überfunktion der Nebenschilddrüsen untersucht zu haben.

Aus der Sicht des Urologen ist jede doppelseitige Kalksteinbildung in den Nieren so lange auf einen Hyperparathyreoidismus verdächtig, als nicht das Gegenteil bewiesen ist. Dabei ist wichtig, daß die Diagnose so früh wie möglich gestellt wird, bevor irreparable Schäden an den Nieren oder am Skelet aufgetreten sind.

Bei der Nierenmanifestation stehen im Vordergrund:

1. Eine funktionelle Hyposthenurie infolge mangelhafter Konzentrationsfähigkeit des tubulären Apparates.

2. Eine Polyurie, wobei eine diuretische Wirkung des Parathormons noch diskutiert wird.

3. Eine Hämaturie infolge *Urolithiasis* mit doppelseitigen solitären oder multiplen Konkrementen, die chemisch-analytisch und röntgenographisch aus Calciumoxalaten, Calciumphosphaten (Apatit, Struvit und Brushit) oder aus Mischungen beider Mineralanteile bestehen.

Ein Mischstein zeigt am Dünnschliff polarisationsoptisch einen kristallinen Steinkern aus tetragonalen Calciumoxalat-Dihydratkristallen (Di-Pyramiden) mit einem Mantel aus strahlenförmigen Kristalliten des Calciumphosphat-Dihydrates (Brushit).

Differentialdiagnostisch schwierig von parathyreogenen Nierensteinen zu unterscheiden ist das doppelseitige pyelonephritische Steinleiden, die „maligne Urolithiasis", in ihrer obstruktiv anurischen Form oder im Zustand der Niereninsuffizienz.

Nach Mayor sprechen Korallensteine und Nierenbeckenausgußsteine eher gegen als für einen primären Hyperparathyreoidismus.

Mischungen aus Harnsäure und Kalksalzen sind selten. Bei interstitieller Ablagerung calciumhaltiger Konkremente kann eine Nephrocalcinose auftreten. Kombinationen von Nierensteinen und Nephrocalcinose sind bekannt. Auf etwa 200 Harnsteinbildner sollen nach Mortensen beim primären Hyperparathyreoidismus ein Nephrocalcinosefall kommen.

5*

Die sog. Markcystensteine in Markschwammnieren entstehen unter anderen kausal- und formalgenetischen Bedingungen. Sie können auch nur einseitig auftreten. Auf einem Enzymdefekt beruhen Oxalose und Cystinose mit multiloculären Mineralablagerungen in beiden Nieren und in anderen Organen.

In der blutchemischen Diagnostik des primären Hyperparathyreoidismus beim rezidivierenden doppelseitigen Harnsteinleiden legen wir folgende *Laborwerte* zugrunde:

Plasmacalcium mehr als 5,4 mval = 10,8 mg-%;

Calcium im 24 Std-Harn mehr als 200 mg bei calciumarmer Snapper-Diät;

Anorganischer Serumphosphor weniger als 0,8 MM = 2,5 mg-%;

Alkalische Serumphosphatase mehr als 2,5 MME, entspricht etwa 4 Bodanski- oder 12 KA-E.

Außer der endogenen Creatinin- und Phosphatclearance mit Bestimmung der tubulären Phosphatrückresorption und des Plasmacalciums lassen wir den Suppressionstest der Parathyreoidea nach genau dosierter Calciuminfusion durchführen. Über die Möglichkeiten szintigraphischer Lokalisation von Epithelkörperchentumoren mit Selen-Methionin hat die Freiburger nuclear-medizinische Gruppe berichtet.

Beim Hyperparathyreoidismus mit doppelseitiger Nierensteinbildung handelt es sich um eine dankbare Aufgabe, wenn es gelingt, die primäre Ursache der Hypersekretion zu beseitigen. Die z. Zt. einzige rationelle Therapie ist die Operation der meist vorhandenen Nebenschilddrüsenadenome, gegebenenfalls auch eine partielle Parathyreoidektomie. Ein postoperativer Plasmacalciumsturz mit bedrohlicher Tetanie kann durch Calciuminjektionen, AT 10 und Vitamin D aufgefangen werden.

Die Prognose hängt weitgehend vom Grad der bereits eingetretenen Nierenschädigung vor der Operation ab. Eine manifeste Rest-N-Steigerung ist prognostisch immer ungünstig. Renal bedingte Hypertonien können unter Umständen nach erfolgreicher Operation gebessert werden. Nierensteine müssen auf jeden Fall operativ entfernt oder durch Chemolyse aufgelöst werden. Oft führt erst eine Rezidivsteinbildung in beiden Nieren — vielfach zu spät — auf die richtige diagnostische Fährte. Die klinische Endphase ist oft die chronische Niereninsuffizienz mit schleichender Urämie.

Ich darf Ihnen noch einen typischen Fall zeigen, der die diagnostischen und therapeutischen Schwierigkeiten aufzeigt.

Bei einem 46jährigen Patienten waren innerhalb von 3 Jahren bereits auf der rechten Seite zwei und auf der linken Seite drei Nierensteinoperationen vorausgegangen. Eine frühere operative Freilegung der Nebenschilddrüsen war erfolglos verlaufen. Klinisch bot der Patient niemals signifikante Befunde im Sinne eines Hyperparathyreoidismus. Die auf seinen eigenen Wunsch hin zunächst durchgeführte chemische Litholyse führte nur zu einer sehr zögernden Steinauflösung. Erst nach Operation eines kleinen solitären Epithelkörperchenadenoms glatte Steinlitholyse rechts und später auch links. Die sekundäre Pyelonephritis konnte bis heute gut beherrscht werden. Steinrezidive sind in den letzten 4 Jahren nicht mehr aufgetreten.

Aus der Medizinischen Universitätsklinik, Allgemeines Krankenhaus „O. Novosel", Zagreb
(Vorstand: Prof. Dr. E. HAUPTMANN), Schule für Volksgesundheit „A. Štampar", Medizinische
Fakultät, Zagreb (Direktor: Prof. Dr. B. KESIĆ), Institut für Röntgenologie der Medizinischen
Fakultät im Allgem. Krankenhaus „O. Novosel", Zagreb (Vorstand: Prof. Dr. F. PETROVČIĆ),
Gynäkologische Abteilung, Allgem. Krankenhaus „O. Novosel", Zagreb (Vorstand: Prof. Dr.
S. SZABO)

Syndrom kurzer metacarpaler und metatarsaler Knochen und der Nanosomie (Pseudo-Pseudohypoparathyreoidismus) Drei Fälle in einer Familie

Z. ŠKRABALO, Ž. JAKŠIĆ, I. ČIŽEK und Z. SINGER

Mit 1 Abbildung

Im Jahre 1964 wurde in der deutschen Fachliteratur in der Monographie von
SCHWARZ [1], die bisher ausführlichste und gründlichste Darstellung von zwei
seltenen Erkrankungen: Pseudohypoparathyreoidismus (PH) und Pseudo-Pseudohypoparathyreoidismus (PPH) veröffentlicht. Diese zwei Krankheiten haben,
wenigstens ihrer Benennung und ihrem Präfix pseudo nach, einen bestimmten
Bezug zum ersten Hauptthema dieses Symposiums. Da bis 1964 in der Weltliteratur nur insgesamt 53 Fälle von PPH beschrieben wurden (davon acht Familien mit dieser Anomalie, und nur bei einer Patientin mit PPH und mit Gonadendysgenesie wurde Chromosomanalyse gemacht) [2], so wäre es, unserer Meinung
nach, nicht überflüssig, in dieser Versammlung über unsere drei Fälle von PPH,
alle drei in einer Familie, zu referieren und Ergebnisse der Chromosomanalyse in
allen drei Fällen darzustellen. In der uns zugänglichen Literatur haben wir nach
1964 je einen Fall in Deutschland, England, den USA und in der Tschechoslowakei
dargestellt gefunden. Die Gesamtzahl der Fälle von PPH, die in der Weltliteratur
beschrieben wurden, steigt also, unsere drei Fälle mitgerechnet, vorläufig auf 60
[3, 4, 5, 6].

In unsere endokrinologische Sprechstunde wurde 1961 eine 30jährige Patientin
P. A. unter dem Verdacht auf Nanosomie vera eingeliefert. Die Analyse der in
unserer Ambulanz und später an der Klinik gewonnenen Befunde führte uns zum
Beschluß, daß wir einen Fall von PPH vor uns haben. Hier sind die Angaben über
die Patientin:

Fall 1: P. A., 1931 geboren, weiblich (Nr. 161/1961). Größe: 140 cm, Gewicht: 53,9 kg.
Auffallend kurze Hände und Füße. Ausgesprochene Verkürzung des 3. und 4. metacarpalen
Knochens an beiden Händen, wie auch des 4. metatarsalen Knochens am rechten Fuß. Die
Patientin hat drei Kinder: zwei Töchter, 1956 und 1957 geboren, und einen 1962 geborenen
Sohn. Alle Kinder sind von normalem Wuchs für ihr Alter und konstitutionell ohne Besonder-
heiten (uns bekannt). Die Mutter der Patientin ist unser Fall 2, die jüngste Schwester der
Patientin unser Fall 3. Der Vater der Patientin und die jüngere, 1935 geborene Schwester sind
von normaler Größe, konstitutionell ohne Besonderheiten (uns bekannt).

Anamnese: o. B.

Labor- und Röntgenbefunde: Serum-Ca: 9,0 mg-%, Serum-P: 2,6 mg-%, Ellsworth-Howard-Test mit Parathormon „Lilly" (200 E USP): keine Resistenz auf Parathormon. Clearance P: normal (mit und ohne Ca-Belastung bis 15 mg Ca/kg), Urin-Ca und tubuläre P Reabsorption: Grenzwerte des Normalen.

Röntgenaufnahmen: alle Skeletteile ausgesprochen grazil, normal strukturiert, Mineralisation in den Grenzen des Normalen. Die Extremitäten weisen Brachymetapodien lateralen Typus auf, die Phalangen sind dem Wuchs entsprechend entwickelt. Hände: links ist der 3. und der 4. metakarpale Knochen verkürzt; rechts nur der 4. Rechts, infolge einer Verletzung, ist der zweite Finger oberhalb des metakarpophalangealen Gelenks amputiert worden. Füße: linker Fuß = o. B., rechter Fuß = ausgeprägte Verkürzung des 4. metatarsalen Knochens. Weitere Anomalien des Skelets wurden nicht beobachtet, ebensowenig subcutane Weichteilverkalkungen. Intelligenzquotient ist vermindert. Geschlechtschromatin ist positiv (im Ausstrich der Mundschleimhaut). Chromosomenzahl (Karyogramm): 46, xx. Bei den Kindern der Patientin gibt es keine ausgeprägte Verkürzung metakarpaler und metatarsaler Knochen, da Capitulumskerne noch im Wachstum begriffen sind und die Hartlingslinie ist noch nicht sicher bestimmbar.

Fall 2: Š. V., 1902 geboren. Weiblich (Nr. 461 a/1961). Größe: 137 cm, Gewicht: 53,30 kg. Ausgeprägte kurze Extremitäten, Rundgesicht. Ausgesprochene Verkürzung des 4. metakarpalen Knochens links, Fußskelet: o. B. Die Patientin hat drei Töchter, die 1932 (Fall 1), 1935 (normal groß, konstitutionell unauffällig, uns bekannt) und 1944 (Fall 3) geboren sind. Der 1927 geborene Sohn ist verunglückt (uns nicht bekannt). Der Heteroanamnese und den Photos nach war er von normaler Größe, konstitutionell ohne Besonderheiten. Nach den Angaben der Anamnese waren Eltern, Brüder und Schwestern der Patientin von normaler Größe, konstitutionell nicht auffällig (uns nicht bekannt).

Anamnese der Patientin ist o. B.

Labor- und Röntgenbefunde: Serum-Ca: 10,3 mg-%, Serum-P: 3,6 mg-%, Ellsworth-Howard-Test mit Parathormon „Lilly" (200 E USP): keine Resistenz auf Parathormon.

Röntgenaufnahmen: linke Hand: der 4. metakarpale Knochen ist ausgeprägt verkürzt, rechte Hand: Hartlings Hilfslinie mit Grenzwert. Füße: keine Veränderungen im Sinne von Brachymetatarsalie. Leichte Lordose und Kyphose. Subcutane Weichteilverkalkungen wurden nicht beobachtet.

Intelligenzquotient ist vermindert. Geschlechtschromatin ist positiv (im Ausstrich der Mundschleimhaut). Chromosomenzahl (Karyogramm): 46, xx.

Fall 3: D. I., 1944 geboren. Weiblich (Nr. 461 b/1961). Größe: 138 cm. Gewicht: 40 kg. Ausgesprochen kurze Extremitäten, Rundgesicht. Ausgeprägte Verkürzung des 4. und 5. metacarpalen Knochens an beiden Händen, wie auch ausgeprägte Verkürzung des 4. metatarsalen Knochens an beiden Füßen. Die Patientin hat einen 1965 geborenen Sohn, der für sein Alter von normaler Größe ist, konstitutionell unauffällig (uns bekannt).

Anamnese der Patientin: o. B.

Labor- und Röntgenbefunde: Serum-Ca: 10,0 mg-%, Serum-P: 2,4 mg-%. Ellsworth-Howard-Test mit Parathormon „Lilly" (200 E USP): keine Resistenz auf Parathormon.

Röntgenaufnahmen: Hände: Brachymetakarpie des 4. und 5. metakarpalen Knochens beiderseits. Füße: ausgeprägte Verkürzung des 4. metatarsalen Knochens beiderseits, konvexe Gelenkteile weisen Risse und wellige Konturen auf. An den Wirbelkörpern wellige Deckplatten, besonders im thorakolumbalen Teil der Wirbelsäule. Weichteilverkalkungen sind nicht nachweisbar. Intelligenzquotient ist vermindert. Geschlechtschromatin ist positiv (im Ausstrich der Mundschleimhaut). Chromosomenzahl (Karyogramm): 46, xx.

Bei dem Sohn der Patientin sind keine ausgeprägten Verkürzungen metakarpaler und metatarsaler Knochen feststellbar, da Capitulumskerne noch im Wachstum begriffen sind und die Hartlingslinie noch nicht mit Sicherheit bestimmbar ist.

Die Genealogie der beschriebenen Familie mit PPH ist auf Abb. 1 dargestellt, die Chromosomenanalyse in Tabelle 1.

Die am meisten charakteristischen Kennzeichen des PPH sind kurze metacarpale und metatarsale Knochen und normale Ca- und P-Befunde im Blut. Differentialdiagnostisch war es bei unseren Patientinnen leicht, einige ätiologische

Ursachen des „short metacarpal and metatarsal bone syndrome" auszuschließen (Gonadendysgenesie, Pubertas praecox, Hypophysäre Nanosomie, Gigantismus, Myositis osifficans progressiva, einige seltene hereditäre Skeleterkrankungen) [7, 8, 9, 10]. Es blieb nun zu entscheiden, ob es sich um PH oder um PPH handelt (obwohl bestimmte Autoren der Meinung sind, daß es sich nur um zwei Manifestationen — klinisch schwierigere und klinisch leichtere — der gleichen Krankheit handelt, wie auch, daß es zwischen diesen beiden Krankheiten auch Übergangs-

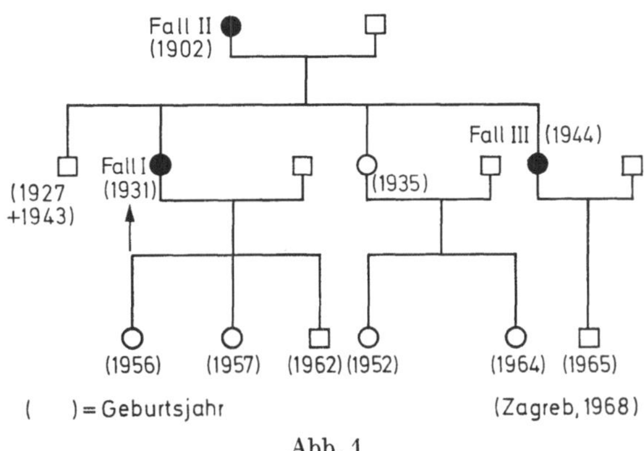

Abb. 1

fälle gibt) [1]. Zur Differentiation haben uns Ca -und P-Befunde im Blut wie auch Ausbleiben von Tetaniesymptomen oder ihren Folgen und Komplikationen gedient. Während beim PH Ca-Werte im Blut niedrig und P-Werte hoch sind, sind beim PPH Ca- und P-Werte im Blut normal [1, 6]. Gerade dies war der Fall bei unseren

Tabelle 1. *Chromosomenanalyse*

Fall 1: 46, XX	Zahl der Zellen		1	1	48	
	Chromosomenzahl		27	33	46	
Fall 2: 46, XX	Zahl der Zellen	1	1	1	33	
	Chromosomenzahl	37	43	45	46	
Fall 3: 46, XX	Zahl der Zellen		1	1	47	1
	Chromosomenzahl		35	41	46	48

(Familie Škrlec — Zagreb, 1968) Pseudo-Pseudohypoparathyreoidismus

drei Patientinnen. Auch das Ausbleiben der Parathormonresistenz nach dem Ellsworth-Howard-Test bestätigt die Diagnose des PPH [1].

Den PPH haben 1952 ALBRIGHT, FORBES und HENNEMAN [11] beschrieben. Das ist eine hereditäre Krankheit mit dominantem Erbgang und niedriger Penetranz, bei der der Gendefekt auf dem X-Chromosom lokalisiert ist. Biochemisch und enzymatisch gibt es zwei Hypothesen, die die Genese des PH und des PPH erklären wollen: die Hypothese der Parathormonresistenz in peripheren Receptoren (Nieren, Knochen) von ALBRIGHT aus dem Jahre 1952 [11] und die Hypothese der generellen Phosphattransportstörung im Organismus von SCHWARZ aus dem Jahre 1964 [1]. Genetisch kann man heute auf Grund der bisher untersuchten

Fälle sagen, daß das Phänomen primordial und quantitativ ist und daß die Verkürzung metakarpaler und metatarsaler Knochen von polymeren Genen abhängig
ist, die die Intensität und die Lokalisation des Phänomens bestimmen. Es besteht
auch die Tendenz der Bindung an andere genetisch bedingte Veränderungen,
allem Anschein nach additiv, daher sind verschiedene Kombinationen möglich.
Die Expressivität des Phänomens ist größer bei Frauen. Über das biochemische
und enzymatische Wesen der polymeren Gene wissen wir heute noch sehr wenig.

Zusammenfassung

Es werden drei Fälle in einer Familie (Mutter und zwei Töchter) beschrieben,
bei denen der Pseudo-Pseudohypoparathyreoidismus diagnostiziert ist. Klinische,
Labor- und Röntgenbefunde, wie auch Chromosomenanalyse sind für alle drei
Fälle angegeben. Diagnostische und Differentialdiagnostische Methoden für das
Syndrom kurzer metakarpaler und metatarsaler Knochen werden kurz besprochen,
wie auch enzymatische und genetische Aspekte des Pseudo-Pseudohypoparathyreoidismus. Die beschriebenen Fälle des Pseudo-Pseudohypoparathyreoidismus
stellen den 58., 59. und 60. in der Weltliteratur bekannten Fall dieser seltenen
Krankheit dar, die beschriebene Familie mit mehrfachen Fällen des Pseudo-
Pseudohypoparathyreoidismus ist die neunte in der Literatur bekannte Familie.

Literatur

1. Schwarz, G.: Pseudohypoparathyreoidismus und Pseudo-Pseudohypoparathyreoidismus,
   Berlin-Göttingen-Heidelberg: Springer 1964.
2. —, and K. Walter: Chromosomal analysis in a case of gonadal dysgenesis together with
   pseudo-pseudohypoparathyreoidismus. Lancet 1962, I, 1075.
3. — A case of pseudo-pseudohypoparathyreoidism with pathological-anatomical finding.
   Acta endocr. (Kbh.) 49, 331 (1965).
4. Piesowicz, A. T.: Pseudo-pseudohypoparathyreoidism with osteoma cutis. Proc. Soc.
   roy. Med. 58, 126 (1965).
5. Becker, K.: Pseudo-pseudohypoparathyreoidism (brachymetacarpal dwarfism). Endo-
   crinologic studies on a patient. Minn. Med. 48, 186 (1965).
6. Fakan, F., F. Musil, M. Pokorny, and V. Prokop: Syndrom tzv. pseudohypopara-
   thyreoidismu a pseudo-pseudohypoparathyreoidismu (PH a PPH). Cas. Lék. čes. 105,
   403 (1966).
7. Jesserer, H.: Tetanie. Stuttgart: Thieme 1958.
8. Quandt, J., u. W. Ponsold: Nebenschilddrüseninsuffizienz und tetanisches Syndrom.
   Jena: Fischer 1959.
9. Fourman, P.: Calciumstoffwechsel und Knochenkrankheiten. Stuttgart: Thieme 1963.
10. Steinbach, H. L.: The roentgen appearance of pseudohypoparathyreoidism (PH) and
    pseudo-pseudohypoparathyreoidism (PPH). Differentiation from other syndromes asso-
    ciated with short metacarpals, metatarsals and phalanges. Amer. J. Roentgenol. 97,
    49 (1966).
11. Albright, F., A. P. Forbes, and P. H. Henneman: Pseudohypoparathyreoidism. Trans.
    Ass. Amer. Phycns 65, 337 (1952).

Aus dem Pathologischen Institut der Universität Hamburg
(Direktor: Prof. Dr. G. Seifert)

Bildungsstätten von Thyreocalcitonin*

J. Kracht und U. Hachmeister

Mit 2 Abbildungen

Aufgeforderter Vortrag

Die Entdeckung des hormonalen Polypeptids Calcitonin [7]-Thyreocalcitonin [13] führte zu neuen Vorstellungen über die Calciumhomöostase. Sie aktivierte die Morphologie zur Abklärung der Bildungsstätten des neuen Hormons und seiner Wirkungen am Erfolgsorgan Knochen. Aus den Befunden von Hirsch u. Mitarb. [13] war zu folgern, daß das hypocalcämisierende Prinzip in der Schilddrüse gebildet werden müßte (Thyreocalcitonin). Die vergleichende Endokrinologie lehrt jedoch, daß dies nicht obligatorisch der Fall ist. Es gibt Species mit ausschließlich ultimobranchialen Calcitoninaktivitäten, z. B. das Haushuhn [8] und solche mit Hormonaktivitäten im Ultimobranchialkörper und in der Schilddrüse, z. B. die Taube [24]. Die Entscheidung über die Zugehörigkeit zum:

1. Thyreocalcitonintyp,
2. Calcitonintyp oder
3. Thyreocalcitonin-Calcitonintyp erfolgt während der embryonalen Entwicklung, in der der Ultimobranchialkörper a) quantitativ, b) überhaupt nicht oder c) semiquantitativ in die Schilddrüse inkorporiert wird. In dieser Sicht wäre die von Copp u. Mitarb. [7] vorgeschlagene Bezeichnung Calcitonin konsequent. Der Begriff Thyreocalcitonin (TCT) hat sich indessen durchgesetzt, darf jedoch nur bei Species mit thyreoidalen Aktivitäten angewendet werden. Da an dieser Stätte nur über die Bildungsstätten des Thyreocalcitonins berichtet werden soll, wird die ultimobranchiale Genese der Thyreocalcitoninbildungsstätten ausgeklammert.

Die Bezeichnung C-Zelle [26] ist eine sich an die Funktion (Calcitonin) anlehnende Nomenklatur. Sie ersetzt eine Vielzahl von Bezeichnungen, unter denen der Begriff „parafollikuläre" Zelle [25] am bekanntesten ist. Nach der Erstbeschreibung durch Baber [4] und der Wiederbeschreibung durch Hürthle [14] beim Hund, machte Nonidez [25] bei der gleichen Species auf argyrophile Eigenschaften dieser Zelle aufmerksam. Er beschrieb sie als zweiten epithelialen Zelltyp der Schilddrüse und äußerte die Hypothese einer vom Follikelepithel unterschiedlichen Funktion. Die auf Nonidez [25] folgende Literatur konzentrierte sich im wesentlichen auf die Existenzfrage der „parafollikulären" Zelle. Während auf der einen Seite ihre Sonderstellung bejaht wurde [2, 28], galt sie andererseits als Kunstprodukt der histologischen Technik [19] und damit als nicht existent. Die TCT-Forschung hat diesen Punkt zu Gunsten der Annahme von Nonidez [25]

* Mit Unterstützung der Deutschen Forschungsgemeinschaft

entschieden. Mit der indirekten Immunfluorescenztechnik ist bei mehreren Species (Schwein, Hund, Schaf, Kaninchen) bewiesen worden, daß TCT in den C-Zellen der Schilddrüse enthalten ist und dort gebildet wird [5, 15, 16]. Nur Species mit thyreoidalen C-Zellen enthalten TCT-Aktivitäten in der Schilddrüse.

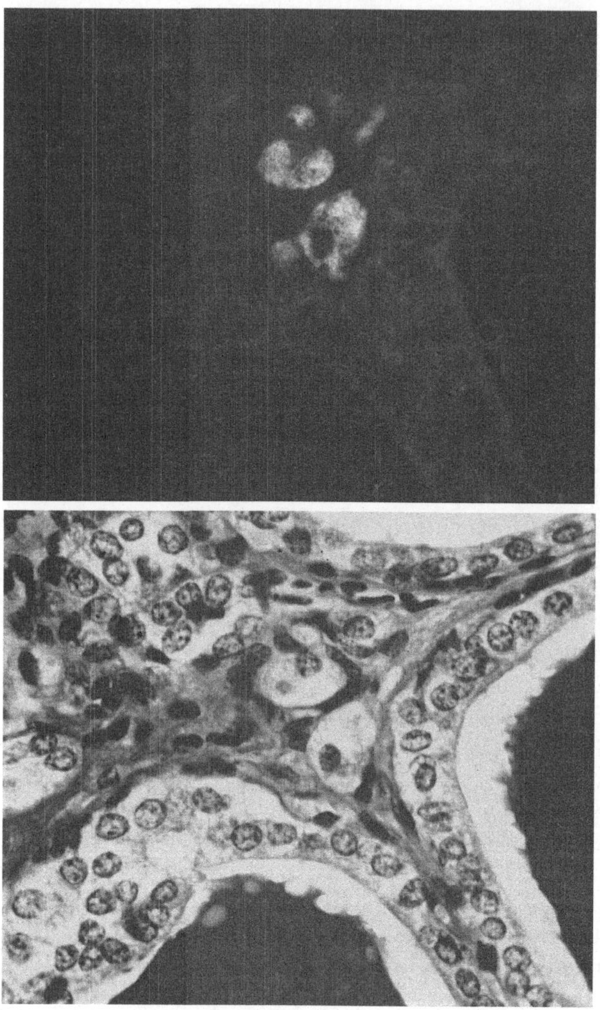

Abb. 1, oben. Immunhistologische Darstellung von C-Zellen in der Schilddrüse des Schweines mit Anti-Schwein-TCT vom Kaninchen. Follikelepithelien und Kolloid verhalten sich negativ. Unten. Umfärbung des gleichen Schnittes auf PAS-Hämalaun erlaubt eine Zuordnung in Standardfärbungen. Nicht alle hellen Zellen sind C-Zellen! (510fach)

Da Standardfärbungen für die C-Zellendiagnostik ungeeignet sind, wird die Anwendung spezifischer Färbungen notwendig. In der Reihenfolge ihres Aussagewertes sind dies:

    1. Immunhistologie;

    2. Aminmechanismen (Amine precursor uptake and decarboxylation = APUD) nach der von FALCK angegebenen Methodik [9];

3. Alpha-Glycerophosphatdehydrogenase-Nachweis [26] und
4. Argyrophilie [25].

Auf elektronenmikroskopischer Ebene ergaben sich weitere Unterschiede zwischen C-Zelle und Follikelepithelzelle [3, 18, 30, 31, 33].

Wir kombinierten diese Verfahren, um durch Vergleich adäquate Maßstäbe zur Lokalisation und Differenzierung des C-Zellensystems zu setzen. Durch Umfärbung immunhistologischer Präparate konnten wir uns davon überzeugen, wie naheliegend es ist, C-Zellen als tangential angeschnittene Follikel zu deuten Umgekehrt wird man enttäuscht, wenn man von der Annahme ausgeht, daß helle Zellen obligatorisch C-Zellen wären (Abb. 1).

Die im APUD-Mechanismus dargestellten C-Zellen wurden in einem weiteren Arbeitsgang versilbert. Am gleichen Schnitt wird deutlich, daß aminspeichernde fluorescierende C-Zellen zwar generell mit den argyrophilen Elementen übereinstimmen, daß die Zahl versilberbarer Zellen aber etwas größer ist. Dieser Befund bestärkt uns darin, der APUD-Methode eine größere Spezifität bei der Darstellung von C-Zellen zuzuerkennen. Auf cellulärer Ebene kann die Intensität beider Reaktionen unterschiedlich sein (Abb. 2). Die Umfärbung versilberter C-Zellen nach Entsilberung setzt ähnliche Vergleichsmaßstäbe wie Umfärbungen immunhistologischer Präparate. Es muß betont werden, daß Argyrophilie und der histochemische Nachweis von Alpha-Glycerophosphatdehydrogenase bei einzelnen Species unterschiedlich ausfallen und die Reproduzierbarkeit manche Wünsche offen läßt.

Zur Orthologie intrathyreoidaler C-Zellen ergeben sich speciesvariable Verteilungsmuster. Bei kleinen Laboratoriumstieren (Kaninchen, Maus, Meerschweinchen, Ratte) sind C-Zellen in den zentralen Anteilen beider Schilddrüsenlappen lokalisiert und fehlen in der Peripherie. Bei Schaf und Meerschweinchen kommen physiologischer Weise C-Zellennester und -inseln vor, die sich in Standardfärbungen vom Follikelepithel praktisch nicht abheben. Man findet sowohl im Verband des Follikelepithels gelegene C-Zellen, als auch epi- und parafollikuläre Anordnungen, u. U. auch eine Lokalisation im Interstitium. Im Follikellumen nachgewiesene C-Zellen halten wir für vorgetäuscht und deuten sie als in einer anderen Schnittebene gelegene Elemente. Der weiteren Abklärung bedarf die Frage, ob dunkle und helle bzw. argyrophile und nicht argyrophile C-Zellen verschiedene Funktionszustände ein und desselben Systems repräsentieren oder ob es verschiedene C-Zellen Typen gibt.

Die experimentelle Pathologie des C-Zellensystems steht noch in den Anfängen. Wir sahen bei der Ratte nach AT 10-Gaben eine Hyperplasie, funktionelle Kernschwellung, Mehrkernigkeit und vermehrte Mitosen [10] und am hypophysenlosen Tier eine Profilierung dieses Zelltyps bei abgeflachtem Follikelepithel. TSH-Mangel bedingt somit im Vergleich zum Follikelepithel keine Involution des C-Zellensystems. Mit TCT-Präparationen vom Schwein immunisierte Kaninchen zeigten im Langzeitversuch eine Involution der C-Zellen mit kleinen pyknotischen Kernen und eosinophilem Cytoplasma. BUSSOLATI und PEARSE [5 (2)] fanden dagegen an mit TCT immunisierten Meerschweinchen neben einer Autoimmunthyreoiditis eine Hypertrophie und Hyperplasie der C-Zellen. Knotige C-Zellenhyperplasien sind in Form der sog. Gamma-Tumoren bei alten Ratten beschrieben worden [29]. Diese Ansätze für eine lichtmikroskopisch ausgerichtete funktionelle Pathologie wurden durch elektronenmikroskopische Befunde an C-Zellen in verschiedenen Funktionszuständen ergänzt [6, 20, 27, 34].

In der Schilddrüse des Menschen sind C-Zellen seltener als bei kleinen Laboratoriumstieren. Man findet sie am leichtesten in den dorsalen medianen Anteilen des oberen Pols. Wir stellten sie wie Sandritter und Klein [28] durch Silberimprägnation dar und müssen bestätigen, daß hierbei die Mitimprägnation des Follikelepithels bis zur Nichtbeurteilbarkeit stören kann. Die in vitro APUD-Methode durch Inkubation von Operationsmaterial in 1-Dopa, Gefriertrocknung,

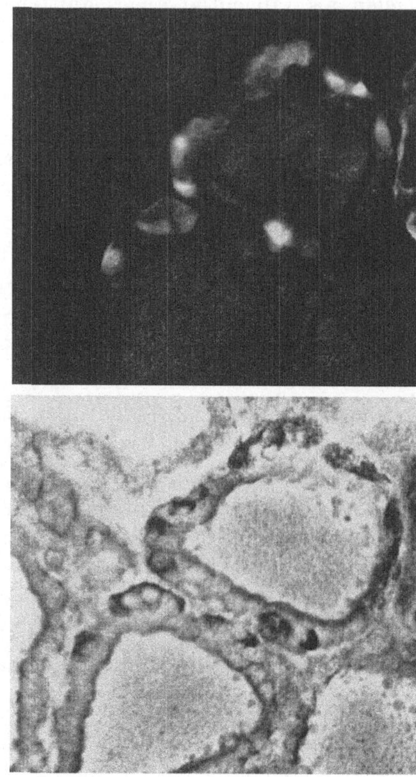

Abb. 2, oben. Rattenschilddrüse. Darstellung von C-Zellen mit der APUD-Methode. Aminspeichernde Zellen liegen vorwiegend epifollikulär. Unten. Silberimprägnation des gleichen Schnittes (Methode von Hellerström und Hellman) zur Darstellung argyrophiler C-Zellen. Approximative Übereinstimmung mit Amin-speichernden Zellen bei unterschiedlichem Intensitätsausfall der Reaktionen (320fach)

Bedampfung mit Paraformaldehyd und Paraffineinbettung im Vacuum liefert gute Ergebnisse. C-Zellenbefunde beim Menschen von Pearse [26] stützen sich auf den Nachweis einer starken Alpha-Glycerophosphat-Dehydrogenaseaktivität. Während sich follikuläre Adenome von Fällen mit Struma nodosa, heißen und kalten Knoten als C-zellenfrei erwiesen, beobachteten wir in mehreren Fällen von primärem Hyperparathyreoidismus eine C-Zellenhyperplasie (s. a. 26). Einen besonderen Befund bot ein von Kuhlencordt [17] als quintärer Hyperparathyreoidismus beschriebener Fall. Wir fanden neben einer diffusen C-Zellenhyperplasie solide und follikelbildende argyrophile Mikroadenome vom Typ der Onkocyten. Wie die diffus hyperplastischen C-Zellen färbten sich diese Elemente mit Luxol fast blue an. Vergleichsweise konnten C-Zellen bei anderen Species am eingebetteten Material nicht mit Luxol fast blue dargestellt werden. PEARSE [26] gibt dagegen eine Anfärbung von C-Zellen mit Luxol fast blue an gefriergetrocknetem und mit Paraformaldehyd bedampftem Material an. Aus unseren Befunden ergibt sich die Frage, ob C-Zellen in Onkocyten transformiert werden können bzw. welche Bedeutung onkocytären C-Zellen zukommt. Nachdem bereits ALTMANN [2] auf die Identität von Askanazy-Zellen mit der eosinophilen Variante der parafollikulären Zelle aufmerksam gemacht hat, wird man das Onkocytenproblem in der Schilddrüse auch unter den Aspekten der C-Zellen bearbeiten müssen. Abgeklärt werden müßten ihre Beziehungen zu den Askanazy-Zellen und besonders auch zu den Hürthle-Zelltumoren [12]. Weitere Aufgaben liegen in der Erarbeitung von Unter- und Überfunktionszuständen des C-Zellensystems mit den jeweils primären und sekundären Varianten. Man kann sich vorstellen, daß die beim Hyperparathyreoidismus gefundene C-Zellenhyperplasie gegenregulatorisch bedingt und damit sekundärer Art ist. Ein C-Zellsubstrat für die beim Pseudohypoparathyreoidismus erhöht gefundene TCT-Konzentration in der Schilddrüse [1, 32] steht noch aus, so daß die Art dieser Störung weiterhin offen ist. Interesse beansprucht das TCT-Überschußsyndrom, bei dem — wenn auch mit unzureichender Methodik — über eine C-Zellenhyperplasie berichtet worden ist [21]. Als gesichert kann dagegen die C-Zellengenese des medullären Carcinoms angesehen werden [22, 23]. Seine Sonderstellung als C-Zellencarcinom der Schilddrüse sollte künftig in den Einteilungen der malignen Schilddrüsengeschwülste zum Ausdruck gebracht werden. Ein durch extrathyreoidale maligne Geschwülste bedingtes paraneoplastisches TCT-Syndrom ist zwar erörtert [11], bisher aber nicht bewiesen worden.

Zusammenfassung

Thyreocalcitonin wird in den „parafollikulären" C-Zellen der Schilddrüse gebildet. Dieses Zellsystem ist ultimobranchialen Ursprungs. Es besitzt eine vom Follikelepithel unterschiedliche Ultrastruktur. Lichtmikroskopisch kann es mit immunhistologischer Methodik, durch Aminmechanismen, Alpha-Glycerophosphat-Dehydrogenasenachweis und durch Silberimprägnation dargestellt werden. Die Kombination dieser Methoden untereinander oder mit Standardfärbungen potenziert den Aussagewert eines Verfahrens. Ihr Einsatz erlaubt im Gegensatz zu Standardfärbungen eine relevante C-Zellendiagnostik. Erste Befunde zur funktionellen Pathologie bei Tier und Mensch deuten auf quantitative und qualitative Veränderungen der C-Zellen besonders bei Hypercalcämie hin.

Literatur

1. ALIAPOULIOS, M. A., E. F. VOELKEL, and P. L. MUNSON: Assay of human thyroid glands for thyrocalcitonin activity. J. clin. Endocr. **26**, 897 (1966).
2. ALTMANN, H.-W.: Die parafollikuläre Zelle der Schilddrüse und ihre Beziehungen zu der gelben Zelle des Darmes. Beitr. path. Anat. **104**, 420 (1940).
3. AOI, T.: Electron microscopic studies of the follicle cells and parafollicular cells in the thyroid gland of the primates. Okajimas Folia anat. jap. **42**, 63 (1966).
4. BABER, E. C.: Contributions to the minute anatomy of the thyroid gland of the dog. Phil. Trans. B **166**, 557 (1876).

5. Bussolati, G., and A. G. E. Pearse: (1) Immunofluorescent localization of calcitonin in the "C" cells of pig and dog thyroid. J. Endocr. **37**, 205 (1967); — (2) Immunofluorescence studies on the source of calcitonin, and the effect of immunization with calcitonin on the thyroid gland of the guinea pig, Proc. Symp. on Thyrocalcitonin and the C-cells. Heinemann Med. Books, Ltd. 1968, S. 133.

6. Capen, C. C., and D. M. Young: The ultrastructure of the parathyroid glands and thyroid parafollicular cells of cows with parturient paresis and hypocalcemia. Lab. Invest. **17**, 717 (1967).

7. Copp, D. H., A. G. F. Davidson, and B. Cheney: Evidence for a new parathyroid hormone which lowers blood calcium. Proc. Can. Fed. Biol. Soc. **4**, 17 (1961).

8. — Development of the calcitonin concept — a decade in perspective. Proc. Symp. on thyrocalcitonin and the C cells. Heinemann Med. Books, Ltd 1968.

9. Falck, B.: Observations on the possibilities of the cellular localization of monoamines by a fluorescence method. Acta phys. scand. Suppl. 197, (1962).

10. Hachmeister, U., J. Bönicke, M. Lenke und J. Kracht: Die C-Zellen der Rattenschilddrüse bei Hyper- und Hypocalcämie. 13. Symp. dtsch. Ges. Endokr., S. 268. Berlin-Göttingen-New York: Springer 1968.

11. Hall, T. C., C. T. Griffiths, and J. R. Petranek: Hypocalcemia — an unusual metabolic complication of breast cancer. New Engl. J. Med. **275**, 1474 (1966).

12. Hamperl, H.: Onkozyten und Onkozytome. Verh. dtsch. Ges. Path. **45**, 227 (1961); — Virchows Arch. path. Anat. **335**, 452 (1962).

13. Hirsch, P. F., G. Gauthier, and P. L. Munson: Thyroid hypocalcemic principle and recurrent laryngeal nerve injury asfactors affecting the response to parathyroidectomy in rats. Endocrinology **73**, 244 (1963).

14. Hürthle, K.: Beiträge zur Kenntnis des Sekretionsvorganges in der Schilddrüse. Pflügers Arch. ges. Physiol. **56**, 1 (1894).

15. Kracht, J., U. Hachmeister, H.-J. Breustedt, and M. Lenke: Immunhistological studies on thyrocalcitonin in C cells. Endokrinologie **52**, 395 (1968).

16. — — —, J. Bönicke, and M. Lenke: Histopathological investigation on C cells. Proc. Symp. on thyrocalcitonin and the C cells. Heinemann Med. Books Ltd. 1968, S. 143.

17. Kuhlencordt, F.: Der Hyperparathyreoidismus (Standpunkt des Klinikers). 14. Symp. Dtsch. Ges. Endokr. Berlin-Göttingen-New York: Springer (Im Druck).

18. Luciano, L., u. E. Reale: Elektronenmikroskopische Beobachtungen an parafollikulären Zellen der Rattenschilddrüse. Z. Zellforsch. **64**, 751 (1964).

19. Ludwig, K. S.: Beiträge zur Schilddrüsenstruktur. II. Gibt es „inter- oder parafollikuläres" Epithel in der Schilddrüse? Acta anat. (Basel) **19**, 28 (1953).

20. Matsuzawa, T., and K. Kurosumi: Morphological changes in the parafollicular cells of the rat thyroid glands after administration of calcium shown by electron microscopy. Nature (Lond.) **213**, 927 (1967).

21. Mazzuoli, G. F., G. Coen, and L. Baschieri: Thyrocalcitonin excess syndrome. Lancet **1966, I**, 1192.

22. Meyer, J. S., and W. Abdel-Bari: Granules and thyrocalcitonin-like activity in medullary carcinoma of the thyroid gland. New Engl. J. Med. **278**, 523 (1968).

23. Milhaud, G., M. Tubiana, C. Parmentier et G. Coutris: Epithélioma de la thyroïde sécrétant de la thyrocalcitonine. C. R. Acad. Sci. (Paris) **266**, 608 (1968).

24. Moseley, J. M., E. W. Matthews, R. H. Breed, L. Galante, A. Tse, and I. MacIntyre: The ultimobranchial origin of calcitonin. Lancet **1968, I**, 108.

25. Nonidez, J. F.: The origin of the "parafollicular" cell, a second epithelial component of the thyroid gland of the dog. Amer. J. Anat. **49**, 479 (1931/32).

26. Pearse, A. G. E.: The cytochemistry of the thyroid C cells and their relationship to calcitonin. Proc. roy. Soc. B **164**, 478 (1966).

27. Robertson, D. R.: The ultimobronchial body in Rana pipiens. IV. Hypercalcemia and glandular hypertrophy. Z. Zellforsch. **85**, 441 (1968); — V. Hypercalcemia and secretory activity evidence for the origin of calcitonin. Z. Zellforsch. **85**, 453 (1968).

28. Sandritter, W., u. K. H. Klein: Über argyrophile Zellen in der Schilddrüse. Frankfurt. Z. Path. **65**, 204 (1954).

29. Scott, E. B.: Nodular hyperplasia in thyroids of aged rats fed normal or valine-deficient diets. Arch. Path. **84**, 638 (1967).
30. Stoeckel, M.-E., A. Porte et B. Canguilhem: Sur l'ultrastructure des cellules parafolliculaires de la thyroide du hamster sauvage (Cricetus cricetus). C. R. Acad. Sci. (Paris) **264**, 2490 (1967).
31. Tashiro, M.: Electron microscopic studies of the parafollicular cells in the thyroid gland of the dog. Okajimas Folia anat. jap. **39**, 191 (1964).
32. Tashjian, A. H. Jr., A. G. Frantz, and J. B. Lee: Pseudohypoparathyreoidism: assay of parathyroid hormone and thyrocalcitonin. Proc. nat. Acad. Sci. (Wash.) **56**, 1138 (1966).
33. Wissig, S. L.: The fine structure of parafollicular (light) cells of the rat thyroid gland. Proc. 5th Internat. Congr. Electron Micr. **2**, 1 (1962).
34. Young, B. A., A. D. Care, and T. Duncan: Some observations on the light cells of the thyroid gland of the pig in relation to thyrocalcitonin production. J. Anat. (Lond.) **102**, 275 (1968).

Diskussion

H. G. Goslar:

Enthalten die demonstrierten parafollikulären Tumoren, die wie Onkocytome aussehen, auch saure Mucopolysaccharide? In einem gemeinsam mit Schneider und Undeutsch 1963 und 1964 publizierten Fall eines Onkocytoms haben wir eine starke Anhäufung besagter Substanzen, die mit einer Abnahme PJS-positiver Substanzen einhergehen, beobachten können.

G. W. Parade:

fragt, ob die Bildungsstätten des Thyreocalcitonins in besonderen Gebieten der Schilddrüse lokalisiert sind. Dies wäre u. U. für den Chirurgen wichtig. Bei der Entfernung von Schilddrüsenadenomen sollte man sich auch ein Urteil über die etwaige Aktivität der TCT-Zellen machen und entsprechende Areale der mikroskopischen Untersuchung zuführen. Außerdem dürfte es besser sein, daß bei Schilddrüsenoperationen TCT-Bildungsstätten nicht vollständig entfernt werden.

J. Kracht:

Zur Frage von Herrn Goslar ist zu antworten, daß wir das Vorkommen von sauren Mucopolysacchariden in Onkocyten nicht geprüft haben.

Das Verteilungsmuster der C-Zellen ist speciesabhängig. Beim Menschen liegen sie bevorzugt in den dorso-medianen Anteilen des oberen Drittels, besonders in Höhe der oberen Epithelkörperchen.

Aus der Abteilung für Endokrinologie und Stoffwechsel (Prof. Dr. E. F. Pfeiffer) des Zentrums für Innere Medizin der Universität Ulm

Die Physiologie und Pathophysiologie des Thyreocalcitonins

R. Ziegler und E. F. Pfeiffer[1]

Mit 4 Abbildungen

Aufgeforderter Vortrag

Entdeckung des Thyreocalcitonins

Es ist erstaunlich, daß das Thyreocalcitonin (TCT) erst verhältnismäßig spät entdeckt worden ist. Teilweise ist dies nur zufallsbedingt: Im Jahre 1925 hatte Zondek bereits einen calciumsenkenden Extrakt aus Epithelkörperchengewebe, das wohl mit Schilddrüsengewebe vermengt war, hergestellt. Er zog jedoch sein Manuskript mit dieser Beobachtung zurück aus Sorge, sein Befund könnte gegenüber der hypercalciämischen Wirkung der Extrakte von Collip u. Clark (1925) auf einem Irrtum beruhen (Zondek u. Ucko, 1966). Fast 40 Jahre lang galt das Parathormon (PTH) als einziges Hormon, das den Ca-Spiegel spezifisch reguliert (vgl. McLean u. Urist, 1961). Sanderson, Marshall u. Wilson (1960) beobachteten nun, daß thyreoparathyreoidektomierte Hunde aus einem Zustand der Hypercalciämie wesentlich langsamer wieder in den Normbereich gelangten als Kontrollen. Copp und sein Arbeitskreis entdeckten die Ursache: ein aktiv calciumsenkendes Prinzip normalisiert den erhöhten Ca-Spiegel (Copp, Davidson u. Cheney, 1961; Copp, Cameron, Cheney, Davidson u. Henze, 1962). Durch Hyper- und Hypocalciämien bei Hunden, denen während der Tests Schild- und Nebenschilddrüsen entfernt wurden, und durch Perfusionsversuche am isolierten Schild-Nebenschilddrüsenpräparat wurde der Faktor im physiologischen Experiment nachgewiesen. Copp führte das neuentdeckte Hormon zunächst auf die Epithelkörperchen zurück und benannte es „Calcitonin", d. h. ein regulierendes Prinzip des „Tonus" des Calciums in der Körperflüssigkeit.

Im Arbeitskreis von Munson (1961) war aufgefallen, daß Parathyreoidektomie durch Elektrokauterisierung bei der Ratte wesentlich rascher zur Hypocalciämie führte als eine chirurgische Entfernung der Drüsen. Es zeigte sich, daß durch Schilddrüsenkauterisierung ein calciumsenkender Faktor freigesetzt wurde (Hirsch, Gauthier u. Munson, 1963) (Abb. 1), der in Schilddrüsenextrakten als exogener Wirkstoff biologisch nachgewiesen werden konnte (Hirsch, Voelkel u. Munson, 1964). In Anlehnung an die Coppsche Bezeichnung wurde das Prinzip „Thyreo"-Calcitonin benannt.

---

[1] Die in dieser Arbeit erwähnten eigenen Untersuchungen wurden mit Hilfe der Deutschen Forschungsgemeinschaft, Bad Godesberg, durchgeführt.

Die getrennte Perfusion von Epithelkörperchen und Schilddrüse bei Schaf und Ziege führte zu einer eindeutigen Lokalisierung des Faktors in der Schilddrüse, zumindest beim Säugetier (COPP u. HENZE, 1964; FOSTER, BAGHDIANTZ, KUMAR, SLACK, SOLIMAN u. McINTYRE, 1964; CARE u. KEYNES, 1965). Die Calcitoninsezernierenden und -produzierenden thyreoidalen Zellelemente wurden C-Zellen benannt (vgl. den Beitrag von KRACHT u. HACHMEISTER in diesem Band).

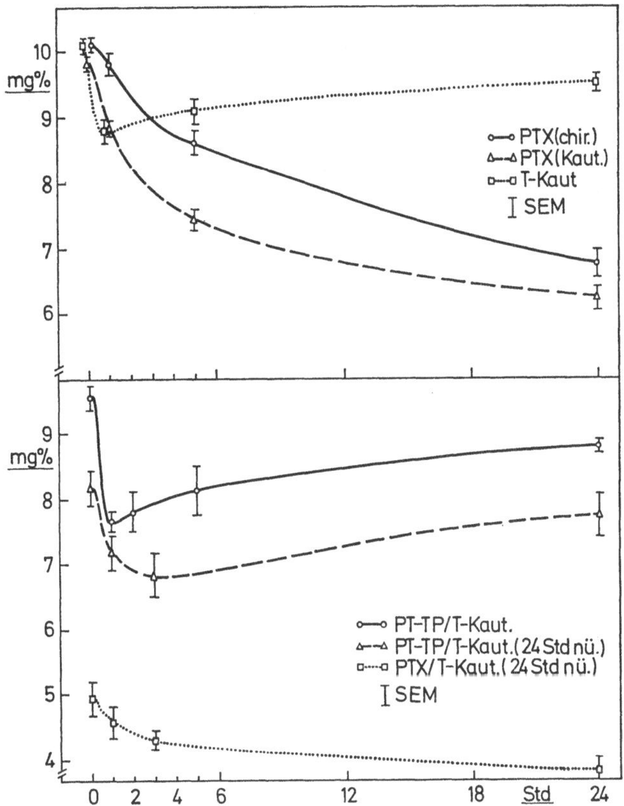

Abb. 1. Oben: Schneller Abfall des Serumcalciums von Ratten nach Parathyreoidektomie durch Elektrokauterisierung (PTX-Kaut., n = 9) und nach Schilddrüsenkauterisierung (T-Kaut., n — 10), langsamer Abfall nach chirurgischer Parathyreoidektomie (PTX-Chir., n = 10). Unten: Vergleich des Serumcalciumabfalls bei Schilddrüsenkauterisierung von epithelkörperchentransplantierten Ratten in gefüttertem Zustand (PT-TP/T-Kaut., n = 5) und nach 24 Std Hungern (PT-TP/T-Kaut.-24 Std nü., n = 8) sowie von seit 24 Std hungernden parathyreoidektomierten Ratten (PTX/T-Kaut., 24 Std nü., n = 9). (Aus: ZIEGLER, RIECHMANN, GREBENSTEIN und PFEIFFER, 1968)

Im vergangenen Jahr eröffneten sich interessante Perspektiven zur Herkunft der C-Zellen; sie lassen sich embryologisch auf das ultimobranchiale Organ zurückführen [s. COPP, 1967 (1); MOSELEY, MATTHEWS, BREED, GALANTE, TSE u. McINTYRE, 1968]. Vögel, die dieses Organ getrennt von der Schilddrüse besitzen, bilden das Thyreocalcitonin hier und nicht in der Schilddrüse. Der Begriff „Thyreo"-Calcitonin gilt also eigentlich nur für die Mammalia. Die endgültige Terminologie ist möglicherweise noch nicht abgeschlossen [COPP, 1967 (2)].

Isolierung des Thyreocalcitonins[2]

Obwohl die Herstellung nicht oder nur wenig gereinigter, aber hypocalciämisch wirksamer Schilddrüsenextrakte recht einfach ist, wurde eine endgültige Isolierung noch nicht erreicht. Nach der Methode von Hirsch et al. (1964) lassen sich aus Schweineschilddrüsen durch Salzsäureextraktion und Ultrazentrifugation potente Präparationen gewinnen. Baghdiantz, Foster, Edwards, Kumar, Slack, Soliman u. McIntyre (1964) gingen von acetongetrocknetem Material aus und brachten Salzfraktionierung und Gelfiltration zur Anwendung. Nachdem das Molekulargewicht des Thyreocalcitonins zunächst in der Größenordnung des Parathormons angesetzt worden war (Tenenhouse, Arnaud u. Rasmussen, 1965), liegen die Ergebnisse neuerer Analysen mit Angaben von 3600 bei 32 Aminosäuren (Matthews et al., 1967) und 4500 bei 43 (Potts, Reisfeld, Hirsch u. Munson, 1967) bzw. 5100 bei 46 bis 48 Aminosäuren (Hawker, Rasmussen u. Glass, 1967) niedriger und stimmen mit der Schätzung nach TCT-Ultrazentrifugierung in Sucrosegradienten überein (O'Riordan, Tashjian, Munson, Condliffe u. Aurbach, 1966). Die Anwesenheit von Cystein wurde nur von Matthews et al. (1967) festgestellt.

In einigen verhältnismäßig hochgereinigten Thyreocalcitoninpräparationen ließ sich noch Jod feststellen (Blanquet, Croizet, Moura, Dumora u. Baghdiantz, 1967; Tashjian u. Voelkel, 1967). Falls es sich hierbei nicht nur um eine Verunreinigung handelt, besteht die Möglichkeit von Wechselwirkungen mit den eigentlichen Schilddrüsenhormonen.

Biologische Wirkung des Thyreocalcitonins

Die Experimente, die zur Entdeckung des Thyreocalcitonins geführt haben, entstammten der Physiologie des Calciums und hatten bereits wesentliche Eigenarten seiner Wirksamkeit aufgezeigt. In eigenen Versuchen wurden die Effekte des Hormons an intakten, parathyreoidektomierten, thyreo-parathyreoidektomierten und nebenschilddrüsentransplantierten Ratten untersucht (Ziegler, Riechmann, Grebenstein u. Pfeiffer, 1968). Die Transplantation der Epithelkörperchen ermöglicht Eingriffe an der Schilddrüse, ohne daß dabei die Parathyreoideae tangiert werden (Morey, 1966; Tashjian, 1966).

Das Hormon weist ein charakteristisches Wirkungsprofil auf. Die Schnelligkeit des Wirkungseintritts (verglichen mit der des Parathormons) wird bei der Parathyreoidektomie durch Kauterisierung, noch deutlicher bei Gabe exogenen Hormons ersichtlich. Nach etwa 1 Std ist das Wirkungsmaximum erreicht; anschließend steigt das Calcium wieder an, sofern dem Extracellulärraum Calcium durch Mobilisation am Knochen mit Hilfe endogenen Parathormons oder durch Ca-Zufuhr von außen bei Parathyreoidektomie zugeführt wird. Die Wirkungsdauer ist ausgesprochen kurzfristig.

Die Ausschüttung von Thyreocalcitonin wird im Organismus durch einen erhöhten Ca-Spiegel stimuliert (Copp et al., 1962). Nach hypercalciämischer Perfusion des ultimobranchialen Organes des Huhnes rief das Perfusat in Empfängertieren einen markanten Calciumabfall hervor, hypermagnesiämische Perfusion

---

hatte keine sichere Wirkung (ZIEGLER, TELIB u. PFEIFFER, unveröff. Beob.). Wenn das endogene Thyreocalcitonin ausfällt, führen Calciumgaben zu wesentlich höheren und länger anhaltenden Calciumanstiegen (Abb. 2, oben). Der Defekt läßt sich durch exogenes Hormon substituieren. Die Epithelkörperchen haben auf diese Vorgänge keinen Einfluß (s. epithelkörperchentransplantierte Tiere, Abb. 2, unten).

Bei mehrfacher Gabe von exogenem Thyreocalcitonin rufen kleinere Dosen, wiederholt gegeben, einen tieferen Ca-Abfall hervor als eine einzelne größere. Das

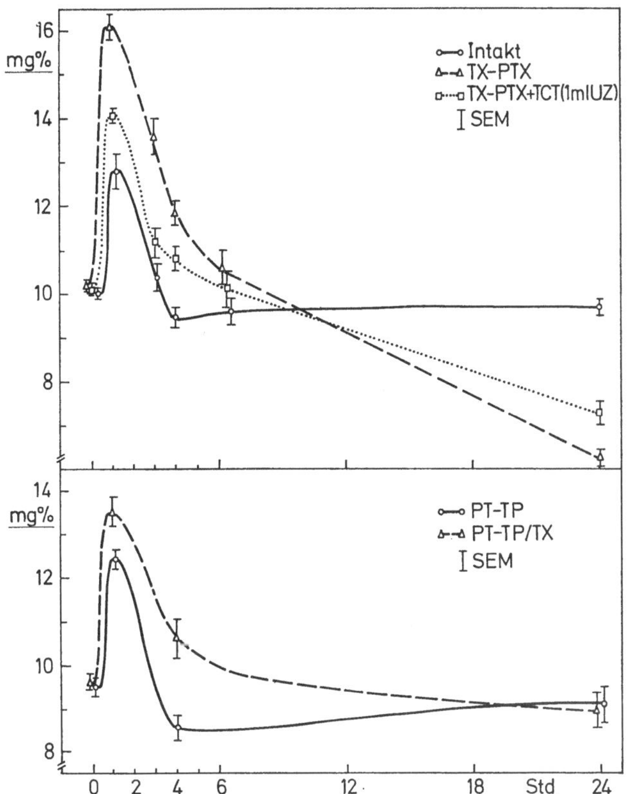

Abb. 2. Höherer und länger anhaltender Anstieg des Serumcalciums bei thyreoparathyreoidektomierten Ratten (TX-PTX, n = 15) nach intraperitonealer Injektion von 5 mg Ca^{++}/100 g K. G. als bei intakten Ratten (n = 15). Substitution des Schilddrüsenausfalls durch Thyreocalcitonininjektion (TX-PTX + 1 ml Ultrazentrifugat, n = 19). Entsprechendes Verhalten bei epithelkörperchentransplantierten (PT-TP, n = 10) und epithelkörperchentransplantierten thyreoidektomierten Ratten (PT-TP/TX, n = 18). (Aus: ZIEGLER, RIECHMANN, GREBENSTEIN und PFEIFFER, 1968)

Wirkungsmaximum der zweiten Dosis ist dabei auffällig prolongiert. Dieser Befund widerspricht der Beobachtung von ALIAPOULIOS, SAVERY u. MUNSON (1965), die Thyreocalcitonin dreimal in Abständen von 75 min gegeben hatten und 75 min nach der letzten Gabe den gleichen Spiegel sahen wie 75 min nach der ersten. Hier spielen vielleicht Dosierungsunterschiede und differente Präparationen eine Rolle.

In typischer Weise wird die hypocalciämische Wirkung des Thyreocalcitonins im Antagonismus zum Parathormon demonstriert (MILHAUD u. MOUKTHAR, 1966;

ANAST, ARNAUD, RASMUSSEN u. TENENHOUSE, 1967). Nach einer zeitlichen Vorgabe von Parathormon kann Thyreocalcitonin den Calciumanstieg in jeder Wirkungsphase unterbrechen oder verkürzen. Fast gleichzeitige Gabe beider Prinzipien führt höchstens zu einer geringen PTH-bedingten positiven, aber nichtsignifikanten Nachschwankung nach 6 bis 9 Std (ZIEGLER et al., 1968).

Auf welchem Wege wirkt das Thyreocalcitonin calciumsenkend? Zwei Wege zum Calciumabfall sind denkbar: ein vermehrter Abstrom des Minerals aus dem Serum, also eine gesteigerte Calciumclearance des Serums über die renale oder

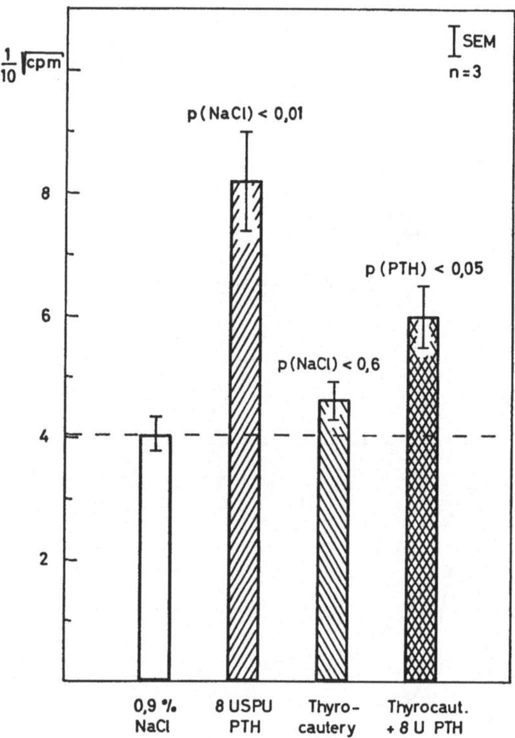

Abb. 3. Wirkung der Stimulierung der Thyreocalcitoninsekretion durch Schilddrüsenkauterisierung auf die Ausscheidung von ^{32}P durch die parathyreoidektomierte Ratte in Äthanolnarkose: keine Änderung der Phosphaturie durch Thyreocalcitonin, jedoch deutliche Hemmung der Parathormon-Phosphaturie. [Aus ZIEGLER und PFEIFFER, 1967(2)]

intestinale Ausscheidung bzw. über eine gesteigerte Aufnahme in den Knochen, oder ein verminderter Einstrom durch Verminderung der Ca-Resorption oder durch Hemmung der Osteolyse. Weder der Darm noch die Niere liefern jedoch einen entscheidenden Beitrag zur Wirkung des Thyreocalcitonins; eviscerierte (ALIAPOULIOS et al., 1965) und nephrektomierte Ratten zeigten eine ungestörte Reaktion auf Thyreocalcitonin (HIRSCH et al., 1964). Die intestinale Ca-Resorption nahm unter Hormoneinfluß nicht zu (MILHAUD, MOUKTHAR, CHERIAN u. PÉRAULT, 1966; KRAWITT, 1967), die renale Calciumausscheidung änderte sich nur uncharakteristisch (MILHAUD u. MOUKTHAR, 1966; ANAST et al., 1967).

Den negativen Befunden an Darm und Niere stehen positive am Knochen gegenüber: Thyreocalcitonin hemmt die Osteolyse (vgl. CHAUSMER, WEISS u.

WALLACH, 1965; FRIEDMAN u. RAISZ, 1965; PECHET, BOBADILLA, CARROLL u.
HESSE, 1967; HACHMEISTER, 1968). Bemerkenswert erscheint, daß nicht nur die
PTH-induzierte Osteolyse, sondern auch die Knochenabbauvorgänge durch Vitamin D- und A-Hypervitaminose gehemmt werden. Eine Anregung aktiver Kno-
chenneubildungen ließ sich bisher nicht schlüssig beweisen (MATRAJT, BORDIER,
TUN-CHOT, HIOCO, FOSTER u. DOYLE, 1967; GAILLARD u. THESING, 1967; PECHET
et al., 1967).

Eng verschränkt mit dem Ca-Haushalt ist der des anorganischen Phosphates.
Hier beobachteten KENNY (1964) und HIRSCH et al. (1964) neben dem Ca-Abfall
eine Hypophosphatämie. Die Hemmung der Osteolyse verursacht neben einem
verminderten Ca-Abstrom auch eine verringerte Phosphatabgabe in das Serum.
Natürlich können daneben andere Organe und besonders die Niere eine Rolle
spielen. Nach Thyreocalcitonin wurde wiederholt ein deutlicher Anstieg der Phosphaturie beobachtet (KENNY u. HEISKELL, 1965; ROBINSON, MARTIN u. MCINTYRE,

Tabelle 1. *Vergleich zwischen Eigenschaften und Wirkungen der Hormone Parathormon und
Thyreocalcitonin*

	Parathormon	Thyreocalcitonin
Bildungsstätte	Epithelkörperchen	C-Zellen der Schilddrüse (Säuger); Ultimobranchiales Organ (Vögel)
Struktur	Proteohormon (MG ca. 8700 bei ca. 76 AS)	Proteohormon (MG 3600 bei 32 AS)
Stimulation der Sekretion durch	Hypocalciämie	Hypercalciämie
Wirkung auf:		
Ca im Blut	↑ (langzeitig)	↓ (kurzzeitig)
P im Blut	↓	↓
Calciurie	↓ ↑ (dosisabhängig)	∅
Phosphaturie	↑ (kurzzeitig)	↑ ? ↓ auf PTH-Wirkung
Osteolyse	↑ (Osteoklastenaktivierung)	↓ (Hemmung der PTH-Wirkung)
Hydroxyprolinausscheidung	↑	↓
intestinale Ca-Resorption	↑	∅

1966; MILHAUD et al., 1966; ZIEGLER, LEMMER u. PFEIFFER, 1967). Mikropunk-
tionsversuche am Einzelnephron sprachen für eine tubuläre Phosphatrückresorp-
tionshemmung (GEKLE u. KOSSMANN, 1968). Gleichzeitige Gaben von Thyreocalcitonin und Parathormon beeinflußten sich z. T. nicht (MILHAUD u. MOUKTHAR,
1966; RASMUSSEN, ANAST u. ARNAUD, 1966), z. T. wurde eine Verminderung der
Phosphatausscheidung gesehen [KOHLER u. PECHET, 1966; PECHET, CARROLL u.
KOHLER, 1966; ZIEGLER et al., 1967; ZIEGLER u. PFEIFFER, 1967 (2)]. Eigene
Befunde, erhoben mit der Ausscheidung von ^{32}P durch Ratten in Äthanolnarkose
(ZIEGLER, MINNE, LEMMER u. PFEIFFER, 1967), lassen vermuten, daß die Thyreo-
calcitonin-Phosphaturie z. T. durch Verunreinigungen oder unphysiologisch hohe
Dosen bedingt ist. Die Stimulierung endogenen Thyreocalcitonins ging ohne eine
signifikante Änderung der Phosphaturie einher, die Hemmung der PTH-Phosphat-
urie blieb jedoch erhalten (Abb. 3). Nach PECHET et al. (1967) ist der TCT-Einfluß
auf die Phosphaturie vom Verhältnis von Ca- zu Mg-Ionen im durchströmenden

Blut der Niere abhängig. Im Anschluß an die Nephrektomie wurde bei parathyreoidektomierten Ratten im Gegensatz zu unbehandelten Tieren unter TCT kein signifikanter Abfall des Serumphosphates beobachtet (Robinson, Matthews u. McIntyre, 1967). Die Diskussion dieser Erscheinungen ist noch nicht abgeschlossen.

Weitere Stoffwechselgrößen, die für den Calciumhaushalt von Bedeutung sind, wurden bisher nur vereinzelt unter Thyreocalcitonineinfluß untersucht. Das Magnesium im Serum veränderte sich beim Schwein (Care, Duncan u. Webster, 1967) und beim Menschen nicht (Foster, Joplin, McIntyre, Melvin u. Slack, 1966) oder nur wenig (Haas, 1967). Beim Schaf (Care, Keynes u. Duncan, 1966) und beim Hund (Chausmer, Mittleman u. Wallach, 1966) wurde der TCT-bedingte Calciumabfall von gleichsinnigen Magnesiumveränderungen begleitet. Die Hydroxyprolinausscheidung im Urin, die unter Parathormonwirkung markant zunimmt, wurde unter Thyreocalcitonin eingeschränkt (Pechet, 1966). In Tabelle 1 sind die biologischen Wirkungen der beiden antagonistischen Hormone gegenübergestellt.

IV. Regulation der TCT-Sekretion, Bestimmungsmethoden

Die Entdeckung des Thyreocalcitonins hat zu einem neuen Konzept der hormonellen Regulation des Calciumspiegels geführt. Er ist nicht das Resultat eines einzigen, im negativen Rückkoppelungsmechanismus gesteuerten Hormons, sondern unterliegt der Doppelsteuerung zweier Faktoren, eines senkenden und eines hebenden (Abb. 4). Das Calcium hängt einerseits in seiner Höhe von der Aktivität der beiden Hormone ab, zum anderen stimuliert es deren Ausschüttung je nach seinem Spiegel. Zeitliche Unterschiede der Wirkungen der Hormone garantieren eine besondere Feineinstellung und Konstanz des Calciums. Da das Mineral im zirkulierenden Blut nur einen verschwindenden Anteil des Körpercalciums ausmacht, können Schwankungen seines Spiegels durch Angriff der Hormone an den riesigen Depots schnellstens ausgeglichen werden. Ein Thyreocalcitonin-stimulierender Faktor (Gittes u. Irvin, 1965) ließ sich nicht nachweisen (Foster, 1966).

Da Thyreocalcitonin noch nicht in reiner Form in größeren Mengen verfügbar ist, sind auch Standardisierungen nicht endgültig. Verwendet wurden von den einzelnen Gruppen Hausstandards (Hirsch et al., 1964), biologische Einheiten der calciumsenkenden Potenz (Baghdiantz et al., 1964), zumeist jedoch die vom Medical Research Council in London abgegebenen Standards in M.R.C.-Einheiten (Kumar, Slack, Edwards, Soliman, Baghdiantz, Foster u. McIntyre, 1965). Der Meßbereich der biologischen TCT-Bestimmung am Ca-Abfall der Ratte liegt zwischen 10 bis 50 M.R.C.-Millieinheiten und damit um etwa eine Potenz über den zu erwartenden physiologischen Spiegeln. Die direkte Messung der Thyreocalcitoninaktivität im menschlichen Plasma (TCTLA = thyrocalcitonin-like activity; White u. Ahmann, 1966) wurde bisher nicht reproduziert. Dennoch gilt es, die Möglichkeiten der in vivo-Methodik auszuschöpfen, um z. B. bei der Reinigung von Thyreocalcitonin möglichst kleine Mengen nachweisen zu können. Jüngere Ratten bieten deutlich steilere Dosiswirkungsgrade als ältere (Cooper, Hirsch, Toverud u. Munson, 1967). Durch Maßnahmen, die mit einer Stimulierung der Parathormonsekretion einhergehen wie Hunger (Schlueter u. Caldwell, 1967), Gabe von calciumarmer Diät (Cooper et al., 1967) oder Phosphatinjektion

(MUNSON u. HIRSCH, 1967), läßt sich die Empfindlichkeit etwas steigern, da das Ausmaß des TCT-Effektes vom Ausmaß der ablaufenden Osteolyse abhängt. Der Genauigkeitsindex (λ) der biologischen Thyreocalcitoninbestimmung liegt bei 0,20.

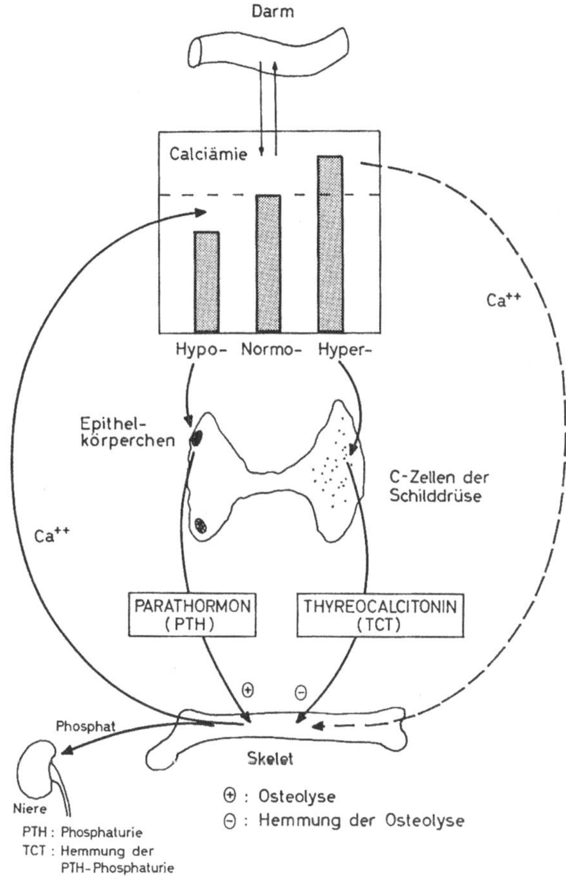

Abb. 4. Schema der hormonellen Steuerung des Blutcalciumspiegels

Sichere Messungen des Thyreocalcitoninblutspiegels sind erst von der radio-immunologischen Bestimmung zu erwarten. Erste Angaben wurden von ARNAUD u. LITTLEDYKE (1966) gemacht.

V. Thyreocalcitonin beim Menschen: Pathologie und Therapie

Am Vorhandensein des Thyreocalcitonins beim Menschen besteht kein Zweifel. Extrakte aus menschlichem Schilddrüsengewebe wiesen einen sicheren TCT-Gehalt auf, der jedoch nur etwa 1% der Wirksamkeit von Rattenmaterial entsprach (MILHAUD, MOUKTHAR, BOURICHON u. PÉRAULT, 1965; ALIAPOULIOS, VOELKEL u. MUNSON, 1966). Die Versuche einer biologischen (WHITE u. AHMANN, 1966) und immunologischen TCT-Bestimmung im Serum sprechen für einen ständigen Basalspiegel des Hormons im Blut (ARNAUD u. LITTLEDYKE, 1966).

Der Befund endogenen Thyreocalcitonins beim Menschen wird durch die Wirksamkeit exogener Hormongaben ergänzt. Schweine-Thyreocalcitonin (1 bis 22 M.R.C.-Einheiten) führte bei Hypercalciämie bei Malignomträgern und bei Gesunden zu einem deutlichen Ca-Abfall (Foster et al., 1966), ebenso bei einem Zwillingssäuglingspaar mit idiopathischer Hypercalciämie (Milhaud u. Job, 1966). Bei primärer Hypercalciämie war der Ca-Abfall auf durchschnittlich 13% beschränkt (Haas, 1967).

Das Fehlen empfindlicher Meßmethoden belastet die Erforschung des Thyreocalcitonins in der menschlichen Pathologie. Copp [1967 (1)] hat die besondere Situation gekennzeichnet, daß bei anderen endokrinen Erkrankungen nach auslösenden Hormonen gesucht wurde, daß aber im Thyreocalcitonin ein Hormon entdeckt worden ist, zu dem nun die anteiligen Krankheitsbilder gesucht werden müssen. Die Überlegungen zur Pathophysiologie, zur Über- und Unterfunktion der C-Zellen sind dementsprechend z. T. theoretisch und hypothetisch [vgl. Everse, 1965; Munson u. Hirsch, 1966; Ziegler u. Pfeiffer, 1967 (1); Joublin, 1967; McIntyre, 1967; Kracht, Hachmeister u. Kruse, 1968].

Ein auf das 50- bis 100fache erhöhter Thyreocalcitoningehalt war in der Schilddrüse bei Fällen von Pseudohypoparathyreoidismus gemessen worden (Aliapoulios et al., 1966; Tashjian, Frantz u. Lee, 1966). Ob es sich dabei um eine primäre Störung handelt oder eher um einen Speichereffekt von Hormonmengen, die wegen der andauernden Hypocalciämie nicht ausgeschüttet wurden, bzw. um eine Reaktion auf die Vitamin D-Therapie, ist ungeklärt.

Ein Hyperthyreocalcitonismus war bei der Marmorknochenkrankheit (White u. Ahmann, 1966) und bei Hyperostosis erwogen worden (Fischer, Binswanger u. Frey-Wettstein, 1967). Diese Vorstellungen bestechen durch die Einbeziehung des Hauptangriffspunktes des Thyreocalcitonins, des Knochens.

Fälle ungeklärter Hypocalciämien waren als „Thyreocalcitonin-Exzeß-Syndrom" gedeutet worden (Frame, Fruchtman u. Smith, 1962; Mazzuoli, Coen u. Baschieri, 1966; Chimenes u. Klotz, 1967); möglicherweise gehört auch die große Zahl der unbefriedigend zu behandelnden latenten Tetanien zu diesem Formenkreis. Bei einem Malignomfall mit Hypocalciämie wurde eine extrathyreoidale paraneoplastische TCT-Produktion für möglich erachtet (Hall, Griffiths u. Petranek, 1966).

Beim Ausfall des Thyreocalcitonins sind keine direkten Calciumveränderungen zu erwarten, es lassen sich höchstens aus der Verzögerung der Normalisierung nach einer Calciumbelastung Rückschlüsse auf eine verminderte TCT-Funktionsreserve ziehen. Derartige Befunde wurden bei Hypothyreosen (idiopathische H., H. nach ^{131}J-Gabe, nach Thyreoidektomie; Williams, Hargis, Galloway u. Henderson, 1966) und bei Hyperthyreosen mit Hypercalciämieneigung beobachtet (Hargis, Henderson u. Williams, 1967). Extrakte aus Schilddrüsenadenomen u. ä. zeigen dementsprechend keine hypocalciämische Wirkung (Aliapoulios et al., 1966; eigene Beobachtung).

Wahrscheinlich wird Thyreocalcitonin für eine ordnungsgemäße Knochenbildung benötigt. Nur ein Teil der Hyperparathyreoidismuskranken weist Knochenveränderungen auf — bei den übrigen könnte eine kompensatorische TCT-Ausschüttung die Hyperosteolyse verhindern helfen (Anast et al., 1967). Ob bei Verminderungen der Knochensubstanz wie bei der Osteoporose oder bei Knochenatrophien ein Thyreocalcitoninmangel vorliegt, ist ungeklärt.

Im Hinblick auf die therapeutische Verwendung des Thyreocalcitonins wurde die erfolgreiche Ca-Senkung bei Hypercalciämien bereits erwähnt. Die kurzfristige Wirkung der Präparationen läßt sich durch Gelatinezusatz verlängern (MILHAUD u. JOB, 1966; SCHLUETER u. CALDWELL, 1967). Durch Antikörperbildung, wie sie im Tierversuch beobachtet wurde (CHAUSMER et al., 1966), droht Neutralisierung bei Dauergabe. So sind vorerst die Aussichten auf einen erfolgreichen Einsatz bei akuten Hypercalciämien (hyperparathyreotische Krise, präoperative Behandlung beim Epithelkörperchenadenom, Vitamin D-Intoxikation) am besten.

Erfahrungen mit der Behandlung menschlicher Knochenerkrankungen sind noch wenig umfangreich. Aus dem Befund einer Calciumretention unter Thyreocalcitonin bei der Osteoporose (FOSTER, GUDMUNDSSON, JOPLIN, MARTIN, THALASSINOS, FRASER u. McINTYRE, 1967) weitergehende Hoffnungen zu ziehen ist jedoch verfrüht, zumal im Tierversuch gerade ältere Individuen schwächer auf Thyreocalcitonin ansprechen.

Die Knochenatrophie als Inaktivitätsatrophie oder Sudecksche Atrophie belastet auch den jugendlichen Organismus, vielleicht ist hier einmal eine Hilfe möglich. MUNSON (1966) deutet noch eine letzte denkbare Aufgabe an, die typisch für die Entwicklung unseres Jahrhunderts und die Wege der Medizin in ihm ist, nämlich die Verhinderung des Knochenabbaus beim Astronauten im Zustand der Schwerelosigkeit durch Verabreichung des neuen Hormons.

Literatur

ALIAPOULIOS, M. A., A. SAVERY, and P. L. MUNSON: New experiments with thyrocalcitonin. Fed. Proc. **24**, 322 (1965).

—, E. F. VOELKEL, and P. L. MUNSON: Assay of human thyroid glands for thyrocalcitonin activity. J. clin. Endocr. **26**, 897—901 (1966).

ANAST, C., C. D. ARNAUD, H. RASMUSSEN, and A. TENENHOUSE: Thyrocalcitonin and the response to parathyroid hormone. J. clin. Invest. **46**, 57—63 (1967).

ARNAUD, C., and T. LITTLEDYKE: The measurement of thyrocalcitonin in human and pig-plasma by radioimmunologic means. Abstr. J. clin. Invest. **45**, 982 (1966).

BAGHDIANTZ, A., G. V. FOSTER, A. EDWARDS, M. A. KUMAR, E. SLACK, H. A. SOLIMAN, and I. McINTYRE: Extraction and purification of calcitonin. Nature (Lond.) **203**, 1027—1028 (1964).

BLANQUET, P., M. CROIZET, A. M. MOURA, F. DUMORA et A. BAGHDIANTZ: La calcitonine, facteur hypocalcémiant d'origine thyroïdienne. Ann. Endocr. (Paris) **28**, 293—298 (1967).

CARE, A. D., T. DUNCAN, and D. WEBSTER: Thyrocalcitonin and its role in calcium homeostasis. J. Endocr. **37**, 155—167 (1967).

—, and W. M. KEYNES: The secretion of calcitonin by the parathyroid glands of the sheep. J. Endocr. **31**, 31 (1965).

— —, and T. DUNCAN: An investigation into the parathyroid origin of calcitonin. J. Endocr. **34**, 299—318 (1966).

CHAUSMER, A., R. MITTLEMAN, and ST. WALLACH: Studies of thyrocalcitonin action. Endocrinology **79**, 131—137 (1966).

—, P. WEISS, and ST. WALLACH: Effect of thyrocalcitonin on calcium exchange in rat tissues. Endocrinology **77**, 1151—1154 (1965).

CHIMENES, H., and H. P. KLOTZ: Thyrocalcitonin-excess syndrome. Lancet **1967**, I, 111.

COLLIP, J. B., and E. P. CLARK: (1) Further studies on the physiological action of a parathyroid hormone. J. biol. Chem. **64**, 485—507 (1925).

— — (2) Further studies on the parathyroid hormone, second paper. J. biol. Chem. **66**, 133—137 (1925).

Cooper, W., S. Cary, P. F. Hirsch, S. U. Toverud, and P. L. Munson: An improved method for the biological assay of thyrocalcitonin. Endocrinology 81, 610—616 (1957).

Copp, D. H.: (1) Calcitonin — ultimobranchial hormone. Symposium on thyrocalcitonin and the C-cells, London 1967. London: Heinemann 1968 p. 306.

— (2) Hormonal control of hypercalcemia. Amer. J. Med. 43, 648—655 (1967).

—, E. C. Cameron, B. A. Cheney, A. G. F. Davidson, and K. G. Henze: Evidence for calcitonin — a new hormone from the parathyroid that lowers blood calcium. Endocrinology 70, 638—649 (1962).

—, A. G. F. Davidson, and B. A. Cheney: Direct humoral control of parathyroid function in the dog. Proc. Can. Fed. Biol. Soc. 4, 17 (1961).

—, and K. G. Henze: Parathyroid origin of calcitonin — evidence from perfusion of sheep glands. Endocrinology 75, 49 (1964).

Everse, J. W. R.: Taufschwierigkeiten (Calcitonin). Organorana/Das Hormon 2, 4—8 (1965).

Fischer, J. A., U. Binswanger, and M. Frey-Wettstein: Hypoparathyroidism, hyperostosis, normophosphataemia and thyrocalcitonin. A possible case of hyperthyrocalcitonism. Acta endocr. (Kbh.) 55, 562—573 (1967).

Foster, G. V.: Thyrocalcitonin: Failure to demonstrate a parathyroid releasing factor. Nature (Lond.) 211, 1319—1320 (1966).

—, A. Baghdiantz, M. A. Kumar, E. Slack, H. A. Soliman, and I. McIntyre: Thyroid origin of calcitonin. Nature (Lond.) 202, 1303 (1964).

—, T. V. Gudmundsson, G. F. Joplin, J. T. Martin, N. Thalassinos, T. R. Fraser, and I. McIntyre: Thyrocalcitonin: clinical trials in man. Symp. on thyrocalcitonin and the C-cells, London 1967. London: Heinemann 1968 p. 379.

—, G. F. Joplin, I. McIntyre, K. E. W. Melvin, and E. Slack: Effect of thyrocalcitonin in man. Lancet 1966, I, 107—109.

Frame, B., M. Fruchtman, and R. W. Smith Jr.: Chronic hypocalcemia in a patient with parathyroid clear-cell hyperplasia. New Engl. J. Med. 267, 1112—1116 (1962).

Friedman, J., and L. G. Raisz: Thyrocalcitonin: Inhibitor of bone resorption in tissue culture. Science 150, 1465—1467 (1965).

Gaillard, P. J., and C. W. Thesing: Bone culture studies with thyrocalcitonin. Symp. on thyrocalcitonin and the C-cells, London 1967. London: Heinemann 1968 p. 239.

Gekle, D., u. K. Kossmann: Der Einfluß von Thyreocalcitonin auf die Phosphatreabsorption. (Im Druck), 1968.

Gittes, R. F., and G. L. Irvin: Thyroid and parathyroid roles in hypercalcemia: Evidence for a thyrocalcitonin-releasing factor. Science 148, 1737—1739 (1965).

Haas, H. G.: Schweiz. Ges. Endokr., Bern 1967.

Hachmeister, U.: Wirkung von Thyreocalcitonin am Erfolgsorgan Knochen. 14. Symp. dtsch. Ges. Endokr., Heidelberg 1968.

Hall, T. C., C. T. Griffiths, and J. R. Petranek: Hypocalcemia — an unusual metebolic complication of breast cancer. New. Engl. J. Med. 275, 1474 (1966).

Hargis, G. K., W. J. Henderson, and G. A. Williams: Evidence for thyrocalcitonin deficiency in hyperthyroidism. Progr. 49th Meet. The Endocrine Soc., Abstr. Nr. 49. Bal Harbour 1967.

Hawker, C. D., H. Rasmussen, and J. Glass: Progress on the isolation of porcine thyrocalcitonin. Amer. J. Med. 43, 656—661 (1967).

Hirsch, P. F., G. F. Gauthier, and P. L. Munson: Thyroid hypocalcemic principle and recurrent laryngeal nerve injury as factors affecting the response to parathyroidectomy in rats. Endocrinology 73, 244 (1963).

—, E. F. Voelkel, and P. L. Munson: Thyrocalcitonin: hypocalcemic hypophosphatemic principle of the thyroid gland. Science 146, 412—413 (1964).

Joublin, M.: Calcitonine et thyrocalcitonine. Sem. Hôp. (Paris) 43, 2511—2528 (1967).

Kenny, A. D.: Discussion, Recent Progr. Hormone Res. 20, 84—85 (1964).

—, and C. A. Heiskell: Effect of crude thyrocalcitonin on calcium and phosphorus metabolism in rats. Proc. Soc. exp. Biol. (N. Y.) 120, 269—271 (1965).

Kohler, H. F., and M. M. Pechet: The inhibition of bone resorption by thyrocalcitonin. J. clin. Invest. 45, 1033 (1966) (Abstr.).

KRACHT, J., u. U. HACHMEISTER: Die Bildungsstätten des Thyreocalcitonins. 14. Symp. dtsch. Ges. Endokr., Heidelberg 1968.

— — und H. KRUSE: Thyreocalcitonin und die C-Zellen der Schilddrüse. Münch. med. Wschr. 110, 203—208 (1968).

KRAWITT, E. L.: Effect of thyrocalcitonin on duodenal calcium transport. Proc. Soc. exp. Biol. (N. Y.) 125, 1084—1086 (1967).

KUMAR, M. A., E. SLACK, A. EDWARDS, H. A. SOLIMAN, A BAGHDIANTZ, G. V. FOSTER, and I. McINTYRE: A biological assay for calcitonin. J. Endocr. 33, 469—475 (1965).

MATRAJT, H., P. BORDIER, S. TUN-CHOT, D. HIOCO, G. F. FOSTER, and F. H. DOYLE: Histological bone changes produced by Calcitonin. Symp. on thyrocalcitonin and the C-cells, London 1967. London: Heinemann 1968 p. 338

MATTHEWS: Zit. McINTYRE (1967).

MAZZUOLI, G. F., G. COEN, and L. BASCHIERI: Thyrocalcitonin excess syndrome. Lancet 1966, I, 1192.

McINTYRE, J.: Calcitonin: a general review. Calc. Tiss. Res. 1, 173—182 (1967).

McLEAN, F. C., and M. R. URIST: Bone. Chicago: Univ. Chicago Press 1961.

MILHAUD, G., and J.-C. JOB: Thyrocalcitonin: effect on idiopathic hypercalcemia. Science 154, 794—796 (1966).

—, and M. S. MOUKHTAR: Antagonistic and synergistic actions of thyrocalcitonin and parathyroid hormone on the levels of calcium and phosphate in the rat. Nature (Lond.) 211, 1186—1187 (1966).

— —, J. BOURICHON et A. M. PÉRAULT: Existence et activité de la thyrocalcitonine chez l'homme. C. R. Acad. Sci. (Paris) 261, 4513 (1965).

— —, G. CHERIAN et A. M. PÉRAULT: Effet de l'administration de thyrocalcitonine sur les principaux paramètres du métabolisme du calcium du rat normal et du rat thyroparathyroïdectomisé. C. R. Acad. Sci. (Paris) 262, 511—514 (1966).

MOREY, E. R.: Endogenous Thyrocalcitonin: Effect on serum calcium in fed and fasted rats and in parathyroid transplanted rats. Endocrinology 79, 191—196 (1966).

MOSELEY, J. M., E. W. MATTHEWS, R. H. BREED, L. GALANTE, A. TSE, and I. McINTYRE: The ultimobranchial origin of calcitonin. Lancet 1968, I, 108—110.

MUNSON, P. L.: Biological assay of parathyroid hormone. In: The Parathyroids, p. 94—113. Greep and Talmage, Ed. Springfield: Thomas 1961.

— Thyrocalcitonin. Ann. intern. Med. 64, 1353—1357 (1966).

—, and P. F. HIRSCH: Thyrocalcitonin: newly recognized thyroid hormone concerned with metabolism of bone. Clin. Orthop. 49, 209—232 (1966).

— — Discovery and pharmacologic evaluation of thyrocalcitonin. Amer. J. Med. 43, 678—683 (1967).

O'RIORDAN, J. L. H., A. H. TASHJIAN JR., P. L. MUNSON, P. G. CONDLIFFE, and G. D. AURBACH: Thyrocalcitonin: Ultracentrifugation in gradients of sucrose. Science 154, 885—886 (1966).

PECHET, M. M.: Interrelationship of parathyroid hormone, human growth hormone, and thyrocalcitonin. Excerpta med. (Amst.) 112, 179 (1966).

—, E. BOBADILLA, E. L. CARROLL, and R. H. HESSE: Regulation of bone resorption and formation. Amer. J. Med. 43, 696—710 (1967).

—, E. CARROLL, and H. KOHLER: Mechanism of action of thyrocalcitonin (TCT): studies with porcine and human TCT. Progr. 48th Meet. Endocr. Soc., Abstr. Nr. 87. Chicago 1966.

POTTS, J. T. JR., R. A. REISFELD, P. F. HIRSCH, and P. L. MUNSON: Chemical properties of porcine thyrocalcitonin. Amer. J. Med. 43, 662—667 (1967).

RASMUSSEN, H., C. ANAST, and C. ARNAUD: Thyrocalcitonin and phosphate metabolism. Progr. 48ht Meet. Endocr. Soc., Abstr. Nr. 86. Chicago 1966.

ROBINSON, C. J., T. J. MARTIN, and I. McINTYRE: Phosphaturic effect of thyrocalcitonin. Lancet 1966, I, 83—84.

—, E. W. MATTHEWS, and I. McINTYRE: Mode of action of thyrocalcitonin. J. Endocr. 39, 71 (1967).

SANDERSON, P. H., F. MARSHALL, and R. E. WILSON: Calcium and phosphorus homeostasis in the parathyroidectomized dog. Evalution by means of EDTA and calcium tolerance tests. J. clin. Invest. 39, 662 (1960).

Schlueter, R. J., and A. L. Caldwell Jr.: Thyrocalcitonin: parameters of bio-assay. Endocrinology 81, 854—860 (1967).

Tashjian, A. H. Jr.: Effects of parathyroidectomy and cautery of the thyroid gland on the plasma calcium level of rats with autotransplanted parathyroid glands. Endocrinology 78, 1144—1153 (1966).

—, A. G. Frantz, and J. B. Lee: Pseudohypoparathyroidism: assays of parathyroid hormone and thyrocalcitonin. Proc. nat. Acad. Sci. (Wash.) 56, 1138—1142 (1966).

—, and E. F. Voelkel: Thyrocalcitonin: partition on carboxylmethyl-Sephadex C-25 and characterization by disc gel electrophoresis. Amer. J. Med. 43, 668—677 (1967).

Tenenhouse, A., C. Arnaud, and H. Rasmussen: The isolation and characterization of thyrocalcitonin. Proc. nat. Acad. Sci. (Wash.) 53, 818—822 (1965).

White, J. E., and T. Ahmann: Diurnal plasma thyrocalcitonin-like (TCTLA) activity normally and in osteopetrosis. Progr. 48th Meet. Endocr. Soc., Abstr. Nr. 219. Chicago 1966.

Williams, G. A., G. K. Hargis, W. P. Galloway, and W. J. Henderson: Evidence for thyrocalcitonin in man. Proc. Soc. exp. Biol. (N. Y.) 122, 1273—1276 (1966).

Ziegler, R., B. Lemmer und E. F. Pfeiffer: Über die Einwirkung von Thyreocalcitonin auf die Phosphaturie. Klin. Wschr. 45, 34—38 (1967).

—, H. Minne, B. Lemmer und E. F. Pfeiffer: Über die biologische Bestimmung von Parathormon mit Hilfe der Ausscheidung von ^{32}P durch die parathyreoidektomierte Ratte in Äthanolnarkose. Methodik, Empfindlichkeit, Genauigkeit. Endokrinologie 51, 54—66 (1967).

—, u. E. F. Pfeiffer: (1) Thyreocalcitonin. Dtsch. med. Wschr. 92, 613—619 (1967).

—, K. Riechmann, R. Grebenstein und E. F. Pfeiffer: Über die hypocalciämische Wirkung von endogenem und exogenem Thyreocalcitonin bei der Ratte. Klin. Wschr. 46, 587—592 (1968).

— — (2) The effect of exogenous and endogenous thyrocalcitonin on phosphaturia. Symp. on thyrocalcitonin and the C-cells, London 1967. London: Heinemann 1968 p. 290

Zondek, H., u. H. Ucko: Über die wirksame Substanz der Epithelkörperchen. Klin. Wschr. 44, 528 (1966).

Addendum (bei der Korrektur)

Inzwischen ist es gelungen, sowohl die Aminosäurensequenz des Thyreocalcitonins aufzuklären — es besteht aus 32 Aminosäuren und weist innerhalb der Kette eine Disulfidbrücke auf (J. T. Potts Jr., u. H. D. Niall, H. T. Keutmann, H. B. Brewer Jr., u. L. J. Deftos: Proc. nat. Acad. Sci. 59: 1321 (1968), als auch das Hormon selbst zu synthetisieren (Rittel et al., vgl. Med. Trib. 3, Nr. 20, p. 1 (1968).

Aus dem Pathologischen Institut der Universität Hamburg
(Direktor: Prof. Dr. G. Seifert)

Wirkung von Thyreocalcitonin am Erfolgsorgan Knochen

U. Hachmeister

Wie aus den beiden vorhergehenden Vorträgen zu entnehmen war, liegen zahlreiche physiologische und biochemische Befunde bei experimentellem Überschuß oder Mangel an Thyreocalcitonin (TCT) und weitere über die Lokalisation seiner Bildungsstätten vor. Über morphologische Untersuchungen am Knochen nach intravitaler Gabe von TCT ist dagegen kaum berichtet worden.

Foster u. Mitarb. [1] beschreiben eine Zunahme der röntgenologisch meßbaren Dichte in den Metaphysen von Wirbelkörpern mit TCT behandelter Ratten. Morphometrisch fanden sie bei den gleichen Tieren eine Zunahme der Wirbelkörperspongiosa. Wase u. Mitarb. [3] beurteilten das Wachstum der Extremitätenknochencorticalis nach Tetracyclinmarkierung unter TCT-Einfluß. Sie fanden eine dosisabhängige Entwicklungsbeschleunigung der Corticalis bei Ratten und Kaninchen nach chronischer TCT-Applikation.

Eigene Untersuchungen wurden an neugeborenen Ratten eines CDF-Inzuchtstammes durchgeführt. Das Alter der Tiere ließ einen größtmöglichen Knochenumbau und damit eine gesteigerte Angriffsmöglichkeit für TCT erwarten.

Würfe von CDF-Ratten wurden geteilt. Eine Hälfte erhielt vom 1. bis 16. Tag 1 mg TCT [Trichloressigsäurepulver nach Tenenhouse (2)] vom Schwein, gelöst in 0,01 N HCL in 15% Gelatine. Die andere Hälfte erhielt lediglich HCL und Gelatine täglich s. c. Beiden Gruppen wurden am 1. und 8. Tag 50 mg Tetracyclin-HCL/1000 g injiziert. Am 16. Tag wurden die Tiere getötet. Die Knochen wurden zum Teil nach Entkalkung konventionell verarbeitet, teils unentkalkt in Methyl-Methacrylat eingebettet und geschnitten.

An dieser Stelle sollen zwei Befunde aufgezeigt werden. Die Messung der Corticalisbreite mittels Ocularmikrometer am ersten Schwanzwirbelkörper von behandelten und unbehandelten Ratten im Fluorescenzmikroskop ergab eine eindeutige Verbreiterung der Wirbelkörpercorticalis nach TCT-Behandlung. Die Verbreiterung betrug durchschnittlich 50% gegenüber Kontrollen. Durch die Markierung mit Tetracyclin konnte festgestellt werden, daß an der Corticalisverbreiterung die Strecke zwischen Osteoidsaum und erster Tetracyclinbande vorwiegend beteiligt war. Messungen an Incisoren, welche in vergleichbaren Ebenen unentkalkt geschnitten wurden, ergaben zwischen behandelten Ratten und Kontrolltieren keine Differenzen hinsichtlich der Zahndicke und des Abstandes von der Pulpahöhle zur ersten Tetracyclinbande.

Daraus ergibt sich, daß bei jungen Ratten die von Wase u. Mitarb. [3] bei größeren Tieren beobachtete Corticalisverbreiterung an Extremitätenknochen auch an den Schwanzwirbelkörpern zu beobachten ist. Foster u. Mitarb. [1] hatten röntgenologisch diese Veränderungen nicht feststellen können. Das Fehlen von Veränderungen an den Incisoren unterstreicht, daß der Angriffspunkt des TCT der Knochenabbau ist. Die Odontoblasten werden nicht in meßbarem Umfang zu vermehrter Bildung angeregt. Analoge Verhältnisse sind für Osteoblasten anzunehmen.

Literatur

1. Foster, G. V., F. H. Doyle, P. Bordier, H. Matrajat, and S. Tun-Chot: Amer. J. Med. 43, 691 (1967).
2. Tenenhouse, A., C. Arnaud, and H. Rasmussen: Proc. nat. Acad. Sci. (Wash.) 53, 818 (1965).
3. Wase, A., J. Solewski, E. Rickes, and J. Seidenberg: Nature (Lond.) 214, 388 (1967).

Aus der Medizinischen Klinik, der Urologischen Klinik, dem Pathologischen Institut der Universität Zürich und der Anatomischen Anstalt der Universität Basel

Thyreocalcitonin und primärer Hyperparathyreoidismus: Analyse knochenbioptischer Befunde

U. Binswanger, J. A. Fischer, W. Merz, R. Schenk, G. Mayor und E. Uehlinger

Seit ersten Berichten von Albright unterscheidet man zwischen primärem Hyperparathyreoidismus mit und ohne Knochenveränderungen. Als Erklärung dieser Tatsache wurde negative Calciumkörperbilanz bei Fällen mit Skeleterkrankung, ausgeglichene Bilanz bei solchen ohne angenommen. Die perorale Calciumaufnahme entschied somit über das Schicksal der Knochen. Dent hat diese Annahme statistisch widerlegt: er fand keine Beziehung zwischen Calciumaufnahme mit der Nahrung und Skeletmanifestation, erwog indessen die Existenz eines besonderen, die Osteoclasten stimulierenden Hormones der Nebenschilddrüsen.

Mit der Entdeckung des Thyreocalcitonins ist ein Hormon bekannt geworden, welches nach Aliapoulios parathormonbedingte Knochenresorption in der Zellkultur hemmt und nach Foster u. Gaillard beim Tier Verschwinden der Osteoclasten bewirkt.

Es stellt sich daher die Frage, ob es sich bei primärem Hyperparathyreoidismus ohne Knochenerkrankung um einen Zustand mit besonders starker Thyreocalcitoninsekretion handelt, wobei das Hormon die Stimulierung des Knochenabbaus verhindert. Bezüglich des Skeletes bestünde dann die Situation eines mit Thyreocalcitonin kompensierten Hyperparathyreoidismus.

Wir berichten im folgenden über die Analyse knochenbioptischer Befunde bei gesichertem primärem Hyperparathyreoidismus und versuchen, eine Beziehung zum Serumcalciumspiegel als Maß der Thyreocalcitoninstimulierung herzustellen.

Methode

Nach der Reihenfolge ihres Eintrittes ins Spital wurden bei acht Patienten im Alter von 26 bis 65 Jahren mit primärem Hyperparathyreoidismus Knochenbiopsien aus dem Beckenkamm entnommen. Die Diagnose einer Epithelkörperchenüberfunktion stützte sich auf den Befund einer Hypercalcämie bei 3- bis 10maliger Blutuntersuchung sowie den operativen Status eines Nebenschilddrüsenadenoms. Histologisch wurden bei allen Fällen Hauptzelladenome gefunden. Alle Patienten waren postoperativ normocalcämisch.

Die quantitative histologische Knochenuntersuchung betraf die zentrale Beckenkammspongiosa. Mittels Netzocular wurden besetzte und leere Howshipsche Lacunen in Prozenten der gesamten Trabekeloberfläche sowie die Trabekeloberfläche pro Volumen Knochen + Markraum (spez. Oberfläche) ausgemessen.

Aus diesen Größen wurde der Osteoclastenindex (Osteoclasten pro spez. Oberfläche) und die osteoclastisch-lacunäre Relation (OLR) (Howship-Lacunen total/Howship-Lacunen besetzt) berechnet.

Resultate (Tabelle 1)

Die Indices für Knochenabbau liegen einzeln oder mehrfach lediglich bei vier von acht Fällen über dem altersentsprechenden Normbereich (Mittel + 1 s. d.). Bei einer Patientin findet sich in der gesamten Biopsie kein einziger Osteoclast.

Tabelle 1. *Serumcalcium und knochenhistologische Resorptionsindices bei primärem Hyperpara-thyreoidismus*

Pat.	Alter	Serumcalcium (mg-%)	Howship-Lacunen		Osteoclasten-index (Klasten/ spez. Oberfläche)	OLR
			total	besetzt		
			(% Spongiosaoberfläche)			
R. S.	♀ 26	12,7 (3)	13,4	1,2	5,4	8,9
Z. J.	♀ 47	11,5 (6)	5,3	0,1	0,4	2,7
K. K.	♂ 50	12,3 (4)	6,9	0,6	2,8	8,7
T. K.	♀ 54	10,2 (4)	9,6	0,7	3,0	12,8
S. B.	♀ 61	10,7 (10)	8,3	0,6	2,6	7,5
E. A.	♀ 63	11,2 (6)	3,3	0	0	0
E. E.	♀ 63	12,8 (4)	14,3	0,4	2,5	8,5
P. E.	♀ 65	11,7 (5)	8,2	1,4	13,3	17,0

( ) Anzahl Blutuntersuchungen
—— Werte höher als Altersnorm + 1 s. d.

Eine gesicherte, statistisch belegte Beziehung zwischen Serumcalciumspiegel als Maß der Thyreocalcitoninstimulierung und den Knochenabbauindices ist bei der kleinen Anzahl Fälle nicht faßbar.

Diskussion

Methodisch ist zunächst abzuklären, ob bei den Fällen mit normalem Biopsie-befund gesunde Spongiosaabschnitte untersucht wurden. Wie schon Albright festhielt, widerspricht es auch unserer Erfahrung (E. Uehlinger), daß sich Kno-chenveränderungen nur herdförmig entwickeln sollten. Eine Ausnahme bildet der braune Tumor, welcher histologisch ohne weiteres erkannt wird und in dessen Bereich *vermehrte* Knochenresorption auftritt.

Im Vergleich zur röntgenologischen Skeletuntersuchung, welche periostale Reaktion gut erfaßt, gibt die Beckenkammbiopsie Einblick in die Umbauvorgänge an der Spongiosa. Die periostale Knochenveränderung ist beim Hyperparathyreoidismus stärker ausgeprägt als diejenige der Spongiosa. Bei den Patienten mit normaler Knochenbiopsie war durchwegs eine röntgenologisch intakte Phalangencorticalis zu finden.

Die Dauer einer vermehrten Parathormonsekretion ist klinisch nicht sicher zu erfassen. Bei allen untersuchten Patienten finden sich klinische Symptome mindestens 1 Monat vor dem Zeitpunkt der Biopsie aus dem Beckenkamm. Es darf mindestens als wahrscheinlich angenommen werden, daß innerhalb dieser Zeit eine Spongiosareaktion hätte eintreten müssen.

In der kleinen Untersuchungsserie finden sich Fälle mit praktisch gleicher Serumcalciumkonzentration mit und ohne Knochenerkrankung. Offenbar gelingt es nicht, bei klinischer und bioptischer Momentaufnahme im Ablauf eines primären Hyperparathyreoidismus auf Grund des Serumcalciumspiegels und der resorptiven Aktivität im Bereiche der Beckenkammspongiosa Einblick ins Wechselspiel von Parathormon und Thyreocalcitonin zu gewinnen.

Es bleibt bei der Hypothese einer Kompensation des Hyperparathyreoidismus mit Thyreocalcitonin bei fehlender Skeleterkrankung.

Literatur

ALBRIGHT, F., and E. C. REIFENSTEIN JR.: The parathyroid glands and metabolic bone disease. Baltimore: Williams and Wilkins Co. 1948.
ALIAPOULIOS, M. A., P. GOLDHABER, and P. L. MUNSON: Science **151**, 330 (1966).
DENT, C. E.: Proc. roy. Soc. Med. **52**, 993 (1959).
—, B. V. HARTLAND, J. HICKS, and E. D. SYKES: Lancet **1961**, 2, 336.
FOSTER, G. V., F. H. DOYLE, P. BORDIER, and H. MATRAJT: Lancet **1966**, 2, 1428.
GAILLARD, P. J., A. VAN DEN HOFF, and R. STENDIJK: In 4th European Symposium on Calcified Tissue, Amsterdam 1966.

Aus dem Stoffwechsellaboratorium (Leiter: PD Dr. H. G. HAAS) der Medizinischen Universitätsklinik Basel (Vorsteher: Prof. Dr. F. KOLLER)

Thyreocalcitonin-Wirkungen beim Menschen

M. DAMBACHER und H. G. HAAS[1]

Mit 1 Abbildung

In der immer noch ansteigenden Flut von Publikationen über Thyreocalcitonin (TCT) waren bis jetzt nur einzelne Arbeiten den Wirkungen am Menschen gewidmet [1, 2, 3, 4]. Wir berichten nun im folgenden über 13 Patienten mit Hypercalciämie, denen wir Infusionen mit und ohne TCT verabreicht haben.

Krankengut und Untersuchungstechnik

Acht unserer Fälle litten an primärem Hyperparathyreoidismus und drei an metastasierendem Bronchuscarcinom. Bei den restlichen beiden Kranken mit idiopathischer Hypercalciurie lag das Serumcalcium an der oberen Grenze der Norm. Das TCT, das uns zur Verfügung stand, war von NEHER u. KAHNT [5][2] aus Schweineschilddrüsen gewonnen und bis zu einer spezifischen Aktivität von 14 bis 17 MRC E/mg Peptid gereinigt worden. TCT wurde in unterschiedlicher Dosierung verabreicht, zwischen 0,25 und 100 MRC Einheiten. Darüber hinaus erhielt eine Gruppe unserer Patienten zur Kontrolle lediglich das Lösungsmittel, physiologische Kochsalzlösung. TCT wurde während 3 Std infundiert (21 bis 24 h), Nebenwirkungen traten keine auf. Blut zur Bestimmung von Calcium, Magnesium und Phosphor wurde vor, während und in stündlichen Abständen nach der Infusion entnommen. Sämtliche Exploranden standen unter Bilanzbedingungen.

Ergebnisse

TCT senkte bei neun Patienten das Serumcalcium signifikant (Abb. 1); der Abfall war um so stärker, je höher der Ausgangswert lag, was auch in der Steilheit der Kurven zum Ausdruck kommt. Dies entspricht einem sehr gleichförmigen, prozentualen Abfall von im Mittel $-12,1 \pm 0,5\%$ (s_x). Der Abfall des Serumcalciums war von einem gleichzeitigen Absinken des Phosphats begleitet ($-16,1 \pm 3,3\%$), ein Effekt, der von STAHL und KENNY [6] in Hundeversuchen als charakteristisch für TCT angesehen wird. Demgegenüber fiel das Serumcalcium bei den Kontrolluntersuchungen nur um $-4,3 \pm 1,4\%$ ab, während das Phosphat sogar um $+6,3 \pm 3,7\%$ anstieg.

In Fällen, in denen weniger als 10 MRC Einheiten des Hormons verabreicht wurden, fiel die Reaktion nicht einheitlich aus: bei der Mehrzahl der Patienten

[1] Mit Unterstützung des Schweiz. Nationalfonds zur Förderung der wissenschaftlichen Forschung, Kredit Nr. 4121.
[2] Wir danken der CIBA AG Basel für die Überlassung des Thyreocalcitonins.

überschritt der Abfall des Serumcalciums den der Kontrollgruppe nicht, und der Phosphatspiegel wurde nicht beeinflußt, während in einem Fall ein deutlicher TCT-Effekt mit nur 2 MRC Einheiten erzielt wurde. Es spielt hier im Grenzbereich offenbar die individuelle Ansprechbarkeit eine ausschlaggebende Rolle (in Abb. 1 ist diese Gruppe nicht berücksichtigt).

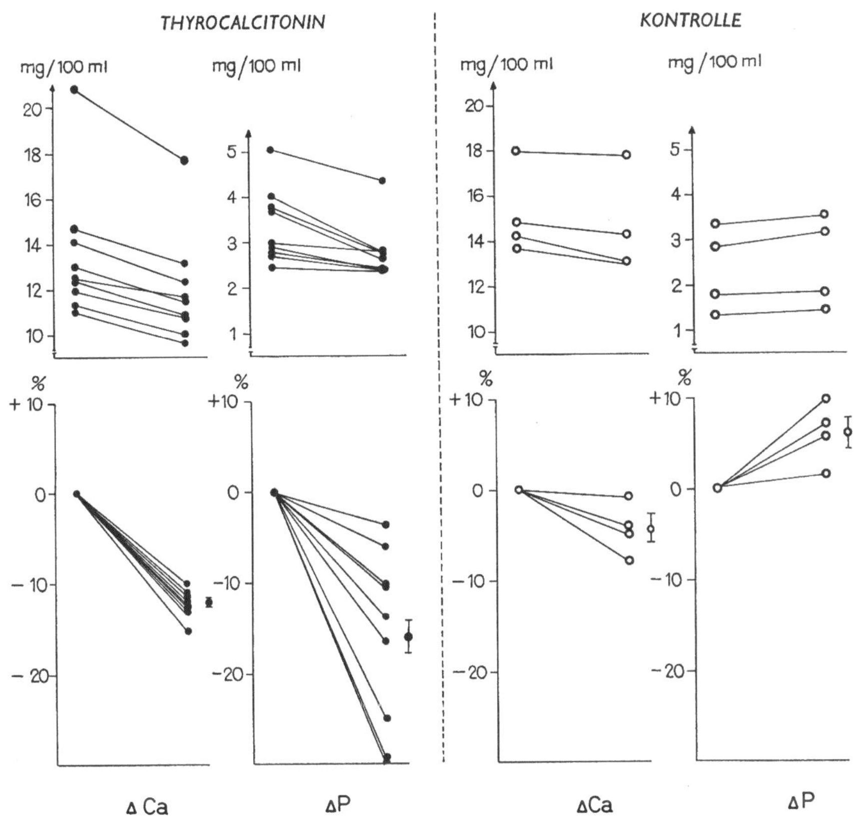

Abb. 1. Vergleich der Thyreocalcitoninwirkung mit Kontrolluntersuchungen; gegenübergestellt sind jeweils Serumcalcium und -phosphat, oben die absoluten Werte, unten die Prozentzahlen mit dem Standardfehler

Diskussion und Zusammenfassung

1. Charakteristisch für TCT sind auch beim Menschen ein gleichzeitiger Abfall des Serumcalciums und des -phosphats. Dieser Effekt tritt bei intravenöser Infusion immer dann auf, wenn mehr als 10 MRC Einheiten verabreicht werden. Das gleichsinnige Verhalten des Calciums und des Phosphates deutet darauf hin, daß TCT am Skelet angreift, sei es, daß mehr Mineral eingelagert oder weniger freigesetzt wird. Keine einheitliche Reaktion kann bei Dosen unter 10 MRC Einheiten erwartet werden.

2. Da der Abfall des Serumcalciums 12% nicht überschreitet, ist das neue Hormon zur alleinigen Behandlung einer hypercalciämischen Krise — zumindest vorläufig — nicht geeignet.

3. Der homogene, vom Ausgangswert unabhängige Abfall des Blutcalciums legt die Annahme nahe, daß immer nur eine bestimmte Calciumfraktion der Regulation durch das TCT zur Verfügung steht. Ob diese Fraktion in Beziehung zum kinetischen Begriff des „slow exchangeable calcium pool" steht, ist noch unbekannt.

Literatur

1. Ardaillou, R., P. Vuagnat, G. Milhaud, and G. Richet: Nephron 4, 298 (1967).
2. Foster, G. V., G. F. Joplin, I. McIntyre, K. E. W. Melvin, and E. Slack: Lancet 1966, I, 107.
3. Job, J. V., G. Milhaud, F. Gorce, J. M. Boigne et A. Rossier: Arch. franç. Pédiat. 23, 643 (1966).
4. — —, A. Rossier, J. M. Boigne, J. Lambertz, and P. Sizonenko: Pediat. Res. 1, 271 (1967).
5. Neher, R., F. W. Kahnt, B. Riniker und I. McIntyre: Helv. chim. Acta 51, 214 (1968).
6. Stahl, P. D., and A. D. Kenny: Endocrinology 81, 661 (1967).

Aus dem Pathologischen Institut der Universitätsklinik Brugmann, Brüssel
(Direktor: Prof. L. Desclin)

Morphologische und histochemische Gesichtspunkte zur Spontanhypoglykämie

W. Gepts

Mit 2 Abbildungen

Referat

Seit langem ist bekannt, daß sehr zahlreiche Krankheitszustände mit Hypoglykämie einhergehen können [47]. Der Mechanismus der Hypoglykämie bleibt bei sehr vielen dieser Zustände noch rätselhaft. Nur für eine kleine Anzahl derselben ließ sich ein morphologisches Substrat nachweisen. Bis vor kurzem galt das diesbezügliche Interesse der Pathologen vor allem den Inseltumoren. In letzter Zeit wird jedoch eine ständig steigende Zahl von Fällen beschrieben, bei welchen die Hypoglykämie durch extra-pankreatische Tumoren verursacht wird. In diesem Vortrag werden wir einige morphologische und histochemische Gesichtspunkte bei Hypoglykämie infolge extrapankreatischer und pankreatischer Tumoren besprechen.

I. Hypoglykämie infolge extrapankreatischer Tumoren

Über zweihundert Fälle von Hypoglykämie infolge extrapankreatischer Tumoren wurden bereits beschrieben, die meisten von diesen innerhalb der vergangenen 15 Jahre (für die neuesten Literaturübersichten siehe [23, 40, 47, 49, 59, 68]). Etwa drei Viertel der geschilderten Tumoren waren mesenchymatösen Ursprungs, das übrige Viertel war epithelialer Herkunft.

Die meisten mesenchymatösen Tumoren wurden bei Patienten im Alter von 40 bis 60 Jahren gefunden. Eine bestimmte Geschlechtsbevorzugung besteht offenbar nicht. Die Lokalisation der Tumoren war, in der Reihenfolge ihrer Häufigkeit: retroperitoneal, intraperitoneal und intrathorakal [40, 44]. Ohne die geringste Ausnahme hatten alle Tumoren ein großes Volumen (770 g bis 20 kg). Die meisten Tumoren wogen 2 bis 4 kg.

Histologisch wurden die meisten Geschwülste als Fibrosarkome von geringer Malignität angesehen. Andere im Schrifttum erwähnte Diagnosen sind: Fibrom [2, 65], Spindelzellsarkom [24], Rhabdomyosarkom [1, 59], Leiomyosarkom [46], Neurofibrom [20], Neurofibrosarkom [64], Nierensarkom [14, 43], Mesotheliom [54, 57], Dermatofibrosarkom [79], Hämangiopericytom [25], Reticulosarkom [79]. Die Mannigfaltigkeit in der histologischen Klassifizierung kann nur teilweise der Schwierigkeit der Differentialdiagnose von Spindelzelltumoren zugeschrieben werden. Die klinischen und histologischen Befunde wiesen in den meisten Fällen auf ein träges Tumorwachstum hin. Rezidive nach Exstirpation wurden öfters, Metastasen nur vereinzelt beschrieben.

Die *epithelialen Tumoren*, die bisher für eine chronische Hypoglykämie verantwortlich gemacht wurden, sind: Leberzellcarcinome [51, 55], Magencarcinome [5, 15, 48], Darmcarcinome [74], Nebennierenrindentumoren [9, 31, 78].

Es wurden auch Fälle von Hypoglykämie bei peritonealen Pseudomyxomen [63], einem Seminom [17], Ovarialtumoren (einem Thekom [57] und einem Dysgerminom [53]), sowie bei Leukämie und maligne Lymphomen [68, 71, 77], beschrieben.

Der Mechanismus der Hypoglykämie bei extrapankreatischen Tumoren bleibt noch ungeklärt. Es sind sehr zahlreiche Hypothesen vorgeschlagen worden, welche sich meist auf biochemische Erklärungen stützen (für eine kritische Besprechung diesbezüglich, siehe [27, 47, 75]). Die histologische Forschung hat bisher keinen positiven Beitrag zur Erklärung dieser extrapankreatisch bedingten Hypoglykämie geliefert. Vom morphologischen Standpunkt aus muß jedoch gegen zwei der Hypothesen Bedenken geäußert werden. Daß manche dieser Tumoren anaplastische Inselcarcinome sein sollen [24, 28, 29, 69] ist wenig wahrscheinlich. Mittels spezifischer histochemischer oder immunologischer Methoden hat sich nie Insulin im Tumorgewebe nachweisen lassen. Nach einer anderen Hypothese sollen diesen Tumoren eine Beta-Zellen reizende Substanz absondern. Gegen diese Hypothese kann eingewendet werden, daß bisher nur in zwei Fällen extrapankreatischer Tumorhypoglykämie eine Inselhyperplasie beschrieben wurde [14, 17]. Froesch u. Mitarb. fanden bei einer Frau mit Hypoglykämie infolge eines polymorphen Nierensarkoms, eine deutlische Hyperplasie der Langerhansschen Inseln. Die Inseln bestanden jedoch zu über 50% aus Alpha-Zellen. Wie die Autoren andeuten, könnte diese Hyperplasie als Reaktion auf die chronische Hypoglykämie entstanden sein. In den anderen Fällen von extrapankreatischer Tumorhypoglykämie, in denen die Inseln untersucht werden konnten, wurden keine Zeichen einer Hyperfunktion gefunden [2, 14, 53, 63, 65, 66, 74]. Andererseits wurde eine Inselhyperplasie auch bei extrapankreatischen Tumoren ohne Hypoglykämie beobachtet [19]. Vom morphologischen Standpunkt gibt es also keine Hinweise, daß die Hypoglykämie die Folge einer Beta-Zellenreizung durch eine Sekretion des extrapankreatischen Tumors ist.

II. Die Hypoglykämie pankreatischen Ursprungs

Eine Hypoglykämie pankreatischen Ursprungs ist fast stets die Folge eines Inselzelltumors. Eine geringe Anzahl von Fällen wurde bei Erkrankungen des exokrinen Pankreas (chronische Pankreatitis, Pankreaslithiasis, exokrine Pankreastumoren, Metastasen im exokrinen Pankreasgewebe) beschrieben [13, 49].

Die Inselzelltumoren sind in ungefähr 85% der Fälle Adenome, in 10 bis 15% Carcinome. Es kommen multiple Adenome vor. Es wurden auch einige Fälle von Mikroadenomatose beschrieben [14a]. Eine Geschlechtsbevorzugung besteht offenbar nicht. Die meisten Patienten sind 40 bis 60 Jahre alt. Bei Kindern sind die Inseltumoren selten: nur etwa 30 Fälle sind bisher bekannt [4, 76], während die bei Erwachsenen beschriebenen Fälle unzählig geworden sind.

Eine bevorzugte Lokalisation im Pankreas scheint nicht zu bestehen. Das Volumen der Tumoren ist sehr variabel; meist haben sie einen Durchmesser von 1 bis 2 cm. Ihre reiche Vascularisation erlaubt mitunter, sie mit radiologischen Mitteln zu lokalisieren. In seltenen Fällen sind die Tumoren extrapankreatisch [8a, 60, 61, 62].

Der histologische Bau dieser Tumoren ist sehr verschieden, manchmal auch in ein und demselben Tumor [12]. Da sich kein Zusammenhang zwischen der Struktur einerseits und dem funktionellen Verhalten sowie der Prognose andererseits nachweisen läßt, hat es keinen Zweck, diese Strukturvariationen näher zu beschreiben. Die cytologische Zusammensetzung des Tumorgewebes ist, besonders mit dem Lichtmikroskop, oft schwer zu bestimmen, da eine große Anzahl Tumorzellen keine Sekretionsgranula enthalten. Man nimmt an, daß die meisten Tumorzellen Beta-Zellen sind, was übrigens durch elektronenmikroskopische Untersuchungen bestätigt wurde [3, 16, 18, 32, 33, 35, 61a]. In einer Anzahl insulinproduzierender Geschwülste wurden jedoch auch Alpha- und versilberbare Zellen beschrieben [14a, 26, 73]. Es besteht keine strikte Beziehung zwischen der cytologischen Zusammensetzung und dem Reichtum an Sekretionsgranula einerseits und der Funktion andererseits. In bösartigen Geschwülsten enthalten die Beta-Zellen gewöhnlich sehr wenig Granula. Zuverlässige histologische Maßstäbe, um herauszufinden, ob ein Inseltumor gut- oder bösartig ist, gibt es nicht. Zellatypien, Mitosen, infiltrierendes Wachstum und selbst Einwachsen in Blutgefäße finden sich bei Tumoren, deren weitere Entwicklung zeigt, daß sie gutartig sind [12, 14a, 67]. Man hat seltene Fälle von Hypoglykämie bei gleichzeitig bestehenden Insel- und extrapankreatischen Tumoren beschrieben [7].

Vergleich von tumoralen mit normalen Beta-Zellen

Tumorale Beta-Zellen unterscheiden sich funktionell von normalen Beta-Zellen dadurch, daß sie nicht über den Mechanismus verfügen, der bei letzteren die Insulinsekretion den physiologischen Bedürfnissen anpaßt. Ein morphologisches Substrat für diesen Mangel ließ sich bisher weder mit dem Lichtmikroskop [11], noch mit dem Elektronenmikroskop [3, 16, 18, 31, 35, 61a] nachweisen.

Bisher haben nur LAZARUS u. VOLK [35] über einen histochemischen Vergleich zwischen einem insulinproduzierenden Tumor und normalen Beta-Zellen berichtet. Sie konnten keinen Unterschied entdecken. Bei einer eigenen Untersuchung, die an sieben Inseltumoren (sechs Adenomen und einem Carcinom) durchgeführt wurde, fanden wir in fünf Adenomen eine stärkere Adenosine-triphosphatase (ATP-ase) Aktivität als in normalen Beta-Zellen (Abb. 1). Die Möglichkeit einer Kontrolle der Insulinabgabe durch eine extramitochondriale ATP-ase wurde durch LAZARUS u. Mitarb. [34, 36, 37] vorgeschlagen. Diese Hypothese konnte jedoch durch HELLERSTRÖM u. Mitarb. [20a] nicht bestätigt werden. Für die anderen untersuchten Enzyme [saure Phosphatase, Milch-, Butter-, Isocitronensäure, und Alpha-Glycerophosphatdehydrogenase (mit Menadion)] haben wir keine auffallenden Unterschiede zwischen den normalen und tumoralen Beta-Zellen beobachtet.

Da histochemische Präparate sich schlecht zur quantitativen Beurteilung einer Enzymaktivität eignen, versuchen wir jetzt diesen Enzymvergleich zwischen tumoralen und normalen Beta-Zellen mit Hilfe der quantitativen Mikromethoden nach LOWRY [45] durchzuführen. Bis jetzt konnten nur zwei Tumoren untersucht werden (Tabelle 1). Wir fanden eine deutlich geringere Aktivität saurer Phosphatasen und eine höhere Aktivität der Glutaminsäure-Oxalessigsäuretransaminase in Beta-Zellen von Tumoren als in den isolierten Inseln normaler Kontrollfälle (Tabelle 1). In einem der Tumoren war die Milchsäuredehydrogenase weniger aktiv als in den Kontrollinseln. Eine gleichartige Beobachtung wurde durch Kissane u. Mitarb. berichtet [30]. Für Glucose-6-phosphat- und Isocitronensäuredehydrogenase fanden wir keinen Unterschied zwischen dem Tumor und den normalen Inseln.

Die Enzymunterschiede, die durch diese quantitativen Untersuchungen zwischen normalen und tumoralen Beta-Zellen aufgedeckt wurden, müssen noch durch Untersuchungen einer größeren Anzahl von Fällen bestätigt werden. Ihre etwaige

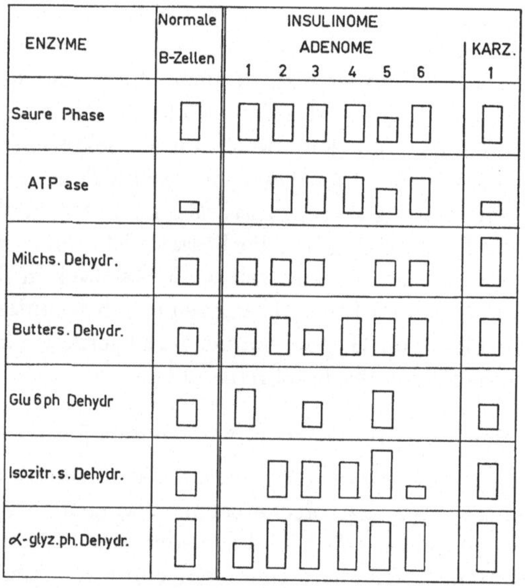

ENZYME	Normale B-Zellen	INSULINOME ADENOME 1 2 3 4 5 6	KARZ. 1
Saure Phase			
ATP ase			
Milchs. Dehydr.			
Butters. Dehydr.			
Glu 6 ph Dehydr			
Isozitr. s. Dehydr.			
α-glyz. ph. Dehydr.			

Abb. 1. Vergleich zwischen der Enzymaktivität von Insulinomen mit normalen Beta-Zellen in histochemischen Präparaten. Die Enzymaktivität wurde nach der Färbungsstärke geschätzt

Bedeutung zur Erklärung der sekretorischen Dysfunktion läßt sich schwer abschätzen, auch weil der Mechanismus, der die Insulinabgabe in normalen Zellen regelt, noch vollkommen unbekannt ist. Novikoff [58] meint, daß saure Phosphatasen bei der Bildung der Sekretionsgranula eine Rolle spielen würden. Falls diese Granula eine Speicherform der Sekretion darstellen, könnte die verminderte saure Phosphatase mit der sekretorischen Dysfunktion zusammenhängen. Lazarus u. Mitarb. [38] führen dagegen jedoch an, daß in den Sekretionsgranula oder ihrer Hülle keine sauren Phosphatasen enthalten sind und daß eine Degranulation der Beta-Zellen nicht mit verminderter saurer Phosphataseaktivität einhergeht. Interessant ist unsere Feststellung einer erhöhten Transaminaseaktivität in zwei Inseltumoren in bezug auf Befunde von Hellman [21]. Dieser wies auf die wichtige Rolle der Transaminationen in der Funktionskontrolle der Beta-Zellen hin.

Ein interessanter Unterschied zwischen tumoralen und normalen Beta-Zellen wurde von Lacy u. Williamson [32] beschrieben. Die Tumorzellen reagierten auf

Morphologische und histochemische Gesichtspunkte zur Spontanhypoglykämie 105

fluorescierende Antikörper gegen Insulin negativ, während die Inseln außerhalb der Tumoren positiv reagierten. Die negative Reaktion des Tumorgewebes könnte die Folge eines Strukturunterschiedes zwischen dem Tumorinsulin und dem nor-

Tabelle 1. *Enzymaktivität von zwei gutartigen Inselzellgeschwülsten im Vergleich zu normalem Pankreasgewebe — Aktivität ausgedrückt in MKH (Mol/kg Trockengewicht/Std bei 37°)*

Enzyme		Kontrolle							Insulinome	
		1	2	3	4	5	6*	7	1	2
Milchsäure-dehydrogenase	Acini	55,8 ±2,3	33,6 ±6,4	28,6 ±8,4	40,8 ±5,5	50,5 ±8,9	41,3 ±6,6	32,9 ±3,8		
	Inseln	16,1 ±3,9	11,9 ±2,9	12,5 ±3,9	11,1 ±2,0	12,7 ±4,2	18,1 ±2,8	13,2 ±2,3	5,4 ±1,4	13,7 ±1,7
Isocitrosäure-dehydrogenase	Acini	9,7 ±1,0	6,4 ±0,9		11,8 ±2,0	8,0 ±0,5	10,6 ±1,5	5,4 ±0,6		
	Inseln	2,6 ±0,8	2,4 ±0,5		2,4 ±0,2	3,0 ±0,5	3,3 ±0,5	2,6 ±0,3	2,2 ±0,6	2,5 ±0,5
Glucose-6-Phosphatase-dehydrogenase	Acini	1,01 ±0,12	1,40 ±0,17		0,80 ±0,06	1,51 ±0,15	0,94 ±0,10			
	Inseln	0,88 ±0,13	1,18 ±0,02		0,87 ±0,06	1,33 ±0,18	1,13 ±0,18		1,23 ±0,21	1,01 ±0,31
Saure Phosphatase	Acini		±2,25 0,50		2,35 ±0,13	2,43 ±0,47	1,79 ±0,24	1,62 ±0,26		
	Inseln		2,36 ±0,48		2,54 ±0,57	2,55 ±0,72	3,53 ±0,53	2,44 ±0,22	1,80 ±0,27	1,69 0,34
Glutamat-Oxalessigsäure-Transaminase (GOT)	Acini		9,9 ±1,5	9,9 ±1,7	7,6 ±1,2	7,7 ±1,0	7,2 ±0,8	9,6 ±0,8		
	Inseln		15,3 ±3,3	10,7 ±2,4	9,9 ±1,0	88,7 ±0,5	9,4 ±0,9	15,9 ±1,1	20,2 ±3,5	17,4 ±1,2

* Unter Cortisonbehandlung.

malen Insulin sein. Trotzdem konnte das Insulin des Tumorgewebes in vitro mit einem Anti-Insulinserum vollkommen neutralisiert werden. Andere Autoren [8, 72] konnten keinen Unterschied zwischen Tumorinsulin und normalem Insulin feststellen.

Hyalinniederschläge im Stroma von Inseltumoren

Hyalinniederschläge finden sich häufig im Stroma von Inseltumoren sowie auch in ihren Metastasen. MEISSNER [52] wies darauf hin, daß diese Hyalinablagerung nur in insulinproduzierenden Inseltumoren gefunden werden kann und nicht bei nichtfunktionellen oder sonstigen Formen funktioneller Inseltumoren. PORTA u. Mitarb. [61a] sowie LACY [33] beschrieben das ultramikroskopische Aussehen dieser Hyalinsubstanz: Sie hat eine feine Faserstruktur, die stark der des Amyloids ähnelt. Sie ist vollkommen identisch mit der Hyalinsubstanz, die häufig bei älteren Diabetikern im Inselstroma gefunden wird, und ist wie diese im Raum zwischen den beiden Basalmembranen lokalisiert, welche die Epithelzellen vom Blutstrom trennen. Ursache und Bedeutung dieser Ablagerungen sind noch unbekannt.

Insulingehalt der Inseltumoren

Im Schrifttum werden sehr verschiedene Werte betreffs der in Inseltumoren enthaltenen Insulinmenge angegeben (Übersicht siehe [47]). Die publizierten Ziffern schwanken zwischen 0,3 und 300 Einheiten pro Gramm Trockengewicht des Tumorgewebes. Für normale Langerhanssche Inseln beim Menschen variieren die Ziffern zwischen 300 und 1000 Einheiten pro Gramm Trockengewicht (berechnet auf Grund von 33% Trockengewicht [42] und 1% Inseln im Pankreasgewebe [70a, 78a]). Die Werte für Tumorgewebe sind also gewöhnlich niedriger als die Werte für normale Inseln. Dieser Unterschied wird als Anzeichen einer verminderten Insulinspeicherfähigkeit der tumoralen Beta-Zellen betrachtet.

Tabelle 2. *Insulingehalt von normalen Inseln und Insulinomen*

	Fall	Streuung $\mu U/\gamma*$	M** $\mu U/\gamma*$	% B-Zellen***	$\mu U/\gamma*$ B-Zellen
Normale Inseln	1	1340—2300	1894	74	2560
	2	955—2630	1801	90	2000
	3	683—1260	1048	65	1612
	4	183—3250	1449	61	2375
	5	710—1560	1105	68	1625
Insulinome	1	682—1530			1042
	2	1010—1240			1085

* γ: Trockengewicht
** M: Mittelwert
*** % B-Zellen berechnet auf 2000 Inselzellen

Bis hierhin wurden alle diese Bestimmungen an Totaltumoren oder Pankreasgewebsextrakten ausgeführt. Mit Hilfe einer immunologischen Bestimmungstechnik (Hales u. Randle) hat Dr. Ooms (Labor für experimentelle Medizin — Direktor: Prof. P. Bastenie) für uns die Insulinmenge in tumoralen Beta-Zellen und isolierten Langerhansschen Inseln gemessen, welche durch Mikroschnitte aus lyophilisiertem Gewebe gewonnen worden waren (Tabelle 2). In den beiden bis jetzt untersuchten Tumoren wurden durchschnittlich 1000 Einheiten Insulin pro Gramm Trockengewicht des Tumorgewebes gefunden. In normalen Langerhansschen Inseln beträgt die Insulinmenge 1000 bis 1800 Einheiten pro Gramm Trockengewicht (nach Korrektur für die Menge der Beta- und Alpha-Zellen, 1600 bis 2500 Einheiten pro Gramm Tockengewicht der Beta-Zellen). Bei dem von uns angewandten Verfahren wurden also höhere Werte gefunden als alle bisher angegebenen. Die hauptsächlichste Erklärung dieser Diskrepanz ist zweifellos in der Tatsache zu sehen, daß frühere Prüfer die gewöhnlich in den Inseltumoren enthaltene, oft erhebliche Menge fibrösen Stromas außer acht gelassen haben. Es ist jedoch festzuhalten, daß tumorale Beta-Zellen weniger Insulin als normale Beta-Zellen enthalten, obgleich der Unterschied weniger groß ist als aus früher publizierten Bestimmungen abgeleitet wurde.

Rückwirkung der Tumorinsulinsekretion auf die Langerhansschen Inseln außerhalb des Tumors

Nach Entfernung eines insulinproduzierenden Tumors bekommen viele Patienten eine vorübergehende Hyperglykämie. Bisher wurde keine befriedigende Erklärung dieses transitorischen Diabetes gegeben. Zwei Theorien wurden vorgeschlagen. Nach der ersten ist die zeitweilige Glucoseintoleranz die Folge einer

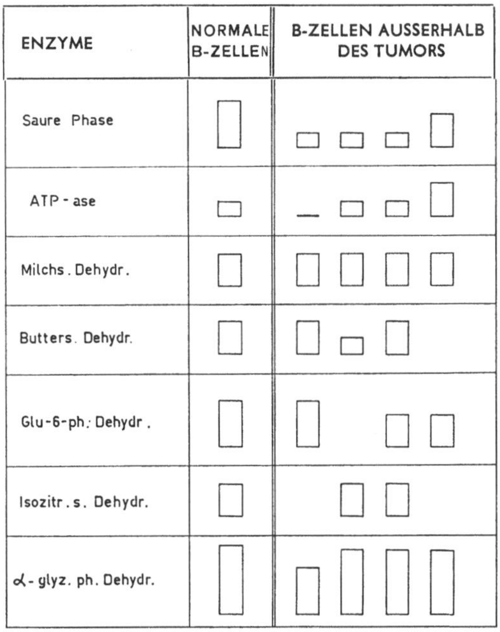

ENZYME	NORMALE B-ZELLEN	B-ZELLEN AUSSERHALB DES TUMORS
Saure Phase		
ATP-ase		
Milchs. Dehydr.		
Butters. Dehydr.		
Glu-6-ph. Dehydr.		
Isozitr. s. Dehydr.		
α-glyz. ph. Dehydr.		

Abb. 2. Vergleich zwischen der Enzymaktivität normaler Beta-Zellen und B-Zellen außerhalb eines insulinproduzierenden Tumors

Inaktivitätsatrophie der extratumoralen Inseln unter dem Einfluß des tumoralen Hyperinsulinismus. Die zweite Theorie sieht in der Hyperglykämie die Folge des zeitweiligen Fortbestehens von Insulinantagonisten, die als Reaktion auf die chronische Hypoglykämie produziert werden [47, 79].

Die erste Erklärung wird durch experimentelle Forschungsarbeiten gestützt, aus denen hervorgeht, daß es möglich ist, die Beta-Zellen durch langfristige Insulinverabreichung völlig zu degranulieren [41, 55a]. Nach Unterbrechung der Injektionen entsteht bei einer Anzahl der Versuchstiere ein transitorischer Diabetes. Im Hinblick auf diese eventuelle Erklärung haben mehrere Autoren die Langerhansschen Inseln bei Patienten mit einem insulinsezernierenden Tumor untersucht. Die diesbezüglichen Berichte gehen auseinander. Einige beschreiben diese Inseln als normal [35, 70, 80]. Andere schildern eine Anzahl von Anomalien wie Atrophie [73], Hypertrophie [4, 50], Erhöhung der Alpha/Beta-Zellrelation [10, 11, 26, 73], Degranulierung der Beta-Zellen [39, 56].

Bei unserem eigenen Material haben wir keine konstanten Veränderungen in den extratumoralen Inseln entdecken können. In einem sehr aktiven insulinproduzierenden Carcinom waren die extratumoralen Beta-Zellen vollständig degranuliert; in den anderen Fällen von Inseltumoren war diese Degranulation viel weniger ausgeprägt. Einen Zusammenhang zwischen dem Grad dieser Degranulation und einer postoperativen Hyperglykämie haben wir im Gegensatz zu LIKE [39], nicht nachweisen können.

In histochemischen Präparaten extratumoralen Pankreasgewebes wurde in vier Fällen eine verminderte saure Phosphataseaktivität in den Inseln gefunden (Abb. 2). Die Rolle der sauren Phosphatase in der Funktion der Beta-Zellen ist, wie bereits gesagt, noch nicht deutlich. Die verminderte saure Phosphataseaktivität ließ sich übrigens durch eine quantitative Bestimmung mittels der Mikromethode nach LOWRY nicht bestätigen. Leider konnten wir bis jetzt nur in einem einzigen Fall die extratumoralen Inseln mit diesem Verfahren untersuchen. Deutliche Unterschiede gegenüber normalen Inseln wurden nicht nachgewiesen, doch ist es verfrüht, aus diesem einen Fall Schlüsse zu ziehen.

Die seit 40 Jahren beschriebenen, sehr zahlreichen Fälle haben uns mit den klinischen und morphologischen Aspekten der insulinproduzierenden Tumoren vertraut gemacht. Die histo-biologischen Probleme, welche diese Tumoren aufwerfen, sind jedoch noch nicht gelöst. Das Anwenden neuer Forschungsmethoden, wird vielleicht zur Lösung der Probleme beitragen können und somit zu einem besseren Begriff der Physiopathologie der Beta-Zellen im Diabetes.

Ich danke vielmals Dr. H. OOMS für die immunologische Insulinbestimmung.

Diese Studie wurde durch Kredite der „Fonds de la Recherche Scientifique Médicale" unterstützt.

Literatur

1. ARKLESS, H. A.: Med. Bull. Veterans' Adm. (Wash.) **19**, 225 (1942.
2. BARJON, P., et R. LABAUGE: Presse méd. **69**, 2635 (1961).
3. BENCOSME, S. A., R. A. ALLEN, and H. LATTA: Amer. J. Path. **42**, 1 (1963).
4. BERNHEIM, M., F. LARBRE, R. FRANÇOIS, R. GILLY et M. PRADON: Pédiatrie **16**, 631 (1961).
5. BIELCHOWSKY, F.: Klin. Wschr. **11**, 1492 (1932).
6. BOSS, J. H.: Schweiz. Z. allg. Path. **22**, 232 (1959).
7. COSKEY, R. L., and R. E. TRANQUADA: Metabolism **13**, 312 (1964).
8. DECKERT, T.: Colloquium on "The Immunology of Insulin". London: British Insulin Manufacturers. Sept. 1965.
8a. DE GENNES, J. L., P. JUNGERS, H. SALTIER, M. MERCADIER et J. DECOURT: Presse méd. **71**, 1708 (1963).
9. EYMONTT, M. J., C. GURNUP, F. A. KRUGER, D. E. MAYNARD, and J. HAMUR: J. clin. Endocr. **25**, 46 (1965).
10. FERNER, H.: Das Inselsystem des Pankreas. Stuttgart: Thieme 1952.
11. — 7. Symposium dtsch. Ges. Endokr., April 1960. Berlin-Göttingen-Heidelberg: Springer 1961.
12. FRANTZ, V. K.: Fasc. 27 Armed Forces Institute of Pathology.
13. FRIEDLANDER, E. O.: Ann. intern. Med. **52**, 838 (1960).
14. FROESCH, E. R., H. BURGI, W. ZIEGLER, P. BALLY und A. LABHART: Schweiz. med. Wschr. **93**, 1250 (1963).
14a. GARLAND, H.: Brit. med. J. **2**, 967 (1957).
14b. GEPTS, W.: Unveröff. Beobachtung.
15. GONZALES, F. M., G. L. GOLD, and B. J. SHNIDER: Ann. intern. Med. **58**, 149 (1963).
16. GREIDER, M. H., and D. W. ELLIOT: Amer. J. Path. **44**, 663 (1964).
17. GULZOW, M., u. A. BIENENGRABER: Ärztl. Wschr. **14**, 513 (1959).
18. GUSEK, W., u. J. KRACHT: 7. Symposium dtsch. Ges. Endokr., April 1960. Berlin-Göttingen-Heidelberg: Springer 1961.

19. HART, W. R., and D. L. HINERMAN: Metabolism 14, 1158 (1965).
20. HAYES, D. M., C. L. SPURR, J. H. FELTS, and E. C. MILLER: Metabolism 10, 183 (1961).
20a. HELLERSTRÖM, C., B. HELLMAN, and I. B. TÄLJEDAL: In: The structure and metabolism of the pancreatic islet. Ed. by Brolin, S. E., B. Hellman, and H. Knutson, Pergamon Press 1964.
21. HELLMAN, B.: In: On the nature and treatment of diabetes. Ed. LEIBEL, B.S., and G. A. WRENSHALL. Excerpta med. Found. Publication 1965.
22. HINES, R. E.: Med. Bull. Veterans' Adm. (Wash.) 20, 102 (1943).
23. HOBBS, C. B., and A. L. MILLER: J. clin. Path. 19, 119 (1966).
24. HOLTEN, G.: Acta med. scand. 157, 97 (1951).
25. HOWARD, J. W., and P. L. DAVIS: Delaware med. J. 31, 29, 1959 (zit. nach SILVERSTEIN [68]).
26. HULTQUIST, G. T.: Gastroenterologia (Basel) 71, 193 (1946).
27. JAKOB, A., U. A. MEYER, R. FLURY, W. H. ZIEGLER, A. LABHART, and E. R. FROESCH: Diabetologia 3, 506 (1967).
28. KARSH, R. S., H. FRIEDMAN, and H. T. BLUMENTHAL: Amer. J. Med. 30, 619 (1961).
29. KATSCH, G., u. A. K. FOCKEN: Z. klin. Med. 153, 438 (1955).
30. KISSANE, J. M., P. E. LACY, S. E. BROLIN, and C. H. SMITH: In: The structure and metabolism of the pancreatic islets. Pergamon Press 1964.
31. KÜHNLEIN, E., u. M. MEYTHALER: Ärztl. Forsch. 12, 189 (1958).
32. LACY, P. E., and J. R. WILLIAMSON: Anat. Rec. 136, 227 (1960).
33. — In: Ciba Foundation — Colloquia on Endocrinology. Vol. 15. The aetiology of diabetes mellitus and ist complications. London: J. & A. Churchill 1964.
34. LAZARUS, S. S., and H. BARDEN: J. Histochem. Cytochem. 9, 628 (1961).
35. —, and B. W. VOLK: Lab. Invest. 11, 1279 (1962).
36. — — Diabetes 11, (Suppl.), 2 (1962).
37. —, H. BARDEN, and M. BRADSHAW: Arch. Path. 73, 210 (1962).
38. —, B. W. VOLK, and H. BARDEN: J. Histochem. Cytochem. 14, 233 (1966).
39. LIKE, A. A.: Lab. Invest. 16, 937 (1967).
40. LIPSETT, M. B., W. D. ODELL, L. E. ROSENBERG, and T. A. WALDMAN: Ann. intern. Med. 61, 733 (1964).
41. LOGOTHETOPOULOS, J.: Diabetes 15, 823 (1966).
42. LONG, C.: Biochem. J. 50, 407 (1952).
43. LOUFTI, A. H., J. MEHRES, S. SHAHBENDER, and F. H. ABDINE: Arch. Dis. Childh. 39, 197 (1964).
44. LOWBEER, L.: Amer. J. clin. Path. 35, 233 (1961).
45. LOWRY, O. H.: J. Histochem. 1, 420 (1953).
46. MACCNAUGHTON, M. C., and E. A. F. PRIEST: Lancet 1960, I, 204.
47. MARKS, V., and F. C. ROSE: Hypoglycemia. Blackwell scientific publications 1965.
48. —, W. H. R. AULD, and J. B. BARR: Brit. J. Surg. 52, 925 (1965).
49. —, and E. SAMOLS: Proc. roy. Soc. Med. 59, 338 (1966).
50. MCCLENAHAN, W. U., and G. W. NORRIS: Amer. J. Med. Sci. 177, 93 (1929).
51. McFADZEAN, A. J. S., and T. J. YOUNG: Arch. intern. Med. 98, 720 (1956).
52. MEISSNER, W. A.: Zit. nach The pathology of Diabetes Mellitus, WARREN, SH., PH. M. LECOMPTE, and M. A. LEGG. Lea & Febiger 1966.
53. MEYER-HOFMANN, VON, C., H. SCHWARZKOP und H. HARTMANN: Dtsch. med. Wschr. 85, 2106 (1960).
54. MILLER, D. R., R. E. BOLINGER, D. JANIGAN, J. E. CROCKETT, and S. R. FRIESEN: Ann. Surg. 150, 684 (1959).
55. NADLER, W. H., and J. A. WOLFER: Arch. intern. Med. 44, 700 (1929).
55a. NERENBERG, S. T.: Amer. J. clin. Path. 23, 340 (1953).
56. — Am. J. clin. Path. 24, 27 (1954).
57. NEVIUS, D. B., and N. B. FRIEDMAN: Cancer (Philad.) 12, 1263 (1959).
58. NOVIKOFF, A. B.: In: Ciba Foundation Symposium „Lysosomes". London: J. & A. Churchill 1963.
59. PAPAIOANNOU, A. N.: Surg. Gynec. Obstet. 123, 1093 (1966).
60. PEYSTER, F. A. DE, and R. K. GILCHRIST: Arch. Surg. 67, 330 (1953).

61. Pfeiffer, D. B., and D. B. Miller: Arch. Surg. **61**, 1096 (1950).

61a. Porta, E. A., R. Yerry, and R. F. Scott: Amer. J. Path. **41**, 623 (1962).

62. Rosanov, B. S., et P. T. Patchenkov: Bull. Soc. int. Chir. **20**, 474 (1961).

63. Rosenfeld, E. D.: Anat. Path. **48**, 255 (1949).

64. Rossman, E. M.: Arch. intern. Med. **104**, 640 (1959).

65. Seckel, H. P. G.: J. clin. Invest. **18**, 723 (1939).

66. Sellman, J. C., G. T. Perkoff, F. C. Null, J. C. Kimmel, and F. H. Tyler: New Engl. J. Med. **260**, 847 (1959).

67. Siracki, J., R. B. Marshall, and R. C. Horn: Cancer (Philad.) **13**, 347 (1960).

68. Silverstein, M. N., K. G. Wakung, and R. C. Bahn: Amer. J. Med. **36**, 415 (1964).

69. Skillern, P. G., L. J. MacCarmach, J. S. Hewlett, and G. Code: Diabetes **3**, 133 (1954).

70. Smith, M. G., and M. G. Seibel: Amer. J. Path. **7**, 723 (1931).

70a. Steinke, J., and J. S. Soeldner: In: On the nature and treatment of diabetes. Ed. Leibel, B. S., and G. A. Wrenshall. Excerpta med. (Amst.) 1965.

71. Tarail, R.: N. Y. St. J. Med. **60**, 3433 (1960).

72. Taylor, K. W., and J. Sheldon: J. Endocr. **29**, 99 (1964.

73. Terbrüggen, A.: Virchows Arch. path. Anat. **315**, 407 (1948).

74. Tranquada, R. E., R. B. Bender, and P. M. Beigelman: New Engl. J. Med. **266**, 1302 (1962).

75. Unger, R. H.: Amer. J. Med. **40**, 325 (1966).

76. Van Beek, C.: Maandschr. Kindergeneesk. **20**, 129 (1952).

77. Wanebo, H. J., I. Schlessinger, and Ch. K. Tashima: Cancer (Philad.) **19**, 1451 (1966).

78. Williams, R., A. E. Killie, A. P. Wiede, E. D. Williams, and T. M. Chalmers: Quart. J. Med. **30**, 269 (1961).

78a. Wrenshall, G. A., A. Bogoch, and R. C. Ritchie: Diabetes **1**, 87 (1952).

79. Yalow, R. S., and S. A. Berson: Diabetes **14**, 341 (1965).

80. Ziskind, E., W. Bailey, and E. F. Mauer: Arch. intern. Med. **60**, 753 (1937).

Department of Medicine, Harvard Medical School; the Peter Bent Brigham Hospital, and the
E. P. Joslin Research Laboratory, Boston, Massachusetts, U.S.A.

Hypoglycemia Due to Islet Cell Tumors

J. Steinke, and J. S. Soeldner

With 3 Figures

Referat

Introduction

When confronted with a patient with a low blood sugar, it is of paramount
importance to establish an etiological diagnosis, as it is by now well known that
there are a great variety of disease states associated with hypoglycemia. The most

Table 1. *Classification of hypoglycemia in adults*

Fasting
  I. Pancreatic islet cell tumor, functioning
 II. Nonpancreatic tumor associated with hypoglycemia
III. Liver (1) Acquired: Diffuse liver disease
          (2) Congenital: Hepatic enzyme defects
              a) glycogen storage dieseases
              b) galactosemia
 IV. Ethanol and poor nutrition
  V. Endocrinopathies-hypofunction: a. pituitary
                                     b. adrenal cortex
                                     c. pancreatic α-cell

Postprandial
  I. Reactive functional
 II. Reactive secondary to early diabetes
III. Dumping syndromue
 IV. Leucine sensitivity
  V. Hereditary fructose intolerance

Exogenous
  I. Iatrogenic ⎫
 II. Factitious ⎭ Insulin or sulfonylureas

frequently encountered causes of hypoglycemia in clinical practice are summarized
in Table 1 [1]. The authors have found it very helpful to subdivide hypoglycemia
in three types; first the fasting type, when a low blood sugar is encountered after
an overnight fast and occasionally after meals but *never only* after meals; second

the post-prandial type also called stimulative or reactive hypoglycemia where hypoglycemia is never seen during fasting but *only* after a meal; and finally, the third or exogenous type in which the hypoglycemia is induced by administration of insulin or oral hypoglycemic agents.

In this communication, we will deal exclusively with hypoglycemia produced by functioning islet cell tumors in adult patients. In children the diagnosis is very difficult to establish [2, 3]. As the islets may produce not only insulin, but also glucagon and under pathological conditions a variety of ectopic hormones, a classification of functioning pancreatic islet cell tumors is presented in Table 2, which is adapted from Matsumoto and co-workers [4].

Table 2. *Pancreatic islet cell tumors*

Classification
1. *Beta cell*
   Insulin

2. *Non-beta cell*
   Glucagon
   Ectopic hormones: Gastrin
   　　　　　　　　　 ACTH
   　　　　　　　　　 MSH
3. *Mixed*

Pathogenesis

Due to the development of sensitive assays for insulin, it has been possible to study in more detail the dynamics of insulin secretion. This has been investigated *in vivo* in the human after the administration of various agents such as glucose with measurement of serum insulin, and also *in vitro* using isolated animal pancreatic preparations such as pancreatic perfusion systems, pancreatic tissue slices, or isolated pancreatic islets [5]. Therefore knowledge about insulin secretion has increased rapidly and it is now well established that a variety of agents other than

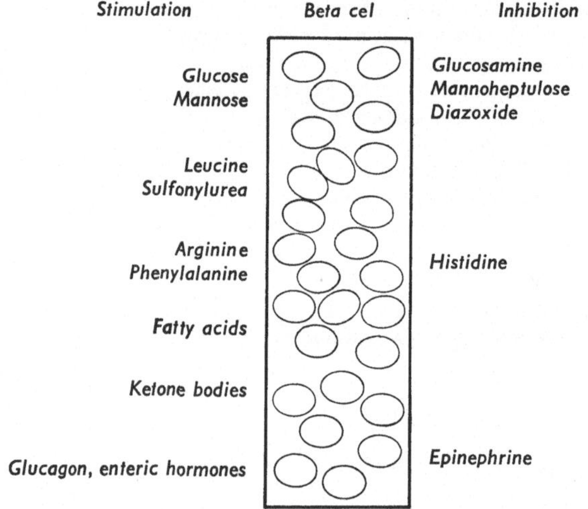

Fig. 1. Dynamics of insulin secretion

glucose will stimulate insulin release and, in addition, substances which will decrease or inhibit pancreatic insulin secretion have been identified. These factors are summarized in Fig. 1.

It is of importance to note that whereas tolbutamide or leucine will induce a large outpouring of insulin followed by a decrease in blood glucose, arginine or glucagon will produce a rise in insulin but no decline in blood glucose. The latter is difficult to explain and some theories have been formulated; one suggests that there are different pools of insulin within the Beta cell and each of the pools may contain insulin of different biological but identical immunological activities. Another theory suggests that not biologically active insulin but rather an immunoreactive "pro-insulin" is being released. It is also thought that some of the stimulators of insulin release may block insulin-induced glucose utilization or may simultaneously stimulate glycogenolysis or gluconeogenesis.

For assessment of the function of the pancreatic islet, stimuli customarily employed are glucose, leucine, tolbutamide and glucagon [6]. On the other hand, of the agents which inhibit pancreatic insulin release, diazoxide has reached

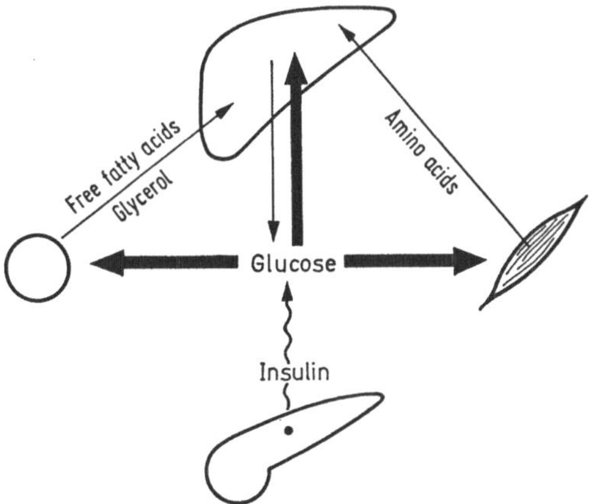

Fig. 2. Mechanism of hypoglycemia in insulinomata: 1. Excess circulating insulin. 2. Autonomous secretion

usefulness as a therapeutic agent in the treatment of severe hypoglycemia [7, 8].

As to the mechanism of hypoglycemia in patients with functioning islet cell tumor, it is commonly accepted that excess circulating insulin is responsible for the resulting hypoglycemia, however, measurements of serum insulin in these patients have shown that approximately 1/3 do not exhibit elevated levels of either insulin-like activity or immunoreactive insulin [9, 10, 11, 12, 13]. In those patients it is assumed that it is not the absolute excess of insulin but rather the inappropriate continuous autonomous secretion of insulin which is responsible for the hypoglycemia occuring predominately in the fasting state or after physical activity. In other words, the tumor has lost the capacity to reduce or cease insulin output in response to lower than normal levels of blood glucose. Be it excess insulin or continuous autonomous secretion, there is not only increased uptake of glucose principally by muscle, adipose tissue, and liver but at the same time there is a decrease of gluconeogenetic substrate from muscle and adipose tissue (amino acids, free fatty acids, and glycerol) toward the liver resulting in decreased gluconeogenesis. This is schematically presented in Fig. 2.

Clinical Data

Over the last 10 years the authors have participated in the studies of several hundred patients with hypoglycemia. In 47 of these, a tissue diagnosis of islet cell tumor could be established. The islet cell tumors were more frequent in females than in males, and they were observed in all age groups ranging from a new born infant to a woman 89 years old. Although benign tumors were frequent, metastases were present in 34% of the tumors, either at time of surgery or autopsy, or as in one case, not apparent until six years after removal of the primary tumor. The tumors with metastases fell into two distinct groups; those that exhibited a rapid downhill course over several weeks or months, and those that progressed slowly extending over several months or years. The youngest patient with metastases was a 36-year-old female. The clinical data are summarized in Table 3.

Table 3. *Clinical data on 47 patients with insulinomata (Feb: 1968)*

1: *Sex*		+
Males 18, Females 29		
2. *Age distribution*		
No. of patients	Age in years	
2	< 5	
6	6—30	
19	31—50	
15	51—70	
5	>71	
3. *Histology*		
Benign	31	+
Malignant	16 (34%)	
(with metastasis)		

Approximately 2/3 of the patients gave a history of hypoglycemic symptoms consistent with a malfunctioning of the central nervous system such as headache, blurred vision, numbness, paresthesias, hypothermia, depression, agitation, mental confusion, fainting spells, and occasionally convulsions. Only exceptionally were the symptoms observed consistent with epinephrine release such as paleness, tremor and excess perspiration. In many instances, there were no symptoms at times when blood sugar levels were 20 to 30 mg percent. In general the hypoglycemic symptoms occured before breakfast as well as after physical activity, such as participating in sports in younger patients or working in the garden or going shopping in older people. In approximately 1/3 of our patients, the hypoglycemia was an unexcepted biochemical finding. The diagnosis was established only because of a low fasting blood sugar taken routinely or because of further investigation of symptoms originally felt not to be related to hypoglycemia as for example abdominal pain due to a large liver which in turn had been caused by metastases from an islet cell tumor. If by history an islet cell tumor is suspected, three fasting blood sugars should be obtained on consecutive days. If these are *not* abnormally low but symptoms elicited by history are suggestive of hypoglycemia, the patient should be fasted for three days. As soon as symptoms appear, a blood sugar is obtained and glucose administered, whereupon symptoms of hypoglycemia should subside; Whipple's triad [14]. The tolbutamide test (1 gm given intravenously over a three-minute period) is of value in approximately 90% of patients in that the blood sugar will fall and remain low at the third hour. However, we have observed frequently, associated with severe hypoglycemic symptoms, patients who did not respond in this typical fashion. An occasional patient will have a symptomatic low blood sugar at 20 min or one hour but will then exhibit a rebound in that the blood sugar will tend to rise toward initial levels and the symptoms will subside. Such an example is shown in Fig. 3. The diagnosis in this patient was established by the provocative 72-h fast. Approximately 50% of islet cell tumors exhibit a sensitivity to leucine, however, we find this test not particularly helpful since recently it has been reported that leucine sensitivity of the idiopathic type might exist not only in children but also in adults [15]. Serum insulin levels either fasting or following tolbutamide are very helpful if they are markedly elevated, however, normals show a wide range of insulin levels as shown in Table 4. As our experience increases, we have come to rely upon the clinical history and blood sugar levels rather than upon the serum

Table 4. *Levels of serum insulin following intravenous administration of tolbutamide in 29 control subjects*

	Subject		Time After Tolbutamide in Minutes					
	Age	Sex	0	5	10	20	30	60
1	19	M	35	226	193	120	78	37
2	20	,,	8	105	78	37	19	14
3	21	,,	13	107	91	78	43	15
4	24	,,	15	30	24	19	17	17
5	25	,,	17	66	54	39	36	25
6	25	,,	9	56	46	20	12	9
7	26	,,	18	111	119	37	17	8
8	29	,,	17	116	106	86	56	27
9	29	,,	25	129	98	75	66	27
10	32	,,	19	61	57	41	29	22
11	33	,,	10	76	72	47	37	14
12	35	,,	36	285	188	78	35	45
13	42	,,	31	168	158	142	85	35
14	19	F	39	224	233	194	120	51
15	21	,,	22	116	110	77	46	26
16	26	,,	25	122	117	137	97	54
17	27	,,	11	45	43	33	19	12
18	29	,,	14	20	27	24	29	14
19	46	,,	7	90	95	97	66	5
20	50	,,	19	90	79	70	59	30
Mean	29		19	107	95	69	46	23
S.E.M.			± 2	± 15	± 13	± 10	± 7	± 3

insulin responses. A difficult problem is the patient presenting with a low fasting blood sugar but a diabetic response during a 100 mg oral glucose tolerance test. In Table 5 examples of the two types of oral glucose tolerance test observed in patients with islet cell tumors are seen. The first patient [1] exhibits a classical example of fasting hypoglycemia with a normal glucose tolerance up to the third hour but a progressive blood sugar decline with symptoms of hypoglycemia at the fifth hour. Such a test is rather typical for an islet cell tumor. When the pancreas is examined for its insulin content, one usually finds that the islet cell tumor does contain an elevated amount of insulin and the pancreas adjacent to the tumor contains a normal amount; in other words, there is no suppression of normal pancreatic insulin. On the other hand, the second (II) curve is observed in patients who exhibit a low fasting blood sugar but after glucose this is followed by a

8*

Table 5. *Oral glucose tolerance test*

Time (hours)	Insulinoma I C. P. ♀ 70	Insulinoma II H. W. ♀ 38	reactive Hypoglycemia W. C. ♀ 42
0	34 (mg-%)	41 (mg-%)	92 (mg-%)
½	98	180	176
1	135	265	184
2	113	255	120
3	64	210	90
4	32	160	46
5	24	110	70

Table 6. *Atypical tolbutamide tolerance test in a patient with a benign islet cell tumor*
(A. Fl. ♀ 69)

Time (mins)	Blood glucose (mg-%)	Dx established by provocative fast		
— 20	54	1967		Blood glucose (mg-%)
— 10	56	Nov. 17	8 am	60
0	54		4 pm	53
+ 5	52	Nov. 18	8 am	42
+ 10	52		4 pm	33
20	32	Nov. 19	8 am	23
30	26		10 am	35
60	26			
90	26			
120	32			
180	40			
300	38			

Table 7. *Islet cell tumor with extensive metastases*
(C. Pu. ♀ 71)

	Fasting blood glucose (mg-%)	Serum insulin (μU/ml.)
Control period	22	191
	34	79
	29	160
	35	128
Diazoxide (300 mg/day for 1 week)	101	53
	88	97
	94	78

frankly diabetic curve occasionally reaching blood sugars higher than 300 mg
percent, associated with glycosuria. Frequently, these patients have a family
history of diabetes. If the test is prolonged for 5, 7, or 10 h, severe hypoglycemia
eventually will occur. The tumor shows a variable insulin content, however, the
adjacent "normal" pancreas contains little or no insulin. Therefore, it is assumed
that suppression of insulin production and storage in the "normal" pancreas has

taken place. For the purpose of differential diagnosis, another glucose tolerance test is shown which was observed in a patient with reactive hypoglycemia. The fasting blood sugar is normal and hypoglycemia occurs only at the fourth hour, with a subsequent rebound.

The clinical diagnosis of islet cell tumor should always raise the suspicion of the possible presence of other endocrine tumors as part of the so called multiple endocrine adenomatosis syndrome [16, 17]. We have observed islet cell tumors to be associated with acromegaly (3 cases) and hyperparathyroidism (1 case).

Treatment

Once the diagnosis is established, treatment of choice is surgical removal of the tumor. In our experience, the tumors are distributed rather evenly between the tail, body, and the head of the pancreas; therefore, we do not advise blind resection if the tumor cannot be seen or palpated. Six of our patients required a second exploration and in each instance the tumor was found in the head of the pancreas. Recently newer techniques have been introduced to assist in localizing the tumor; they are the seleniomethionine scan [18, 19], and celiac arteriography [20]. However, in our experience the scan has been very disappointing unless the tumor is very large. Celiac arteriography may be somewhat better in theory; but we have one case where the tumor appeared to be localized in the tail but it was easily palpitated and found in the head whereas in another case tumor was completely missed possibly because it was of very small diameter (approximately 5 mm). Therefore, in those patients with small tumors which the surgeon cannot easily palpitate or visualize, celiac arteriography seems to be of little additional value. When the clinical diagnosis of islet cell tumor seems firmly established and the insulin levels are unequivocally high, and if the surgeon fails to palpate the tumor, we encourage a through exploration for an ectopic pancreatic islet cell tumor with careful examination of the splenic area and search for a tumor in a Meckel's diverticulum. If these areas are normal, we advise the surgeon to carefully explore the head of the pancreas, especially the upper border hidden under the first portion of the duodenum. If still no tumor can be found then and only then we advise a blind resection of the pancreas. If no tumor is found by the pathologist and if the symptoms have been extremely severe, we advise total pancreatectomy which has been performed in only one of our patients. This was a 42-year-old man who had almost daily convulsions, and did not respond to other medical treatment including diazoxide. Others feel that total pancreatectomy should not be performed, they perfer to wait and re-explore several months or years later. However, we have one patient in our series who had definite hypoglycemic symptoms for seven years prior to surgery during which a tumor measuring only 0.5 cm in diameter was removed.

In patients with metastases, treatment has to be medical. In addition to frequent carbohydrate feedings, a variety of hormones have been used such as zinc-glucagon, steroids, and growth hormone [21, 22].

Recently diazoxide has been introduced for the treatment of severe refractory hypoglycemia [7, 8]. It is administered by mouth up to a total dose of 400 mg a day. Side effects include sodium retention leading to edema as well as anorexia, nausea, vomiting, diarrhea, tachycardia, hypertrichosis, or as observed in one patient. change in hair color, from light to a dark brown. We have recently reported our experiences at the Diazoxide Symposium of the New York Academy of Sciences [23].

Diazoxide infused rapidly intravenously in five normal subjects produced an immediate fall of serum insulin associated with a rise in blood sugar and plasma free fatty acids (Fig. 3). Intravenous glucose tolerance tests performed 30 min after diazoxide were significantly impaired in all five subjects tested. This was not due to peripheral insulin resistance related to the elevated level of plasma free fatty acids but rather to a significant decrease in insulin release occuring mainly during the initial 10 min following glucose administration. An intravenous glucose tolerance test done 24 h after diazoxide was unchanged from the pre-diazoxide

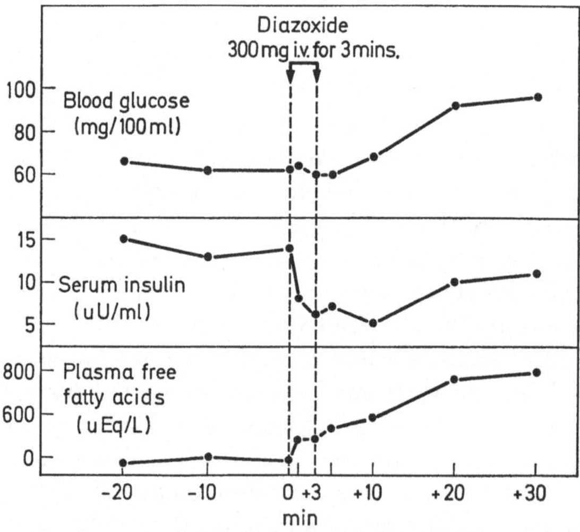

Fig. 3. Levels of blood glucose, serum insulin and plasma free fatty acids before and after diazoxide in 5 normal controls

test. Two juvenile diabetic patients given diazoxide exhibited a marked rise in plasma free fatty acids but only minimal changes in blood glucose.

In patients with islet cell tumors, the anti-hypoglycemic effect was variable; probably related to insufficient dosage. If a large dose was tolerated, a significant decrease of serum insulin was usually observed, associated with a rise in blood glucose. Frequently after several days or weeks, the initial high dose can be reduced to 100 or 200 mg daily. Occasionally the drug has to be discontinued due to side effects; if it is only fluid retention, a diuretic can be added.

Recently, the antibiotic Streptozotocine has been introduced as an anti-tumor agent. It has produced hyperglycemia in the dog and monkey, however, limited experience in human patients so far has failed to show any such effect on islet cell tumors.

Summary

We have briefly reviewed new data on the dynamics of insulin secretion and presented clinical data on 47 patients with proven islet cell tumors, with special reference to symptoms, diagnosis, surgical and medical treatment.

References

1. STEINKE, J., and J. S. SOELDNER: Response of serum insulin to intravenous tolbutamide in patients with hypoglycemia. In: Tolbutamide after 10 years. Excerpta med. Foundation International Congress Series No. 149, 1967.

2. CORNBLATH, M., and R. SCHWARTZ: Disorders of carbohydrate metabolism in infancy. Philadelphia: W. B. Saunders, Co. 1966.

3. SLONE, D., J. S. SOELDNER, J. STEINKE, and J. F. CRIGLER, JR.: Serum insulin measurements in children with idiopathic spontaneous hypoglycemia and in normal infants, childrens, and adults. New Engl. J. Med. 274, 820 (1966).

4. MATSUMOTO, K. K., J. B. PETER, R. G. SCHULTZE, A. A. HAKIM, and P. T. FRANCK: Watery diarrhea and hypokalemia associated with pancreatic islet cell adenoma. Gastroenterology 50, 231 (1966).

5. GRODSKY, G. M., and P. H. FORSHEM, P. H.: Insulin and the pancreas. Ann. Rev. Physiol. 28, 347 (1966).

6. FLOYD, J. C., JR., S. S. FAJANS, R. F. KNOPF, and J. W. CONN: Plasma insulin in organic hyperinsulinism: Comparative effects of tolbutamide, leucine and glucose. J. clin. Endocr. 24, 747 (1964).

7. FAJANS, S. S., J. C. FLOYD, R. F. KNOPF, J. RULL, E. M. GUNTSCHKE, and J. W. CONN: Benzothiadiazine suppression of insulin release from normal and abnormal islet cell tissue in man. J. clin. Invest. 45, 481 (1966).

8. GRABER, A. L., D. PORTE, JR., and R. H. WILLIAMS: Clinical use of diazoxide and mechanism for its hyperglycemic affects. Diabetes 15, 143 (1966).

9. WRIGHT, P. H.: Plasma-insulin activity in acromegaly and spontaneous hypoglycemia. Lancet 1960, 1, 951.

10. SAMOLS, E., and V. MARKS: Insulin assay in insulinomas. Brit. med. J. 1963, 1, 507.

11. STEINKE, J., J. S. SOELDNER, and A. E. RENOLD: Measurement of small quantities of insulin-like activity with rate adiopose tissue iv. serum insulin-like activity and tumor insulin content in patients with islet cell tumors. J. clin. Invest. 42, 1322 (1963).

12. YALOW, R. S., and S. A. BERSON: Dynamics of insulin secretion in hypoglycemia. Diabetes 14, 341 (1965).

13. MARKS, V., and F. C. ROSE: Hypoglycemia. Philadelphia: F. A. Davis Co. 1965.

14. WHIPPLE, A. O.: Present day surgery of the pancreas. New Engl. J. Med. 226, 515 (1942).

15. EBBIN, A. J., C. HUNTLEY, and R. E. TRANQUADA: Symptomatic leucine sensitivity in a nother and daughter. Metabolism 16, 926 (1967).

16. UNDERDAHL, L. O., L. B. WOOLNER, and B. M. BLACK: Multiple endocrine adenomas. Report of 8 cases in which parathyroids, pituitary, and pancreatic islets were involved. J. clin. Endocr. 13, 20 (1953).

17. WERMER, P.: Endocrine adenomatosis and peptic ulcer in a large kindred. Amer. J. Med. 35, 205 (1963).

18. Scanning the pancreas (leading article). Brit. med. J. 1965, 1, 1625.

19. BROWN, P. W.: Scintillography in the diagnosis of pancreatic disease. Lancet 1968, 1, 160.

20. BUONOCORE, E., T. F. MEANY, P. G. SKILLERN, and G. CRILE, JR.: Functioning pancreatic islet cell adenoma diagnosed pre-operatively by means of splanchnic arteriography. Arch. intern. Med. 116, 824 (1965).

21. ROTH, H., S. THIER, and S. SEGAL: Zinc glucagon in the management of refractory hypoglycemia due to insulin-producing tumors. New Engl. J. Med. 274, 493 (1966).

22. MAHON, W. A., M. L. MITCHELL, J. STEINKE, and M. S. RABEN: Effect of growth hormone on hypoglycemic states. New Engl. J. Med. 267, 1179 (1962).

23. STEINKE, J., and J. S. SOELDNER: Metabolic effects of diazoxide in normal subjects, patients with diabetes mellitus and patients with organic hypoglycemia. N. Y. Acad. Sci., 150, 326 (1968).

Aus der Universitäts-Kinderklinik Heidelberg (Direktor: Prof. Dr. H. BICKEL)

Klinik und Differentialdiagnose
der idiopathischen Hypoglykämie des Kindes

H. BICKEL und W. TELLER

Mit 1 Abbildung

Referat

Einleitung

Der Blutzuckerspiegel gibt Anhaltspunkte über die Glucoseversorgung lebenswichtiger Organe, wie Gehirn, Herz und Nieren. Eine unzureichende Glucosezufuhr kann schwere Stoffwechselstörungen in diesen Organen bis zum Zelluntergang zur Folge haben. In der Pädiatrie spielt der Glucosemangel eine besondere Rolle, weil er einen wachsenden, noch nicht voll entwickelten Organismus trifft. Neben reversiblen Funktionsstörungen kann ein Glucosemangel irreversible Schäden besonders im Zentralnervensystem verursachen.

Aus der Annahme, daß im Körper ein extra- und intracelluläres Glucosegleichgewicht besteht, ergibt sich die Berechtigung, aus dem Glucosespiegel im Blut Rückschlüsse auf den Gesamtglucosehaushalt zu ziehen. Die *Hypoglykämie* ist im Kindesalter ein Symptom vielfältiger und zum größten Teil noch ungeklärter Ätiologie. Man definiert die kritische Blutzuckergrenze in erster Linie nach klinischen Zeichen wie psychomotorische Erregbarkeit, Reizbarkeit, Verwirrtheit, aber auch Apathie und Koma, Blässe, Hypotonie, Tremor und schließlich Krämpfen. Diese Symptome beginnen gewöhnlich in den ersten 3 Lebenstagen bei Blutglucosewerten unter 20 mg-%, danach im weiteren Kindesalter unter 40 mg-%. Hypoglykämiezeichen wie Schweißausbruch, erhöhter Bulbusdruck und Heißhunger, welche bei Erwachsenen im Vordergrund der klinischen Symptomatologie stehen, fehlen nicht selten bei Kindern. Zusammenfassende Darstellungen der Hypoglykämien im Kindesalter sind nur vereinzelt erschienen, zuletzt bei CORNBLATH u. SCHWARTZ (1966). Es ist daher die Absicht dieses Referats, einen Überblick über die Klinik und Diagnostik der idiopathischen Hypoglykämie im Kindesalter zu geben, wobei auch neuartige therapeutische Möglichkeiten berücksichtigt werden sollen.

Gliederung der Hypoglykämien im Kindesalter

Die Vielfältigkeit der Ursachen der kindlichen Hypoglykämien macht eine Einteilung nach dem Alter des Auftretens, nach der Häufigkeit der Anfälle, nach der möglichen Ursache und nach den charakteristischen Begleitbefunden erforderlich. Die Altersdisposition der einzelnen Formen läßt bestimmte Hypoglykämien mitunter sofort ausschließen (Abb. 1).

Die Neugeborenenhypoglykämie betrifft vor allem Knaben mit niedrigem Geburtsgewicht. Sie tritt in 1,3 bis 2,9⁰/₀₀ der ausgetragenen und in 5,7% der frühgeborenen Kinder auf (PILDES et al., 1967). Charakteristische klinische Symptome fehlen häufig. Von den auffälligen Kindern haben etwa 15% Blutzuckerspiegel unter 20 mg-%. Nach der Geburt verhalten sich die Kinder zunächst normal. Erst nach 24 bis 72 Std. entwickeln sich Bewegungsunruhe, Zittrigkeit, Cyanose, apnoische Anfälle, schwaches Schreien, Fütterungsschwierigkeiten, Hypotonie und schließlich Krämpfe. Differentialdiagnostisch sind kongenitale Vitien, neonatale Sepsis, das maternofetale Transfusionssyndrom, Hirnblutungen, Anoxie, Kernikterus und andere Hirnschäden sowie metabolische Ursachen wie Hypocalcämie,

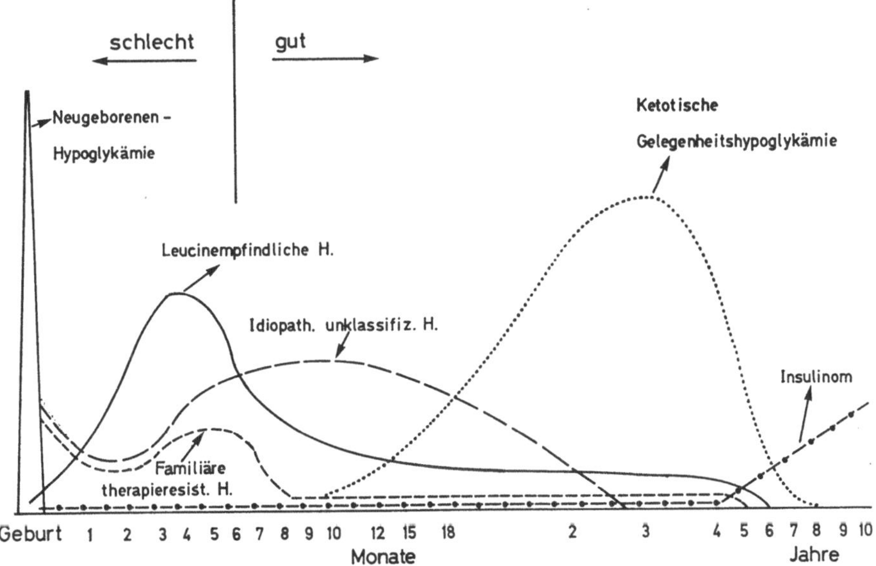

Abb. 1. Schematische Darstellung der Altersverteilung und Prognose der verschiedenen Formen der idiopathischen Hypoglykämie im Kindesalter (CORNBLATH u. SCHWARTZ, 1966)

Pyridoxinempfindlichkeit und Urämie auszuschließen. Die wiederholten Blutzuckerbestimmungen klären die Diagnose und geben Veranlassung zu einer sofortigen, wirkungsvollen Therapie (s. unten).

Besondere Probleme ergeben sich bei Kindern diabetischer Mütter. Die relative Überfunktion ihrer Bauchspeicheldrüse während der Schwangerschaft führt zur Inselzellhyperplasie, welche sich postnatal in einem Hyperinsulinismus äußern kann. Man sollte daher bei diesen gefährdeten Kindern nicht erst das Auftreten klinischer Hypoglykämiesymptome abwarten, sondern bei Absinken der Blutglucosewerte unter 40 mg-% frühzeitig Glucosedauerinfusionen durchführen. Die Neugeborenenhypoglykämie ist meist reversibel und verschwindet nach 2 bis 4 Wochen spontan.

Bei einigen Kindern treten jenseits der Neugeborenenperiode vereinzelt hypoglykämische Zustände im Zusammenhang mit einem Infekt, Essensschwierigkeiten, längerer Nahrungsabstinenz und emotionellen Störungen auf. Die Symptome sind vieldeutig, lassen aber an einen Glucosemangel denken: Blässe, Müdigkeit, Reizbarkeit, Kopfschmerzen, Sehstörungen, geistige Verwirrtheit, Verhaltensstörungen und nur gelegentlich Schweißausbrüche. Man spricht von *funktioneller* oder *Gelegenheitshypoglykämie*. Sie trat in etwa $2^0/_{00}$ hospitalisierter Kinder im Alter von 8 Monaten bis 8 Jahren auf (Sauls u. Ulstrom, 1965; Broberger u. Zetterström, 1961) und kann durch Glucosegaben bzw. häufige kleine, kohlenhydratreiche Mahlzeiten leicht behoben werden. Einzelne Kinder haben die Veranlagung, im Zusammenhang mit einer funktionellen Hypoglykämie eine Acetonämie und -urie zu entwickeln. Das Krankheitsbild wird häufig auch in den Formenkreis des „acetonämischen Erbrechens" oder „cyclic vormiting" eingeordnet. Colle u. Ulstrom (1964) haben kürzlich erneut auf die „ketotische Hypoglykämie" aufmerksam gemacht und zur Diagnose einen Provokationstest mit ketogener Diät (s. unten) empfohlen.

Der Übergang von der Gelegenheitshypoglykämie zur Krankheitsgruppe der idiopathischen Hypoglykämien (s. unten) ist fließend und nicht immer eindeutig abgrenzbar. Vereinzelte, weit auseinanderliegende Zustände von Hypoglykämie sind in der Regel harmlos und erfordern keine umfassende Diagnostik. Wiederholen sich jedoch die Anfälle mehrmals im Monat, so ist zur Abklärung der Diagnose eine Serie von Provokations- und Belastungsversuchen unvermeidbar (s. unten).

Die Hypoglykämie kann wichtiges Symptom einer *organischen Erkrankung* sein. Je älter die Kinder beim Auftreten der ersten Anfälle sind, um so wahrscheinlicher liegt diesen eine organische Ursache zugrunde (Abb. 1). Ursächlich kommt ein Beta-Zelladenom des Pankreas in Betracht, doch kann auch ein Alpha-Zellmangel (Glucagonmangel) vorliegen, wie er 1950 von Mc Quarrie et al. beschrieben wurde. In der Literatur wurde bisher über etwa 30 Fälle von Inselzelladenom im Kindesalter berichtet, wobei der jüngste Fall ein Neugeborenes war (vgl. Cornblath u. Schwartz, 1966). Die Glucosespiegel sinken intermittierend — in Übereinstimmung mit der Insulinausschüttung aus dem Tumor — ab. Eine längere Nahrungskarenz (mehr als 24 Std.) löst in der Regel die klinische Symptomatik der Hypoglykämie aus.

Eine Inselzellhyperplasie ließ sich außer bei Kindern diabetischer Mütter gelegentlich auch bei Patienten mit der sog. „idiopathischen Hypoglykämie" (s. unten) nachweisen, und zwar ergab sich dieser Befund etwa bei $1/_3$ der mit subtotaler Pankreatektomie behandelten Fälle (Haworth u. Coodin, 1960).

Eine symptomatische Hypoglykämie tritt bei schweren Lebererkrankungen (Cirrhose) sowie bei Ausfall verschiedener endokriner Drüsen auf, z. B. bei Hypophysenvorderlappeninsuffizienz (in 27% der Fälle, Brasel et al., 1965), Nebennierenrindeninsuffizienz (adrenogenitales Salzverlustsyndrom) und Hypothyreose. Auf diese Zusammenhänge soll hier nicht näher eingegangen werden.

Bei einem Teil der *erblichen Enzymdefekte* des Kohlenhydratstoffwechsels wird vermindert Glucose gebildet oder aus Glykogen freigesetzt. Von den sechs Typen der Glykogenspeicherkrankheit gehen alle diejenigen mit Hypoglykämie einher, bei denen der Leberstoffwechsel besonders gestört ist (Typ I — Glucose-6-Phosphatasemangel; Typ III — Debrancherenzymmangel; Typ IV — Brancherenzymmangel und Typ VI — Leberphosphorylasemangel). Eine atypische Glykogenose ohne nachweisbaren Enzymdefekt, kombiniert mit dem tubulären de Toni-Debré-

Fanconi-Syndrom, die Galaktosämie und die hereditäre Fructoseintoleranz führen ebenfalls zu Hypoglykämien. Ihre Besprechung fällt außerhalb des Rahmens dieser Übersicht.

In den meisten Fällen von wiederholten hypoglykämischen Anfällen im Kindesalter bleibt die Ursache ungeklärt. Man faßt sie deswegen unter der Bezeichnung „*idiopathische Hypoglykämien*" zusammen. Das klinische Bild variiert stark, und auch die Altersdisposition läßt bezüglich der Ätiologie keine sicheren Schlüsse zu. McQuarrie (1954) berichtete erstmals über ein größeres Krankengut (26 Fälle), nachdem vorher nur Beschreibungen vereinzelter Fälle in der Literatur erschienen waren (zuerst von Ross u. Joseph, 1924). Die Symptome der Hypoglykämie treten teilweise schon in den ersten Lebenswochen auf, was bezüglich einer normalen geistigen Entwicklung prognostisch besonders ungünstig zu werten ist. Ehrlich und Martin (1967) sowie Slone et al. (1966) vermuten eiue über den Bedarf gesteigerte Insulinsekretion mit einem Abfall des Glucose/Insulin-Verhältnisses. Von insgesamt 58 von Haworth u. Coodin (1960) beschriebenen Kindern waren 15 familiäre Fälle (aus fünf Familien). Unter 25 pankreatektomierten Kindern fand sich achtmal eine Inselzellhypertrophie und 17mal ein histologisch normales Pankreas.

Durch die Entdeckung von Cochrane et al. (1956), daß die orale Zufuhr bestimmter Aminosäuren eine Hypoglykämie auslösen kann, wurde die *leucinempfindliche idiopathische Hypoglykämie* als Sonderform der Spontanhypoglykämie im Kindesalter abgrenzbar. Im Lauf der Zeit stellte sich heraus, daß etwa $^1/_3$ der kindlichen idiopathischen Hypoglykämien leucinempfindlich ist. Außer l-Leucin können noch l-Isoleucin und die verwandte Ketosäure, Alpha-Ketoisocapronsäure, nicht jedoch andere Aminosäuren einen Abfall des Blutzuckers auslösen (Grumbach u. Kaplan, 1960; Mabry et al., 1960). Einige Fälle von Leucinempfindlichkeit treten familiär auf. Über den Pathomechanismus besteht noch weitgehende Unklarheit. Folgende Möglichkeiten werden in Betracht gezogen: 1. gesteigerte Produktion und Freisetzung von Insulin aus dem Pankreas; 2. verminderter Abbau von Insulin durch Blockierung der Insulinasen; 3. verstärkte periphere Wirkung von Insulin; 4. gehemmte Gluconeogenese; 5. gestörte Freisetzung von Glucose aus der Leber. Crigler et al. (1958) fanden nach Leucingabe einen Anstieg der insulinähnlichen Aktivität (ILA) im Serum eines 4 Monate alten weiblichen Patienten. Grumbach u. Kaplan (1960) stellten bei zwei Kindern einen Anstieg des immunologisch bestimmten Insulins (IMI) im Plasma 15 bis 45 min nach der Leucinzufuhr fest. Diese Befunde konnten nicht in allen Fällen bestätigt werden. Klinische Symptome treten im Anschluß an eine eiweißreiche Mahlzeit auf und können sich bereits am 2. Lebenstag einstellen. Die Diagnose sollte unverzüglich gesichert werden, da die Therapie in Form einer Eiweißbeschränkung möglichst schnell einsetzen muß, um eine Verschlechterung der Prognose zu vermeiden.

Zu den *nicht-leucinempfindlichen Hypoglykämien* gehören verschiedene, ätiologisch ungeklärte Krankheitsbilder. Kürzlich haben Colle u. Ulstrom (1964) eine Sonderform des acetonämischen Erbrechens, die „ketotische Hypoglykämie" eingehender beschrieben. Es ist z. Zt. noch umstritten, ob man dieses Krankheitsbild nicht auch unter die „Gelegenheitshypoglykämien" (s. oben) einordnen kann. Die ersten Anfälle treten nach dem 1. Lebensjahr auf. Ohne besondere Maßnahmen verschwinden sie nach dem 6. bis 8. Lebensjahr. Zwischen den einzelnen Attacken liegen monate- bis jahrelange Zeiträume völligen Wohlbefindens. Wahrscheinlich handelt es sich bei diesem Krankheitsbild um die verbreitetste Hypoglykämieform im Kindesalter (Abb. 1, Tabelle 1). Knaben sind häufiger als Mädchen in einem Verhältnis von 3:1 betroffen. Die Kinder haben einen asthenischen Körperbau und vermindertes subcutanes Fettgewebe. Ihr Geburtsgewicht liegt in mehr als der Hälfte der Fälle unter 2500 g. Die hypoglykämischen Zustände treten nach einer längeren Fastenperiode im Zusammenhang mit allgemeinen Infektionen oder Erbrechen in den frühen Morgenstunden auf. Die Patienten sind apathisch und wachen nicht vollständig auf. Es kann zu Koma und Krampfanfällen kommen.

Tabelle 1. *Die Häufigkeit des Auftretens der verschiedenen Formen von Hypoglykämie im Kindesalter. 100 Fälle des Department of Pediatrics, University of Minnesota* (nach Sauls u. Ulstrom, 1966)

	Fälle
Neugeborenenhypoglykämie	5
Gelegenheitshypoglykämie	31
Organische Erkrankungen	
Insulinom	2
NNR-Insuffizienz	5
Hepatopathien	2
Enzymdefekte	
Glykogenosen	6
Galaktosämie	4
Idiopathische Hypoglykämie	
Leucinempfindlich	8
nicht-leucinempfindlich	22
Ungeklärt	15
	100

Im Harn ist Aceton nachweisbar. Durch Glucosezufuhr werden die Symptome in kürzester Zeit behoben.

Colle u. Ulstrom (1964) stellen folgende pathogenetische Mechanismen als Ursache dieser ketotischen Hypoglykämie zur Diskussion: 1. eine gestörte Gluconeogenese; 2. die fehlende Umkehr des glykolytischen Stoffwechselweges; 3. eine gestörte Verwertung freier Fettsäuren durch Muskel- und Fettgewebe; 4. eine fehlende Anpassung an Hungerzustände durch Herabsetzung der Glucoseoxydation in peripheren Geweben. Zu diesem Problemkreis haben Madison et al. (1964) einen experimentellen Beitrag geliefert, der noch der Bestätigung bedarf. Beta-Hydroxybuttersäure und Acetessigsäure führten im Hundeversuch zur Steigerung der Insulinsekretion und damit zur Herabsetzung der Glucosemobilisation aus der Leber.

Kinsbourne u. Woolf (1958) fanden bei einem 4monatigen Mädchen mit leucinempfindlicher Hypoglykämie ein *Fehlen der Katecholaminvermehrung im Harn*, während diese bei Normalpersonen im Zustand der Hypoglykämie die Katecholamine 5- bis 20fach ansteigen (v. Euler u. Luft, 1952). Broberger et al. (1959), Broberger u. Zetterström (1961) sowie Brunjes et al. (1963) berichteten insgesamt über 15 Kinder ($^2/_3$ Knaben) mit idiopathischer Hypoglykämie, bei denen der Blutzuckerabfall nicht zu einer erhöhten Katecholaminausscheidung führte. Es fehlten auch die klinischen Hinweiszeichen einer vermehrten Adrenalinsekretion, wie Schwitzen, Tachykardie und Hunger. Als Ursache dieses Krankheitsbildes wurde eine Störung in den hypothalamischen Kohlenhydratstoffwechselzentren vermutet.

Neben den beschriebenen Sonderformen der idiopathischen Hypoglykämie im Kindesalter gibt es noch eine Reihe von Patienten, deren Krankheitsbilder sich in keine der genannten Gruppen einordnen lassen. Hierzu gehören familiäre Fälle, die weder leucinempfindlich sind noch eine Neigung zur Ketose besitzen.

Die Häufigkeit der verschiedenen kindlichen Hypoglykämieformen ist in Tabelle 1 nach 100 in der Universitätskinderklinik Minneapolis beobachteten Fällen zusammengestellt (SAULS u. ULSTROM, 1966). Es ist bemerkenswert, daß 31% in die Gruppe der Gelegenheitshypoglykämien, einschließlich der ketotischen Hypoglykämie, fallen.

Diagnostik

Da die Erniedrigung des Blutzuckers meist nicht konstant ist, muß die Diagnose durch ein Blutzuckertagesprofil sowie häufig durch eine Reihe von Provokations- und Belastungstesten gesichert werden, zumal erst die Klassifizierung

Tabelle 2. *Teste zur diagnostischen Abklärung der Hypoglykämien im Kindesalter*

Glucagontest
  0,03 mg/kg KG i.v. oder i.m. (max. 1 mg)
  Ev. 3 Std nach Mahl wiederholen

Leucintoleranztest
  e-Leucin: 150 mg/kg KG oral
            75 mg/kg KG i.v.

Ketogene Diät
  1200 Cal/1,73 m² Körperoberfläche
  (Fett 67%; KH 16%; Eiweiß 17%)

Tolbutamidtest
  20 mg/kg KG i.v. (max. 1 g)

Insulintoleranztest
  0,05—0,1 E/kg KG i.v.

Glucosetoleranztest
  0,5—1 g/kg KG i.v. als 25%ige Lösung (max. 25 g)
  2,5—1,25 g/kg KG oral je nach Alter

Adrenalintest
  0,03 mg/kg KG i.m. (max. 0,3 mg)

der Hypoglykämie ihre gezielte Therapie ermöglicht. Zur Diagnostik stehen die in Tabelle 2 zusammengestellten Teste zur Verfügung. Nicht immer müssen sie alle zur Anwendung kommen. Über die gezielte Untersuchung einzelner Formen der Hypoglykämie unterrichtet Tabelle 3. Bei der passageren Neugeborenenhypoglykämie sind spezifische Untersuchungsverfahren meist unnötig, obwohl abnorme Reaktionen auf den Glucagon-, Leucin-, Tolbutamid-, Insulin- und Adrenalintest gehäuft beobachtet wurden. Verschwindet die Symptomatik nach Zufuhr von Glucose nicht oder bleibt sie länger als 2 bis 3 Wochen bestehen, so sind die anderen Hypoglykämieformen zu berücksichtigen.

Bei hypoglykämischen Säuglingen unter 6 Monaten vermag der Glucagontest, der Adrenalintest sowie die intravenöse oder orale Glucosebelastung den Verdacht auf das Vorliegen einer Glucogenose bzw. einer Hepatopathie zu stärken oder weitgehend auszuschließen. Der Leucintoleranztest gibt Auskunft über eine eventuell vorhandene Leucinempfindlichkeit. Bei Adrenalinmangel bleibt eine Katecholaminurie als Antwort auf den Insulintest aus. Symptomatische Hypoglykämien bei Insuffizienz des Hypophysenvorderlappens oder der Nebennierenrinde, bei Galaktosämie und Fructoseintoleranz lassen sich durch die Diagnose der Grundkrankheit abgrenzen (s. Tabelle 3).

Die Differentialdiagnose der Hypoglykämien jenseits des Säuglingsalters muß neben diesen Formen insbesondere die ketotische Hypoglykämie berücksichtigen, deren Provokation mit einer ketogenen Diät gelingt. Schon nach 8 bis 12 Std. tritt bei einem entsprechend anfälligen Kind eine Acetonurie und Hypoglykämie auf. Durch Glucagon läßt sich dann keine Glucose mehr mobilisieren. Insulinome als

Tabelle 3. *Diagnostische Verfahren zur Abklärung einer Hypoglykämie im Kindesalter*

	Gluca-gon-Test	Leucin-Test	Keto-gene Diät	Tolbut-amid-Test	Insulin-Test	Glu-cose-Be-lastung	Adre-nalin-Test	Weitere Teste
Neugeborenen-H.	+	+		+	+		+	
Ketotische H.	+		+					
Organische Kh.								
Insulinom								Insulin im Blut ↑
Glucagonmangel								Glucagon ↓
HVL-Insuffizienz					+			PBI, Steroide
NNR-Insuffizienz					+			Steroide
Hepatopathien	+					+		Leberfunkt. Teste
Enzymdefekte								
Glykogenosen	+					+	+	Gal. Tol. Test usw.
Galaktosämie								Gal. Tol. Test
Fructoseintoleranz								Fruct. Tol. Test
Idiopathische H.								
leucinempfindl.		+						
nicht-leucinempfindl.								
Adrenalinmangel					+			Katecholaminurie ↓

Zeichenerklärung: + = Test gibt diagnostische Hinweise.

Hypoglykämieursache sind in den ersten 2 Lebensjahren extrem selten und nehmen erst später an Häufigkeit zu. Sie lassen sich internistisch am ehesten durch die Bestimmung der Insulinaktivität im Hungerzustand erkennen. Belastungsteste mit Tolbutamid, Leucin, Glucose und Glucagon geben bei Kindern im Gegensatz zu Erwachsenen zwiespältige Resultate. Die noch umstrittene Frage nach der Bedeutung und Häufigkeit eines Glucagonmangels als Ursache kindlicher Hypoglykämien wird künftig durch neue Nachweisverfahren für dieses Hormon im Plasma und Pankreasbiopsiematerial zu klären sein. Auch die Erfassung des Plasmagehalts an freien Fettsäuren und Wachstumshormon kann zur Verfeinerung der Diagnostik der Kohlenhydratstoffwechselstörung herangezogen werden.

Bei einer Anzahl von Kindern mit idiopathischer Hypoglykämie treten trotz wiederholter Untersuchungen keine pathologischen Teste auf. Mitunter handelt es sich um familiäre Fälle. Dann bleiben die pathogenetischen Zusammenhänge, die zum Blutzuckerabfall führen, ungeklärt.

Therapie

Die Therapie der idiopathischen Hypoglykämie besteht zunächst in der intravenösen oder oralen Zufuhr von Glucose, weiterhin in der Verordnung häufiger, kleiner, kohlenhydratreicher Mahlzeiten. Darüber hinaus sollte sich die Behandlung nach der zugrundeliegenden Störung richten, soweit diese bekannt ist (Tabelle 4). In der Neugeborenenperiode kann das erneute Auftreten einer Hypoglykämie meist durch häufige kleine Kohlenhydratgaben verhindert werden. Ähnliches gilt für die Therapie der Gelegenheitshypoglykämien einschließlich der

Tabelle 4. *Therapie der verschiedenen Formen der Hypoglykämie im Kindesalter*

	Glucose i.v. +per os	ACTH; Steroide	Zi-Glucagon	Ephedrin per os	Häufige KH-Zufuhr	Sonstige Diät	Diazoxid	Pankreatektomie
A. Neugeborenenhypoglykämie	+				+			
B. Ketotische Hypoglykämie	+				+	fettarm		
C. Organische Erkrankungen								
Insulinom	+							+
Glucagonmangel	+		+	+	+			
HVL-Insuffizienz		+						
NNR-Insuffizienz		+		+				
Hepatopathien	+	(+)			+			
D. Enzymdefekte								
Glykogenosen					+			
Galaktosämie						keine Milch		
Fructose-Intoleranz						kein Fruchtz.		
E. Idiopathische Hypoglykämie								
leucinempfindlich	+	(+)	+		+	eiweißarm	+	(+)
nicht-leucinempfindlich	+	+	+		+		+	(+)
fehlendes Adrenalin	+	+	+	+	+		+	

Zeichenerklärung: + = Therapie indiziert; (+) = Therapie in einzelnen Fällen indiziert.

ketotischen Hypoglykämie. Auch bei Glucogenosen und anderen Hepatopathien verhindert die häufige Glucosezufuhr ein Absinken des Blutzuckers in unphysiologisch niedrige Bereiche. Kinder mit hereditärer Fructoseintoleranz wachsen und entwickeln sich normal, wenn die Fructose in Form von Kochzucker und Früchten aus der Nahrung entfernt wird. Bei Galaktosämie wird eine milchzuckerfreie Diät gegeben, bei Leucinempfindlichkeit eine eiweißarme Kost, eventuell sogar eine sehr leucinarme, weitgehend synthetische Nahrung, wie sie bei der Behandlung der Ahornsirupkrankheit verwandt wird.

Der mit Hypoglykämien einhergehende Ausfall von Nebennierenrindensteroiden, wie er bei Hypophysenvorderlappeninsuffizienz und bei Addisonscher Krankheit vorkommt, kann verhältnismäßig leicht durch Zufuhr synthetischer Steroide ausgeglichen werden. Auch in der Therapie der idiopathischen Hypoglykämien werden Steroide in Form von Cortison (10 mg/kg/KG/Tag) sowie ACTH (2 IE/kg/KG/Tag) verwandt, nachdem McQuarrie (1954) eine günstige therapeutische

Wirkung des Adrenocorticotropins in 26 Fällen beobachtet hatte. Nur bei leucin-empfindlicher Hypoglykämie scheint damit kein guter Erfolg erzielt zu werden, vielleicht weil sowohl die Steroide als indirekt auch das ACTH den Aminosäuren-plasmaspiegel und damit auch den Leucinspiegel steigern. Mit Ephedrin erfolgt eine Art von Substitutionstherapie in den Fällen von idiopathischer Hypoglykämie, bei denen die Adrenalinsekretion ungenügend ist. Wenn die Glykogenreserven nicht wie bei der ketotischen Hypoglykämie erschöpft oder bei den Glykogenosen blockiert sind, kann eine akute Hypoglykämie durch intramuskuläre oder intra-venöse Zufuhr von Glucagon in der Dosierung von 0,03 mg/kg KG (Höchstdosis 1 mg) oder Adrenalin in der Menge von 0,01 mg/kg KG (Höchstmenge 0,3 mg) abgefangen werden. Die Wirkung beider Hormone ist jedoch kurzfristig. Sie beruht auf der Glucosemobilisation aus der Leber.

Da die therapeutischen Möglichkeiten bei der idiopathischen Hypoglykämie im Kindesalter häufig noch unbefriedigend sind und die Prognose einer normalen geistigen Entwicklung durch wiederholte hypoglykämische Zustände im Säuglings-alter eindeutig verschlechtert wird (s. unten), suchte man nach neuen Wegen der Behandlung. Kushner et al. (1963) konnten mit Zinkglucagon bei einem 15mona-tigen Knaben den Blutzuckerspiegel etwa 12 Std lang über einen Minimalwert von etwa 45 mg-% anheben. Frasier et al. (1965) erzielten mit Glucagon-Gel ähnliche Ergebnisse bei einem 6 Monate alten Jungen, doch schwankten die Blut-zuckerwerte relativ stark in Abhängigkeit von der Nahrungszufuhr. Auch Depot-Adrenalinpräparate (z. B. Sus-Phrine) wurden mit Erfolg eingesetzt (Gruse u. Wenzel, 1965). Die Nebenwirkungen wie Tachykardie und Hypertension ver-bieten jedoch ihre langfristige Anwendung.

Bei der Behandlung von Hypertonikern mit dem nicht-diuretisch wirkenden Benzothiadiazinderivat Diazoxid trat als Nebenwirkung des Medikaments eine Hyperglykämie auf (Wolff et al., 1963). Dieser Effekt wird durch eine Hemmung der Insulinsekretion und eine gesteigerte Glykogenolyse erklärt (Kaess et al., 1966). Über die Wirksamkeit von Diazoxid in der Behandlung der idiopathischen Hypoglykämie im Kindesalter liegen erst wenige Erfahrungen vor, die jedoch ermutigend sind (Drash u. Wolff, 1964; Drash, 1966; Baker et al., 1967; Bower et al., 1967). Wir haben bisher nur zwei Kinder mit diesem Medikament behandelt und sind zu einer Stellungnahme noch nicht in der Lage. Die Dosierung beträgt 5 bis 15 mg/kg/KG/die.

Außer bei nachgewiesenem Mangel an Somatropin bei hypophysärem Minder-wuchs wurde STH auch bei idiopathischer Hypoglykämie therapeutisch eingesetzt, da es einen diabetogenen Effekt besitzt (Nadler et al., 1963; Soyka et al., 1964). Die geringen zur Verfügung stehenden Mengen menschlichen Somatotropins, das aus Leichenhypophysen gewonnen werden muß, verbieten jedoch eine langfristige, weitverbreitete Anwendung dieses Hormons zur Behandlung der idiopathischen Hypoglykämie. Vermögen alle bisher genannten Maßnahmen einschließlich Diät, ACTH und/oder Steroide, Ephedrin, Zinkglucagon und Diazoxid nicht eine rezi-divierende Hypoglykämie langfristig zu beheben, so muß eine subtotale Pankreat-ektomie mit Resektion von 80 bis 90% des Organs in Erwägung gezogen werden. Nach den Erfahrungen von Haworth u. Coodin (1960) verloren 15 von 25 Kindern nach dieser Operation alle Beschwerden, obwohl eine histologisch nachweisbare Inselzellhyperplasie fehlte.

Prognose

Da hypoglykämische Zustände, die bereits im jungen Säuglingsalter auftreten, zu einer psychomotorischen Retardierung führen, ist die Prognose der idiopathischen Hypoglykämie im wesentlichen abhängig vom Alter beim Auftreten der ersten Erscheinungen und der Häufigkeit weiterer Krisen (Tabelle 5). Entwickelt sich das Krankheitsbild bereits im Neugeborenenalter, so sollte das Kind wiederholt neurologisch und psychometrisch untersucht werden, um die Schäden rechtzeitig zu erfassen. Besonders bei Auftreten einer leucinempfindlichen Hypoglykämie schon in den ersten Lebensmonaten ist mit einer schlechten Prognose zu rechnen. 50 bis 75% derartig früh auftretender Fälle von idiopathischer Hypoglykämie erleiden einen Gehirnschaden.

Tabelle 5. *Häufigkeit zentralnervöser Schäden bei Hypoglykämien im Kindesalter*

Alter bei Hypoglykämiebeginn	Irreversible neurol. Ausfälle bzw. I. Q. < 80	
< 6 Monate	51%	75%
7 Monate bis 1 Jahr	12%	25%
1 bis 5 Jahre		5%
	n = 58	n = 42
	HAWORTH and COODIN (1960)	ULSTROM (1962)

Nach dem 2. Lebensjahr gehen hypoglykämische Zustände, wie beispielsweise bei der ketotischen Hypoglykämie oder einem Insulinom, nicht mehr mit einer wesentlichen Beeinträchtigung der geistigen Funktionen einher.

Zusammenfassung

Hypoglykämien im Kindesalter sind vielfältiger, z. T. noch ungeklärter Ätiologie. Neben den symptomatischen Hypoglykämien bei organischen Erkrankungen und erblichen Enzymdefekten gibt es die große Gruppe der idiopathischen Hypoglykämie. Von den idiopathischen Hypoglykämien ohne weitere metabolische Eigenheiten lassen sich die ketotische Hypoglykämie des Kleinkindes, die leucinempfindliche und nicht-leucinempfindliche Hypoglykämie des Säuglings und Kleinkindes sowie eine Hypoglykämieform mit mangelnder Adrenalinsekretion abgrenzen. Durch Provokations- und Belastungsversuche mit Glucagon-, Leucin-, Insulintesten, Glucosebelastung, ketogener Diät usw. muß bei idiopathischer Hypoglykämie eine Differenzierung versucht werden, damit eine möglichst spezifische Therapie eingeleitet werden kann. Neben diätetischen Maßnahmen (z. B. eiweißarme Kost, häufige kohlenhydratreiche Mahlzeiten), kann mit ACTH und/ oder Nebennierenrindensteroiden, Ephedrin, Diazoxid, Somatotropin und Zinkglucagon eine Erhöhung des Blutzuckerspiegels versucht werden. Für diejenigen Fälle, die konservativen Maßnahmen gegenüber resistent sind, kommt eine subtotale Pankreatektomie in Betracht. Die Prognose der idiopathischen Hypoglykämie ist im Kindesalter wesentlich abhängig von dem Alter bei Auftreten der ersten Erscheinungen und von der Zahl der Rezidive. Je jünger die Kinder bei Beginn einer persistierenden Hypoglykämie sind, um so häufiger tritt ein irreversibler Hirnschaden ein.

Literatur

BAKER, L., R. KAYE, A. W. ROOT, and A. L. N. PRASAD: Diazoxide treatment of idiopathic hypoglycemia of infancy. J. Pediat. **71**, 494 (1967).

BOWER, B. D., P. H. W. RAYNER, and L. STIMMLER: Leucine-sensitive hypoglycemia treated with diazoxide. Arch. Dis. Childh. **42**, 410 (1967).

BRASEL, J. A., J. C. WRIGHT, L. WILKINS, and R. M. BLIZZARD: An evaluation of seventy-five patients with hypopituitarism beginning in childhood. Amer. J. Med. **38**, 484 (1965).

BROBERGER, O., J. JUNGNER, and R. ZETTERSTRÖM: Studies in spontaneous hypoglycemia in childhood. J. Pediat. **55**, 713 (1959).

—, and R. ZETTERSTRÖM: Hypoglycemia with an inability to increase the epinephrine secretion in insulin-induced hypoglycemia. J. Pediat. **59**, 215 (1961).

BRUNJES, S., J. HODGMAN, J. NOWACK, and V. J. JOHNS: Adrenal medullary function in idiopathic spontaneous hypoglycemia of infancy and childhood. Amer. J. Med. **34**, 168 (1963).

COCHRANE, W. A., W. W. PAYNE, M. J. SIMPKISS, and L. J. WOOLF: Familial hypoglycemia precipitated by amino acids. J. clin. Invest. **35**, 411 (1956).

COLLE, E., and R. A. ULSTROM: Ketotic hypoglycemia. J. Pediat. **64**, 632 (1964).

CORNBLATH, M., and R. SCHWARTZ: Disorders of carbohydrate metabolism in infancy. Philadelphia and London: W. B. Saunders 1966.

CRIGLER, J. F., JR., J. A. KNAPP, and J. CHAGNON: Observation on the metabolic effects of glucagon and growth hormone (human and beef) in an infant with idiopathic hypoglycemia and hyperinsulinism. Amer. J. Dis. Child. **96**, 432 (1958).

DRASH, A., and F. WOLFF: Drug therapy in leucine-sensitive hypoglycemia. Metabolism **13**, 487 (1964).

DRASH, A. L.: Treatment of hypoglycemia in infancy and childhood. Mod. Treatment **3**, 362 (1966).

EHRLICH, R. M., and J. M. MARTIN: Tolbutamide tolerance test and plasma-insulin response in children with idiopathic hypoglycemia. J. Pediat. **71**, 485 (1967).

EULER, U. S., v., and R. LUFT: Effect of insulin on urinary excretion of adrenaline and noradrenaline. Metabolism **1**, 528 (1952).

FRASIER, S. D., F. G. SMITH, and A. NASH: The use of glucagon-gel in idiopathic spontaneous hypoglycemia of infancy. Pediatrics **35**, 120 (1965).

FROESCH, E. R., H. P. WOLF, H. BAITCH, A. PRADER, and A. LABHART: Hereditary fructose intolerance. An inborn defect of hepatic fructose-1-phosphate splitting aldolase. Amer. J. Med. **34**, 151 (1963).

GRUMBACH, M. M., and S. L. KAPLAN: Amino acid and alpha-keto acid-induced hyperinsulinism in the leucine-sensitive type of infantile and childhood hypoglycemia. J. Pediat. **57**, 346 (1960).

GRUSE, G. E., and F. J. WENZEL: Leucine-sensitive hypoglycemia treated with long-acting epinephrine. Pediatrics **35**, 709 (1965).

HAWORTH, J. C., and F. J. COODIN: Idiopathic spontaneous hypoglycemia in children. Report of seven cases and review of literature. Pediatrics **25**, 748 (1960).

KAESS, H., G. SENFT, W. LOSERT, R. SITT und G. SCHULTZ: Mechanismus der gesteigerten glykogenolytischen Wirkung des Diazoxids im Kaliummangel. Naunyn-Schmiedebergs Arch. exp. Path. Pharmak. **253**, 395 (1966).

KINSBOURNE, M., and L. J. WOOLF: Idiopathic infantile hypoglycemia. Arch. Dis. Childh. **34**, 166 (1959).

KUSHNER, R. S., L. LEMLI, and D. W. SMITH: Zinc glucagon in the management of idiopathic hypoglycemia. J. Pediat. **63**, 1111 (1963).

MABRY, C. C., A. M. DIGEORGE, and V. H. AUERBACH: Leucine-induced hypoglycemia. J. Pediat. **57**, 539 (1960).

MADISON, L. L., D. MEBANE, R. H. UNGER, and A. LOCHNER: The hypoglycemic action of ketones. II. Evidence for a stimulatory feedback of ketones on the pancreatic beta cells. J. clin. Invest. **43**, 408 (1964).

MCQUARRIE, I.: Idiopathic spontaneously occurring hypoglycemia in infants. Amer. J. Dis. Child. **87**, 399 (1954).

Mc Quarrie, I., E. T. Bell, B. Zimmermann, and W. S. Wright: Deficiency of alpha cells of the pancreas as possible etiological factor in familial hypoglycemosis. Fed. Proc. **9**, 337 (1950).

Nadler, H. L., L. L. Neumann, and H. Gershberg: Hypoglycemia, growth retardation and probable isolated growth hormone deficiency in a one year old child. J. Pediat. **63**, 977 (1963).

Pildes, R., A. E. Forbes, S. M. O'Conner, and M. Cornblath: The incidence of neonatal hypoglycemia — a completed survey. J. Pediat. **70**, 76 (1967).

Ross, S. G., and H. W. Joseph: The metabolism of recurrent vomiting. Amer. J. Dis. Child. **28**, 447 (1924).

Sauls, H. S. Jr., and R. A. Ulstrom: Hypoglycemia. In: Kelly, V. C. (ed.): Brennemanns' Practice of Pediatrics. Vol. I, chapter 40. Hagerstown, Md.; W. F. Prior Co. 1966.

Slone, D., J. St. Soeldner, J. Steinke, and J. F. Crigler Jr.: Serum insulin measurements in children with idiopathic spontaneous hypoglycemia and in normal infants, children and adults. New England J. Med **274**, 820 (1966).

Soyka, L. F., M. Molliver, and J. D. Crawford: Idiopathic hypoglycemia of infancy treated with human growth hormone. Lancet **1964**, I, 1015.

Ulstrom, R. A.: Idiopathic spontaneous hypoglycemia. In: Erbliche Stoffwechselkrankheiten, p. 225 (ed. F. Linneweh). München-Berlin: Urban und Schwarzenberg 1962.

Wilkins, L.: The diagnosis and treatment of endocrine disorders in childhood and adolescence, 3rd ed. Springfield: C. C. Thomas 1965.

Wolff, F. W., R. G. Langdon, B. H. Ruebner, C. Hollander, and R. D. Skoglund: A new form of experimental diabetes. Diabetes **12**, 355 (1963).

Diskussion

R. Korec:

Ich habe ein normales und protrahiertes hypoglykämisches Koma nach Insulin an mehr als 130 Ratten studiert. Es zeigte sich, daß man nach einer gewissen Zeit noch Krämpfe sah, ebenfalls ein Koma und eine Atonie — bei weiblichen Ratten nach 20 bis 30 min — man konnte die Tiere aber weder durch Glucose oder Glucagon, noch durch beides zusammen, retten. Das bei der Autopsie gefundene Hirn- und Lungenödem halte ich für die Todesursache. Es interessiert mich, welche Therapie Sie in solchen Fällen bei Kindern verwenden und ob Sie auch ein Lungenödem bei Kindern, die an Hypoglykämie starben, bemerkt haben?

Aus der Stoffwechselabteilung (Leiter: Prof. Dr. A. Labhart) der Medizinischen Universitäts-klinik Zürich (Direktor: Prof. Dr. P. H. Rossier)

Hypoglykämie bei extrapankreatischen Tumoren*

E. R. Froesch, A. Jakob und A. Labhart

Mit 5 Abbildungen

Referat

Die Tumorhypoglykämie gehört zu den sog. paraneoplastischen Syndromen. Eine umfassende Übersicht wurde kürzlich von Papaioannou abgefaßt [13]. Die Tumorhypoglykämie wird am besten definiert als Hypoglykämie bei großen, extrapankreatischen Tumoren, die kein Insulin produzieren. Das Gewicht dieser Tumoren schwankt zwischen 1 und 9 kg und liegt meistens über 2 kg. Die Hypo-glykämie dieser Patienten ist eine typische Nüchternhypoglykämie. Sie kann aber wie beim Hyperinsulinismus auch nach Arbeit auftreten. Die Symptome der Hypo-glykämie sind im Prinzip dieselben wie beim Hyperinsulinismus. Da sich die Hypoglykämie oft langsam entwickelt, können Symptome der Adrenalingegen-regulation wie Schwitzen, Zittern und Herzklopfen fehlen. Wie beim Hyperinsuli-nismus stehen auch bei der Tumorhypoglykämie oft psychische Symptome im Vordergrund, die von leichten Persönlichkeitsveränderungen bis zum Bild der schweren Psychose einerseits, der Epilepsie anderseits reichen und zur Hospitali-sierung in psychiatrischen Anstalten führen können. Zwischen den hypoglykämi-schen Episoden sind die Patienten meist völlig klar und erinnern sich nicht an diese. Werden die hypoglykämischen Anfälle nicht erkannt, so können diese Patienten in ein tiefes hypoglykämisches Koma fallen und decerebriert ad exitum kommen.

Es sind bis heute mehr als 200 Fälle von Tumorhypoglykämie beschrieben worden. Sie verteilen sich gleichmäßig auf beide Geschlechter und treten am häufig-sten im Alter von 40 bis 70 Jahren auf. Bei Kindern ist dieses Syndrom sehr selten. Es wurde nur dreimal beschrieben. Weitaus am häufigsten gehen mesenchymale Tumoren, insbesondere Sarkome mit einer Hypoglykämie einher, am zweithäufig-sten Leberzellcarcinome. Die histologische Varietät und die Verschiedenheit der Lokalisation dieser hypoglykämisierenden Tumoren ist enorm groß. Am häufigsten gehen sie vom retroperitonealen Raum oder von der Leber aus, es kommen aber alle möglichen anderen Lokalisationen als Ursprung des Tumors in Frage. Die meisten Tumoren sind bösartig. Es ist uns nur ein Fall einer vollständigen Heilung nach chirurgischer Entfernung des Tumors bekannt [16]. Es ist aber durchaus möglich, daß auch andere Patienten definitiv geheilt wurden, dies aber wegen der

* Die in dieser Arbeit mitgeteilten Versuche aus dem Stoffwechsellabor der Medizinischen Universitätsklinik Zürich erfolgten mit Unterstützung durch den Schweizerischen National-fonds (3336) und den U.S. Public Health Service (AM 5387).

kurzen Beobachtungszeit nicht bekannt wurde. Viele dieser Tumoren wachsen auffallend langsam, so daß durch chirurgische Intervention oder Bestrahlung ein symptomfreies Intervall von mehreren Monaten bis Jahren erreicht werden kann. Eine chirurgische oder radiotherapeutische Intervention lohnt sich in jedem Fall von Tumorhypoglykämie.

Allgemeine Betrachtungen zur Pathogenese der Hypoglykämien

Jede Hypoglykämie ist die Folge eines gestörten Gleichgewichts zwischen Glucoseverbrauch in Hirn, Muskulatur, Fettgewebe und Leber einerseits und hepatischer Glucoseproduktion anderseits. Beim fastenden Menschen werden pro Tag

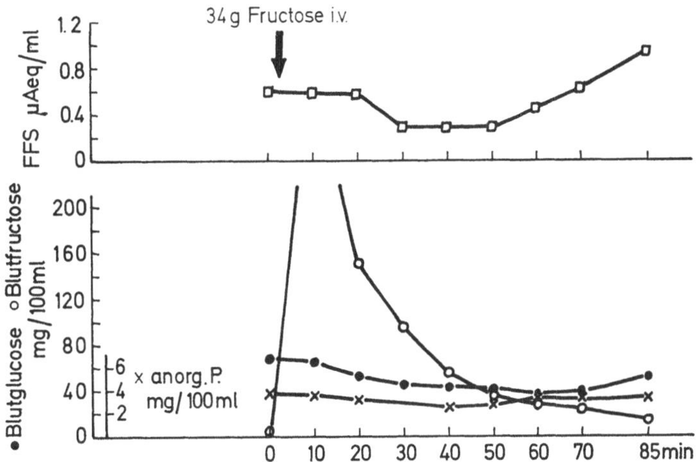

Abb. 1. Verhalten der freien Fettsäuren während der Fructose-induzierten Hypoglykämie bei der hereditären Fructoseintoleranz. Der anfängliche Abfall der freien Fettsäuren während der Entwicklung der Hypoglucosämie ist die Folge der Fructoseaufnahme durch das Fettgewebe, so daß die freiwerdenden Fettsäuren wiederverestert werden. Die Insulinkonzentration im Plasma fällt im Verlaufe der Hypoglykämie ab. Sobald keine Fructose und Glucose mehr zur Veresterung der freien Fettsäuren im Fettgewebe zur Verfügung stehen und Adrenalin ausgeschüttet wird, steigt die Konzentration der freien Fettsäuren an

ungefähr 100 g Glucose umgesetzt, wovon mehr als die Hälfte im Gehirn, das als einziges Organ im Körper auf Glucose als alleiniges Substrat angewiesen ist. Beim fastenden Menschen werden diese 100 g Glucose von der Leber aus Aminosäuren und zu einem kleineren Teil aus dem durch Lipolyse im Fettgewebe frei werdenden Glycerin hergestellt. Damit ist die Kapazität der Gluconeogenese durch die Leber aber bei weitem nicht voll ausgelastet. Die Leber ist z. B. beim dekompensierten Diabetiker befähigt, 400 g Glucose pro Tag aus Aminosäuren und Glycerin zu produzieren. Wäre die Leber auch beim Patienten mit organischem Hyperinsulinismus imstande 400 g Glucose pro Tag zu liefern, so käme es wahrscheinlich nie zu einer Hypoglykämie. Folglich ist auch beim Hyperinsulinismus letztlich immer ein ungenügender Glucosenachschub aus der Leber an der Hypoglykämie schuld. Bei einigen Fällen von Hyperinsulinismus ist der Glucoseassimilationskoeffizient erhöht, bei vielen ist er normal und nicht selten ist er erniedrigt, d. h. im diabetischen Bereich [10]. Der Glucoseverbrauch ist bei vielen Fällen von Hyperinsulinismus gar nicht gesteigert, vor allem dann nicht, wenn die Insulinwerte im peripheren Blut nicht oder nur wenig erhöht sind. Das Insulin löst bei diesen Patienten die Hypoglykämie durch eine Hemmung der hepatischen Glucoseabgabe aus. Wir kommen deshalb schon in dieser einleitenden theoretischen Betrachtung der Hypoglykämien zum Schluß, daß auch beim organischen Hyperinsulinismus eine verminderte Glucoseabgabe der Leber letztlich an der Hypoglykämie schuld ist. Das beste Beispiel der hepatischen Hypoglykämie ist die Glykogenspeicherkrankheit Typ I, bei der die Glucose-6-Phosphatase der Leber fehlt, d. h. das Enzym, welches aus Glucose-6-Phosphat Glucose freisetzt und in das Blut abgibt. Solche chronisch leicht hypoglykämischen Patienten reagieren auf die Hypoglykämie mit einer vermehrten Lipolyse. Die Muskulatur stellt um auf Verbrennung von Fettsäuren, so daß praktisch nur noch das Hirn Glucose als Energiequelle benötigt. Der Glucoseassimilationskoeffizient fällt bei diesen Kindern deshalb häufig in den diabetischen Bereich, der Glucoseumsatz ist sehr gering, und es dauert viele Stunden bis die Kinder beim Fasten hypoglykämisch werden. Bei der hereditären Fructoseintoleranz ist die Situation prinzipiell verschieden. Diese Patienten haben einen normalen Glucosestoffwechsel, so lange sie keine Fructose einnehmen. Bei Einnahme von Fructose wird die Glykogenolyse und Gluconeogenese und damit die hepatische Glucoseproduktion abrupt abgestellt, so daß es innerhalb von 1 bis 2 Std zu einer schweren Hypoglykämie kommt. Diese Patienten zeigen denn auch die typischen Symptome der Adrenalinausschüttung bei akuter Hypoglykämie, und die freien Fettsäuren steigen über den Ausgangswert an (Abb. 1) [3].

Während wir bei allen diesen Formen der Hypoglykämie die verschiedenen Faktoren, die die Hypoglykämie auslösen, mehr oder weniger gut kennen, ist die Pathogenese der Tumorhypoglykämie noch nicht geklärt.

Die Pathogenese der Tumorhypoglykämie

Ich möchte Ihnen nun im folgenden anhand von zwei Fällen von Tumorhypoglykämien eine Arbeitshypothese der Entstehung der Tumorhypoglykämie vorlegen, die wir auf Grund eigener Beobachtungen in unserer Stoffwechselabteilung formuliert haben [2, 7]. Bei der ersten Patientin (H. L.) wurde im Alter von 55 Jahren die rechte Niere wegen eines polymorphzelligen Sarkoms entfernt. 9 Jahre später machte sich ein Tumorrezidiv bemerkbar und weitere 2 Jahre später traten schwere Hypoglykämien auf [2]. Bei der zweiten Patientin (Z. B.), einer 52jährigen Hausfrau, wurde ein retroperitoneales Fibrosarkom im Alter von 50 Jahren entfernt. 2½ Jahre später stellten sich die ersten schweren hypoglykämischen Anfälle ein [7]. Beide Patientinnen benötigten zwischen 200 bis 800 g Glucose täglich, um hypoglykämische Attacken zu vermeiden. Damit steht fest, daß bei vielen dieser Patienten der Glucoseverbrauch des Organismus stark erhöht ist. Dieser erhöhte Gesamtverbrauch an Glucose wurde durch die Bestimmung der Glucoseassimilationskoeffizienten bei einer der beiden Patientinnen untermauert (Tab. 1). Der mittlere Glucoseassimilationskoeffizient war 1,89 und fiel interessanterweise unter Diazoxid leicht ab, ein Befund, der später diskutiert wird. Auch der Blutzucker 1 Std nach Absetzen der konstanten Glucoseinfusion war höher unter Diazoxid

als in der Kontrollperiode. Ob das Diazoxid an der Veränderung der Glucoseassimilation schuld war, läßt sich nicht mit Sicherheit sagen, da diese auch spontan
sehr großen Schwankungen unterworfen war. Wo wird nun vermehrt Glucose
oxydiert, im Tumor oder in den Geweben? Zur Abklärung dieser Frage wurden
zwei verschiedene Versuchsanordnungen angewendet. Bei der ersten Patientin
wurde die arteriovenöse Differenz des Blutzuckers während der Entwicklung einer

Tabelle 1. *Glucoseassimilationskoeffizient und Blutglucosewerte bei Patientin Z. B. 1 Std nach
Absetzen der Dauerglucoseinfusion ohne Behandlung und unter Diazoxid und Benzohydro-
flumethazid* (aus [7])

Therapie	$K_G \cdot 10^2$		P	Blutglucose 1 Std nach Absetzen der konstanten Glucoseinfusion, mg/100 ml		P
	Mittelwert ± mittlerer Fehler			Mittelwert ± mittlerer Fehler		
keine	1.82			—		
	3,15			8		
	1,77	1,89 ± 0,10		—	14,0 ± 3,8	
	1,47			21		
	1,26			13		
			0,1			0,005
Diazoxid	0,92			70		
150 bis 225 mg/Tag	1,21	1,14 ± 0,01		44	56,0 ± 7,6	
Benzohydroflumethacid 1,30				54		
5 mg/Tag						

Tabelle 2. *Periphere und „zentrale" arteriovenöse Blutglucosedifferenz bei Patientin Z. B.,
während dem die Blutglucose durch Infusion von Glucose auf zwei verschiedenen Niveaus konstant
gehalten wurde. Wie später bei der Autopsie bestätigt, ist die Blutglucosedifferenz zwischen Arteria
brachialis und Vena cava representativ für die Glucoseaufnahme der Gewebe, beider Beine, und des
Tumors im kleinen Becken* (aus [7])

Blutglucose (Arteria brachialis) mg/100 ml Mittelwert ± mittlerer Fehler	n	a.-v. Glucosedifferenz in mg/100 ml Mittelwert ± mittlerer Fehler		P
		A. brachialis V. femoralis	A. brachialis Vena vaca	
156,6 ± 1,9	3	7,7 ± 3,8	9,3 ± 0,1	0,4
128,0 ± 2,6	4	2,5 ± 0,2	5,2 ± 1,7	0,01

spontanen Hypoglykämie gemessen [2]. Dabei ergab sich, daß der Zuckergehalt
in der Arteria femoralis immer tiefer war als in der Vena femoralis (Abb. 2). Diese
negative arteriovenöse Blutzuckerdifferenz betrug während des raschen anfäng-
lichen Blutzuckerabfalls ungefähr 10 mg-%, später beim Flacherwerden des Blutzuckerabfalls nur noch 5 mg-%. Dieser Befund ist nur verständlich in Anbetracht
des sehr raschen Blutzuckerabfalls, da die aus dem interstitiellen Raum mit einem
gewissen Zeitverzug in die Venolen zurückfließende extracelluläre Flüssigkeit eine
höhere Glucosekonzentration aufweisen kann, als das arterielle Blut im gleichen
Zeitpunkt. Wegen der Schwierigkeit der Interpretation dieses Befundes wurde
die arteriovenöse Blutzuckerdifferenz unter steady state-Bedingungen bei der

zweiten Patientin gemessen [7]. Wir nahmen an, daß die Blutzuckerdifferenz zwischen arteriellem und Vena cava-Blut die Tumormetastasen im kleinen Becken und im Abdomen mit einschließe. Wie in Tabelle 2 ersichtlich ist, war die arteriovenöse Differenz zwischen Brachialarteria und Vena cava signifikant größer als zwischen Arteria und Vena femoralis. Diese Befunde weisen darauf hin, daß vor allem der Tumor an der vermehrten Glucoseoxydation beteiligt war. Es scheint,

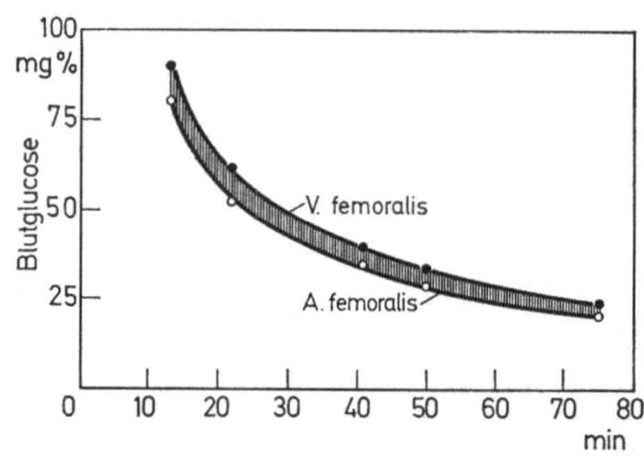

Abb. 2. Arteriovenöse Differenz der Blutglucose während der Entwicklung einer spontanen Hypoglykämie bei Patientin H. L. 35 min vor der ersten Glucosebestimmung wurde eine Hypoglykämie mit 24 g Glucose i.v. unterbrochen (aus 2)

daß diese Tumoren sich ähnlich verhalten wie das Hirn, vorwiegend Glucose oxydieren, und nicht wie andere Gewebe freie Fettsäuren als hauptsächliche Energiequelle verwenden.

Glykogenolyse und Gluconeogenese bei Patienten mit Tumorhypoglykämie

Wie wir bereits einführend gesagt haben, liegt jeder Hypoglykämie eine Diskrepanz zwischen Blutzuckerbildung in der Leber und Zuckerverwertung zugrunde. Abb. 3 und 4 zeigen, daß die Blutzuckerbildung in der Leber bei diesen beiden Patienten mit Tumorhypoglykämie schwer gestört war. Beiden Patientinnen wurden 100 μC Glucose-U-^{14}C zusammen mit einer größeren Menge unmarkierter Glucose intravenös injiziert, und der Blutzucker, sowie die spezifische Aktivität des Blutzuckers während ca. 2 Std gemessen. Bei beiden Patientinnen entwickelte sich innerhalb von 80 min eine schwere Hypoglykämie bis auf Werte zwischen 10 und 15 mg-%. Während sich bei der ersten Patientin die spezifische Aktivität des Blutzuckers während der ganzen Dauer des Versuchs nicht veränderte, fiel sie bei der zweiten Patientin unwesentlich ab. Glykogen war in der Leber vorhanden, denn die Patientin reagierte auf 1 mg Glucagon intravenös mit einem prompten Blutzuckeranstieg und einer Verdünnung der markierten Glucose im Blut. In einem dritten ähnlichen Versuch bei der zweiten Patientin unter Diazoxidtherapie war die Glucoseassimilationskurve zwar flacher und der Blutzucker fiel nur auf 40 mg-% ab, doch unterblieb auch hier eine Verdünnung des markierten Blutzuckers durch unmarkierte Glucose aus der Leber. Bei beiden Patientinnen wurde die Ausatmungsluft gesammelt und die spezifische Aktivität der abgeatmeten Kohlensäure gemessen. Es ließ sich errechnen, daß bei der einen Patientin ca. 40%

des CO_2 aus Glucose stammte, während bei der anderen Patientin der Anteil der Glucose an der CO_2-Bildung mit 60% noch höher war. Diese Befunde zeigen nun eindeutig, daß Patienten mit Tumorhypoglykämie nicht nur übermäßig Glucose oxydieren, sondern daß die hepatische Glucoseproduktion ebenfalls schwer gestört ist, obschon Glykogenreserven in der Leber vorhanden sind, wie das Ansprechen auf Glucagon beweist. Der Anteil der Glucose am gesamten oxydativen Stoff-

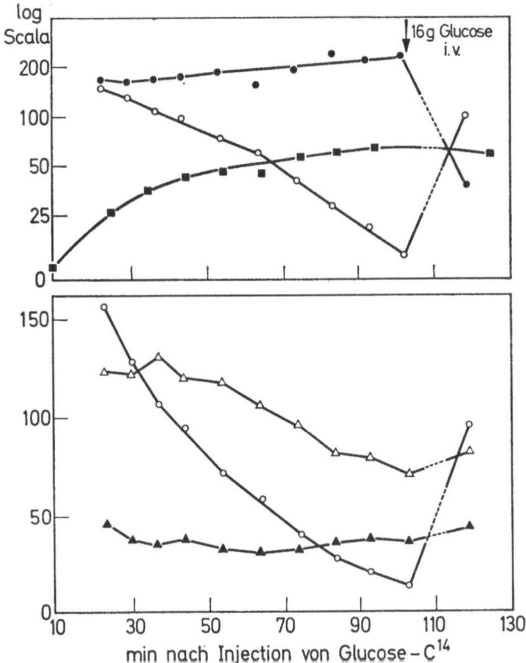

Abb. 3. Untersuchung des Glucosestoffwechsels mit radioaktiv markierter Glucose bei Patientin H. L. 100 μC Glucose-U-^{14}C wurden mit 44 g unmarkierter Glucose innerhalb von 5 min i.v. injiziert. Die spezifische Aktivität des CO_2 wurde mit 6 multipliziert, da ein Glucosemolekül zu 6 CO_2-Molekülen oxydiert wird. o = Blutglucose (mg-%); ● = Blutglucose, spezifische Aktivität (Impulse/min/μmol); ■ = CO_2, spezifische Aktivität (Impulse/min/μmol); △ = Milchsäure (mg-% $\times$ 10^{-1}); ▲ = freie Fettsäuren (maeq/l) (aus 2)

wechsel war mit 40%, respektive 60% enorm hoch. PAUL [13a] und andere Autoren haben errechnet, daß der ruhende und arbeitende Hund nur 10 bis 15% seines Calorienbedarfs mit Glucose und den Rest vor allem mit freien Fettsäuren deckt.

In diesem Zusammenhang sei auf die Versuche von VON HOLT [6] und neuerdings von CORREDOR u. Mitarb. [1] mit Hypoglycin und gewissen kurzkettigen, ungesättigten Fettsäuren, die eine endständige Vinylgruppe enthalten, hingewiesen. Diese kurzkettigen Fettsäuren interferieren mit der Oxydation der langkettigen Fettsäuren, so daß Glucose zur hauptsächlichen Energiequelle wird, die Gluconeogenese gebremst wird und es zur Hypoglykämie kommt. In dieser Stoffwechselsituation ist im Gegensatz zur Tumorhypoglykämie die Konzentration der freien Fettsäuren erhöht, sie können aber nicht oxydiert werden, und das Resultat ist ebenfalls eine Hypoglykämie.

Blockierung der Lipolyse bei Patienten mit Tumorhypoglykämie

Unsere beiden Patientinnen mit Tumorhypoglykämie waren nicht nur unfähig auf eine Hypoglykämie mit vermehrter Glucosefreisetzung aus der Leber zu reagieren, sondern sie konnten die Hypoglykämie auch nicht mit einer vermehrten

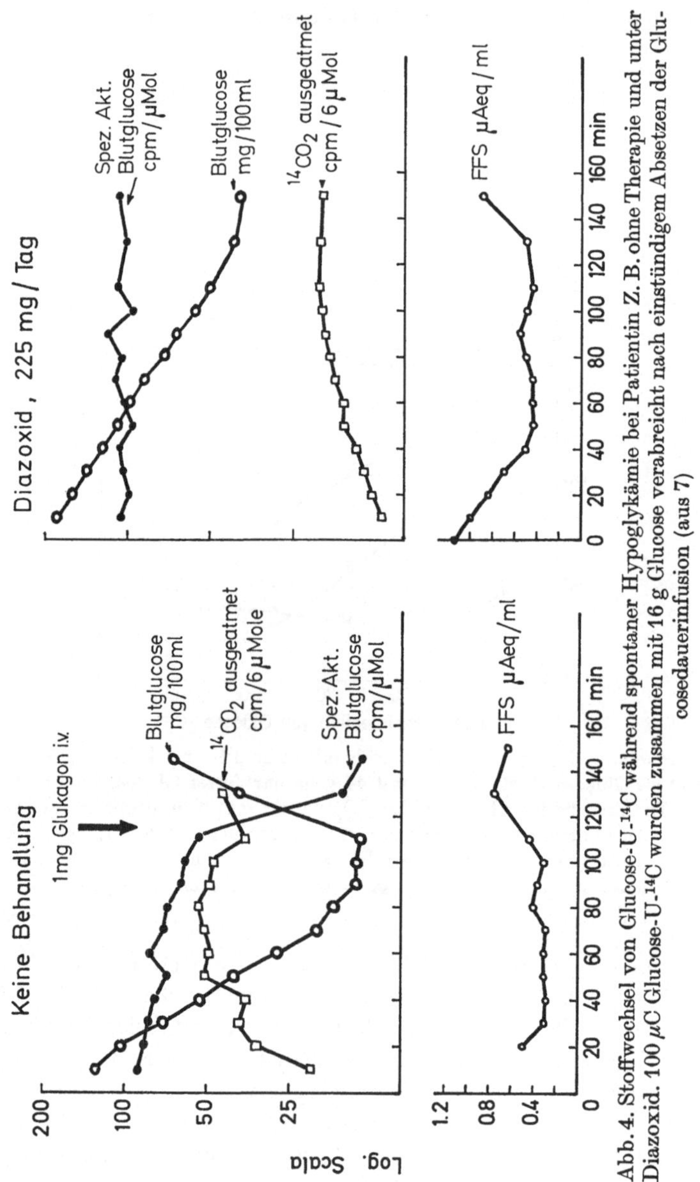

Abb. 4. Stoffwechsel von Glucose-U-^{14}C während spontaner Hypoglykämie bei Patientin Z. B. ohne Therapie und unter Diazoxid. 100 µC Glucose-U-^{14}C wurden zusammen mit 16 g Glucose verabreicht nach einstündigem Absetzen der Glucosedauerinfusion (aus 7)

Mobilisierung von Fettsäuren aus dem Fettgewebe kompensieren. Die Konzentration der freien Fettsäuren betrug während der in Abb. 3 und 4 gezeigten Spontanhypoglykämien zwischen 0,3 und 0,4 maeq/l. Das intravenös verabreichte Glucagon führte zu einem Anstieg der freien Fettsäuren auf ca. 0,7 maeq/l. Unter

Behandlung mit Diazoxid war die Konzentration der freien Fettsäuren im Plasma durchweg höher. Bei einem Blutzucker um 40 mg-% und beim Auftreten von Adrenalinsymptomen stiegen die freien Fettsäuren von 0,5 auf 0,8 maeq/l an. Bemerkenswert ist bei diesem Versuch unter Diazoxidbehandlung, daß nur ca. 20% der gesamten abgeatmeten Kohlensäure aus Glucose stammten. Es scheint demnach, daß unter der Behandlung mit Diazoxid mehr freie Fettsäuren oxydiert werden. Die Lipolyse schien weniger stark gehemmt zu sein, obschon die hepatische Glucoseabgabe vollständig blockiert war. Tiefe Plasmawerte von freien Fettsäuren bedeuten an und für sich noch nicht, daß die Lipolyse des Fettgewebes blockiert ist, denn auch eine erhöhte Fettsäureextraktion und -oxydation durch andere Gewebe bei normaler Lipolyse kann theoretisch zu einem Absinken der freien Fettsäurewerte im Plasma führen. Diese zweite Möglichkeit konnte bei unseren Patientinnen mit Sicherheit ausgeschlossen werden, da ja mehr als die Hälfte der aus-

Tabelle 3. *Hemmung der spontanen Lipolyse im Fettgewebe wiedergefütterter Ratten durch das Serum der Patientin Z. B. und einer normalen Versuchsperson vor und nach Dialyse. Die spontane Glycerinabgabe betrug 17,3 $\pm$ 1,7 µMol/g/h (Mittelwert $\pm$ mittlerer Fehler) (aus 7)*

Serum-verdünnung	I	II	III	IV	V	P**	
	undialysiert			dialysiert		I–IV	II–V
	1:10	1:20	1:50	1:10	1:20		
	Hemmung der Spontanlipolyse in %, Mittelwert $\pm$ mittlerer Fehler						
Z. B. 52 ♀	44,5 $\pm$ 1,6	34,4 $\pm$ 5,3	16,5 $\pm$ 4,5	27,5 $\pm$ 6,2	7,0 $\pm$ 4,1	0,05	0,01
Normale Versuchsperson	44,3 $\pm$ 2,2	13,3 $\pm$ 3,7	4,2 $\pm$ 2,2	13,5 $\pm$ 7,8	2,5 $\pm$ 0,9	0,01	0,05
P*	0,49	0,01	0,025	0,15	0,20		

P* = Differenz zwischen den Wirkungen beider Seren.
P** = Differenz zwischen den Wirkungen desselben Serums vor und nach Dialyse.

geatmeten Kohlensäure aus Glucose stammte. Serum der zweiten Patientin wurde auf seine antilipolytische Wirkung auf das Fettgewebe von Ratten, die eine hohe spontane Lipolyserate aufweisen, geprüft. Dabei zeigte sich, daß das Serum dieser Patientin stärker antilipolytisch wirkte als das Serum einer normalen Versuchsperson (Tabelle 3). Diese antilipolytische Wirkung des Serums unserer Patientin war nach Dialyse viel weniger ausgeprägt und nicht mehr signifikant verschieden vom dialysierten Serum der normalen Versuchsperson. Es ist also möglich, daß eine kleinmolekulare, dialysierbare Substanz im Serum von Patienten mit Tumorhypoglykämie vorhanden ist, welche die Lipolyse unterdrückt.

Insulin und insulinähnliche Substanzen
im Serum von Patienten mit Tumorhypoglykämie

Erhöhte Werte biologischer, insulinähnlicher Aktivität wurden bei mehreren Fällen von Tumorhypoglykämien im Blut oder im Tumor beschrieben [13]. Wir haben im Serum beider Patientinnen wiederholt tiefe Werte von immunoreaktivem

Insulin und hemmbarer Insulinaktivität und normale Werte von nicht hemmbarer Insulinaktivität (Fettgewebe) gemessen. Unserer Ansicht nach dürften die vereinzelten Befunde erhöhter Insulinaktivität im Serum oder in Tumorextrakten nicht überwertet werden. Die Interpretation solcher Befunde ist sehr heikel, ganz besonders dann, wenn die biologische Bestimmungsmethode für insulinähnliche Aktivität im betreffenden Labor nicht routinemäßig verwendet, sondern ad hoc aufgestellt wurde. Von den vielen Fällen, die in der Literatur diskutiert werden, zeigte nur ein einziger Patient ein einziges Mal einen eindeutig und stark erhöhten Wert von immunoreaktivem Insulin [12]. Das immunoreaktive Insulin im Plasma ist bei diesen Patienten fast ausnahmslos im Bereiche der Norm oder eher tief [15].

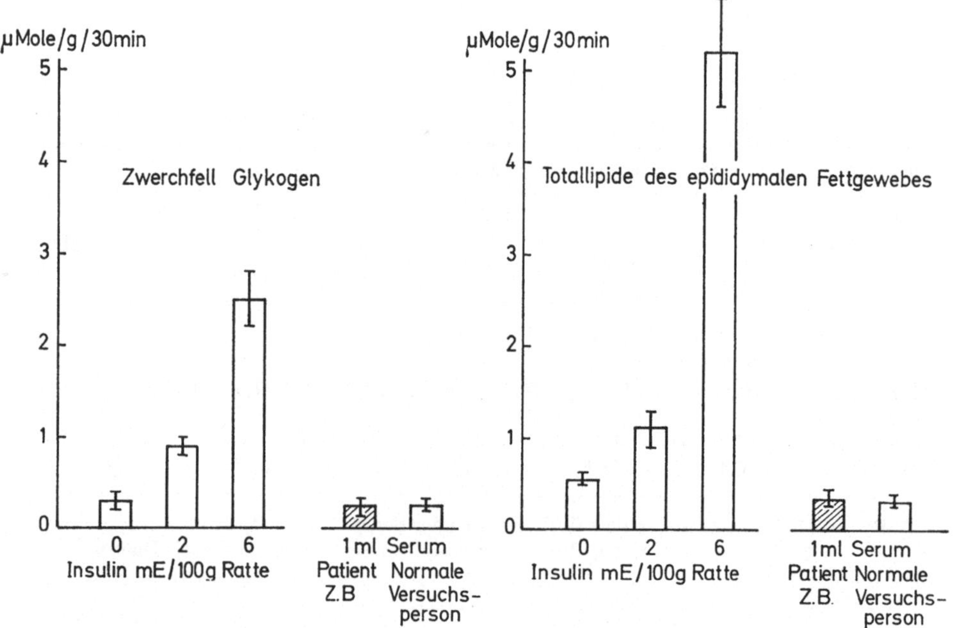

Abb. 5. Stoffwechselwirkungen bei Ratten von i.v. injiziertem Serum von Patientin Z. B. verglichen mit physiologischer Kochsalzlösung, Kontrollserum und zwei Dosen Insulin (aus 7). (Genaue Angaben der Methodik s. Ref. [4 und 7])

Unger [20] postuliert eine „insulinoide" oder insulinpotenzierende Substanz im Serum von Tumorpatienten. Wir haben versucht, eine solche Substanz nachzuweisen durch die intravenösen Injektionen von Serum einer der beiden Patientinnen zusammen mit Glucose-U-^{14}C in Ratten und die nachfolgende Messung des Einbaus der markierten Glucose in das Glykogen des Zwerchfells und in die Totallipide des Fettgewebes nach einer von uns beschriebenen Methode. Auch in diesem biologischen Testsystem hatte das Serum der Patientin mit Tumorhypoglykämie nicht mehr insulinähnliche Wirkung als das Serum einer normalen Versuchsperson oder physiologische Natriumchloridlösung, während 2 mE Insulin pro Ratte eine signifikante Stimulation beider metabolischen Indices hervorrief (Abb. 5). Es scheint somit gesichert, daß Insulin und die nicht hemmbare Insulinaktivität des Serums bei der Entwicklung der Tumorhypoglykämie keine Rolle spielen. Hingegen scheint eine kleinmolekulare Substanz im Serum solcher Patienten vorhanden zu sein, welche sowohl die hepatische Glucoseproduktion, wie auch die Lipolyse hemmt. Diese Substanz oder diese Substanzen haben mit Insulin also gewisse biologische Eigenschaften gemeinsam, denn Insulin hemmt ja auch die Lipolyse [5] und vermindert die Glucoseabgabe der Leber [9].

Endokrine Reaktion auf die Hypoglykämie

Endokrine Ausfälle bei Patienten mit Tumorhypoglykämie sind uns nicht bekannt. Bei einer Patientin prüften wir das Verhalten von Noradrenalin und Adrenalin im Urin und von Wachstumshormon im Blut. Während der Hypoglykämie stieg das Adrenalin und der Quotient Adrenalin/Noradrenalin über 1 an. Diesen Befunden entsprachen klinisch das Zittern, starkes Schwitzen und eine Tachykardie. Die Konzentration des Wachstumshormons stieg ebenfalls deutlich an während der Hypoglykämie und normalisierte sich prompt nach Glucoseinjektion. Leider konnte die Konzentration des Glucagons im Blut nicht gemessen werden. Dem Glucagon wird heute ja in der physiologischen Regulation der Glykogenolyse gegenüber dem Adrenalin der Vorrang gegeben [19]. Trotz des prompten Blutzuckeranstiegs auf pharmakologische Dosen von Glucagon bei beiden Patientinnen scheint dieses Hormon bei der Tumorhypoglykämie keine Rolle zu spielen, denn eine Therapie mit Depotglucagon (2 × 10 mg Zinkglucagon/die) blieb auf die Dauer ohne jeglichen Erfolg.

Spekulationen über die Zusammenhänge zwischen Lipolysehemmung und Hemmung der hepatischen Glucoseabgabe bei der Tumorhypoglykämie

Verschiedene kleinmolekulare Substanzen hemmen die spontane und die hormonaktivierte Lipolyse des Fettgewebes. ATP, ADP, Adenosin und andere Nucleoside und Nucleotide sind wirksam in Konzentrationen bis zu 10^{-5} molar [8]. Diese Substanzen sind normalerweise im Blut nur in sehr kleiner Konzentration vorhanden, und es ist schwierig, sich vorzustellen, daß nekrotisches Tumorgewebe genügend Nucleoside und Nucleotide freisetzen könnte, daß die Lipolyse gehemmt würde. Außerdem bewirken diese Metaboliten einen Flush, den man bei Patienten mit Tumorhypoglykämie nicht sieht. Prostaglandine haben eine sehr kurze Halbwertszeit und kommen deshalb für diese ausgeprägte Lipolysehemmung bei der Tumorhypoglykämie kaum in Frage. Die wirksamste Gruppe antilipolytischer Substanzen sind Nicotinsäure, Isoxazol- und Pyrazolsäurederivate [5]. Werden solche Substanzen in pharmakologischen Dosen verabreicht, kann unter gewissen Bedingungen der Blutzucker während kurzer Zeit etwas absinken. Nach längerer Applikation solcher Pharmaka kommt es zu einer kompensatorischen Enthemmung der Lipolyse über einen noch unbekannten Mechanismus, so daß die freien Fettsäuren dann über den Ausgangswert ansteigen. Auf die Dauer vermögen derartige antilipolytische Substanzen also weder die Lipolyse zu drosseln, noch die hepatische Glucoseproduktion zu vermindern, noch die Glucoseverwertung zu steigern [5].

Wir müssen uns deshalb nach anderen Erklärungsmöglichkeiten umsehen. Silverstein u. Mitarb. [17] fanden bei Mäusen, denen Tumorgewebe von leukämischen Tieren injiziert wurde, eine Hypoglykämie. Die Autoren nahmen an, daß das Tumorgewebe eine Substanz enthalte, welche die Hypoglykämie auslöse. Dieselben Autoren fanden später bei zwei Patienten mit Tumorhypoglykämien erhöhte Werte von l-Tryptophan im Serum und postulierten, daß das Tryptophan für die Genese der Hypoglykämie verantwortlich sein könnte [18].

Tatsächlich hat Mirsky [11] vor vielen Jahren darauf hingewiesen, daß e-Tryptophan bei Ratten hypoglykämisch wirkte. Die Gruppe von Lardy [14, 21] zeigte, daß e-Tryptophan und gewisse Metaboliten von Tryptophan die hepatische Glucosebildung aus Brenztraubensäure blockieren. Sie lokalisierten diesen enzymatischen Block bei der Phosphoenol-Pyruvat-Carboxykinase, welche bei diesen Ratten in vivo gehemmt erscheint.

Eine erhöhte Produktion von Tryptophan durch die Tumoren könnte also den Block der hepatischen Glucoseproduktion erklären. Der normale Abbauweg des Tryptophans führt u. a. zu Nicotinamid und Nicotinsäure, Substanzen, welche die Lipolyse des Fettgewebes hemmen. Eine erhöhte Produktion des Tumors an Tryptophan würde folglich beide metabolischen Anomalien bei Patienten mit Tumorhypoglykämien erklären, sowohl den Block der hepatischen Glucoseproduktion, wie auch den Block der Lipolyse. Wir möchten diese Diskussion um die Genese der Hypoglykämie und Lipolyseblockierung indessen nicht schließen, ohne mit aller Deutlichkeit darauf hinzuweisen, daß der hier postulierte Mechanismus über Tryptophan und Nicotinsäure vorläufig nur als Spekulation zu betrachten ist und keineswegs experimentell fundiert ist.

Zusammenfassung

Nach einer kurzen Übersicht über einige wesentliche Aspekte der Tumorhypoglykämie werden zwei eigene Patientinnen mit Tumorhypoglykämie besprochen. Beide Patientinnen kamen ca. 1 Jahr nach den ersten Symptomen der Hypoglykämie ad exitum. Bei beiden waren 2, respektive 9 Jahre vor dem Rezidiv ein Sarkom entfernt worden. Obschon die Prognose der Tumorhypoglykämie im allgemeinen schlecht ist, lohnt es sich, die Tumoren möglichst radikal zu entfernen oder zu bestrahlen, da mehrmonatige bis mehrjährige Remissionen beschrieben worden sind. In der Folge ist die Therapie der Tumorhypoglykämie eine diätetische. Die Stoffwechsellage verbesserte sich vorübergehend bei einer Patientin unter Diazoxid, ohne daß die Wirkung des Diazoxid aber statistisch gesichert werden konnte. Therapieversuche mit Glucocorticoiden und Depotglucagon schlugen fehl.

Bei beiden Patientinnen war die Glucoseproduktion der Leber auch während der Hypoglykämie fast vollständig blockiert, und die Patientinnen waren unfähig, auf einen Blutzuckerabfall mit einer vermehrten Abgabe von Fettsäuren aus dem Fettgewebe ins Plasma zu reagieren. Eine Korrelation zwischen den niedrigen Plasmawerten von freien Fettsäuren und einer beschleunigten Glucoseassimilation und -oxydation war nachweisbar. Auf eine intravenöse Injektion von Glucagon reagierte die Leber durch prompte Ausschüttung von Glucose. Patienten mit Tumorhypoglykämie haben also Glykogen in ihrer Leber verfügbar, können es aber spontan nicht mobilisieren. Die Werte des immunoreaktiven Insulins sowie der hemmbaren und nicht hemmbaren Insulinaktivität im Serum waren immer normal. Hingegen wurde die Lipolyse des Fettgewebes von Ratten in vitro durch Serum einer der Patientinnen stärker gehemmt als durch Kontrollserum. Nach Dialyse war zwischen Patienten- und Normalserum kein Unterschied in der antilipolytischen Aktivität mehr feststellbar. Ein Teil der antilipolytischen Aktivität konnte im Dialysat des Patientenserums wiedergefunden werden.

Die Hemmung der Glucoseabgabe aus der Leber scheint für die Pathogenese der Hypoglykämie ausschlaggebend zu sein, da die pharmakologische Hemmung der Lipolyse allein keine Hypoglykämie verursacht. Die Lipolysehemmung kann jedoch die Glucoseassimilation und -oxydation beschleunigen und damit den Blutzuckerabfall verstärken. Zu ähnlichen, wenn auch nicht zu den genau gleichen Schlüssen gelangten FÖLSCH u. Mitarb. auf Grund eingehender Untersuchungen bei einer weiteren Patientin mit Tumorhypoglykämie.

Es ist unmöglich, auf Grund der Untersuchung von zwei Patienten auf eine einheitliche Pathogenese der Hypoglykämie bei Patienten mit großen Tumoren zu schließen. Um so wichtiger scheint uns, daß bei weiteren ähnlichen Fällen auf die Hemmung der hepatischen Glucoseproduktion und der Lipolyse geachtet wird, und wenn diese vorhanden, die dafür verantwortlichen Mechanismen gesucht werden. Es ist möglich, daß die tiefen freien Fettsäuren typisch sind für die Tumorhypoglykämie und daß ihre Bestimmung diagnostisch verwertbar ist.

Literatur

1. CORREDOR, C., K. BRENDEL, and R. BRESSLER: Studies on the mechanism of the hypoglycemic action of 4-pentenoic acid. Proc. nat. Acad. Sci. (Wash.) 58, 2299 (1968).

1a. FÖLSCH, E., P. WAHL, J. DREWS, und R. RÜFER: Untersuchungen zur tumorbedingten Hypoglykämie ohne Hyperinsulinismus. Helv. Med. Acta 31, 545 (1964).

2. FROESCH, E. R., H. BÜRGI, W. ZIEGLER, P. BALLY und A. LABHART: Zur Pathogenese der tumorbedingten Hypoglykämie ohne Hyperinsulinismus. Schweiz. med. Wschr. 36, 1250 (1963).

3. — Essential fructosuria and hereditary fructose intolerance. In: STANBURY, J. B., J. B. WYNGAARDEN, and D. S. FREDRICKSON (eds.), The metabolic basis of inherited disesea. McGraw Hill 1965.

4. —, M. WALDVOGEL, U. A. MEYER, A. JAKOB, and A. LABHART: Effects of 5-methylpyrazole-3-carboxylic acid on adipose tissue. II. Antilipolytic and hypoglycemic effects in vivo. Mol. Pharmacol. 3, 442 (1967).

5. — The physiology and pharmacology of adipose tissue lipolysis: Its inhibition and implications for the treatment of diabetes. The Minkowski Award Lecture, European Association for the Study of Diabetes. Stockholm 1967.

6. VON HOLT, C.: Methylencyclopropaneacetic acid, a metabolite of hypoglycin. Biochim. biophys. Acta (Amst.) 125, 1 (1966).

7. JAKOB, A., U. A. MEYER, R. FLURY, W. H. ZIEGLER, A. LABHART, and E. R. FROESCH: The pathogenesis of tumor hypoglycaemia: Blocks of hepatic glucose release and of adipose tissue lipolysis. Diabetologia 3, 506 (1967).

8. KAPPELER, H.: Zur Pharmakologie der Lipolysehemmung. I. Wirkungsweise adenosinhaltiger Nucleoside und Nucleotide auf die Lipolyse des Fettgewebes in vitro. Diabetologia 2, 52 (1966).

9. MADISON, L. L.: The rôle of insulin in controlling carbohydrate metabolism in the liver. In: LEIBEL, B. S., and G. A. WRENSHALL (eds.), On the nature and treatment of diabetes, p. 129. Excerpta med. Foundation, 1965.

10. MARKS, V., and D. MARRACK: Glucose assimilation in hyperinsulinism. A critical evaluation of the intravenous glucose tolerance test. Clin. Sei. **23**, 103 (1962).
11. MIRSKY, I. A.: Insulinase and Diabetes mellitus. Recent. Progr. Hormone Res. **13**, 429 (1957).
12. OLEESKY, S., I. BAILEY, E. SAMOLS, and D. BILKUS: A fibrosarcoma with hypoglycemia and high serum insulin level. Lancet **1962, 2,** 278.
13. PAPAIOANNOU, A. N.: Tumors other than insulinomas associated with hypoglycemia. Surg. Gynec. Obstet. **123**, 1093 (1966).
13a. PAUL, P., and B. ISSEKUTZ, JR.: Rôle of extramuscular energy sources in the metabolism of the excercising dog. J. appl. Physiol. **22**, 615 (1967).
14. RAY, P. D., D. O. FOSTER, and H. A. LARDY: Paths of carbon in gluconeogenesis. IV. Inhibition by 1-tryptophan of hepatic gluconeogenesis at the level of phosphoenolpyruvate formation. J. biol. Chem. **241**, 3904 (1966).
15. SAMOLS, E.: Immunochemical aspects of insulin. In: LEIBEL, B. S., and G. A. WRENSHALL (eds.), On the nature and treatment of diabetes, p. 227. Excerpta med. Foundation, 1965.
16. SCHAMAUN, M., F. DEUCHER und S. GABLINGER: Spontane Hypoglykämie bei großem Nebennierenrindentumor: Heilung durch operative Entfernung. Schweiz. med. Wschr. **87,** 1348 (1957).
17. SILVERSTEIN, M. N., K. G. WAKIM, and R. C. BAHN: Hypoglycemia associated with neoplasia. Amer. J. Med. **36**, 415 (1964).
18. — Further observations on the rôle of tryptophan and its metabolites in hypoglycemia associated with neoplasia. Clin. Res. Proc. **13**, 334 (1965).
19. SOKAL, J. E.: Glucagon — an essential hormone. Amer. J. Med. **41**, 331 (1966).
20. UNGER, R. H.: Editorial. The riddle of tumor hypoglycemia. Amer. J. Med. **40**, 325 (1966)
21. VENEZIALE, C. M., P. WALTER, N. KNEER, and H. A. LARDY: Influence of 1-tryptophan and its metabolites on gluconeogenesis in the isolated perfused liver. Biochem. **6,** 2129 (1967).

Diskussion

B. WILLMS:

Vor 3 Wochen hatten wir Gelegenheit, zusammen mit Prof. CREUTZFELDT und Dr. FRERICHS, in der Göttinger Medizinischen Universitätsklinik einen Patienten mit Tumorhypoglykämie zu beobachten. Angeregt durch die Vorstellungen von FROESCH, daß die Ursache dieser Hypoglykämie eine Verminderung der Gluconeogenese und eine fehlende Glucosefreisetzung der Leber (Glykogenolyse) sei, wurde der Patient mit Nebennierenrindensteroiden (24 mg Methylen-Prednisolon/die) behandelt. Unter dieser Behandlung besserte sich der klinische Zustand des Patienten, so daß keine hypoglykämischen Schocks mehr auftraten.

Wir untersuchten vor und nach 7 Tagen Dauer dieser Behandlung den Glucosestoffwechsel mit markierter Glucose und die Schlüsselenzyme des Kohlenhydratstoffwechsels der Leber.

Im Nüchternzustand wurden 100 μC 1-^{14}C-Glucose mit 16 g unmarkierter Glucose zusammen injiziert. Blutglucose und spezifische Aktivität der Glucose wurden bestimmt. Die Glucose wurde aus dem Blut als Glucosotriazol isoliert, die Aktivität im Flüssigkeitsszintillationszähler gemessen.

Der Nüchternblutzucker war vor der Steroidtherapie 26 mg-%, der k-Wert betrug 2,20. Nach der Steroidtherapie lag der Nüchternblutzucker mit 50 mg-% höher, der k-Wert war jedoch unverändert. Der Abfall der spezifischen Aktivität der Blutglucose war im Gegensatz zu den Froeschschen Befunden deutlich ausgeprägt und nach der Steroidtherapie nicht wesentlich verändert.

Wir glauben daher nicht, daß die akute hepatische Freisetzung von Glucose aus der Leber infolge der Glykogenolyse entscheidend für die Pathogenese der Tumorhypoglykämie ist.

Die Einstellung eines höheren Blutzuckerniveaus und ein fehlender Lactatanstieg im intravenösen GTT nach der Steroidtherapie zeigten jedoch, daß die Gluconeogenese offenbar gesteigert war infolge der Steroidtherapie.

Durch Messung der hepatischen Enzymaktivitäten konnten wir diese Hypothese stützen:
Die Glucokinase war gegenüber der Norm stark erhöht und sank auf hochnormale Werte ab.
Die Phosphofructokinase war auf etwa 50% erniedrigt und stieg auf übernormale Werte an.
Hexokinase, Aldolase und Pyruvatkinase (Enzyme der Glykolyse) lagen im Normbereich.
Die Erniedrigung der Fructose-1,6-diphosphatase (FDPase) und der Glucose-6-phosphatase
(G-6-Pase) zeigte deutlich eine Verminderung der Gluconeogenese an. Diese könnte, wie von
FROESCH postuliert, eine ursächliche Rolle spielen. Nach Steroidtherapie normalisiert sich
die FDPase, und die G-6-Pase stieg auf fast 400% des Normalwertes an. Dadurch wird demon-
striert, daß der Besserung des klinischen Zustandes dieses Patienten durch Nebennierenrindensteroide eine Steigerung der Aktivität der gluconeogenetischen Enzyme zugrunde liegt.

R. KOREC:

Wie lange dauert die negative arterio-venöse Glucosedifferenz zwischen der Arteria und
Vena femoralis während der Hypoglykämie und übersteigt sie den Fehler der Methodik?

Aus der Medizinischen Universitätsklinik Göttingen
(Direktor: Prof. Dr. W. Creutzfeldt)

Wirkungsmechanismus und Ergebnisse der Diazoxid-Therapie bei B-Zelltumoren

H. Frerichs, C. Creutzfeldt und W. Creutzfeldt

Mit 3 Abbildungen

Referat

Die sog. diabetogene Nebenwirkung saluretisch wirkender Pharmaka ist bereits 1958 bei der Einführung des Chlorothiacid und Hydrochlorothiacid bekannt geworden. Sie wurde seither in einer großen Zahl klinischer und experimenteller Arbeiten beschrieben und bestätigt (Lit. s. Königstein, 1966; Bauer, 1967). Überraschenderweise hat nun das nicht diuretisch wirkende Diazoxid[1] (3-methyl-7-chloro-1,2,4-Benzothiadiazin-1,1-dioxid), das bei der Suche nach vorwiegend antihypertensiv wirksamen Thiaciden synthetisiert worden war (Rubin, Roth u. Winbury, 1961) eine die Thiaciddiuretika weit übertreffende hyperglykämische Wirkung. Dieser Effekt läßt sich zwar durch die gleichzeitige Gabe eines Saluretikum (beispielsweise Trichlormethiacid oder Benzhydroflumethiacid) verstärken, die hyperglykämische Eigenschaft des Diazoxid beruht jedoch im Gegensatz zu den Saluretika im wesentlichen auf einer Hemmung der Insulinsekretion. Dafür sprechen die Ergebnisse experimenteller Untersuchungen mit isoliertem Pankreasgewebe und klinische Beobachtungen bei der Behandlung des Hyperinsulinismus mit Diazoxid (Lit. s. Frerichs, Gerber u. Creutzfeldt, 1966; Frerichs, Creutzfeldt u. Creutzfeldt, 1967).

Nach oraler Gabe oder nach intravenöser Injektion von Diazoxid (50 bis 200 mg/kg) kommt es bei nichtgefasteten Ratten zu einer mehrstündigen Hyperglykämie. Der Leberglykogengehalt nimmt rasch ab, die unveresterten Serumfettsäuren und die Blutketonkörper (Acetoacetat sowie Beta-Hydroxybutyrat) steigen (Tabelle 1). Als Ursache dieser einem akuten Diabetessyndrom entsprechenden Veränderungen sind neben anderen zunächst die beiden folgenden Hypothesen diskutiert worden:

1. Eine insulinantagonistische, die Glucoseaufnahme von Fett- und Muskelzellen hemmende Diazoxidwirkung (Weller u. Borondy, 1965). Dies ist jedoch unwahrscheinlich, da die Insulinempfindlichkeit diazoxidbehandelter Tiere voll erhalten bleibt, Tolbutamid die Hyperglykämie sofort aufhebt, und ferner Diazoxid in vitro selbst in sehr hoher Konzentration die insulininduzierte Glucoseoxydation des epididymalen Fettgewebes und des Zwechfellmuskels der Ratte nicht beeinflußt (Lit. s. Frerichs, Gerber u. Creutzfeldt, 1966).

---

[1] Diazoxid wurde uns freundlicherweise von Herrn Dr. H. N. Schwartz, Schering Co., Bloomfield/N. J., USA, zur Verfügung gestellt.

2. Eine Aktivierung des adrenergen Systems, entweder direkt durch eine Stimulierung des Nebennierenmarkes sowie peripherer chromaffiner Zellen oder indirekt als Folge der nach Diazoxid eintretenden Blutdrucksenkung. Die unter dem Einfluß der Catecholamine gesteigerte Lipolyse könnte zur Hyperlipacidämie und Ketonämie führen und sollte zugleich, über eine Hemmung der Glucoseaufnahme vor allem des Muskelgewebes, die als Folge der ebenfalls gesteigerten Glykogenolyse entstehende Hyperglykämie verstärken (Lit. s. TABACHNICK, GULBENKIAN u. SEIDMAN, 1965; ZARDAY, VIKTORA u. WOLFF, 1966).

Tabelle 1. *Blutglucose, Seruminsulin, Leberglykogen, unveresterte Serumfettsäuren und Blutketonkörper nichtgefasteter Ratten nach Injektion von 125 mg Diazoxid/kg intravenös oder Infusion von 4,5 g Glucose/kg/Std. Die Tiere der ersten Kontrollgruppe wurden zu Versuchsbeginn getötet. Die Tiere der zweiten Kontrollgruppe sowie der Diazoxidgruppe wurden nach 6 Std, und die Tiere der Glucosegruppe nach 4 bzw. 6 Std getötet. Angegeben sind die Mittelwerte aus Versuchen mit je sechs Tieren*

	Kontrollen (gefüttert) (n = 6)	Diazoxid (125 mg/kg intravenös) (n = 6)	Kontrollen (6 Std gefastet) (n = 6)	Glucose (4,5 g/kg/Std intravenös) (n = 6)
Zeit (min)	0	360	360	240/360
Blutglucose (mg/100 ml)	110	449	108	364
Seruminsulin (μE/ml)	28	6	36	62
Leberglykogen (mg/100 mg)	5,94	2,37	3,79	6,38
Fettsäuren (FFS) (μval/ml)	0,333	1,334	0,589	0,234
Beta-OH-Butyrat (nMol/ml)	109	538	162	
Acetoacetat (nMol/ml)	21	145	52	

In einer Reihe verschiedener Versuche an Mäusen, Ratten und Hunden, bei denen das adrenerge System blockiert oder ausgeschaltet worden war, konnte nämlich vor allem von KVAM u. STANTON (1964), MENG u. KRONEBERG (1965), TABACHNICK, GULBENKIAN u. SEIDMAN (1965), ZARDAY, VIKTORA u. WOLFF (1966) sowie LOUBATIERES, MARIANI, CHAPAL, RONDOT u. VINH (1967) gezeigt werden, daß den Catecholaminen eine wesentliche Bedeutung für die Diazoxidhyperglykämie zukommen könnte. Hier sei jedoch darauf hingewiesen, daß wahrscheinlich für die Regulation der Glykogenolyse unter physiologischen Bedingungen die Catecholamine im Gegensatz zum Glucagon nur eine sehr geringe Rolle spielen (Lit. s. EZDINLI u. SOKAL, 1966). Die Frage ist allerdings bisher noch nicht entschieden, ob nicht Diazoxid 1. direkt die Aktivierung der Glykogenphosphorylase der Leber fördert. Dies soll über die Hemmung der das cyclische Adenosinmonophosphat (cAMP) spaltenden Phosphodiesterase erfolgen; 2. die intracelluläre Natriumkonzentration erhöht und damit die Inaktivierung der Phosphorylase verzögert und 3. gleichzeitig die Glykogensynthetase hemmt (SENFT, 1966; SANBAR, 1967).

Bei gefütterten, leberglykogenreichen Ratten ist die akute Glykogenolyse sicher eine Teilursache der Diazoxidhyperglykämie. Andererseits kommt es aber auch bei gefasteten Ratten mit sehr niedrigem Leberglykogen (0,1 bis 0,3 mg/100 mg Frischgewicht) nach der Injektion von Diazoxid zur Hyperglykämie mit Glucosewerten, die nur wenig unter den bei gefütterten Normaltieren erreichbaren Werten liegen. Weder maximale Glykogenolyse (der Gesamtglykogengehalt der Leber dieser Tiere beträgt nur 20 bis 30 mg) noch eine auf das Äußerste gesteigerte Gluconeogenese kann Ursache der Hyperglykämie dieser Tiere sein (FRERICHS u.

10*

Creutzfeldt, 1967). Es liegt daher nahe, die Ursache der diabetogenen Diazoxidwirkung neben verstärkter Glykogenolyse und verminderter Glykogensynthese in
einer Hemmung der Insulinsekretion zu suchen. Tatsächlich sinken die Serum-
insulinspiegel diazoxidhyperglykämischer Ratten ab und bleiben während 6 Std
unter den Ausgangswerten, während die als Folge einer 6stündigen Glucoseinfusion
entstehende Hyperglykämie von einem Anstieg der Insulinwerte um das 2- bis
3fache begleitet wird (Tabelle 1). Adrenalin und Noradrenalin hemmen die Insulinsekretion (Lit. s. Porte, 1967). Die Hemmwirkung von Diazoxid könnte zwar
mit der Beeinflussung der Catecholaminkretion erklärt werden, Inkubations-
studien mit isoliertem Pankreas und isolierten Langerhansschen Inseln sprechen
jedoch für eine direkte Diazoxidwirkung an der Beta-Zelle (Frerichs, Gerber u.
Creutzfeldt, 1966). Die in vitro zur Hemmung der glucosestimulierten Insulinabgabe erforderliche Diazoxidkonzentration — bei der Inkubation isolierter Ratteninseln hemmen 5 µg Diazoxid/ml die Insulinsekretion zu 70 bis 80% (Abb. 1) —
liegt dabei in einem Bereich, der im Tierexperiment nach oraler oder intravenöser

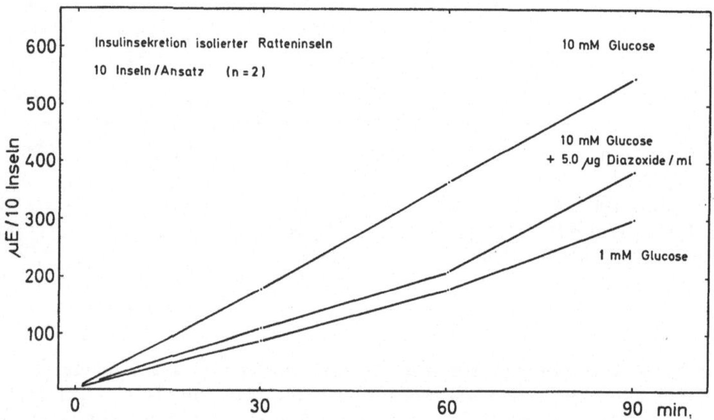

Abb. 1. Hemmung der glucoseinduzierten Insulinsekretion isolierter Ratteninseln mit Diazoxid.
Das Inkubationsmedium (Bicarbonatpuffer) wurde in 30 min-Abständen erneuert

Gabe auch im Serum durchaus erreicht oder sogar übertroffen wird (Staquet,
Yabo, Viktora u. Wolff, 1965; Seltzer u. Crout, 1967).

　　Diazoxid hemmt die durch Glucose, Glucagon, Leucin oder (im Tierversuch)
durch Antiinsulinserum stimulierte Insulinsekretion. Die ständig ablaufende Basalsekretion und die tolbutamidstimulierte Sekretion bleiben dagegen unbeeinflußt.
Ferner läßt sich an degranulierten B-Zellen (mehrtägige Tolbutamidfütterung oder
vorherige Infusion von Antiinsulinserum) eine Hemmwirkung nicht mehr nachweisen (Creutzfeldt, Frerichs u. Creutzfeldt, 1967). Da Insulin wahrscheinlich entweder unmittelbar nach der Synthese aus dem Gangsystem des endoplasmatischen Reticulum (Basalsekretion?) oder durch Emeiocytose der Beta-
Granula sezerniert werden kann (Lit. s. Haist, 1965), könnten diese Befunde auf
eine Störung der Granulaausscheidung oder der Insulinfreisetzung aus der Speicherform des Insulin hinweisen. In elektronenoptischen Untersuchungen an Ratten,
die 3 Tage mit hohen Dosen (tägl. 2×500 mg/kg oral) Diazoxid vorbehandelt
worden waren, zeigten sich gehäuft Verschmelzungen der die Beta-Granula um-

hüllenden Membranen, so daß häufig bis zu sechs Granula von einer einzigen Membran umgeben waren. Diese multigranulären Säckchen verschmolzen zu teilweise bizarren Klumpen. Mit zunehmender Diazoxideinwirkung (Fütterung bis zu 14 Tagen) nahm die Granulazahl insgesamt ab, wobei multigranuläre Säckchen und Granulaverklumpungen weiterhin zu beobachten waren (CREUTZFELDT, FRERICHS u. CREUTZFELDT, 1967).

Eine weitergehende Aussage über den Wirkungsmechanismus und den extra- oder intracellulären Angriffspunkt des Diazoxid lassen die bis heute bekannten Untersuchungen nicht zu. Allerdings folgerten BLACKARD u. APRILL (1967), daß Diazoxid durch direkte Stimulierung der Alpha-Receptoren der B-Zelle die Insulinsekretion hemmt. Bei Reserpin-vorbehandelten Hunden, also nach Entleerung aller Catecholaminspeicher, war immer noch eine Hemmung der glucoseinduzierten Insulinsekretion nachweisbar. Die Diazoxidwirkung ließ sich jedoch mit einem Alpha-Receptorblocker (Phentolamin) aufheben.

Die Ergebnisse und die Beobachtungen bei der Behandlung schwerer organischer Hypoglykämien mit Diazoxid haben die Ansicht, Diazoxid wirke im wesentlichen über eine Hemmung der Insulinsekretion, nur bestätigen können. DRASH u. WOLFF (1964) behandelten erstmals ein Kleinkind mit einer mehrere Jahre bestehenden leucinempfindlichen Hypoglykämie erfolgreich mit Diazoxid. Später haben dann MEREU, KASSOFF u. GOODMAN (1966) bei zwei leucinempfindlichen Kindern beweisen können, daß Diazoxid den sonst nach oraler Leucingabe zu erwartenden Anstieg des Seruminsulin verhindert. Therapieversuche an Patienten mit anderen Hypoglykämieformen — sog. idiopathische Hypoglykämie des Kindesalters und Hypoglykämien als Folge inkretorisch aktiver B-Zelladenome oder B-Zellcarcinome — haben weiterhin die Bedeutung von Diazoxid für die Behandlung der chirurgisch nicht oder nicht mehr zu behebenden Hypoglykämie gezeigt. Ferner ist Diazoxid in der präoperativen diagnostischen Phase bei Patienten mit B-Zelladenomen das Mittel der Wahl. Hypoglykämische Anfälle und damit eine weitere Schädigung des Zentralnervensystems können durch diese Behandlung vermieden werden; und das häufig sehr hohe Operationsrisiko läßt sich verringern, da unter Diazoxid eine Gewichtsabnahme der vielfach übergewichtigen Patienten erzielt werden kann (Lit. s. FRERICHS, CREUTZFELDT u. CREUTZFELDT, 1967).

Die mittlere therapeutische Diazoxiddosis liegt bei Erwachsenen zwischen 3 bis 5 mg/kg, dies entspricht einer gleichmäßig über den Tag zu verteilenden Gabe von 300 bis 500 mg oral. Wir haben bei sechs Patienten mit B-Zelladenomen als Höchstdosis 5 × 100 mg und als Mindestdosis 2 × 100 mg geben müssen, um unter normaler Kost oder sogar Reduktionsdiät Hypoglykämien zu vermeiden. Da bei der Behandlung organischer Hypoglykämien die hyperglykämische Wirkung des Diazoxid beabsichtigtes Therapieziel ist, kann die antihypertensive Eigenschaft als Nebenwirkung bezeichnet werden. Sie ist ohnehin gering und bei den oft fettsüchtigen und hypertonen Patienten erwünscht. Andere, zum Absetzen des Präparates zwingende Nebenwirkungen treten jedoch im Vergleich zu den diuretisch wirkenden Thiaciden häufiger auf. Bei freiwilligen Gesunden und bei unseren Adenompatienten haben wir, wenn auch niemals gemeinsam, alle bisher bekannten Nebenwirkungen beobachten können. Im Vordergrund steht ein toxischer Knochenmarkseffekt mit Granulocytopenie und Thrombocytopenie, der aber nach Verringerung der Dosis oder Beendigung der Behandlung reversibel ist. Zusammen mit der Retention von Natrium kann es zu erheblichen Ödemeinlagerungen und zu Herzrhythmusstörungen (Sinustachykardie) kommen. Ferner sei neben gastrointestinalen Unverträglichkeitserscheinungen (Nausea, Vomitus, Inappetenz) die Erniedrigung der Harnsäureclearance erwähnt. Sehr interessant ist ein vor allem bei Kindern schnell auftretender

Hirsutismus (Mereu, Kassoff und Goodman, 1966), dessen Ursache völlig ungeklärt ist. Wir haben einen Hirsutismus bei zwei unserer Patientinnen, die beide in der Menopause waren, ebenfalls gesehen.

Bei Patienten mit B-Zelltumoren ist eine permanente Hyperinsulinämie häufig nicht nachzuweisen. Meistens kommt es erst nach einem entsprechenden Reiz (Glucose, Glucagon, Leucin, Tolbutamid) zu einem überhöhten Anstieg der Seruminsulinspiegel. Nur bei drei von sechs Insulinompatienten haben wir vor Beginn einer präoperativen Diazoxidtherapie erhöhte morgendliche Insulinwerte gefunden. Einer der drei Patienten hatte an 3 von 7 Tagen der Vorbeobachtungsperiode eine eindeutig über dem normalen Grenzwert von $40\,\mu\mathrm{E/ml}$ ($\bar{x}+3\,\mathrm{SD}$) liegende Seruminsulinkonzentration. Die Nüchternglucosewerte lagen zu dieser Zeit zwischen 40 und 80 mg/100 ml. Nach Beginn mit Diazoxid oral waren die morgendlichen

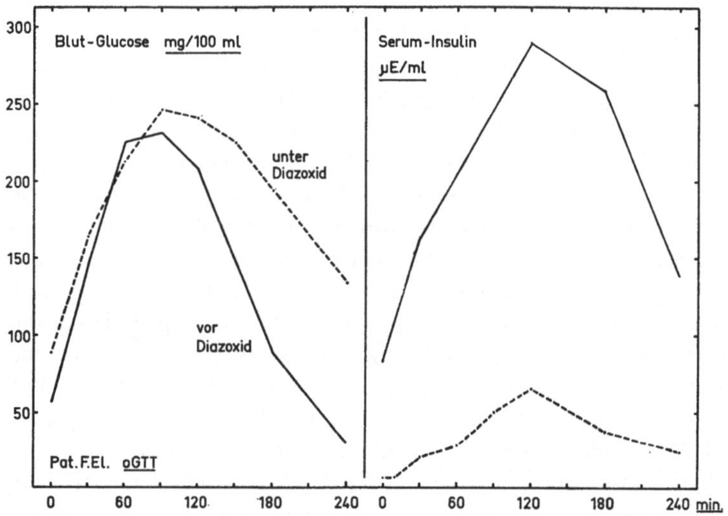

Abb. 2. Nüchterninsulinwerte und Nüchternglucosewerte bei einem Insulinompatienten (P. Bo.) vor, während und nach der Behandlung mit Diazoxid sowie nach der operativen Entfernung des B-Zelladenoms

Glucosewerte dann auf 100 bis 170 mg/100 ml erhöht, das Seruminsulin lag jedoch ohne Ausnahme an 7 von 12 Tagen unter 40 µE/ml. Die Nüchterninsulinwerte eines anderen Patienten, dessen Glucosespiegel in einem Bereich von 28 bis 55 mg/100 ml lagen, waren in der Vorperiode zwar nicht über die Norm erhöht (35 bis 42 µE/ml), unter 4×100 mg Diazoxid/Tag oral kam es dann aber zu einer eindeutigen Senkung des Seruminsulin auf Werte zwischen 5 und 18 µE/ml. Gleichzeitig waren die Nüchternglucosespiegel normalisiert (70 bis 120 mg/100 ml) und das Tagesprofil der Blutglucose erreichte Werte bis zu 180 mg/100 ml. Im Auslaßversuch verhielten sich Insulin und Blutglucose wieder entsprechend den Befunden der Vorperiode. Nach der operativen Entfernung des Adenoms lagen das Insulin und die Glucosewerte dann im Normbereich (Abb. 2).

Eindeutiger noch als an der Änderung des Glucosetagesprofil läßt sich die hyperglykämische Diazoxidwirkung an der Beeinflussung der Glucosetoleranz zeigen. Vor der Therapie waren bei fünf von sechs Insulinompatienten die Assimilationskonstanten (K_G-Wert) nach 0,33 g Glucose/kg intravenös normal oder erhöht. Unter der Behandlung mit Diazoxid war der K_G-Wert in vier Fällen deutlich erniedrigt (Tabelle 2). Bei zwei Patientinnen führten Diazoxiddosen von 300 bzw. 500 mg/Tag sogar zu postprandialen Glucosewerten zwischen 180 und 310 mg/100 ml und zur Glucosurie. Überraschenderweise lag in einem weiteren Fall der K_G-Wert mit 0,91 im pathologischen Bereich, obgleich die Seruminsulinwerte 10 min nach der Glucoseinjektion über die Norm erhöht waren (80 µE/ml) und bis zur 120. min weiter anstiegen (auf 148 µE/ml). Auch nach oraler Glucosegabe (100 g) verlief bei diesem Patienten die Glucosekurve trotz hoher Insulinspiegel pathologisch. Wie erwartet, war unter Diazoxid die Glucosetoleranz dann weiter vermindert und das Seruminsulin erreichte 120 min nach Testbeginn einen Höchstwert von nur 65 µE/ml (Abb. 3). Nur bei einer Patientin, deren B-Zelladenom besondere Befunde hinsichtlich des Insulingehaltes und der Histomorphologie

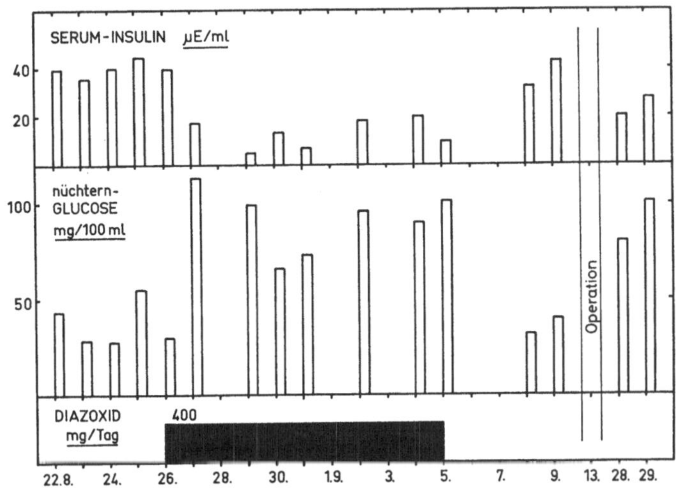

Abb. 3. Blutglucose und Seruminsulin eines Insulinompatienten (F. El.) nach Belastung mit 100 g Glucose oral vor und während der Behandlung mit 3 × 100 mg Diazoxid/Tag

aufwies (E. Sch., Tabelle 2 u. 3), war die Änderung der Glucosetoleranz weniger ausgeprägt. Der K_G-Wert betrug vor Diazoxid 3,80 und unter Diazoxid 2,43. Stärkere Nebenwirkungen (Erbrechen, Ödemeinlagerung, Tachykardie) ließen eine höhere Dosierung als 500 mg Diazoxid/Tag nicht zu, und das Präparat mußte nach dreiwöchiger Behandlung abgesetzt werden.

Im Gegensatz zur glucoseinduzierten Insulinsekretion scheint die Diazoxidhemmung der mit Glucagon stimulierten Insulinsekretion dosisabhängig zu sein. In einer zur Beseitigung der Hypoglykämie ausreichenden Dosierung (300 bzw. 400 mg/Tag oral) kann Diazoxid bei Patienten mit B-Zelltumoren zwar den Anstieg der Insulinspiegel nach subcutaner Glucagoninjektion (1 mg) verhindern, nach intravenöser Injektion (also bei kurzzeitig sehr hohen Glucagonkonzentrationen im Serum) bleibt Glucagon jedoch voll wirksam. Interessanterweise haben sich in vitro auch für Tolbutamid und Diazoxid Hinweise auf eine dosisabhängige Wechselwirkung an der B-Zelle ergeben. Bei der Perfusion des isolierten Rattenpankreas oder des in situ belassenen Hundepankreas neutralisiert Diazoxid

(MW 230,7) weitgehend die sekretionsfördernde Wirkung equimolarer Tolbutamidkonzentrationen (MW 270,3) (Loubatières, 1966). Wie eigene Studien an der Ratte und am isolierten Kaninchenpankreas gezeigt haben, hebt dagegen Tolbutamid in höherer Dosierung (200 mg/kg intravenös) oder Konzentration (200 μg/ml) die zunächst mit Diazoxid (125 mg/kg intravenös oder 50 μg/ml) erzielte Hemmung der glucosestimulierten Insulinabgabe völlig auf (Frerichs, Gerber u. Creutzfeldt, 1966; Frerichs u. Creutzfeldt, 1967).

Diesem letzteren Befund entsprechen auch die Beobachtungen an Insulinompatienten. Sowohl vor als auch während der Behandlung mit Diazoxid zeigte sich nach 1,0 g Tolbutamid intravenös der für den organischen Hyperinsulinismus charakteristische Abfall und Verlauf der Blutglucose. Allerdings lag unter Diazoxid der höchste nach Tolbutamid erreichte Seruminsulinwert nur bei einer Patientin über dem Wert der Vorperiode (173 statt 95 μE/ml). Bei drei weiteren Patienten stieg das Seruminsulin, das vorher Werte zwischen 450 und 520 μE/ml erreicht hatte, unter Diazoxid nur auf Werte von 117 bis 382 μE/ml. Vergleichsweise findet sich mit der von uns verwendeten immunchemischen Insulinbestimmungsmethode bei stoffwechselgesunden Versuchspersonen nach 1,0 g Tolbutamid intravenös im Mittel ein maximaler Insulinanstieg auf 70 bis 80 μE/ml, als oberer Grenzwert ($\bar{x}$ + 3 SD) werden 110 μE/ml nicht überschritten.

In den von uns untersuchten Fällen war die Empfindlichkeit der B-Zelladenome auf den Sekretionsreiz von Glucose, Glucagon oder Tolbutamid dem Gehalt der Tumoren an extrahierbarem Insulin korreliert — die sehr unterschiedliche bindegewebige Durchsetzung der Adenome muß dabei allerdings berücksichtigt werden (Tabelle 3). Ferner glauben wir, die Befunde unserer Patienten dahin deuten zu können, daß auch die Hemmwirkung von Diazoxid an die intakte Funktion der die Insulinsekretion steuernden Vorgänge in den Zellen der B-Adenome gebunden ist.

Die Patientin E. Sch. (Tabelle 3) sprach auf Diazoxid kaum an. Zwar traten hypoglykämische Attacken unter Diazoxid nicht mehr auf, die Glucosewerte des Tagesprofils lagen über den Werten der Vorperiode, und zusätzliche Mahlzeiten waren nicht mehr notwendig; die Diazoxidwirkung war jedoch, vor allem in den Toleranztests, insgesamt ungenügend. Später ließen sich dann aus dem Adenom (Gesamtgewicht 5,60 g) nur 1,1 E Insulin/g extrahieren. In den Adenomzellen waren weder mit üblichen Färbemethoden (Aldehyd-Fuchsin, Aldehyd-Thionin) noch mit dem Elektronenmikroskop Beta-Granula nachzuweisen. Dennoch zeigten die Zellen alle Zeichen funktioneller Aktivität: Reichlich Mitochondrien, Hyperplasie des Ergastoplasma und bläschenförmige Ausweitung des Reticulum. In diesem Fall könnte somit eine funktionelle Entdifferenzierung der nicht carcinomatös entarteten Adenomzellen vorgelegen haben. Da die Entdifferenzierung die normalerweise noch vorhandene Speicher- und Sekretionsfunktion der Zellen betroffen hatte, war damit der Hemmeffekt von Diazoxid auf die Insulinsekretion verhindert. Diese Beobachtung stimmt gut mit den Ergebnissen der tierexperimentellen Untersuchungen überein, die zeigten, daß bei der Inkubation isolierter, durch Vorbehandlung der Ratten mit Tolbutamid oder Antiinsulinserum völlig degranulierter Inseln Diazoxid unwirksam war.

Das eigentliche Kriterium der Korrelation von Diazoxidwirkung und Morphologie ist somit der elektronenoptisch nachweisbare Granulationsgrad der B-Zellen. Dies läßt sich besonders gut an den histologischen Befunden der B-Zelladenome der Patienten Ro. und P. Bo. (Tabelle 3) nachweisen. Beide Patienten sprachen auf die Diazoxidbehandlung sehr gut an. Die Adenomzellen zeigten im elektronenoptischen Bild eine deutliche Granulation und auch der Insulingehalt der Adenome war verhältnismäßig hoch. Die Beta-Granula waren zum überwiegenden Teil jedoch nicht von einem membranösen Sack mit optisch leerem Spalt umgeben sondern hatten eine mehr oder weniger deutlich erkennbare Membran, die stramm um das Granulum lag. Damit erinnerten die Granula an Alpha-Granula, waren jedoch wesentlich kleiner. Dementsprechend fand sich bei der Färbung mit

Tabelle 2. *Intravenöser Glucosetoleranztest (K$_G$-Wert) bei sechs Patienten mit B-Zelladenom vor und während der Behandlung mit Diazoxid*

Patient	vor Diazoxid	unter Diazoxid
A. St.	6,52	1,00
M. Sch.	2,23	0,90
F. El.	0,91	—
P. Bo.	4,47	0,86
L. Me.	1,58	0,82
E. Sch.	3,80	2,43

Tabelle 3. *Insulingehalt und Morphologie von B-Zelladenomen sowie die Wirkung von Diazoxid auf die Hypoglykämie*

Patient	Insulingehalt E/g	Bindegewebe	Beta-Granula Aldehyl-Thionin	elektronenmikroskopisch	Wirkung von Diazoxid
A. St.	37,8	+	++		++
M. Sch.	199,1	∅	+++		++
F. El.	8,6	++	++	+	++
P. Rei.[a]	54,2	+	+	+	++
Ro.[b]		+	(+)	+	++
P. Bo.	16,1	+	∅	+	++
E. Sch.	1,1	∅	∅	∅	(+)

[a] Patient von Schwartz u. Bottermann, München.
[b] Patient von Weinges, Homburg.

Aldehyd-Thionin mit Ausnahme einer feinen staubförmigen Anfärbung einzelner Zellen keine Granulation.

Diese Diskrepanz zwischen Aldehyd-Thioninfärbung und elektronenoptischem Befund läßt sich am besten durch die Annahme von Lazarus u. Volk (1962) erklären, daß die spezifischen B-Zellfärbungen die membranösen Säcke und nicht die Granula selbst anfärben.

Diazoxid hemmt also sehr wahrscheinlich nur die Insulinabgabe aus der Speicherform des Insulin (Beta-Granula), läßt aber die direkte sog. Basalsekretion unbeeinflußt.

Literatur

Bauer, H. J.: Die Wirkung der Saluretika auf den Kohlenhydratstoffwechsel. Ther. d. Gegenw. 106, 194 (1967).

Blackard, W. G., and C. N. Aprill: Mechanism of action of Diazoxide. J. Lab. clin. Med. 69, 960 (1967).

Creutzfeldt, W., H. Frerichs, and C. Creutzfeldt: Studies on the stimulation and inhibition of insulin secretion in vivo and in vitro. In: Proc. 6. Congr. Int. Diabetes Fed. Stockholm 1967. Ostman, J., and C. N. Hales, Eds. Excerpta med. Found. (Amst.) (Im Druck).

Drash, A., and F. W. Wolff: Drug therapy in leucine-sensitive hypoglycemia. Metabolism 13, 487 (1964).

Ezdinli, E. L., and J. E. Sokal: Comparison of glucagon and epinephrine effects in the dog. Endocrinology 78, 47 (1966).

Frerichs, H., C. Creutzfeldt und W. Creutzfeldt: Klinische Beobachtungen und experimentelle Befunde bei der Behandlnug des Hyperinsulinismus mit Diazoxide. Verh. dtsch. Ges. inn. Med. 73, 1086 (1967).

—, et W. Creutzfeldt: Action du diazoxide sur la sécrétion d'insuline. Méd. et Hyg. 25, 970 (1967).

—, R. Gerber und W. Creutzfeldt: Insulinsekretion in vitro. II. Hemmung der glucoseinduzierten Insulinabgabe durch Diazoxide. Diabetologica 2, 269 (1966).

Haist, R. E.: Effects of changes in stimulation on the structure and function of islet cells. In: On the nature and treatment of diabetes. Leibel, B. S., and G. A. Wrenshall, Eds. Excerpta med. Found. (Amst.) 1965.

Königstein, R. P.: Diabetes Mellitus und Saluretika. Stuttgart: Thieme 1966.

Kvam, D. C., and H. C. Stanton: Studies on diazoxide hyperglycemia. Diabetes 13, 639 (1964).

Lazarus, S. S., and B. W. Volk: Ultramicroscopic and histochemical studies on pancreatic beta cells stimulated by tolbutamide. Diabetes 11, 2 (1962), Suppl.

Loubatieres, A.: Démonstration expérimentale du mécanisme d'action d'une sulfamide hyperglycémiant: Le diazoxide. Fondements de son utilisation pour le traitement des hyperglycémies graves dues à l'hypersecretion d'insuline. Bull. Acad. nat. Med. (Paris) 150, 591 (1966).

—, M. M. Mariani, J. Chapal, A. M. Rondot et N. C. Vinh: Modification du contenu en catécholamines des tissus chez les rats traités chroniquement par le diazoxide. C. R. Soc. Biol. (Paris) 161, 140 (1967).

Meng, K., u. G. Kroneberg: Untersuchungen an der Ratte zur Frage der diabetogenen Wirkung von Saluretica. Naunyn-Schmiedebergs Arch. exp. Path. Pharmak. 251, 433 (1965).

Mereu, T. R., A. Kassoff, and A. D. Goodman: Diazoxide in the treatment of infantile hypoglycemia. New Engl. J. Med. 275, 1455 (1966).

Porte, D.: A receptor mechanism for the inhibition of insulin release by epinephrine in man. J. clin. Invest. 46, 86 (1967).

Rubin, A. A., F. E. Roth, and M. M. Winbury: A nondiuretic benzothiadiazine with antihypertensive properties. Nature (Lond.) 192, 176 (1961).

Sanbar, S. S.: Metabolism of plasma glucose and lipids following diazoxide administration in dogs. Metabolism 16, 259 (1967).

Seltzer, H. S., and J. R. Crout: Modifications of diazoxide inhibition of insulin secretion by tolbutamide. In: Tolbutamide after 10 years. Butterfield, W. J. H., and W. van Westering, Eds. Excerpta med. Found. (Amst.) 1967.

Staquet, M., R. Yabo, J. Viktora, and F. W. Wolff: An adrenergic mechanism for hyperglycemia induced by diazoxide. Metabolism 14, 1000 (1965).

Tabachnick, I. I. A., A. Gulbenkian, and F. Seidman: Further studies on the metabolic effects of diazoxide. J. Pharmacol. exp. Ther. 150, 455 (1965).

Weller, J. M., and P. E. Borondy: Effects of benzothiadiazine drugs on carbohydrate metabolism. Metabolism 14, 708 (1965).

Zarday, Z., J. Viktora, and F. W. Wolff: The effect of diazoxide on catecholamines. Metabolism 15, 257 (1966).

Diskussion

H. Kaess:

In tierexperimentiellen Untersuchungen konnten wir zusammen mit W. Brech u. G. Schlierf ebenfalls nachweisen, daß die Plasmainsulinkonzentration nach Glucagon durch Diazoxid nicht gehemmt wird.

Bei adrenalektomierten Ratten mit 24stündigem Nahrungsentzug betrug die Plasmainsulinkonzentration 1 min nach intravenöser Zufuhr von 0,1 mg/kg Glucagon 150,5 μE/ml und bei zusätzlicher Vorbehandlung mit 200 mg/kg Diazoxid intraperitonial 172,8 μE/ml.

Dagegen waren Insulinkonzentrationen von 10,4 µE/ml nach Diazoxid ohne Glucagonbehandlung im Vergleich zu den Kontrolltieren mit 22,4 µE/ml signifikant vermindert, obwohl der Blutzucker infolge der Glykogenverarmung nicht anstieg.

Daraus folgt:

1., daß die Hemmung der Insulinkonzentration durch Diazoxid nicht an eine Glucosestimulation gebunden ist,

2., daß Diazoxid die Glucagon induzierte Insulinsekretion nicht zu hemmen vermag.

H. Daweke:

Wir haben bisher fünf Patienten mit perniziösem Hyperinsulinismus mit Diazoxid behandelt, vier zur Vorbereitung bis zur Operation, zwei auch nach erfolgloser Operation und einen wegen Inoperabilität bei einem Alter von 80 Jahren.

Bei allen Patienten besserten sich die Symptome des Hyperinsulinismus, die Blutzuckerwerte stiegen im Durchschnitt leicht an und erreichten bei der inoperablen Patientin bei einer vorübergehend angewandten Dosis von 600 mg Diazoxid sogar diabetische Werte. Bei dieser Patientin fiel das immunologisch meßbare Insulin deutlich ab. Bei allen Patienten traten aber erhebliche Nebenwirkungen des Präparats auf, und zwar Ödeme mit Gewichtszunahme von 4 bis 6 kg, Übelkeit, Erbrechen, Oberbauchbeschwerden, Appetitlosigkeit, Hypernatriämie, Hyperuricämie, in einem Fall eine therapieresistente Tachykardie, zweimal Abfall der Erythrocyten und Leukocyten und in einem Fall sogar eine schwere periphere Neuritis mit Hyperpathie und Paraesthesien. In einem Fall sahen wir auch einen beginnenden Hirsutismus. Diese Nebenwirkungen, auch bei geringerer Dosierung von 300 mg/die zusammen mit einem Thiacid, gestatten nach unserer Erfahrung keine Dauertherapie des Hyperinsulinismus mit diesem Mittel. Eine Operation ist unumgänglich.

Man muß auch bedenken, daß bei Adenomen mit großer Insulinkapazität und starker Insulinsekretion die Dosis des Diazoxid, die erforderlich sein würde, die Sekretion zu bremsen, so hoch sein müßte, daß die Nebenwirkungen ein nicht vertretbares Ausmaß erreichten. So sahen wir bei einer Patientin, bei der in der ersten Operation kein Adenom gefunden wurde, auch nach $^4/_5$ Blindresektion des Pankreas nach der Operation unter 300 mg/die Diazoxid keinen Abfall des Seruminsulins. Höhere Dosen waren unverträglich. Die Dauertherapie von Patienten mit Hyperinsulinismus, die die Operation verweigern oder bei denen bei der ersten Operation kein Adenom gefunden wurde, ist also trotz Diazoxid ein schweres Problem. Wir haben vier solcher Fälle. In einem Fall von frustraner Operation haben wir vor Jahren versucht mit Depotglucagon zu behandeln, was zunächst auch einige Wochen ganz gut verlief. Dann ließ die Wirkung des Glucagons nach, außerdem wurde die Therapie so teuer, daß die Lieferfirma in den USA nicht mithalten konnte. Eine erneute Operation wurde verweigert. Der Verlauf ist insofern traurig, als durch die dauernde Glucoseaufnahme eine schwere Fettsucht und durch die zahlreichen hypoglykämischen Anfälle ein zunehmender intellektueller Abbau eingetreten sind. Jetzt ist die Patientin nicht mehr in der Lage, die Notwendigkeit der Operation einzusehen. In zwei weiteren Fällen konnten wir nach erfolgloser Erstoperation die Patienten nicht zu einer zweiten Operation überreden, und in einem Fall wurde die Erstoperation verweigert. Der Krankheitsverlauf in diesen Fällen ist traurig und für den Internisten unbefriedigend. Ich bin eigentlich erstaunt, daß Herr Steinke keine Mühe hat, die Patienten zur Operation zu überreden. Das mag vielleicht in dem größeren Vertrauen der Bevölkerung in den USA zur Medizin liegen, vielleicht aber auch an einer frühzeitigen Diagnosestellung. Es kommt meiner Meinung nach ganz entscheidend darauf an, die Patienten vor dem hypoglykämisch bedingten Abbau der geistigen Fähigkeiten in die Hand zu bekommen, bevor ihre Einsicht in die Notwendigkeit der Operation nicht mehr zu erreichen ist.

H. G. Goslar:

Vom Vortragenden wurde ausgeführt, daß die Zellnester des Tumors einerseits hormonaktiv sind, andererseits aber sowohl mit Routinemethoden als auch mit Aldehydthionin eine Anfärbung der Granula vermissen lassen. Im elektronenoptischen Bild waren Granula in sackförmigen Gebilden nachweisbar. Es erhebt sich zunächst die Frage, wie man letzteren Befund zu interpretieren gedenkt. Handelt es sich bei den sackförmigen Gebilden um abgeschnürte Zisternen des endoplasmatischen Reticulums — und wird damit eine besondere Aktivität dargestellt — oder liegen hier Membranüberreste des Golgi-Apparates vor? Ersteres könnte auf eine „Halbfertigware" hinweisen, und damit wäre auch eine andere Beschaffenheit der Granula als sonst in den Beta-Zellen denkbar. Andererseits erwiesen sich diese Zellen als insulinaktiv, und die Granula sind zweifellos der Ausdruck dieser Aktivität. Damit aber wird die Interpretation der negativen Anfärbung durch Aldehydthionin sehr schwierig. Die normalerweise beobachtete Anfärbung der Beta-Granula mit diesem Farbstoff beruht ja auf der Tatsache, daß durch Oxydation die SH- bzw. SS-Gruppen, die in den Beta-Zellen besonders gehäuft vorkommen, zu SO_3H oxydiert werden. Diese binden nun als stark saure Gruppen den besagten Farbstoff. Die Nichtanfärbbarkeit der Granula in den Tumorzellen würde also auf einen bedeutend verminderten Schwefelgehalt schließen lassen, d. h. es lägen andere Vorstufen oder ein anders aufgebautes „Insulin" vor. Auch an eine besondere Maskierung der schwefelhaltigen Gruppen wäre zu denken. Eine Durchführung von direktem SH- bzw. SS-Nachweis scheint deshalb zur weiteren Klärung unumgänglich.

H. G. Goslar:

Die Pseudoisocyaninmethode darf man histochemisch nicht als insulinspezifisch ansehen. Sie beruht genau wie die Aldehydfuchsin- oder Thioninfärbung auf einer Anlagerung des Farbstoffes an die durch Oxydation der Schwefelkomponenten entstandenen Sulfonsäuregruppen. Allerdings wird der Farbstoff dabei polymerisiert, und es kommt zu einer Metachromotropie. Dadurch kommt es zu der gegenüber Aldehydfuchsin zusätzlichen Aussage, daß es sich um eine Substanz mit mindestens zwei benachbarten Sulfonsäuregruppen handelt. Sie ist also ebenfalls eine histochemische Reaktion zur Erfassung der SH- bzw. SS-Gruppen. Das beweist ja z. B. auch die starke Anfärbung des cysteinreichen Neurosekrets, wobei ich auf die Arbeiten von Schiebler u. Gersch hinweisen möchte. Die Methode hat deshalb für das angeschnittene Problem nicht mehr Aussagekraft als die Aldehydfuchsinmethode. Die Frage, ob die SH- bzw. SS-Gruppen in den Granula oder in den Membranen der Sacculi sitzen, ist meines Erachtens nur elektronenmikroskopisch zu entscheiden. Man müßte sich dabei einer elektronendichten metallorganischen Verbindung, die gleichzeitig eine spezifische Bindung an SH-Gruppen ermöglicht, z. B. organisches Methylquecksilberchlorid, bedienen.

H. F. Kern:

Bei eigenen licht- und elektronenmikroskopischen Untersuchungen an zwei Inseladenomen und einem Inselcarcinom (in Zusammenarbeit mit Prof. Dr. Bahner, Heidelberg, und Priv. Doz. Dr. Weinges, Homburg) war die unterschiedliche, von Zelle zu Zelle wechselnde Dichte der Granulation auffallend. Die Granula in den Tumorzellen sind meist kreisrund, messen etwa ein Fünftel der Größe normaler menschlicher Beta-Granula, sie sind aber alle von einer Hüllmembran umschlossen. Der Granuluminhalt läßt die von normalen B-Zellen bekannte Vielgestaltigkeit (alle Kondensationsstadien von rundlich bis zu Kristallstruktur) vermissen, er ist meist kreisrund und von mittlerer Elektronendichte. In einzelnen Zellen des einen Adenoms wurden fibrilläre Strukturen beobachtet, deren Bedeutung unbekannt ist. Elektronenmikroskopisch zeigten die Zellen des Inselcarcinoms (Diagnose durch Prof. Dr. W. Doerr, Path. Inst., Heidelberg) eine deutliche Vergrößerung des Golgi-Komplexes, der Bau der Granula entsprach den Befunden an den beiden Adenomen. Einige Carcinomzellen enthielten jedoch neben den abnormen Tumorgranula einige wenige voll ausgereifte Beta-Granula. Alle drei Tumoren färbten sich nicht mit Aldehydfuchsin an was unserer Ansicht eher durch die Bildung abnormer Granulaformen (Störung der Granulopoese) als durch das Fehlen der Hüllmembran des Granulum erklärt werden könnte.

Aus der Chirurgischen Klinik (Direktor: Prof. Dr. Dr. h. c. E. DERRA) und der 2. Medizinischen Klinik und Poliklinik (Direktor: Prof. Dr. K. OBERDISSE) der Universität Düsseldorf

Chirurgie der Inselzelladenome

W. IRMER und H. DAWEKE

Mit 7 Abbildungen

Referat

Die Diagnose der Insulinome und ihre differentialdiagnostische Abgrenzung gegen Hypoglykämien anderer Ursachen erfordert eine Vielzahl von Untersuchungen, die in das Fachgebiet des endokrinologisch orientierten Internisten gehören. Wir arbeiten daher seit vielen Jahren mit der 2. Medizinischen Klinik und Poliklinik der Universität Düsseldorf zusammen, die uns in den letzten 10 Jahren allein zehn Patienten wegen perniziösen Hyperinsulinismus überwiesen hat.

Die Tabelle 1 informiert Sie über das vorliegende Krankengut.

Die Fälle 1 bis 16 wurden operiert, worauf später noch eingegangen wird. Die Patientin Nr. 17 ist im Alter von 79 Jahren inoperabel. Auf Grund eines Ascites muß bei ihr an ein metastasierendes Inselzellcarcinom gedacht werden. Der 37jährige Patient Nr. 18 hat bisher, obwohl er Anfälle hypoglykämischer Bewußtlosigkeit durchgemacht hat, noch keine Einwilligung zur Operation gegeben.

Die Beobachtungen 19 und 20 beziehen sich auf *extrapankreatische Formen der Hypoglykämie*. Der Patient Nr. 19 wurde wegen seines Hyperinsulinismus auswärts erfolglos laparotomiert. Wir haben ohne nachgewiesenes Adenom ebenfalls erfolglos reseziert. Die Krankheitserscheinungen sind durch ein großes Lungensarkom verursacht worden. Der Patient verstarb bei der auswärts durchgeführten Pneumonektomie [43].

Bei der Patientin Nr. 20 wurde 1958 im Alter von 63 Jahren eine Pankreasteilresektion bei negativem histologischen Befund durchgeführt. Wegen weiterer hypoglykämischer Anfälle wurde im gleichen Jahr ein großes linksseitiges Unterlappensarkom der Lunge durch Pneumonektomie eliminiert. Die 73jährige lebt heute nach 10 Jahren noch und ist geheilt.

Diese extrapankreatischen Riesensarkome und -fibrome des thorakalen und retroperitonealen Raumes, die bei einem Gewicht von 400 bis 1000 g gelegentlich eine Insulinaktivität erkennen lassen und auch bei Rezidivierung zu erneuter Hypoglykämie führen, sind seit langem ursächlich bekannt [1, 8, 43, 48, 62].

In *diagnostischer Hinsicht* kommt auch heute noch der Bestimmung der *Blutzuckerkonzentration im Nüchternzustand* bei klinisch eindeutiger Symptomatik die größte Bedeutung zu. Seit 1961 wird in der 2. Medizinischen Klinik zur Diagnostik die *Bestimmung des Seruminsulins* durchgeführt, wobei die biologische Methode der Bestimmung der insulinähnlichen Aktivität (ILA) nach RENOLD et al. [32]

Tabelle 1. *Hyperinsulinismus*

Nr.	Arch.-Nr.	Name	Jahr	Alter und Geschlecht	Nüchtern-blutzucker in mg-%	Dauer der Be-schwerden in Jahren	Neuro-vegetative Erschei-nungen	Bewußtseins-verlust	Therapie
1	—	v. d. F.	1945	49 ♀	35	3	+++	++	Enucleation
2	—	E. M.	1948	45 ♀	17	2	++	+	Enucleation
3	13522	M. K.	1950	41 ♀	20	1	+++	++++	Enucleation
4	861	J. Sch.	1951	28 ♀	19	4	+++	+	Enucleation
5	3404	A. Z.	1955	31 ♀	34	2	+	+	Enucleation
6*	1489	K. M.	1957	59 ♂	22	3	+	++	Enucleation
7	3974	E. Sch.	1957	57 ♀	34	1	+++	+++	Nach Resektion später enucleiert
8*	21437	M. D.	1958	25 ♀	30	1,5	+++	++	Enucleation und Übernähung eines Geschwürs
9*	01621478	A. B.	1962	65 ♀	27	8	++	(+)	Enucleation
10*	01623177	J. B.	1962	32 ♀	23	3	+	+	Distale Resektion
11*	01634362	H. B.	1963	31 ♂	28	10	++	++	2× reseziert. Dann totale Pan-kreatektomie
12*	01636091	E. F.	1963	47 ♀	18	6	+	++	Enucleation
13*	01672673	A. F.	1967	61 ♀	14	1	+	+	Enucleation
14*	01672105	A. F.	1967	37 ♂	37	5	++	++	2× distale Resektionen
15*	01675551	R. G.	1967	28 ♀	20	1 Monat	++	+	Distale Resektion
16*	II. Med. Kli.	S. A.	1967	52 ♀	20	2	+	+	Enucleation
17*	II. Med. Kli.	B. M.	1967	79 ♀	28	2,5	+	++	Inoperabel
18*	II. Med. Kli.	M. R.	1967	37 ♂	44	1	++	++	Operation verweigert
					Extrapankreatischer Hyperinsulinismus				
19*	II. Med. Kli. 11441	K. Z.	1957	40 ♂	29	5	++	++	Exploration, Resektion, Pneu-monektomie, Lungensarkom
20	I. Med. Kli. 23129	C. H.	1958	63 ♀	30	1	++	++	Pankreasresektion, Lungensar-kom, Pneumonektomie

* Patienten, die aus dem Krankengut der 2. Med. Klinik und Poliklinik der Universität Düsseldorf stammen.

und seit 1965 auch die immunologische Methode (IRI) nach HALES u. RANDLE [23]
verwendet werden [11]. Die Seruminsulinbestimmung ist in Einzelfällen für die
Diagnose des Inselzelladenoms entscheidend!

Die Abb. 1 zeigt die Nüchternblutzuckerwerte (oben dargestellt) und die zugehörigen Werte für die insulinähnliche Aktivität (ILA) und das immunologisch
bestimmte Insulin (IRI) (unten dargestellt). Entsprechend den niedrigen Blutzuk-
kerwerten liegen 70% der Werte der insulinähnlichen Aktivität oberhalb des

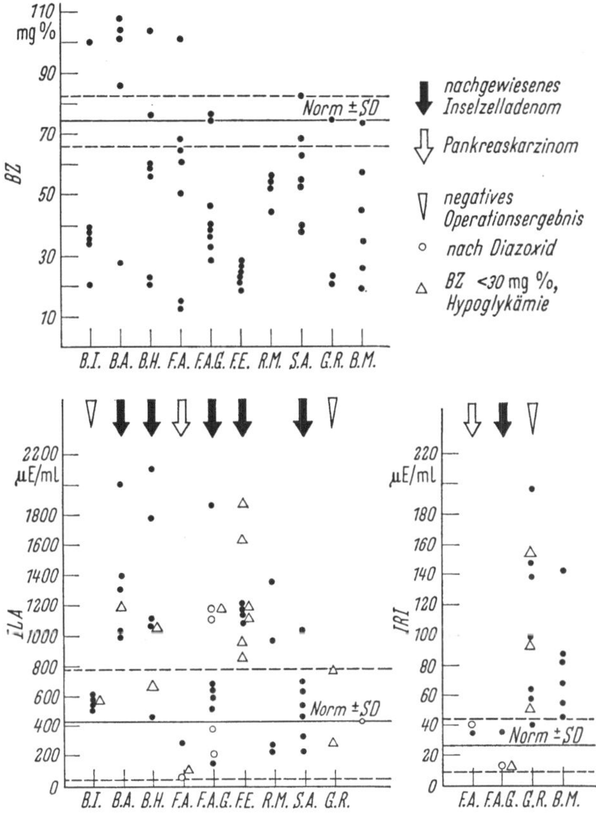

Abb. 1. Nüchtern BZ-, ILA- und IRI-Werte bei perniziösem Hyperinsulinismus

Normalwertes und 46% oberhalb der oberen Streuung. Die Nüchternwerte für das
immunologisch bestimmte Insulin verhalten sich ähnlich.

Während bei drei Fällen von nachgewiesenen Inselzelladenomen alle oder fast
alle Werte der insulinähnlichen Aktivität oberhalb der Norm liegen, sind bei zwei
Untersuchten nur einzelne Werte erhöht. Diese Erfahrungen decken sich mit denen
der Literatur [31, 16, 7, 50, 59, 60, 17, 44]. Diskrepanzen zwischen dem Verhalten
der insulinähnlichen Aktivität (ILA) und des immunologisch bestimmten Insulins
(IRI) wurden von der 2. Medizinischen Klinik Düsseldorf beobachtet.

Einmal fanden sich bei einem Carcinom nur Normalwerte des Seruminsulins.
Bei einem Inselzelladenom waren die Nüchternblutzuckerwerte im Normbereich,
die zugehörigen Werte für die insulinähnliche Aktivität jedoch sämtlich erhöht.

Während ein erheblich erhöhter Nüchternwert für ein Inselzelladenom pathognomonisch ist, kann durch einen einmalig oder mehrfach — auch während der Hypoglykämie — bestimmten normalen Insulinspiegel ein Adenom nicht ausgeschlossen werden [11, 50, 44].

Die Freisetzung von Insulin aus einem Adenom erfolgt nach den Erfahrungen unserer Internisten in Übereinstimmung mit zahlreichen Autoren [16, 17, 44, 22, 59, 28] am besten durch die intravenöse Injektion von Tolbutamid mittels des *intravenösen Rastinontestes*. Die Abb. 2 zeigt den exzessiven Anstieg des immunologisch bestimmten Insulins nach intravenöser Gabe von 1,0 g Rastinon.

In der Abb. 3 sind die Blutzuckerwerte und die Werte der insulinähnlichen Aktivität unter Belastung mit Tolbutamid zusammengestellt. Der Rastinontest sicherte

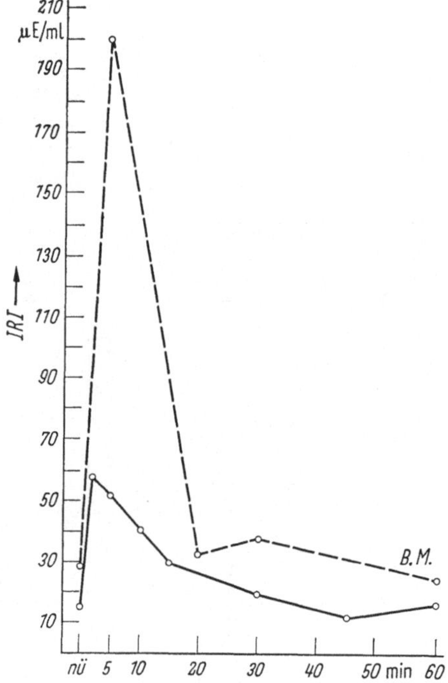

Abb. 2. Tolbutamidbelastung (1,0 intravenös) bei Hyperinsulinismus (Normalwerte nach MELANI [9])

fünfmal die Diagnose. In einem Fall mit verzögertem Abfall des Blutzuckers wurde auch Insulin verzögert ausgeschüttet. Alle anderen Untersuchungen einschließlich der Blutzuckerbestimmungen im Nüchternzustand und im Hungerversuch hatten keine eindeutige Diagnose ergeben. Die Operation bestätigte das Adenom.

Ein einziger negativer Tolbutamidtest schließt ein Inselzelladenom nicht aus [30]. Wiederholungen sind erforderlich. Bei einer Beobachtung war der Anstieg der insulinähnlichen Aktivität beispielsweise bei zwei Untersuchungen normal und in zwei weiteren Testen pathologisch. Tolbutamidteste sollten bei Verdacht auf Inselzelladenome nie ambulant durchgeführt und bei Nüchternblutzuckerwerten unter 40 mg-% wegen der Gefahr schwer zu beherrschender Hypoglykämien unterlassen werden [9].

Der *diagnostische Wert des Hungertestes* ist besonders groß. Abb. 4 zeigt die Mittelwerte für den Blutzucker (oben dargestellt) während der Hungerbelastung verglichen mit einem Normalkollektiv. Bei schweren Hypoglykämien erübrigt sich die Hungerbelastung. Die Bestimmung der insulinähnlichen Aktivität (ILA) und des immunologisch bestimmbaren Insulins (IRI) (unten dargestellt) kann im Einzelfall erhöhte oder zumindest relativ erhöhte Werte ergeben [11].

Glucosebelastungen waren bisher nicht geeignet, Insulin aus einem Insulinom freizusetzen. Unsere Erfahrungen stimmen mit denjenigen anderer überein [59, 44, 17]. In Einzelfällen konnten jedoch auch nach Glucosereiz erhöhte Insulinwerte

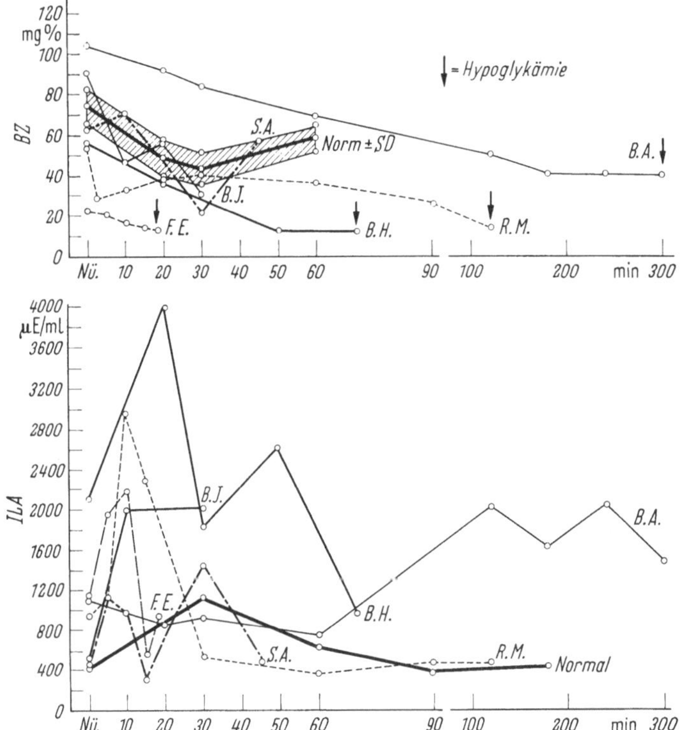

Abb. 3. Blutzucker und ILA während des intravenösen Tolbutamidtestes ↓ Hypoglykämie

gemessen werden [16, 17, 61]. Die Glucosetoleranz ist beim Insulinom bekanntlich häufig herabgesetzt [56, 39, 11].

Auch der *Leucintest* hat nach den Erfahrungen von DAWEKE [11] bisher keinen Beitrag zur Diagnose des Inselzelladenoms leisten können, was allerdings mit anderen Erfahrungen im Widerspruch steht [44, 7, 29, 49].

In Düsseldorf wird an der gleichzeitigen immunologischen und biologischen Insulinbestimmung festgehalten, weil in einem gesicherten Fall bei normalen immunologisch bestimmten Werten erhöhte Werte der insulinähnlichen Aktivität gefunden worden sind. Die Möglichkeit der Bildung strukturell abartiger immunologisch nicht zu erfassender Insuline durch ein Adenom muß man im Auge behalten. Bei einem Inselzellcarcinom ließ sich nie ein erhöhtes Seruminsulin nachweisen, so daß hierbei diese diagnostische Möglichkeit versagte.

Röntgendiagnostische Maßnahmen sind früher von untergeordneter Bedeutung gewesen. Zu erwähnen ist jedoch, daß eine Choledochusimpression im intravenösen Cholangiogramm der Lokalisation einer Geschwulst im Pankreaskopf entsprach [46], und daß coeliacographische Untersuchungen zur Kontrastdarstellung von Insulinomen geführt haben [46, 60]. Hierbei handelt es sich um die größeren, tastbaren Geschwülste und nicht um okkulte.

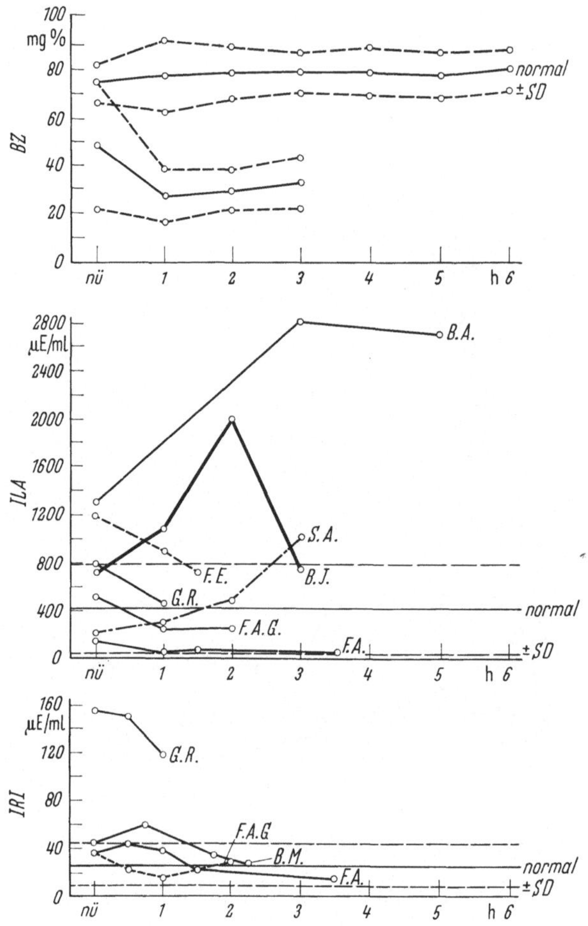

Abb. 4. BZ, ILA und IRI im Hungerversuch bei Hyperinsulinismus (n = 8)

Die *chirurgische Behandlung* der Inselzelladenome ist für den Internisten und Chirurgen gleich dankbar. Nur ihre Entfernung kann eine Heilung gewährleisten. Bei Verweigerung der Operation und nach erfolglosen Explorationen steht zwar heute die Möglichkeit der Behandlung mit Diazoxide zur Verfügung. Diese Therapie kann aber wegen erheblicher Nebenwirkungen nur vorübergehend eingesetzt werden. Neben Übelkeit, Erbrechen, Ödemen und Hypernatriämien sowie Hyperurikämien beobachteten die Internisten eine schwere periphere Neuritis, einen Fall von Hirsutismus und Leuko- und Erythropenien. Die vier mit Diazoxide Behandelten sind gezwungen, konzentrierte Glucose zu sich zu nehmen, zwei entwickelten eine erhebliche Fettsucht, und nur einer ist bedingt arbeitsfähig.

Nach der Diagnose ist *die Operation* indiziert. Die 2. Tabelle demonstriert Ihnen, daß wir bei 16 Operationen elf Adenome und ein Carcinom durch Enucleation entfernen konnten. Insgesamt neun Operierte wurden hierdurch geheilt, wobei zu bemerken ist, daß ein eingetretener Hirnschaden irreversibel blieb.

Es ereigneten sich drei Todesfälle. Bei einer Patientin wurde im Alter von 57 Jahren (Nr. 7) nach ergebnisloser auswärtiger Laparotomie bei gleichzeitig ins

Tabelle 2. *Operationsmethode und Ergebnisse*

Nr.	Art der Operation	Histologischer Befund	Lokalisation	Ergebnis
1	Enucleation	Adenom	Schwanz	geheilt
2	Enucleation	Adenom	Körper	geheilt
3	Enucleation	Adenom	Schwanz	Hirnschädigung geblieben, sonst geheilt
4	Enucleation	Adenom	Schwanz	geheilt
5	Enucleation	Adenom	Kopf (hinten)	geheilt
6	Enucleation	Adenom	Kopf (hinten)	geheilt
7	Resektion auswärts, hier Enucleation	Adenom	Kopf	Penetrierendes Ulcus ventriculi †
8	Enucleation	Adenom	Körper (hinten)	geheilt
9	Enucleation	Adenom	Kopf (hinten)	Nierenversagen †
10	Dist. $^2/_3$-Resektion	Negativ	—	Seit 6 Jahren ungeheilt
11	2 × reseziert, totale Prankreatektomie	Adenom	Kopf	Diabetiker, arbeitsfähig
12	Enucleation	Adenom	Kopf	geheilt
13	Enucleation	Carcinom	Schwanz	Embolie †
14	vorreseziert, dist. $^4/_4$-Resektion	Adenom	Körper	nicht geheilt
15	Dist. $^4/_5$-Resektion	Negativ	—	nicht geheilt
16	Enucleation	Adenom	Körper	geheilt
20	Pankreasresektion, Pneumonektomie	Negativ, U.-L.-Sarkom	— —	nicht geheilt seit 1958 geheilt

Pankreas penetrierendem Magengeschwür mit Erfolg enucleiert und das Geschwür übernäht. Sie erlag einer Peritonitis. Eine andere Frau im Alter von 65 Jahren (Nr. 9) starb spät nach erfolgreicher Enucleation eines Adenoms und primärer Heilung trotz Anwendung der künstlichen Niere an einer Urämie. Eine 61jährige (Nr. 13) erlitt nach Enucleation eines Carcinoms, das nicht metastasiert hatte, Wochen später eine tödliche Embolie.

Erwähnenswert ist ein 31jähriger Mann (Nr. 11), bei dem vor 8 und 6 Jahren auswärts erfolglose Teilresektionen der Drüse durchgeführt worden waren. 1963 haben wir praktisch total pankreatektomiert. Nach langem Suchen fanden die Pathologen in der Restdrüse ein Inselzelladenom von 0,5 cm Durchmesser, das intraoperativ nicht getastet werden konnte. Der Mann ist heute nach Ablauf von 5 Jahren als Diabetiker arbeitsfähig und weist keine Krankheitszeichen bezüglich der völlig fehlenden exokrinen Pankreasfunktion auf.

Distale Resektionen, sog. „Blindresektionen" bei nicht fühlbaren Insulinomen, wurden mit unbefriedigenden Ergebnissen dreimal durchgeführt (Nr. 10, 14, 15). Zweimal wurde kein krankhafter histologischer Befund erhoben, einmal angeblich ein kleines Adenom gefunden.

Diese kleine Kasuistik spiegelt das, was klar oder problematisch ist.

Das gut fühlbare und oberflächlich sichtbare Insulinom ist unproblematisch. Es wird enucleiert oder excidiert. Das Operationsrisiko wird in größeren Statistiken mit 4 bis 6% und die Heilungsquote mit 80 bis 87% angegeben [6, 8, 18, 25, 38, 41].

Der Hyperinsulinismus wird in einer Häufigkeit von 78 bis 80% durch gutartige Adenome bedingt, die meist in der Einzahl und nur bei 10 bis 12% der

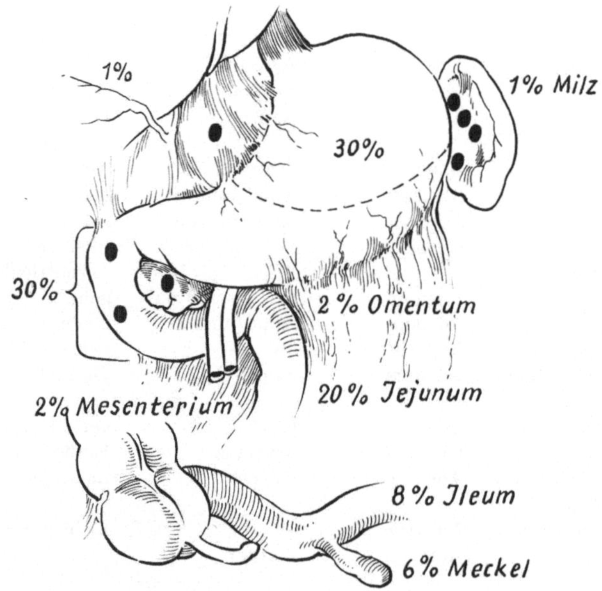

Abb. 5. ● Nachgewiesene dystope Insulinome; % Häufigkeit aberrierenden Pankreasgewebes

Beobachtungen multipel angetroffen werden [8, 18, 21]. Dystope Adenome sind mit 1- bis 2%iger Häufigkeit Raritäten. Zu suchen hat man sie, wie aus Abb. 5 hervorgeht, im Retroperitonealraum hinter der Drüse, im und unter dem Duodenalbogen, im kleinen Netz und besonders im Ligamentum gastrolienale zur Milz hin gelegen. Nach Barbosa et al. [12] wird versprengtes Pankreasgewebe bei 5,6% der Sektionen gefunden. Die Lokalisationsstellen in Magen, Duodenum, Jejunum, Ileum und sogar im Meckelschen Divertikel sind samt der prozentualen Verteilung aus der Abbildung ersichtlich. Mit hormonaktiven Adenomen in den Hohlorganen ist allerdings nur äußerst selten zu rechnen [21][1]. Nicht entdeckte dystope Geschwülste, meist in der Nachbarschaft der Drüse gelegen, übersehene multiple Adenome und im Kopf zurückgelassene können den Operationserfolg verhindern.

---

[1] Inzwischen wurde nach 2 vergeblichen Blindresektionen (Nr. 14) ein dystobes Insulinom erfolgreich aus dem Jejunum exstirpiert.

Inselzellcarcinome liegen bei 10 bis 12% der Beobachtungen vor. Wenn sie Metasten gesetzt haben, ist die Prognose, gleichgültig, ob die Absiedlungen hormonaktiv sind oder nicht, infaust. Solange keine Metastasen vorliegen, ist die Prognose nicht ungünstig. Selbst wenn zahlreiche Mitosen und Einwucherungen ins Gefäßsystem nachgewiesen sind, können Heilungen resultieren [19].

Über die *Lokalisation und Größenordnung der Insulinome*, die bei Sektionen in einer Häufigkeit von $1^0/_{00}$ nachgewiesen werden [14], herrscht mittlerweile Übereinstimmung. Die frühere Annahme [47, 52, 57], daß die Tumoren vornehmlich im Körper und Schwanz lokalisiert seien, läßt sich nicht mehr aufrecht erhalten. Die Abb. 6 demonstriert eine annähernd gleichmäßige Verteilung in den einzelnen Drüsenabschnitten. Das gleiche gilt auch für kleine, noch nicht palpable,

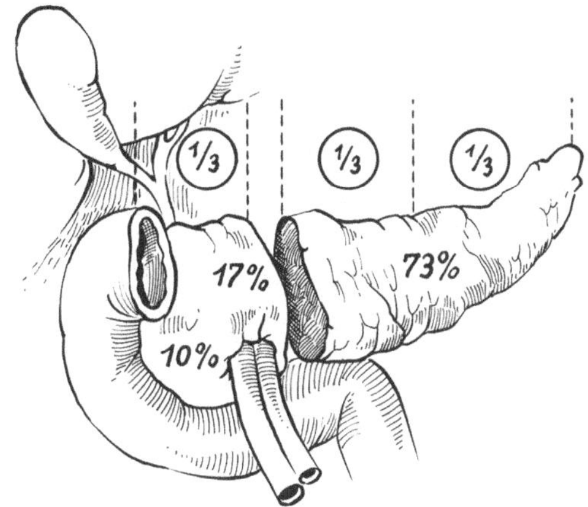

Abb. 6. ○ Verteilung der Insulinome; % Verteilung der okkulten Insulinome

okkulte Adenome, deren Verteilung in Prozentzahlen angegeben ist. Die distale Blindresektion müßte demnach in der Lage sein, etwa 65 bis 70% okkulter Adenome zu entfernen.

Etwa zwei Drittel der Tumoren besitzen einen Durchmesser von 1 bis 3 cm. MILLER [37] sowie WHIPPLE u. FRANTZ [57] haben Tumoren von 8 bis 9 cm Durchmesser mit einem Gewicht von 109 bis 500 g beschrieben. Geschwülstchen mit einem Durchmesser von 1 cm lassen sich im distalen Pankreasteil ohne weiteres finden, während sie im gewebsreicheren Kopf intensives Suchen verlangen. Insulinome von 3 bis 4 mm Durchmesser entziehen sich in der gelappten Drüse der Palpation. Die chirurgische Problematik beginnt mit diesen okkulten Tumoren.

Zur *Vermeidung erfolgloser Blindresektionen* und zum sicheren Nachweis der Insulinome empfehlen VOSSSHULTE u. BECKER sowie SCHULTIS u. BECKER [53, 54, 55, 45] die intraoperative Schnellschnittuntersuchung mittels Phasenkontrastmikroskopie zur Differenzierung zwischen diffusen Inselzellhyperplasien und okkulten Adenomen. Die funktionelle Aktivität der Beta-Zellen im Adenom soll eine kompensatorische Vermehrung der Alpha-Zellen in den Langerhansschen Inseln bedingen, so daß aus jedem beliebigen Probeschnitt histologisch das Vorhandensein eines hormonaktiven Adenoms bewiesen werden könne. In Ermanglung eigener Erfahrung stellen wir diese Methode zur Diskussion, die keine weitere Bestätigung erfahren hat.

Zur Sicherung des Operationserfolges empfehlen mehrere Autoren [8, 13, 15, 33, 35] *intraoperative Blutzuckerbestimmungen*. Der Anstieg des Blutzuckers soll nach 30 bis 90 min erkennen lassen, daß das hormonaktive Gewebe total entfernt wurde und kein übersehener Tumor zurückblieb. Diese Angaben erscheinen wertvoll. Wir haben nach erfolgreichen Enucleationen bei Ende der Operation, also etwa ½ Std später, regelmäßig deutliche Blutzuckersteigerungen festgestellt, die in ihrem Ausmaß die Narkosehyperglykämien übertrafen. Die bei total pankreatektomierten Hunden erst nach Ablauf von 1½ bis 4 Std auftretenden Hyperglykämien sprechen nicht gegen diese Beobachtungen, weil kein hormonaktives Geschwulstgewebe entfernt wird [26].

In diesem Zusammenhang muß die Bedeutung der *diffusen Hyperplasie*, die für das Kindesalter nicht geleugnet wird [10], und der Adenomatose erwähnt werden [27, 36]. Breidahl et al. [6], Freeark et al. [21] und Marks u. Rose [30] lehnen die Inselzellhyperplasie, die mit Sicherheit oft einer Verlegenheitsdiagnose entspricht, als Ursache der pankreatischen Hypoglykämie ab. Die Skepsis gegenüber der Hyperplasie hat so zugenommen, daß Porter u. Frantz [40] sowie Remine et al. [42] behaupten, authentisch bewiesene Überfunktionen der Inselzellen seien bei fehlendem Insulinom überhaupt nicht nachgewiesen. Erfolgreiche Blindresektionen können nicht als Beweis gewertet werden. Wir glauben, daß okkulte Adenome, die noch nicht bis zur tastbaren Größe herangewachsen sind, die ausschlaggebende Bedeutung bei erfolgreichen Blindresektionen besitzen.

Mit der ätiologisch noch nicht befriedigenden *idiopathischen Hypoglykämie* des Kindesalters sind wir noch nicht in Berührung gekommen [34]. Diese im 4. bis 5. Lebensjahr vorkommenden Hypoglykämien sprechen in der überwiegenden Mehrzahl der Fälle auf Cortison und ACTH an. Trotzdem sammelten Haworth u. Coodin [24] bis 1960 25 Fälle notwendig gewordener partieller Pankreatektomien. Insgesamt 17mal wurde normales Pankreasgewebe und achtmal Hyperplasien nachgewiesen. Auch hier fügen wir hinzu, daß Marks u. Rose [30] der Hyperplasie keine ätiologische Bedeutung beimessen. Nicht vergessen werden darf, daß es im Kleinkindesalter auch echte Inselzelladenome und sogar Carcinome gibt [51].

Abschließend ist eine *Stellungnahme über das Verhalten bei nicht auffindbaren Insulinomen* nötig. Moss u. Rhoads [38] überblicken in ihrer Zusammenstellung aus dem Jahre 1960 insgesamt 760 Inselzelltumoren. 165mal wurden bei der Operation keine Tumoren gefunden und blinde distale Resektionen durchgeführt, wie sie in Abb. 6 dargestellt sind. Der Tumornachweis gelang 36mal, 30mal wurde er in einer späteren Sitzung entfernt, und bei 99 Operierten, das sind etwa 60%, wurde nie ein Tumor nachgewiesen, obwohl etwa 46% der blind resezierten geheilt wurden. Mengoli [35] analysierte 47 Blindresektionen, bei denen nur elfmal im resezierten Teil ein Adenom gefunden wurde, zwölfmal ist in einem Zeitraum bis zu 2 Jahren noch kein Tumor entdeckt und 24mal fand sich das gewachsene Insulinom später bei einem Zweiteingriff im Kopf.

Fest steht, daß die Insulinome durch blinde Resektion nur in einer Häufigkeit von 30 bis 46% entfernt werden und sonst nur gesundes Gewebe geopfert wird. Da die Tumoren, nicht wie früher angenommen, vornehmlich im Körper- und Schwanzteil lokalisiert sind, hat die blinde distale $^4/_5$ Resektion an Berechtigung verloren, zumal später notwendig werdende totale Pankreatektomien nach vorangegangener distaler Resektion mit einer Sterblichkeitsziffer von 33% belastet sind.

Der hieraus gezogenen Konsequenz, bei nicht palpablen Tumoren des distalen
Pankreasteils primär eine Duodenopankreatektomie mit Exstirpation des Kopfes
durchzuführen [18], wie auf Abb. 7 veranschaulicht, können wir nicht zustimmen,
weil die Erfahrungen mit dieser heroisch anmutenden Methode noch zu gering
sind und ihre Mortalitätsquote zu hoch ist. Wir lehnen auch ab, nach $^4/_5$ Resektionen, bei denen pathologischerseits kein okkultes Adenom gefunden wurde,
sofort in gleicher Sitzung total zu pankreatektomieren.

Wir halten die subtotale distale $^4/_5$ Resektion der Bauchspeicheldrüse bei
unauffindbaren Adenomen dann für indiziert, wenn es sich um schwere und gefähr-
liche Krankheitsbilder handelt, die der Internist nach genügend langer Beobachtungszeit und neuer Therapiemöglichkeiten nicht beherrschen kann. Bei einer
vitalen Indikationsstellung ist eine Mortalitätsquote von 14,3% vertretbar. Wenn
der Hyperinsulinismus internistischerseits kontrollierbar ist, was vor der Operation
festgestellt werden muß, befürworten wir bei okkulten Adenomen die Beendigung

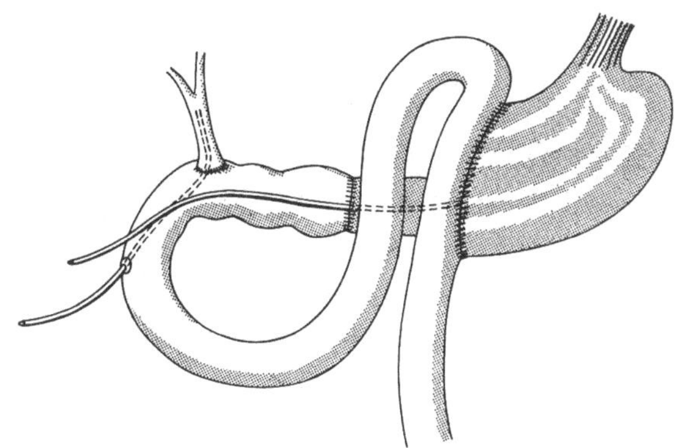

Abb. 7. Duodeno-Pankreatektomie mit Entfernung des Kopfes

des Eingriffs als Probelaparotomie ohne Resektion, um dem Tumor Gelegenheit
zum Wachsen zu geben. Diese zurückhaltende Einstellung ist berechtigt, weil bis
zu 48% Adenome bei einer zweiten Operation gefunden werden können [35].

Die totale Pankreatektomie ist als ultimo ratio erst nach erfolgloser subtotaler
Resektion angezeigt.

Literatur

1. August, J. T., and H. H. Hiatt: Severe hypoglycemia secondary to a nonpancreatic
   fibrosarcoma with insulin activity. New England J. Med. 285, 17 (1958).
2. Becker, W. II.: Der celluläre Aufbau der Langerhansschen Inseln beim Hyperinsulinismus.
   Bruns' Beitr. klin. Chir. 179, 291 (1949).
3. — Aussprache. Langenbecks Arch. klin. Chir. 282, 571 (1955).
4. Berson, S. A., and R. S. Yalow: Plasma insulin in health and disease. Amer. J. Med.
   31, 874 (1961).
5. Breidahl, H. D., J. T. Priestley, and E. H. Rynearson: Clinical aspects of hyperinsulinism. J. Amer. med. Ass. 160, 198 (1956).
6. — — — Hyperinsulinism: Surgical aspects and results. Ann. Surg. 142, 698 (1956).
7. Bürgi, H., E. N. Ramseier, E. R. Froesch, P. Bally und H. Labhart: „Freies" und
   „gebundenes" Insulin im Serum von Patienten mit β-Inselzell-Adenom. Helv. med.
   Acta 29, 527 (1962).
8. Conn, J. W., and H. S. Seltzer: Spontaneous hypoglycemia. Amer. J. Med. 19, 460 (1955).

9. Creutzfeldt, W., K. Wille und H. Kamp: Intravenöse Belastung mit Glucose, Insulin und Tolbutamid bei Gesunden und Insulinomträgern. Dtsch. med. Wschr. 87, 2189 (1962).

10. Dannenberg, A. M., M. A. Bell, and B. Ganley: Spontaneous hypoglyaemia due to hyperinsulinism in a child. J. Pediat. 7, 44 (1960).

11. Daweke, H.: Bestimmung der insulinähnlichen Aktivität bei der Diagnose des Hyperinsulinismus. In: Bestimmung der insulinähnlichen Aktivität im Blut des Menschen unter normalen und pathologischen Bedingungen. Habil.-Schrift, Düsseldorf 1964.

12. De Castro Barbosa, J. J., M. B. Dockerty, and J. M. Waugh: Pancreatic heterotopia. Surg. Gynec. Obstet 82, 527 (1946).

13. De Peyster, F. A., and R. K. Gilchrist: Surgical aspects of spontaneous hypoglycemia due to occult insulinoma. Arch. Surg. 67, 330 (1953).

14. Derra, E., u. C. Schmidt: Spontanhypoglykämie und Pankreasinseltumor. Dtsch. med. Wschr. 73, 274 (1948).

15. Dickie, A. W.: Adenoma of islets of Langerhans. Brit. med. J. 1946, 2, 817.

16. Ditschuneit, H., E. F. Pfeiffer und K. Schöffling: Seruminsulinbestimmungen bei Inselzelladenomen. Verh. dtsch. Ges. inn. Med. 1961.

17. Floyd, J. C., S. S. Fajans, R. F. Knopf, and J. W. Conn: Plasma insulin in organic hyperinsulinism. J. clin. Endocr. 24, 747 (1964).

18. Fonkalsrud, E. W., R. B. Dilley, and W. P. Longmire Jr.: Insulin secreting tumors of the pancreas. Ann. Surg. 159, 730 (1964).

19. Frantz, V. K.: Adenomatosis of the islet cells. Ann. Surg. 119, 842 (1944).

20. Fraser, R.: Hypercalcaemia and hypoglycaemia associated with tumors. Proc. roy. Soc. Med. 58, 483 (1965).

21. Freeark, R. J., and F. A. De Peyster: Progress in the diagnosis and surgical treatment of insulin secreting tumors of the pancreas. Surg. Clin. N. Amer. 43, 79 (1963)

22. Frerichs, H., and W. Creutzfeldt: The intravenous tolbutamide test in the diagnosis of insulinoma. Acta Diab. Latina 4 (Suppl. 1), 163 (1967).

23. Hales, C. N., and P. J. Randle: Immuno assay of insulin with insulin antibody precipitate. Biochem. J. 88, 137 (1963).

24. Haworth, J. C., and F. J. Coodin: Idiopathic spontaneous hypoglycemia in children. Pediatrics 25, 748 (1960).

25. Howard, J. M., N. H. Moss, and J. E. Rhoads: Hyperinsulinism and islet cell tumors of the pancreas. Surg. Gynec. Obstet. 90, 417 (1950).

26. Kosaka, K., Y. Mizuno, Y. Ogata, and N. Kuzuya: Studies of glucose metabolism immediately following total pancreatectomy. Diabetes 15, 179 (1966).

27. Lopez-Kruger, R., and M. D. Dockerty: Tumors of islet of Langerhans. Surg. Gynec. Obstet. 85, 495 (1947).

28. Maingay, D., H. A. De Ruyter, J. L. Touber, R. J. M. Croughs, W. Schopman, and R. M. Lequin: Rapid rise of insulin concentration in the plasma after intravenous administration of sodium tolbutamide. Lancet 1967, I, 361.

29. Marks, J. F., and R. Klein: Effect of leucine on plasma insulin concentration in a girl with a pancreatic adenoma. J. clin. Endocr. 21, 1498 (1961).

30. Marks, V., and F. C. Rose: Hypoglycaemia. Oxford: Blackwell 1965.

31. Martin, D. B., Y. M. Dagenais, and A. E. Renold: Insulin bioassay in vitro: Using isolated rat adipose tissue. In: Antoniades, H. N.: Hormones in human plasma. Boston: Little, Brown and Comp. 1960.

32. —, A. E. Renold, and Y. M. Dagenais: An assay for insulin-like activity using rat adipose tissue. Lancet 1958, II, 76.

33. McMillan, F. L., and J. R. Scheibe: Islet cell tumor of the pancreas. Amer. J. Surg. 82, 759 (1951).

34. McQuarrie, I.: Idiopathic spontaneous hypoglycemia in infants. Amer. J. Dis. Child. 87, 399 (1954).

35. Mengoli, L., and L. P. Le Quesne: Blind pancreatic resection for suspected insulinoma. Brit. J. Surg. 54, 749 (1967).

36. Meythaler, F.: Erkennung, Gefahren und Behandlung der Hypoglykämie. Internist 6, 426 (1965).

37. Miller, D. R.: Functioning adenomas of pancreas with hyperinsulinism. Arch. Surg. **90**, 509 (1965).
38. Moss, N. H., and J. E. Rhoads: Hyperinsulinism and islet cell tumors of the pancreas. In: Howard, J. M., and G. L. Jordan: Surgical diseases of the pancreas. Philadelphia: Lippingcoll 1960.
39. Pfeiffer, E. F., M. Pfeiffer, H. Ditschuneit und Chan-Su Ahn: Über die Bestimmung von Insulin im Blut am epididymalen Fettanhang der Ratte mit Hilfe markierter Glucose. Klin. Wschr. **37**, 1239 (1959).
40. Porter, M. R., and V. K. Frantz: Tumors associated with hypoglycemia, pancreatic and extrapancreatic. Amer. J. Med. **21**, 944 (1956).
41. Priestley, J. T.: Hyperinsulinism. Ann. roy. Coll. Surg. Engl. **31**, 211 (1962).
42. Remine, W. H., D. A. Scholz, and J. T. Priestley: Hyperinsulinism: Clinical and surgical aspects. Amer. J. Surg. **99**, 413 (1960).
43. Sachse, B., u. H. Blank: Funktionelle Hypoglykämie und organischer Hyperinsulinismus. Dtsch. med. Wschr. **84**, 1679, 1699 (1959).
44. Samols, E., and V. Marks: Insulin assay in insulinomas. Brit. med. J. **1963**, I, 507.
45. Schultis, K., u. W. H. Becker: Neuere diagnostische und therapeutische Gesichtspunkte beim Hyperinsulinismus. Münch. med. Wschr. **104**, 785 (1962).
46. —, u. F. X. Sailer: Organischer Hyperinsulinismus, Diagnose und Therapie. Med. Welt **17**, 1213 (1966).
47. Schwarzhoff, E.: Hyperinsulinismus und Inselzelltumoren des Pankreas. Langenbecks Arch. klin. Chir. **272**, 136 (1952).
48. Skillern, P. G., and E. H. Rynearson: Medical aspects of hypoglycemia. J. clin. Endocr. **13**, 587 (1953).
49. Schwartz, T. B., F. A. De Peyster, and R. K. Gilchrist: New aids for diagnosis of insulinsecreting tumors. Arch. Surg. **85**, 166 (1962).
50. Steinke, J., J. S. Soeldner, and A. E. Renold: Measurement of small quantities of insulin like activity with rat adipose tissue. J. clin. Invest. **42**, 1322 (1963).
51. Stokes, J. M., H. J. Wohltmann, and A. F. Hartmann: Pancreatectomy for refractory hypoglycemia in children. Arch. Surg. **93**, 40 (1966).
52. Terbrüggen, A.: Inselzelladenome und Spontanhypoglykämie. Klin. Wschr. **24/25**, 310 (1946/47).
53. Vossschulte, K., u. W. H. Becker: Über die Problematik der chirurgischen Maßnahmen bei der Hypoglykämie durch Tumor oder Hyperplasie des Inselzellapparates. Dtsch. med. Wschr. **78**, 185 (1953).
54. — Verfahrenswahl, operative Technik und Nachbehandlung bei chirurgischen Maßnahmen am Pankreas. Bruns' Beitr. klin. Chir. **207**, 65 (1963).
55. — Probleme der Pankreaschirurgie. Langenbecks Arch. klin. Chir. **282**, 544 (1955).
56. Whipple, A. O., L. Baumann, and M. Hamlin: Observations on the pathologic physiology of the insular and external secretory functions of the human pancreas. Amer. J. med. Sci. **201**, 629 (1941).
57. —, and V. K. Frantz: Adenoma of the islet cells with hyperinsulinism. Ann. Surg. **101**, 1200 (1935).
58. Yalow, R. S., and S. A. Berson: Immuno assay of endogenous plasma insulin in man. J. clin. Invest. **39**, 1157 (1960).
59. — — Immuno assay of plasma insulin in man. Diabetes **10**, 339 (1961).
60. Zenker, R., u. A. Grabinger: Neuere Gesichtspunkte zur Chirurgie innersekretorischer Erkrankungen. Bruns' Beitr. klin. Chir. **214**, 1 (1967).
61. —, R. Pichlmayer und V. F. Weinges: Zur Erkennung und Behandlung des Hyperparathyrcoidismus und Hyperinsulinismus. Dtsch. med. Wschr. **87**, 771 (1962).
62. Zollner, S., u. A. Winkelhauer: Intrathorakaler Tumor mit Spontanhypoglykämie. Klin. Med. **13**, 20 (1958).

Aus der Abteilung für Innere Medizin, Endokrinologie und Stoffwechsel (Professor Dr. E. F. PFEIFFER) des Zentrums für Innere Medizin der Universität Ulm

Die Wirkung von Pankreozymin auf Blutzucker, immunologisch meßbares Insulin, freie Fettsäuren und Glycerin beim Menschen

K. E. SCHRÖDER, S. RAPTIS, J. D. FAULHABER und E. F. PFEIFFER

Mit 1 Abbildung

I. Einleitung

Zahlreiche Arbeitsgruppen haben sich in den letzten Jahren mit dem intestinalen Hormon Pankreozymin, das wahrscheinlich mit dem Cholecystokinin identisch ist (JORPES u. MUTT, 1966), beschäftigt. Besondere Aufmerksamkeit wurde der Frage eines Einflusses auf das pankreatische Inselsystem gewidmet. Die diesbezüglichen Befunde sowie die Ansichten über die physiologische Bedeutung dieses Hormons weichen indessen erheblich voneinander ab.

Die meisten Autoren stellten nach intravenöser Verabreichung von Pankreozymin einen deutlichen Anstieg des immunoreaktiven Insulins im Pfortader- bzw. Pankreasvenenblut von Hunden (MEADE et al., 1967; UNGER et al., 1967) sowie beim Menschen fest (PFEIFFER, 1967; DUPRÉ et al., 1967). Wir (SCHRÖDER et al., 1967) fanden eine direkte Stimulation der Insulinausschüttung aus Kaninchenpankreasstückchen durch Pankreozymin in vitro. Wenn BOYNS et al. (1967) eine Veränderung des Seruminsulinspiegels vermißt hatten, so lag dies möglicherweise an der sehr niedrig gewählten Pankreozymindosierung, in erster Linie jedoch daran, daß die erste Blutentnahme erst nach 10 min erfolgt war. Eine Potenzierung der durch Glucose induzierten Insulinausschüttung durch Pankreozymin beobachteten MEADE et al. (1967), einen ähnlichen Effekt bei gleichzeitiger Verabreichung von Arginin und Pankreozymin sahen DUPRÉ et al. (1967).

Zwei Mitteilungen beschreiben einen Blutzuckeranstieg bei Hunden (MEADE et al., 1967; UNGER et al., 1967), die übrigen Autoren beobachteten keine nennenswerten Blutzuckerveränderungen nach Pankreozymin. Eine Verbesserung der Assimilation intravenös verabreichter Glucose durch Pankreozymin wurde von DUPRÉ (1964) zuerst vermißt, später dann doch beschrieben (1967).

Einmalige intraportale Pankreozymininjektion führte beim Hund zu einem Anstieg des radioimmunologisch nachweisbaren Glucagons im Pankreasvenenblut (UNGER et al., 1967), während dieser Befund beim Menschen nur in einem Teil der Fälle erhoben werden konnte (DUPRÉ et al., 1967).

Die freien Fettsäuren fallen nach der Pankreozymininjektion ab (MEADE et al., 1967).

Diese Widersprüche in den Befunden der einzelnen Autoren haben uns bewogen, eigene Untersuchungen mit Pankreozymin durchzuführen.

II. Methodik

Elf stoffwechselgesunde Versuchspersonen, die über Nacht gefastet hatten und am Morgen im Bett liegen geblieben waren, erhielten 2 HE/kg Körpergewicht Cholecystokinin-Pankreozymin „Vitrum", gelöst in physiologischer Kochsalzlösung, in die Cubitalvene injiziert. Die Injektionsdauer betrug 2 min, wobei der Injektionsbeginn als Zeitpunkt 0 bezeichnet und die erste Blutentnahme nach

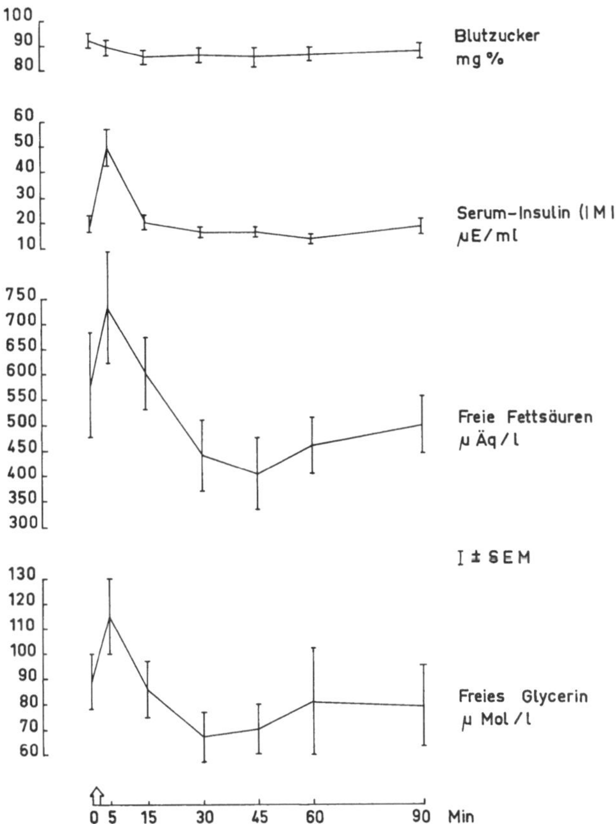

Abb. 1. Das Verhalten von Blutzucker, Seruminsulin (IMI), freien Fettsäuren und freiem Glycerin nach intravenöser Verabreichung von 2 HE/kg CCK-PZ beim Menschen (n = 11)

5 min, d. h. 3 min nach Injektionsende vorgenommen wurde. Weitere Blutentnahmen erfolgten nach 15, 30, 45, 60 und 90 min. Folgende Untersuchungen des aus der Cubitalvene entnommenen Blutes wurden durchgeführt: 1. Blutzuckerbestimmung im Techniconautoanalyzer (Ferricyanidmethode); 2. Insulinradioimmunoassay (nach YALOW and BERSON, 1960, modifiziert nach MELANI et al., 1965); 3. Bestimmung der freien Fettsäuren (nach DOLE u. MEINERTZ, 1960); 4. Bestimmung des Glycerins (nach WIELAND, 1957).

Bei sechs der elf Versuchspersonen wurden zusätzlich an 2 weiteren Tagen eine intravenöse Glucosebelastung sowie eine kombinierte Glucose-Pankreozymin-belastung (0,33 g/kg Glucose, 2 HE/kg PZ) durchgeführt und die obengenannten Untersuchungen angestellt.

III. Ergebnisse

Bei allen Versuchspersonen kam es nach Pankreozymin zu einem leichten Blutzuckerabfall, der im Mittel 7 mg-% betrug.

Das Seruminsulin stieg steil an, hatte nach 5 min das Maximum und nach 15 min wieder den Ausgangswert erreicht. Das von uns verwandte Pankreozymin enthielt weder immunologisch nachweisbares Insulin, noch beeinflußte es die Insulinbestimmungsmethode.

Die freien Fettsäuren stiegen innerhalb von 5 min auf 125% des Ausgangs-wertes an, um dann allmählich bis auf 70% des Ausgangswertes abzufallen.

Das Glycerin zeigte mit einem initialen Anstieg auf 130% und einem anschlie-ßenden Abfall auf 75% des Ausgangswertes ein den freien Fettsäuren ähnliches Verhalten.

Beim Vergleich der intravenösen Glucosebelastungen fällt auf, daß Pankreo-zymin eine deutliche Verbesserung der Glucosetoleranz bewirkt; der K-Wert stieg im Mittel an von 1,45 auf 1,98.

Außerdem führte die kombinierte Verabreichung von Glucose und Pankreo-zymin zu einer auffallend starken Insulinausschüttung, die 20% über der durch einfache Summation der durch die Einzelsubstanzen stimulierten Insulinaus-schüttung lag.

Freie Fettsäuren und Glycerin verliefen bei der intravenösen Glucosebelastung etwa 15 min lang unverändert und fielen dann ab. Bei Zugabe von Pankreozymin zur Glucose ging dem Abfall ein leichter Anstieg voraus, der allerdings deutlich geringer war als bei alleiniger Pankreozymingabe; letztere führte wiederum zu einem gegenüber der kombinierten Belastung geringeren Abfall der freien Fettsäuren und des Glycerins.

IV. Diskussion

Die intravenöse Injektion von 2 HE/kg Pankreozymin bewirkte bei unseren Versuchspersonen einen raschen und deutlichen Anstieg von freien Fettsäuren und Glycerin; erst nach 15 min begann der Abfall unter den Ausgangswert. Einen solchen initialen Anstieg konnten wir bei gleichartigen Versuchen mit Secretin (Raptis et al., 1967) niemals beobachten. Wir vermuten deshalb, daß hier der Effekt einer durch Pankreozymin induzierten Glucagonausschüttung vorliegt. Glucagon führt schon in physiologischen Dosen zu einer Lipolyse und damit zur Freisetzung von freien Fettsäuren und Glycerin, was in vitro (Weinges u. Löffler, 1965) und in vivo (Lefebvre, 1966) gezeigt werden konnte. Alternativ zu dieser Deutung muß jedoch auch an die lipolytische Aktivität von Adrenalin gedacht werden.

Auf die Phase der Lipolyse folgt nach 10 bis 15 min der Abfall von freien Fett-säuren und Glycerin als Folge der durch Pankreozymin — und möglicherweise Glucagon — verursachten Insulinausschüttung. Wenn zusätzlich Glucose gegeben wird, erfährt die lipolytische Phase infolge vermehrter Insulinausschüttung eine deutliche Abschwächung. Die kombinierte Glucose-Pankreozymingabe verbessert die Glucosetoleranz, ersichtlich aus dem Anstieg des K-Wertes. Zugleich wird die insulinotrope Wirkung beider Substanzen potenziert. Pankreozymin allein, in der von uns angewandten Dosierung, senkt den Blutzucker etwas; hier überwiegt die blutzuckersenkende Wirkung des Insulins sonstige Faktoren.

Unsere Befunde zeigen, in welcher Weise Pankreozymin in den Kohlenhydrat-stoffwechsel einzugreifen vermag, sie geben jedoch keinen Aufschluß über die physiologische Bedeutung dieses Hormons. Sicher ist bislang nur, daß die An-wesenheit von Glucose allein im Dünndarm nicht zur Pankreozyminfreisetzung führt; erst die Beifügung von Protein führt zu diesem Effekt (RABINOWITZ et al., 1966). Weitere Untersuchungen werden die Rolle der intestinalen Hormone in der Stoffwechselregulation zu klären haben.

Literatur

BOYNS, D. R., R. J. JARRETT, and H. KEEN: Intestinal hormones and plasma insulin: An insulinotropic action of secretin. Brit. med. J. **1967, II,** 676—678.

DOLE, V. P., and H. MEINERTZ: Microdetermination of long-chain fatty acids in plasma and tissues. J. biol. Chem. **235,** 2595—2599 (1960).

DUPRÉ, J.: An intestinal hormone affecting glucose disposal in man. Lancet **1964, II,** 672—673.

—, J. D. CURTIS, R. H. UNGER, and J. C. BECK: Effect of secretin and pancreozymin on endocrine function of the pancreas. Intern. Symp. Pharmac. Horm. Polypept. and Prot. Milano (Italy) Sept. 14—16, 1967.

JORPES, E., and V. MUTT: Cholecystokinin and pancreozymin, one single hormone? Acta physiol. scand. **66,** 196—202 (1966).

LEFEBVRE, P.: The physiological effect of glucagon on fat-mobilisation. Diabetologia **2,** 130—132 (1966).

MEADE, R. C., H. A. KNEUBUHLER, W. J. SCHULTE, and J. J. BARBORIAK: Stimulation of insulin secretion by pancreozymin. Diabetes **16,** 141—144 (1967).

MELANI, F., J. LAWECKI, K. M. BARTELT und E. F. PFEIFFER: Über die radioimmunologische Bestimmung von Insulin im Blut. Klin. Wschr. **43,** 1000—1007 (1965).

PFEIFFER, E. F.: Intestinal factors controlling insulin secretion. Sixth Congr. Intern. Diabetes Federation, July 30—Aug. 4, 1967, Stockholm (Sweden).

RABINOWITZ, D., T. J. MERIMEE, R. MAFFEZZOLI, and J. A. BURGESS: Patterns of hormonal release after glucose, protein, and glucose protein. Lancet **1966, II,** 454—456.

RAPTIS, S., K. E. SCHRÖDER, F. MELANI, J. BEYER und E. F. PFEIFFER: Die Stimulierung der Insulinsekretion durch Sekretin beim Menschen. Sixth Congr. Intern. Diabetes Fede-ration, July 30—Aug. 4, 1967, Stockholm (Sweden).

SCHRÖDER, K. E., S. RAPTIS, M. TELIB, and E. F. PFEIFFER: Intestinal hormones affecting insulin secretion in vitro: secretin, pancreozymin, gastrin. Sixth Congr. Intern. Diabetes Federation, July 30—Aug. 4, 1967, Stockholm (Sweden).

UNGER, R. H., H. KETTERER, J. DUPRÉ, and A. M. EISENTRAUT: The effects of secretin, pancreozymin, and gastrin on insulin and glucagon secretion in anesthetized dogs. J. clin. Invest. **16,** 630—645 (1967).

WEINGES, K. F., u. G. LÖFFLER: Glucagon-empfindliche lipolytische Aktivität im Fettgewebe. Klin. Wschr. **43,** 175—176 (1965).

WIELAND, O.: Eine enzymatische Methode zur Bestimmung von Glycerin. Biochem. Z. **329,** 313—319 (1957).

YALOW, R. S., and S. A. BERSON: Plasma insulin concentrations in nondiabetic and early diabetic subjects determined by a new sensitive immunoassay technique. Diabetes **3,** 254—260 (1960).

Aus dem Pathologischen Institut der Universität Hamburg (Direktor: Prof. Dr. G. Seifert)

Immunhistologische Untersuchungen mit Anti-Insulin am Inselorgan

H.-J. Breustedt und J. Kracht

Mit 2 Abbildungen

Fluorescenzoptische Untersuchungen mit fluochromierten Anti-Insulinseren am Inselorgan stammen größtenteils aus der Frühära der Immunhistologie [5]. Sie weisen eine Vielzahl methodischer Mängel auf. Dazu rechnen insbesondere Präparation und Anwendung übermäßig stark fluochromierter Antikörper. Sie stellen die Hauptursache pseudospezifischer, d. h. nicht-immunologischer Reaktionen am Gewebe dar [2]. Als ausreichender Spezifitätsbeweis galt in der älteren Literatur die Absorption des markierten Anti-Insulins durch das spezifische Antigen in vitro. Nach neueren Vorstellungen über pseudospezifische Reaktionen am Gewebe erweist sich diese Kontrolle als ungeeignet [8]. Ein methodisch exakter Beweis für die Kongruenz immunologischer Fluorescenzphänomene und B-Zellen in den Inseln steht bis heute noch aus. Aus immunhistologischen Untersuchungen stammt auch die Hypothese, Insulin neoplastischer B-Zellen besitze im Vergleich zum Insulin normaler, extraadenomatöser B-Zellen eine andere ,,immunologische Reaktivität'' [6, 9]. Dieses Problem und methodische Fragen waren die Basis für eigene immunhistologische Untersuchungen am Inselorgan.

Als Material dienten 1 h p. m. gewonnenes, kurzzeitig in 10%igem neutralen Formalin fixiertes Pankreasgewebe sowie drei B-Zellenadenome mit extraadenomatösen Pankreasanteilen von Fällen mit perniziösem Hyperinsulinismus. Das Material wurde unmittelbar nach der Exstirpation in gleicher Weise fixiert. Die immunhistologischen Reaktionen wurden an Paraffinschnitten im indirekten Immunfluorescenztest nach Weller u. Coons [12] ausgeführt. Tumor- und Pankreasschnitte wurden zuerst mit einem unmarkierten Anti-Schweineinsulinserum vom Meerschweinchen inkubiert. In einem zweiten Schritt wurde ein FITC-markiertes Anti-Meerschweinchen-Gamma-Globulinserum vom Kaninchen angeboten, um die Bindung des Anti-Insulins mit dem Gewebsantigen Insulin optisch nachzuweisen. Methodisch notwendig war die Auftrennung des markierten Antikörpers nach der Farbstoffproteinbindungsrate auf einer Anionenaustauschersäule (DEAE-Sephadex). Erst durch dieses Verfahren wurde optimal markiertes Anti-Meerschweinchen-Gamma-Globulinserum mit einem Fluochrom/Proteinverhältnis von 3 bis 4 $\times$ 10^{-3} bzw. auf molarer Basis berechnet von etwa 1,4 erhalten. Das Fehlen der Fluorescenz nach Präinkubation der Schnitte mit Normalserum vom Meerschweinchen und die Inhibierung der Fluorescenz im sog. blocking test beweisen die Spezifität der immunhistologischen Reaktionen. Nach Betrachtung und Photographie wurden dieselben Schnitte der metachromatischen, für Insulin relativ spezifischen Pseudoisocyaninreaktion nach Schiebler u. Schiessler [10] unterworfen und korrespondierende Stellen im Präparat erneut photographiert. Einige Schnitte wurden zusätzlich nach Hellerström u. Hellman [3] versilbert. Auf diese Weise war eine exakte celluläre Zuordnung der Antigen-Antikörperreaktion möglich.

Folgende Ergebnisse wurden erzielt: Im indirekten Immunfluorescenztest werden mit einem Anti-Schweineinsulinserum selektiv die Insulin-haltigen Zellen im Inselorgan des normalen menschlichen Pankreas dargestellt. Die fluorescierenden Zellen erweisen sich in der Umfärbung als pseudoisocyaninpositive B-Zellen. Die Fluorescenzphänomene korrelieren weitgehend mit dem Gehalt und dem Verteilungsmuster der blaustichig-rot oder im monochromatischen Licht (Hg-Filter 578 nm) schwarzbraun erscheinenden B-Zellengranula. Die phloxinophilen A_2-Zellen und Silber-positive A_1-Zellen verhalten sich gegenüber Anti-Insulin negativ. Eine cytoplasmatische, nicht granulagebundene Fluorescenz ist mit Sicherheit nicht auszuschließen. Studien über die Inkorporation radioaktiv markierter Aminosäuren in das Insulinmolekül in Verbindung mit der Auftrennung subcellulärer Fraktionen von Inselzellen führten zu der Annahme, daß die Insulinsynthese in der Mikrosomenfraktion des Ergastoplasmas stattfindet [1]. Das Insulin werde anschließend in das Granulum übertragen. Danach ist eine Fluorescenz auch nicht granulärer Cytoplasmastrukturen denkbar. Die mangelnde Korrelation zwischen licht- und elektronenoptisch feststellbarem Granulagehalt der B-Zellen und biologisch oder immunologisch gemessenen Insulinwerten unter orthologischen und pathologischen Bedingungen würde so in einem anderen Licht erscheinen. Zur Klärung des Problems könnte die subcelluläre Lokalisation der Insulin-Anti-Insulinkomplexe mit Hilfe der Immunelektronenmikroskopie beitragen. Man nimmt heute an, daß mit der lichtmikroskopischen Immunhistologie lediglich die Speicherformen von Hormonen erfaßt werden.

Nach immunhistologischen Untersuchungen von LACY u. WILLIAMSON [6] sowie von PFEIFFER [9] soll das Insulin in neoplastischen B-Zellen mit FITC-markierten Antikörpern gegen Rinderinsulin nicht, Insulin in extraadenomatösen Inseln dagegen positiv reagieren. Hieraus wurde auf eine andere immunologische Reaktivität des Tumorinsulins geschlossen. Unsere Ergebnisse an drei hormonal aktiven B-Zelladenomen sprechen gegen ein differentes immunologisches Verhalten von Tumor- und insulärem Insulin. Pseudoisocyaninpositive, granulahaltige neoplastische B-Zellen reagieren elektiv und in gleicher Weise auf Anti-Insulin wie die B-Zellen extraadenomatös gelegener Inseln des gleichen Falles. Pseudoisocyaninnegative Tumorzellen und das in allen Fällen reichlich vorhandene Präcipitationshyalin zeigen keine Fluorescenz (Abb. 1, 2). LACY u. WILLIAMSON [6] wiesen in den von ihnen beschriebenen Tumoren licht- und elektronenoptisch sichtbare Granula nach. In der Ultrastruktur waren die B-Granula in extraadenomatösen normalen und in neoplastischen B-Zellen identisch. Die Aminosäurenzusammensetzung des Tumorinsulins glich in der chemischen Analyse der Primärstruktur des Humaninsulins (SMITH u. Mitarb. [11]). Ein geringer Insulingehalt des Tumors konnte für das immunhistologische Ergebnis nicht verantwortlich gemacht werden.

Kann man die Befunde, die für eine andere immunologische Reaktivität des Tumorinsulins sprechen, von immunhistologischer Seite begründen ? Pseudospezifische immunhistologische Reaktionen werden heute als Folge einer elektrostatischen Bindung zwischen den relativ sauren, FITC-markierten Antikörpern und den mehr basischen Gewebsproteinen angesehen [8]. Überkoppelte Antikörper (Erniedrigung des isoelektrischen Punktes), inadäquate Fixation von Kryostatschnitten in Alkohol, Zenkerscher Flüssigkeit usw. sowie Extraktion saurer Gewebsproteine durch Puffer und Serum sind technische Faktoren, die derartige

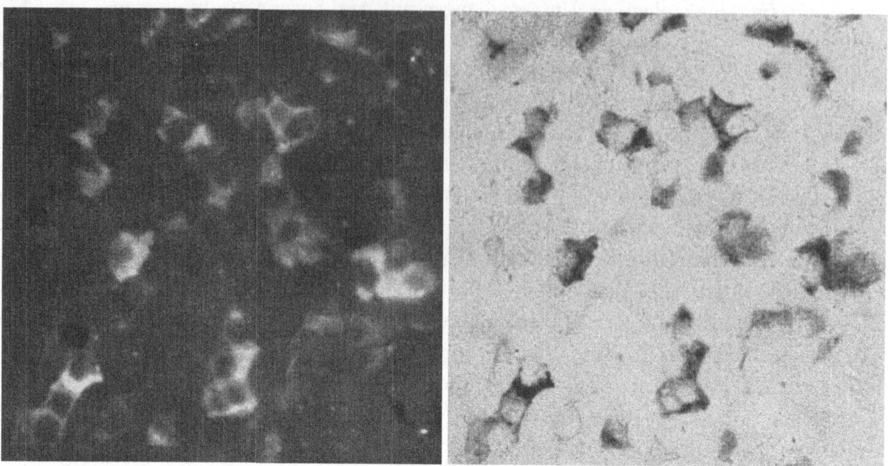

Abb. 1. E. 5426/67 ♀, 20 J. Perniziöser Hyperinsulinismus, B-Zellenadenom. Spezifische Immunfluorescenz mit Anti-Schweineinsulin in adenomatösen B-Zellen (indirektes Verfahren). Fluorescierende Tumorzellen (links) sind pseudocyaninpositiv (rechts). Weitgehende Kongruenz von Fluorescenzphänomenen und Granulierungsgrad. Pseudoisocyaninnegative Tumorzellen zeigen keine Fluorescenz. 510fach

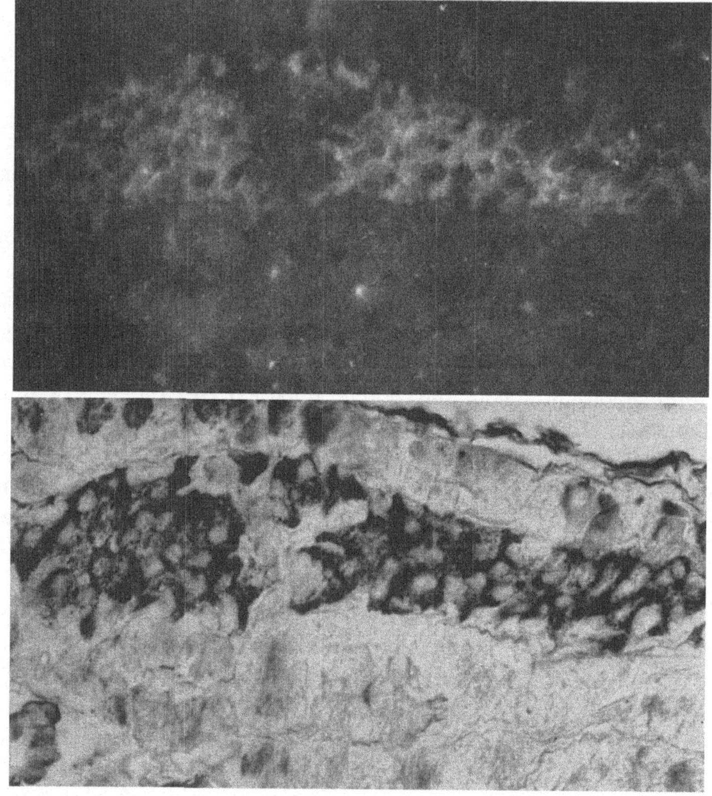

Abb. 2. E 5426/67 ♀ 20 J. Immunhistologische Darstellung der B-Zellen in einer extraadenomatösen Insel des gleichen Falles mit Anti-Schweineinsulin (oben). Fluorescierende Inselzellen färben sich mit Pseudoisocyanin (unten). 510fach

Ladungsdifferenzen zwischen markierten Seren und Gewebe bedingen. Es gibt eine biologische Variante, die die elektrostatische Theorie der pseudospezifischen Reaktion bestätigt. Nach LOUIS [7] läßt sich neoplastisches Gewebe in der Immunfluorescenztechnik niemals pseudospezifisch anfärben. HUGHES [4] stellte fest, daß in Tumorzellen weniger basische Proteine vorhanden sind. Eine ladungsbedingte Bindung übermarkierter Antikörper erscheint demnach am Tumorgewebe ausgeschlossen. Die Kombination einer positiven Fluorescenz in normalen und einer fehlenden Fluorescenz in neoplastischen B-Zellen könnte für eine nicht immunologische Reaktion sprechen.

Zusammenfassung

Mit einem Anti-Schweineinsulinserum vom Meerschweinchen wurde mit der indirekten Immunfluorescenztechnik Insulin in pseudoisocyaninpositiven B-Zellen hormonal aktiver Insulome und in extraadenomatösen Inseln der gleichen Fälle lokalisiert. Die Spezifität der Befunde wurde durch optimal markierte Antikörper und adäquate Gewebsbehandlung erreicht. Sie ist außerdem durch korrekte und den spezifischen Tests streng parallellaufende Kontrollen abgesichert. Eine differente immunologische Reaktivität zwischen Tumorinsulin und insulärem Insulin konnte nicht festgestellt werden.

Literatur

1. BAUER, G. E., A. W. LINDALL, JR., P. K. DIXIT, G. LESTER, and A. LAZAROW: J. Cell. Biol. **28**, 413 (1966).
2. GOLDSTEIN, G., B. H. SPALDING, and W. B. HUNT JR.: J. exp. Med. **114**, 89 (1961).
3. HELLERSTRÖM, C., and B. HELLMAN: Acta endocr. (Kbh.) **35**, 518 (1960).
4. HUGHES, P. E.: Aust. N. Z. J. Surg. **27**, 302 (1957).
5. LACY, P. E., and J. DAVIES: Diabetes **6**, 354 (1957).
   — — Stain Technol. **34**, 85 (1959).
6. —, and J. R. WILLIAMSON: Anat. Rec. **136**, 227 (1960).
7. LOUIS, C. J.: Brit. J. Cancer **12**, 537 (1958).
8. v. MAYERSBACH, H.: J. roy. micr. Soc. **87**, 295 (1967).
9. PFEIFFER, E. F.: Verh. dtsch. Ges. inn. Med. **72**, 811 (1967).
   — 12. Symp. Dtsch. Ges. Endokrinol., S. 26. Berlin-Heidelberg-New York: Springer 1967.
10. SCHIEBLER, T. H., u. S. SCHIESSLER: Histochemie **1**, 445 (1959).
11. SMITH, L. F.: Pers. Mitt. In: LACY, P. E.: New Engl. J. Med. **276**, 187 (1967).
12. WELLER, T. H., and A. H. COONS: Proc. Soc. exp. Biol. (N. Y.) **86**, 789 (1954).

Aus der Medizinischen Poliklinik (Direktor Prof. Dr. F. Heni) und der Medizinischen Klinik (Direktor Prof. Dr. H. E. Bock) der Universität Tübingen

Vergleichende Bestimmungen des Insulinantikörperspiegels

P. Göbel und E. Kallee*

Mit 3 Abbildungen

Es wird über Ergebnisse der Bestimmung des Insulinantikörperspiegels bei 31 überwiegend mit Depotrinderinsulin behandelten Diabetikern nach zwei voneinander unabhängigen klinischen Routinemethoden berichtet:

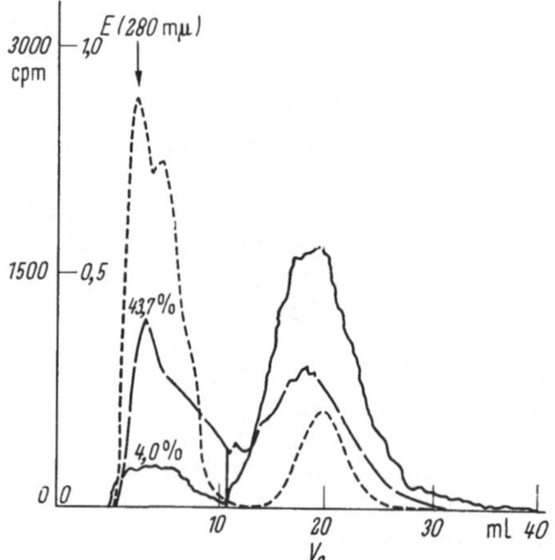

Abb. 1. Gelfiltration von 10 µg ^{125}J-R.-Ins./ml Serum (Diabetiker M. S., vor Insulinbehandlung ———, am 56. Tag nach 20 E Depot-R.-Ins ———).

1. Gelfiltration: Patientenserum wird mit 10 µg ^{125}J-Rinderinsulin/ml Serum (etwa 125 nCi/ml) versetzt und an der Sephadexgel (G 100)-Säule (270 × 10 mm) getrennt. Das Eluat wird mittels einer Teflon-Wendel durch einen Bohrlochszintillationsdetektor geleitet. Die gemessene Radioaktivität wird graphisch registriert und der Anteil des freien und gebundenen Insulins automatisch integriert (Anschluß an einen Streifenzähler [Packard]). Leitet man das Eluat nach der Teflon-Wendel durch einen Uvicord (LKB), dann entspricht der Proteingipfel des Serums dem ersten Gipfel der Radioaktivitätsmessung (gebundenes Insulin, Abb. 1). Bei gesunden Probanden findet sich eine unspezifische Bindung von Insulin an Serumproteine, desgleichen bei mit Insulin nicht behandelten Diabetikern. Nach Abzug der unspezifischen Insulinbindung läßt sich die Insulinbindungskapazität der Antikörper (µg/ml Serum) berechnen.

* Mit Unterstützung durch die Deutsche Forschungsgemeinschaft.

2. Agargelelektrophorese: Patientenserum wird gleichfalls bei einer ^{131}J-Rinderinsulinkonzentration von 10 µg/ml (etwa 5 bis 10 µCi/ml) elektrophoretisch aufgetrennt und die Verteilung der Radioaktivität auf die anodische und kathodische Hälfte der getrockneten Objektträger mittels eines analog und digital registrierenden Dünnschichtradiochromatographen (BERTHOLD, Wildbad) bestimmt und autoradiographisch (Röntgenfilm) kontrolliert. Aus der prozentualen Radioaktivität der Gamma-Globuline läßt sich deren Insulinbindungskapazität berechnen. Eine Bestimmung des Antikörpertiters ist bei dem gewählten Insulinzusatz ab 0,3 µg Insulin/ml möglich; die Autoradiogramme gestatten eine Schätzung noch kleinerer Mengen gebundenen Insulins.

Die unspezifische Bindung an andere Proteine (α_2- und Beta-Globuline) bleibt bei der Agargelelektrophorese unberücksichtigt. Darüber hinaus wird gelegentlich eine intensive Bindung von Insulin an Proteine beobachtet, die anodisch wandern,

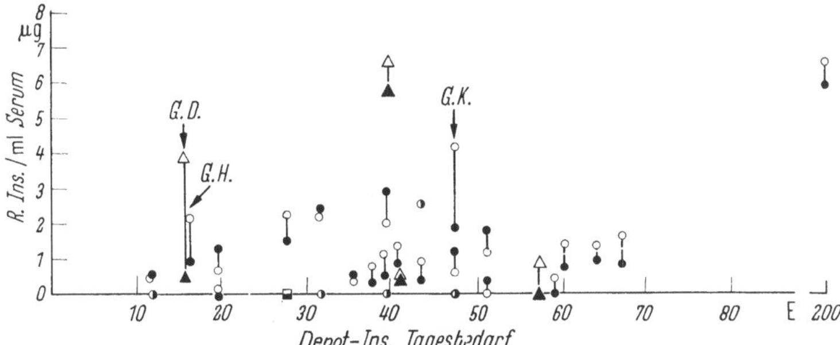

Abb. 2. Insulinbindungskapazität (µg/ml Serum) und Insulintagesbedarf bei 31 Diabetikern (o R.-Ins., □ S.-Ins., △ R.-S.-Ins., Gelfiltration; ● R.-Ins., ■ S.-Ins., ▲ R.-S.-Ins., Agargel-Elektrophorese)

aber nahe der Auftragstelle liegen bleiben (α_2-, Beta- oder γ_1-Makroglobuline?); diese werden hier willkürlich als M-Globuline bezeichnet. Wegen der anodischen Beweglichkeit des Insulins ist eine quantitative Bestimmung der Bindung von Insulin an M-Globuline bei der Agargelelektrophorese nur ausnahmsweise oder mit Vorbehalten möglich. Man findet daher mit der Gelfiltration eine Bindung von Insulin an Serumproteine auch in solchen Fällen, in denen agargelelektrophoretisch mit Sicherheit noch keine erhebliche Bindung an Gamma-Globuline nachweisbar ist. Die Differenz zwischen der Insulinbindungskapazität nach Gelfiltration und nach Agargelelektrophorese dürfte in etwa der Insulinbindungskapazität der M-Globuline entsprechen.

Einen Überblick über die Ergebnisse gibt Abb. 2. Danach läßt sich mit beiden Methoden keine sichere Beziehung zwischen Insulinbindungskapazität und Insulintagesbedarf feststellen. Die Insulinbindungskapazität bei einem insulinresistenten Patienten (rechts oben) beträgt 6,6 mittels Gelfiltration (o) und 6,2 µg/ml Serum in der Agargelelektrophorese (●). Sie liegt damit nur geringfügig höher als bei einem anderen, zunächst mit 40 E Rinder-, später mit Schweineinsulin behandelten Patienten (Gelfiltration = △ 6,5; Agargelelektrophorese = ▲ 5,7 µg/ml, Mitte). In den Fällen G. D., G. H. und G. K., die einen größeren Unterschied der mit beiden Methoden erhaltenen Werte zeigen, wurde die Insulinbehandlung etwa 2 Monate vor der Bestimmung des Insulinantikörperspiegels begonnen.

Abb. 3 zeigt fortlaufende Untersuchungen des Insulinantikörperspiegels außer bei G. H. (unterstes linkes Feld) bei fünf weiteren Diabetikern, die vor kurzer Zeit mit Depot-Rinder-, -Schweine- und HG-Insulin eingestellt wurden. Bei G. H. kommt es nach etwa 2monatiger Substitution mit 16 E Depotrinderinsulin zur Antikörperbildung. Dabei beträgt die Insulinbindungskapazität nach Gelfiltration 2,3 (o), nach der Agargelelektrophorese etwa 0,4 μg/ml Serum (●), Radioaktivität im M-Globulinbereich + + +. In der Folgezeit bleibt die mittels Gelfiltration bestimmte Insulinbindungskapazität praktisch unverändert, desgleichen die Radioaktivität im M-Globulinbereich der Agargelelektrophorese, während die Insulin-

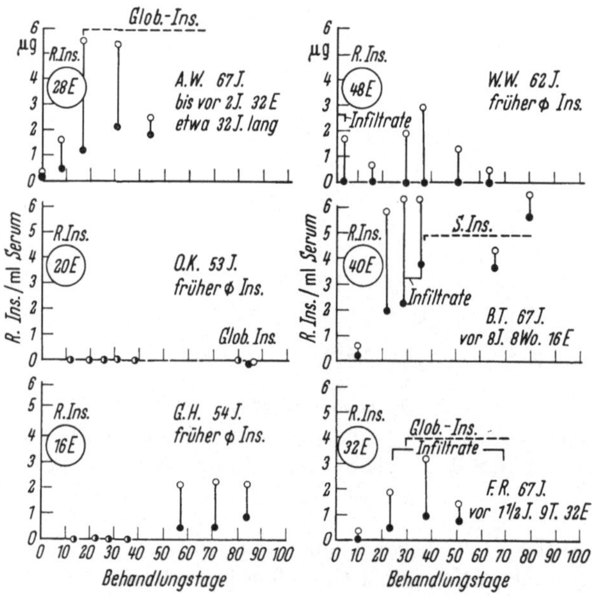

Abb. 3. Insulinbindungskapazität (μg/ml Serum) nach Gelfiltration (o) und Agargelelektrophorese (●) bei sechs männlichen Diabetikern nach Depot-Rinder- (R), -Schweine- (S) und Globin-Insulin (HG-Ins.)

bindungskapazität im Gamma-Globulinbereich weiter leicht ansteigt. Bei O. K. kommt es dagegen nach nahezu 3 Behandlungsmonaten zunächst mit 20 E Depotrinderinsulin, später mit der gleichen Dosis HG-Insulin zu keiner Antikörperbildung.

A. W. hatte bis vor 2 Jahren etwa 32 Jahre lang 32 E Depotrinderinsulin pro Tag erhalten. Vor der jetzigen Wiederaufnahme der Behandlung mit 28 E Depotrinderinsulin findet sich mit beiden Methoden noch ein meßbarer Restantikörperspiegel mit einem Anstieg bereits am 17. Behandlungstag auf 5,48 mit der Gelfiltration und 1,3 μg/ml Serum in der Agargelelektrophorese, außerdem ist eine beträchtliche Radioaktivität im M-Globulinbereich nachweisbar. Unter HG-Insulin bleibt der Gelfiltrationswert zunächst praktisch gleich; dagegen steigt die Insulinbindungskapazität der Gamma-Globuline nach 1¹/₂ Monaten Behandlung weiter, jetzt annähernd übereinstimmend mit der Insulinbindungskapazität bei Gelfiltration.

F. R. hatte ebenfalls $^1/_2$ Jahr vor Wiederbeginn der Insulinbehandlung 9 Tage lang 32 E Depotrinderinsulin erhalten. Das Verhalten der Insulinbindungskapazität bei Sephadexgelfiltration und Agargelelektrophorese ist bei Fortsetzung der Behandlung mit HG-Insulin (Infiltratbildung an den Spritzstellen) ähnlich, allerdings mit einem graduellen Unterschied, möglicherweise entsprechend der kürzeren Insulinanamnese.

B. T. hatte vor 8 Jahren 8 Wochen lang 16 E Depotrinderinsulin. Nach Wiederaufnahme der Behandlung mit 40 E läßt sich, begleitet von Infiltratbildung, der ausgiebigste Anstieg der Bindungswerte — vor allem bei der Gelfiltration — etwa zur gleichen Zeit wie beim Fall F. R. feststellen. Radioaktivität bei der Agargelelektrophorese im M-Globulinbereich $++++$. Unter der Behandlung mit Depotschweineinsulin treten keine Infiltrate an den Injektionsstellen mehr auf, die Insulinbindungskapazität nach der Gelfiltrationsmethode fällt zunächst ab, während der Insulinantikörperspiegel (Gamma-Globuline) weiter ansteigt; schließlich nimmt — auch wieder unter Infiltratbildung — die Bindungskapazität nach der Gelfiltrationsmethode zu.

Bei W. W. kommt es bereits am 1. Injektionstag zur Infiltratbildung an der Spritzstelle, am 3. Tag ist eine starke Insulinbindung mittels Gelfiltration nachzuweisen. Radioaktivität im M-Globulinbereich bei der Agargelelektrophorese $+++$, Insulinbindung im Bereich der Gamma-Globuline dagegen $< 0{,}3$ µg/ml Serum. Nach dem 3. Behandlungstag keine Infiltrate mehr, zunächst Rückgang der ^{125}J-Insulinbindung, dann Wiederanstieg und M-Globulinbindung $++++$, schließlich Abfall bis $0{,}3$ µg/ml Serum (dabei Gamma-Globulinbindung unverändert $< 0{,}3$).

Wahrscheinlich kann während der Insulineinstellungsperiode die Bindung von Insulin an Serumprotein im Bereich der α_2- bis γ_1-Makroglobuline vorübergehend zunehmen. Dieser Anstieg der Insulinbindungskapazität scheint vorzugsweise bei solchen Diabetikern vorzukommen, die schon früher mit Insulin behandelt wurden und bei denen Infiltrate an den Injektionsstellen auftreten. Bei einem Patienten konnte als Nebenbefund eine Persistenz von Insulinantikörpern über 2 Jahre nach Absetzen der Insulintherapie beobachtet werden.

Literatur

Chao, P. Y., J. H. Karam und G. M. Grodsky: Diabetes **14**, 27 (1965).

Kallee, E.: In: Ergebn. Labor.-Med. **7**, 109 (1965). Medicus (Berlin) 1967.

—, S. Debiasi and A. D'Addabbo: Acta isotop. (Padova) **3**, 239 (1963).

Lohss, F. and F. Kallee: In: Protides of the Biological Fluids **8**, 142 (1960). Amsterdam: Elsevier 1961.

Aus der Abteilung für Endokrinologie und Stoffwechsel (Prof. Dr. E. F. PFEIFFER) des Zentrums für Innere Medizin der Universität Ulm (Medizinisch-Naturwissenschaftliche Hochschule), Ulm (Donau) und der Universitätsklinik für Strahlentherapie und Nuklearmedizin (Prof. Dr. W. LORENZ), Frankfurt am Main

Ergebnisse einer Bestimmung der Konzentration von Antikörpern gegen Insulin mit Hilfe zweier verschiedener radioimmunologischer Methoden

H. E. HILDEBRANDT, J. AMMON und E. F. PFEIFFER

Mit 3 Abbildungen

Die Bestimmung der Konzentration von Insulinantikörpern ist für viele Fragestellungen, insbesondere bei der Erforschung des insulinresistenten Diabetes (PFEIFFER et al., 1965), von großer Wichtigkeit. Die biologischen Methoden erfordern wegen der großen Streuungen der Meßwerte eine Vielzahl von Einzelbestimmungen, so daß sie zugunsten der radioimmunologischen Methoden fast vollständig verlassen worden sind. Dies erfolgte auch besonders deshalb, weil die immunologischen Verfahren technisch sehr einfach durchzuführen sind und weil die Meßwerte praktisch keine Streuungen aufweisen.

BERSON u. YALOW haben 1959 erstmalig ein sehr genaues radioimmunologisches Verfahren zur Bestimmung von Antikörpern gegen Insulin beschrieben. Die Auswertung der Ergebnisse ist jedoch zeitraubend, weil Insulin als Antigen einwertig ist, die Antikörper aber zwei insulinbindende Valenzen aufweisen. Wesentlich schneller auszuwerten ist ein von HALES u. RANDLE, 1963 beschriebenes Verfahren, bei welchem für konstante Antikörperkonzentrationen mit steigenden Insulinmengen ein Sättigungswert ermittelt wird. Die durchgeführten Untersuchungen sollten nun klären, inwieweit es gelingt, bei Anwendung beider Methoden gleiche Resultate zu erhalten.

Bei der Durchführung der Untersuchungen wurden Meerschweinchen in üblicher Weise mit kristallisiertem Schweineinsulin[1] immunisiert. Die Ausbildung des Antigen-Antikörperkomplexes erforderte 2 h bei einer Inkubationstemperatur von 37 °C, die Trennung des Komplexes von dem freien Insulin erfolgte, der von HERBERT et al., 1965 beschriebenen Methode entsprechend, mit Dextran besetzter Aktivkohle. In Abb. 1 sind vier auf diese Weise erhaltene Standardkurven für einen Meßbereich zwischen 0 und 20 mE Insulin dargestellt. Jede Kurve wurde mit dem Antiserum eines anderen Meerschweinchens angefertigt. Aus diesen Standardkurven kann nun nach dem Vorschlag von HALES u. RANDLE das an Antikörper gebundene Insulin (G) in Abhängigkeit der zugesetzten Insulinmenge (I)

---

[1] Das kristallisierte Schweineinsulin und ^{131}J-Insulin wurden uns von den Farbwerken Hoechst zur Verfügung gestellt, wofür wir an dieser Stelle sehr herzlich danken möchten.

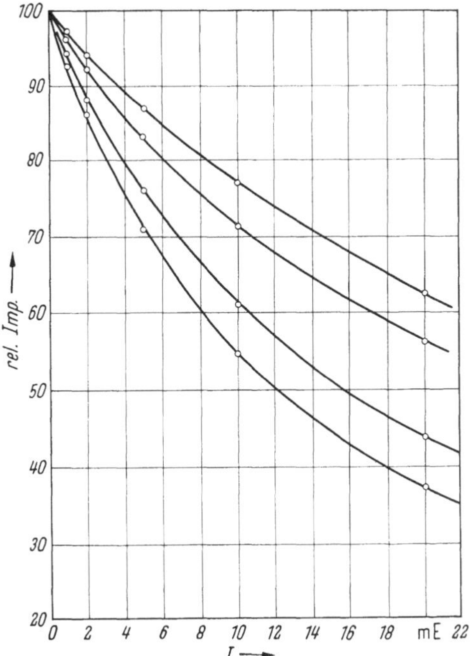

Abb. 1. Von vier verschiedenen Meerschweinchenseren gegen Insulin erhaltenen Standardkurven. Auf der Ordinate ist die an Antikörper gebundene Radioaktivität in rel. Imp./min
eingetragen, auf der Abszisse die zugesetzte Insulinmenge in mE. Man erkennt aus der Abbildung bereits qualitativ die individuell verschiedene Antikörperkonzentration

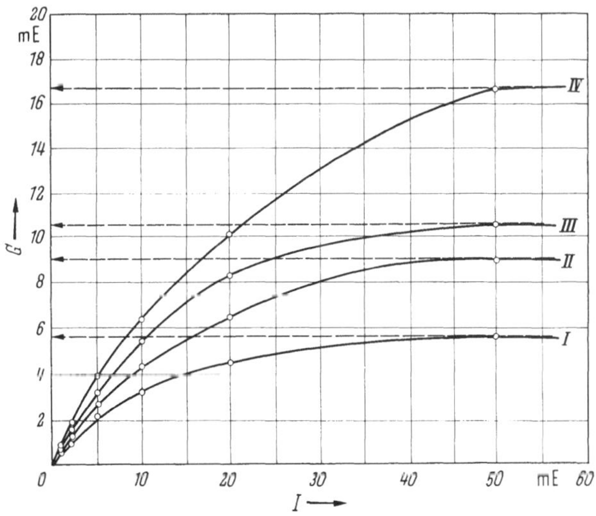

Abb. 2. Maximale Bindungskapazität der verschiedenen Antikörper. Auf der Ordinate ist die
an Antikörper gebundene Insulinmenge in mE eingezeichnet, auf der Abszisse die zugesetzte
Insulinmenge in mE. Man erkennt aus der Abbildung, daß die verschiedenen Antikörper
unterschiedliche Mengen von Insulin zu binden in der Lage sind. Der Schnittpunkt der horizontalen Asymptote mit der Ordinate entspricht der maximalen Bindungskapazität der eingesetzten Antikörper

berechnet werden. Bei der graphischen Darstellung von G = f (I) werden die in
Abb. 2 eingetragenen Kurven erhalten. Man erkennt, daß diese für 50 mE zuge-
setztes Insulin einen nahezu horizontalen Verlauf aufweisen. Die horizontale

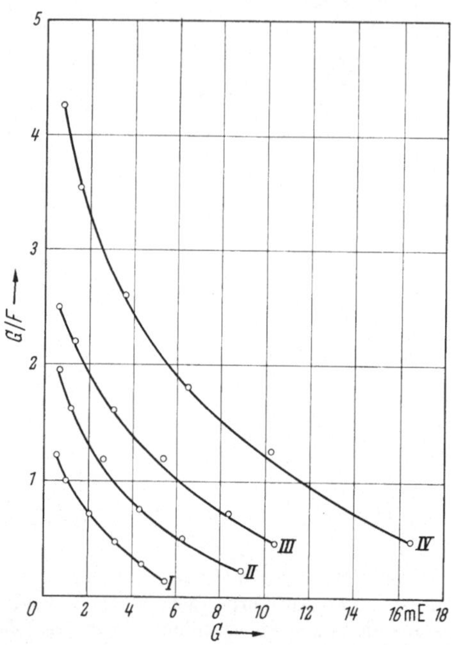

Abb. 3. Darstellung des für jeden Antikörper ermittelten Verhältnisses gebundenes zu freiem
Insulin in Abhängigkeit von gebundener Insulinmenge. Auf der Ordinate ist das Verhältnis
G/F, auf der Abszisse die jeweils gebundene Insulinmenge G in mE eingetragen. Aus diesen
Kurven läßt sich graphisch oder rechnerisch die insgesamt eingesetzte Antikörperkonzentra-
tion ermitteln

Tabelle 1. *In der Tabelle sind die für jeden Antikörper ermittelte Konzentration in mE/Probe
eingetragen. Man erkennt, daß zwischen berechneter und gemessener Antikörperkonzentration und
der gemessenen maximalen Bindungskapazität weitgehende Übereinstimmung besteht. Da pro
Probe 2 λ Antikörper eingesetzt wurden, muß mit einem Faktor 500 000 multipliziert werden,
um die Antikörperkonzentration in E/l angeben zu können*

	A_0 gemessen	A_0 berechnet	G	A_0—G in % gemessen	A_0—G in % berechnet
I	7,0	6,3	5,5	21	13
II	11,0	10,4	9,0	18	13
III	13,0	13,0	10,5	19	19
IV	20,5	20,0	16,5	20	18

Asymptote schneidet die Ordinate dann bei einem Wert, welcher mit der an den
Komplex gebundenen Antikörpermenge identisch ist.

    Es ist auch ohne weiteres möglich, nach dem von Berson u. Yalow, 1959
vorgeschlagenen Verfahren, wie aus Abb. 3 ersichtlich ist, die Funktion G/F = f (G)
graphisch darzustellen (F = freies Insulin). Aus dem Verlauf dieser Kurven kann

am bequemsten graphisch die insgesamt eingesetzte Antikörpermenge ermittelt werden. Der Einfachheit halber wurden die für jede der beiden Valenzen erhaltenen Konzentrationen addiert.

Vergleicht man die bei der Durchführung beider Verfahren erhaltenen Werte, wie es in der Tabelle erfolgt ist, so ist zu sehen, daß die Bestimmung der an den Komplex gebundenen Antikörpermenge niedrigere Werte liefert als die Bestimmung der insgesamt eingesetzten Antikörpermenge. Dies ist dadurch zu erklären, daß dem Massenwirkungsgesetz entsprechend, erst bei hohen Insulinkonzentrationen Übereinstimmung zu erwarten ist. Mit Hilfe des Massenwirkungsgesetzes läßt sich auch die insgesamt eingesetzte Antikörpermenge berechnen, wenn die an den Komplex gebundenen mE Insulin bekannt sind. Wie aus der Tabelle 1 ersichtlich ist, zeigte die Berechnung weitgehende Übereinstimmung mit den Meßwerten.

Das von HALES u. RANDLE vorgeschlagene Verfahren ist also ohne weiteres anzuwenden, wenn zur Aufstellung der in Abb. 2 gezeigten Kurven möglichst hohe Insulinkonzentrationen eingesetzt werden.

Vorteil dieser Antikörperbestimmung ist die große Genauigkeit bei relativ einfacher Technik und die Tatsache, daß dieses Verfahren die Summe der vorhandenen Antikörpervalenzen angibt.

Literatur

BERSON, S. A., and R. YALOW: Quantitative aspects of the reaction between insulin and insulin-binding antibody. J. clin. Invest. **38**, 2017 (1959).

HALES, C. N., and P. J. RANDLE: Immunoassay of insulin with insulin-antibody precipitate. Biochem. J. **88**, 137 (1963).

HERBERT, V., K.-S. LAU, C. W. GOTTLIEB, and S. J. BLEICHER: Coated charcoal immunoassay of insulin. J. clin. Endocr. **25**, 1375 (1965).

HILDEBRANDT, H. E., J. AMMON und E. F. PFEIFFER: Bestimmung der Insulinsekretion in vitro in Gegenwart von Insulin-Antikörpern. VI. Kongreß der Internationalen Diabetes Föderation, Stockholm, 30. 7.—4. 8. 1967. Abstr. ersch. in Excerpta med. Found., International Congress Series 140.

PFEIFFER, E. F., F. MELANI, H. DITSCHUNEIT und K. SCHÖFFLING: Radioimmunologische Bestimmung des Insulins. Bull. schweiz. Akad. med. Wiss. **21**, 276 (1965).

Aus dem Anatomischen Institut der Universität Heidelberg (Direktor: Prof. Dr. H. FERNER)

Das A-Zellsystem des Menschen und der Wirbeltiere*

H. F. KERN und D. KERN

Mit 8 Abbildungen

Referat

Seit DIAMARE (1899), SSOBOLEW (1902) und TSCHASSOWNIKOW (1906) um die Jahrhundertwende erstmals entsprechend von Färbeunterschieden zwei Zelltypen in den Langerhansschen Inseln differenziert hatten, ist der Streit um die Spezifität der angewandten histologischen Methoden bis heute nicht abgeklungen. In der Inselliteratur werden — von Species zu Species wechselnd — bis zu sieben verschiedene Zelltypen beschrieben, ein Referat über die A-Zellen als Glucagonquelle muß also mit einer Begriffsbestimmung beginnen. Es muß kurz auf die Methoden eingegangen werden, mit denen der Morphologe die verschiedenen Zelltypen gegeneinander abgrenzt. Erst dann können unsere heutigen cytologischen Vorstellungen von der Synthese, Speicherung und Ausschleusung der hormonhaltigen Granula entwickelt und Besonderheiten der Verteilung der A-Zellen in der aufsteigenden Wirbeltierreihe abgehandelt werden.

LANE (1907) hat als erster systematische Untersuchungen über das Verhalten der Granula in den Inselzellen gegenüber verschiedenen Fixantien und Farbstoffen angestellt. Er bezeichnet mit dem Buchstaben A solche Zellen, deren Granula sich nach Fixation in 70%igem Alkohol anfärben ließen, während die mit dem griechischen Buchstaben β bezeichnete Zellart nicht dargestellt wurde. LANE schloß daraus, daß sich die Beta-Granula bei dieser Fixationsmethode aufgelöst hatten. Lange Zeit wurden eine Reihe von Färbemethoden zur Differenzierung der Zelltypen in den Inseln angewandt (siehe BARGMANN, 1939), bis FERNER (1938) darauf hinwies, daß sich mittels der Groß-Schutzeschen Versilberungsmethode an Gefrierschnitten von menschlichem Pankreas die A-Zellen selektiv hervorheben lassen.

Wichtige Ergebnisse zum Dualismus der Inselzellen und zur A:B-Relationsverschiebung beim menschlichen Diabetes mellitus wurden von FERNER (1938, 1939, 1942) und anderen mit dieser Methode erarbeitet, so daß LE COMPTE (1960) in diesen Untersuchungen den Beginn der quantitativen Ära der Inselforschung sieht.

Nach der Einführung von spezifischen Färbemethoden zur Darstellung der B-Zellen (Chromhämatoxylin und Aldehydfuchsin) durch G. GOMORI (1941, 1950) haben Nachuntersucher (CREUTZFELD u. THEODOSSIOU, 1957; GEPTS, 1957, 1958) festgestellt, daß die Zahl der versilberbaren und der mit sauren Farbstoffen wie Phloxin oder Ponceau de Xylidine darstellbaren A-Zellen nicht übereinstimmt. Dieser Frage sind HELLMAN u. HELLERSTRÖM (1960) mit einer eigenen Modifikation

---

* Eigene Untersuchungen mit Unterstützung durch die Deutsche Forschungsgemeinschaft.

der Versilberungsmethode nach DAVENPORT nachgegangen. Sie finden erstmals bei
Vögeln (Ente), später bei zahlreichen niederen Wirbeltieren und Säugern, daß sich
nur ein Teil der A-Zellen mit Silbernitrat imprägnieren läßt, während sich die
übrigen A-Zellen mit Phloxin oder Ponceau anfärben. Die schwedischen Autoren
schlagen deshalb eine Unterteilung des A-Zellsystems in versilberbare, sog. A_1-Zel-

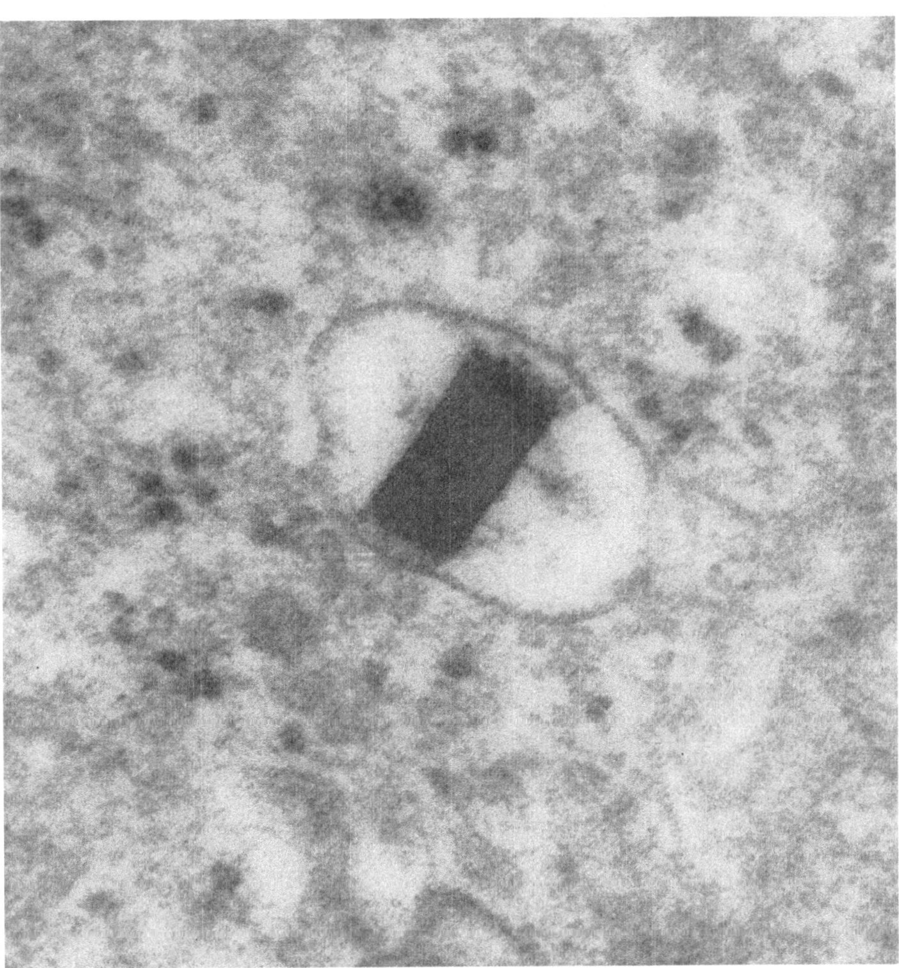

Abb. 1. Kristallförmiges Beta-Granulum aus einer B-Zelle des Menschen. Beachte die Sub-
struktur in Form einer regelmäßigen Längsstreifung. Doppelfixation Glutaraldehyd-$Os O_4$,
Epon, Kontrastierung mit Uranylacetat-Bleicitrat, Vergrößerung 127500fach

len und nicht versilberbare, phloxinophile (oder ponceauphile) A_2-Zellen vor. Beide
A-Zelltypen werden bei den verschiedenen Wirbeltierspecies in oft charakteristi-
scher Anordnung angetroffen (z. B. bei Pferd und Hund; siehe HELLERSTRÖM u.
Mitarb., 1964).

Die Notwendigkeit der Abgrenzung von 2 A-Zellfraktionen schien auch durch
histochemische Reaktionen gerechtfertigt: die versilberbaren A_1-Zellen zeigen bei
vielen Species eine metachromatische Reaktion mit Toluidinblau (MANNOCHIO,

1960, 1964), während nur in den A_2-Zellen der Nachweis auf Indolylgruppen des Tryptophan positiv ausfällt. Tryptophan soll im Glucagonmolekül so reichlich vorhanden sein, daß diese Aminosäure als histochemische Leitsubstanz für Glucagon selbst gelten dürfe. Die schwedischen Autoren nehmen an, daß nur die A_2-Zellen aktiv an der Glucagonsynthese beteiligt sind, die Funktion der A_1-Zellen bleibt ungewiß (HELLERSTRÖM u. Mitarb., 1964). Die Nomenklatur der Inselzellen wird nun weiter kompliziert durch die Annahme anderer Autoren (EPPLE, 1963, 1965; FUJITA, 1964), daß die versilberbaren Inselzellen mit den erstmals von BLOOM (1931) im menschlichen Pankreas beschriebenen D-Zellen identisch sind. Diese dritte Zellart wird darüberhinaus als Quelle eines dritten, noch unbekannten Inselhormons angesehen (EPPLE, 1963, 1965). Alle Morphologen stimmen überein, daß Versilberungsmethoden unspezifisch und launenhaft sind, sie allein oder im Zusammenhang mit anderen Routinefärbungen zur Abgrenzung neuer Zelltypen heranzuziehen, erscheint fragwürdig. Die Unsicherheit solcher Methoden wird bestätigt durch ein von GRIMELIUS (1964) angegebenes Verfahren, bei dem sich wiederum beide A-Zellfraktionen versilbern lassen.

Neuere elektronenmikroskopische Untersuchungen scheinen in diesem Streit eine Erklärungsmöglichkeit anzubieten. Wir können heute mit einiger Sicherheit annehmen, daß die B-Zellen das Insulin, die A-Zellen das Glucagon produzieren (LACY, 1960; BAUM u. Mitarb., 1962). Beide Hormone sind in Form der Granula gespeichert, diese erscheinen elektronenmikroskopisch als rundliche, von einer Hüllmembran umschlossene Bläschen. In welcher Form Insulin und Glucagon in diesen Bläschen vorliegt, ob beide Hormone jeweils allein oder zusammen mit einer „Trägersubstanz" gespeichert werden, ist unbekannt. Zinkionen sollen bei der Speicherung eine Rolle spielen. Beide Hormone verhalten sich nun unterschiedlich gegenüber der eiweißfällenden Wirkung der in der Elektronenmikroskopie gebräuchlichen Fixationsmittel (Osmiumtetroxyd, Glutaraldehyd). Die Proteine in den Granula der B-Zellen werden von Bläschen zu Bläschen wechselnd unterschiedlich ausgefällt. So entstehen innerhalb des von der Hüllmembran umschlossenen Hohlraumes rundliche, platten- und nadelförmige Gebilde, bei einigen Wirbeltierspecies und beim Menschen beobachtet man kristallartige Körper mit periodischer Querstreifung (Abb. 1). Die so bedingte Vielgestaltigkeit der Beta-Granula ist das wichtigste Merkmal in der Elektronenmikroskopie für die Abgrenzung von A- und B-Zellen.

Die Proteine in den Granula der A-Zellen dagegen verhalten sich bei den meisten Wirbeltieren einheitlich gegenüber den Fixationsmitteln: so erscheinen die Alpha-Granula als meist kreisrunde, deutlich intensiver durch Osmium geschwärzte Gebilde, bei denen der Granuluminhalt nur einen schmalen Randsaum zur Hüllmembran freiläßt. Dieses einheitliche morphologische Erscheinungsbild hat viele Autoren dazu veranlaßt, Zellen, die zwar im Verband mit den A-Zellen gelegen sind, sich jedoch weniger elektronendicht darstellten, als dritten Zelltyp (D-Zelle) zu bezeichnen. Elektronenmikroskopisch waren die D-Zellen also durch Granula charakterisiert, deren feingekörnter, wenig elektronendichter Inhalt eng der Hüllmembran anliegt [CARAMIA, 1963; MUNGER u. Mitarb., 1965; CARAMIA u. Mitarb., 1965; TITLBACH, 1966 (1), (2), 1967.] Neuere Untersuchungen von LIKE (1967) an der menschlichen Insel und unsere eigenen Studien an den (fast ausschließlich aus A-Zellen bestehenden) dunklen Inseln der Vögel haben jedoch gezeigt, daß auch die Proteine in den Granula der A-Zellen bei verbesserten Präparationsmethoden ganz unterschiedlich ausgefällt sein können. So beobachtet man in den A-Zellen des Menschen stark durch Osmium geschwärzte, meist geschrumpfte Granula neben feingekörnten, wenig elektronendichten Gebilden, deren Inhalt ohne Spaltbildung eng der Hüllmembran anliegt. Zwischen beiden Typen gibt es Übergangsformen, wo ein stark osmiophiler Innenkörper von wenig elektronendichtem Material umhüllt wird (Abb. 2). Die Annahme, daß je nach Kondensationsform der Proteine im Granulum sowohl die Anfärbbarkeit (in der Lichtmikroskopie) als auch das Verhalten gegenüber Fixantien (in der Elektronenmikroskopie) beeinflußt werden, könnte viele morphologische Unklarheiten auf einen Nenner bringen. Wir werden deshalb in diesem Referat alle nicht B-Zellen als A-Zellen ansehen.

Was kann der Morphologe über die Synthese, Speicherung und Ausschleusung der glucagonhaltigen Alpha-Granula aussagen? Entsprechend den heutigen Vorstellungen der Biochemie müßte sich die Synthese des Glucagons unter Steuerung der vom Kern ausgeschleusten Matrizen-RNS an den Ribosomen des endoplasmatischen Reticulum vollziehen. Dieser Schritt konnte bisher auch mit dem Elektronenmikroskop nicht sichtbar gemacht werden. Vielmehr scheinen die an den Ribosomen synthetisierten Glucagonmonomeren durch das Schlauchwerk des endoplasmatischen Reticulum zum Golgi-Apparat transportiert zu werden, in dessen Cisternen kleine rundliche Partikel von gleicher Osmiophilie wie die umliegenden Alpha-Granula beobachtet werden (Abb. 4). Es ist vorstellbar, daß durch weitere Ansammlung von Protein und dann durch Abschnürung eines Golgi-Bläschens ein fertiges Alpha-Granulum entsteht. Ob die im Golgi-Apparat und in seiner Nähe reichlich nachweisbare saure Phosphatase bei diesem „Reifeprozeß" eine Rolle spielt, ist nicht bekannt. Außerdem wissen wir nicht, ob auch Glucagonmonomeren ohne vorher in die Granulumform kondensiert worden zu sein, direkt durch den Zellsaft in das Gefäßsystem abgegeben werden können. Die Hüllmembran der Alpha-Granula wird mit großer Wahrscheinlichkeit vom Golgi-Apparat geliefert, sie scheint die Stapelform des Hormons zu gewährleisten.

Die Ausschleusung der Granula als morphologisches Äquivalent für eine Glucagonsekretion ist in ihren Einzelheiten noch nicht bekannt. Auf einen Sekretionsreiz hin scheinen die Granula zum capillarnahen Pol der A-Zellen zu wandern, ihre Hüllmembran verschmilzt mit der Plasmamembran und der Inhalt wird in den Pericapillarspalt ausgestoßen. Bei diesem Vorgang scheinen die Proteine so verändert zu werden, daß sie mit dem Elektronenmikroskop nicht mehr wahrgenommen werden können.

Welche Veränderungen beeinflussen die Sekretionstätigkeit der A-Zellen? Seit langem ist bekannt, daß exogene Zufuhr von Glucagon eine Involution der A-Zellen zur Folge hat, wobei zuerst eine Entgranulierung und Kernverkleinerung (als Zeichen der eingestellten Eigenproduktion), schließlich eine völlige Rückbildung der A-Zellen stattfindet [KRACHT, 1954, 1955; LAZARUS u. VOLK, 1958, 1959; LOGOTHETOPOULOS u. Mitarb., 1960 (1), (2)].

Für die akute Stimulation der Glucagonsekretion kommen nach UNGER u. EISENTRAUT (1967) vor allem zwei Mechanismen in Frage: einmal eine tiefe Hypoglykämie (durch Insulin oder Phlorizin), dann (vor allem beim Menschen) längeres Fasten. Außerdem sollen die sog. A-Zellgifte (wie z. B. Kobaltchlorid, Synthalin und andere) zu einer initialen Glucagonfreisetzung führen, die später in eine

Schädigung der Zellen übergeht. Zwei dieser Mechanismen, nämlich die Wirkung der alpha-cytotoxischen Substanzen (Kobaltchlorid und Synthalin A) und eine langdauernde Insulinhypoglykämie sollen an Hand eigener Untersuchungen kurz besprochen werden.

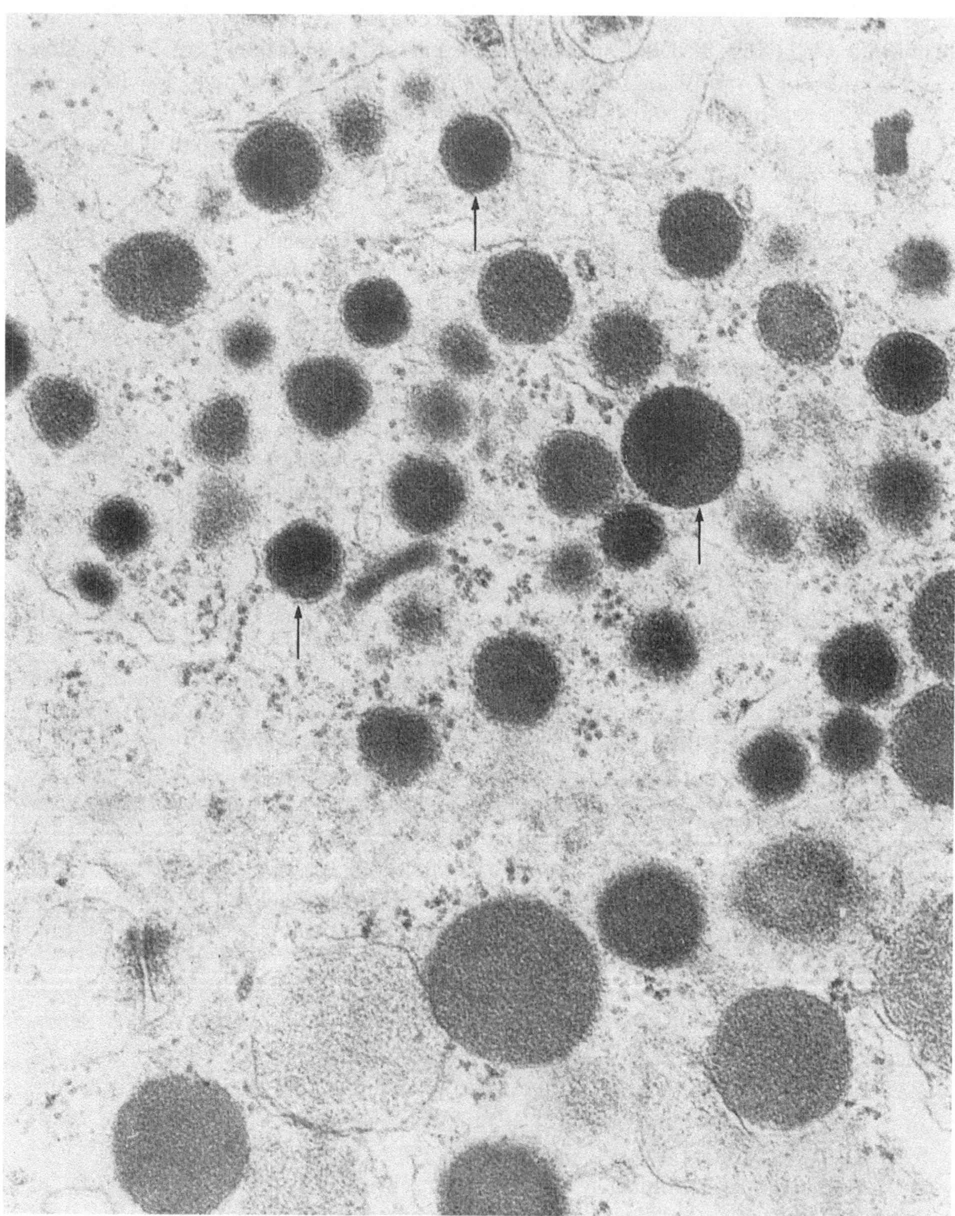

Abb. 2. Spezifische Granula einer A-Zelle des erwachsenen Menschen. Der Granuluminhalt kann ganz unterschiedlich ausgefällt sein. Unten im Bild große Granula mit feinkörnigem, wenig elektronendichtem Material, oben stärker osmiophile Körperchen. Die Pfeile bezeichnen Übergangsformen. Technik wie Abb. 1, Vergrößerung 45500fach

Nach der ersten Beschreibung der alpha-cytotoxischen Wirkung von Kobaltchlorid durch VAN CAMPENHOUT u. CORNELIS (1951) und von Synthalin durch
DAVIS (1952) haben zahlreiche Autoren die beschriebenen Schäden an verschiedenen Species lichtmikroskopisch bestätigt (siehe hierzu LAZARUS u. VOLK, 1962).
Über den Mechanismus der Schädigung sind die Ansichten geteilt: die eine Gruppe
von Untersuchern glaubt, aus den aufgetretenen Veränderungen eine primär toxi-
sche Wirkung der betreffenden Substanzen auf die A-Zellen (vergleichbar dem
Alloxan auf die B-Zellen) ersehen zu können (VON HOLT u. Mitarb., 1954; VON HOLT
u. FERNER, 1955). Andere, vor allem CREUTZFELD u. Mitarb. (1954, 1955) konnten
zeigen, daß viele sog. Lebergifte, wie z. B. Phosphor und das Gift von *Amanita
phalloides* ähnliche Veränderungen machen, wie Kobaltchlorid oder Synthalin.
Sie glauben, daß über den Mechanismus einer schweren Schädigung der Leber und
daraus resultierender Hypoglykämie die A-Zellen bis zur Schädigung stimuliert
werden. Elektronenmikroskopische Untersuchungen existieren lediglich über die
Wirkung von Kobaltchlorid (LACY u. CARDEZA, 1958; ESTERHUIZEN u. LEVER,
1962). Bei unseren Experimenten an Meerschweinschen treten — ähnlich wie in
früheren Arbeiten beschrieben — nach Applikation von Kobaltchlorid die ersten
Veränderungen nicht an den Langerhansschen Inseln, sondern am exokrinen
Gewebe auf. Wiederholte Gaben von 10 mg/kg $CoCl_2$ führen zu einer völligen
Entgranulierung des exokrinen Parenchyms, welche eine rege Neubildung von
Zymogengranula zur Folge hat. Diese äußert sich im Auftreten von zahlreichen
kleintropfigen Kondensaten innerhalb der Cisternen des endoplasmatischen Reti-
culums. Diese Kondensate haben etwa Form, Größe und Osmiophilie der Beta-
Granula, sie können zu mehreren, hintereinander aufgereiht, in den erweiterten
Cisternen des endoplasmatischen Reticulum liegen, eine Hüllmembran fehlt ihnen.
Wir müssen annehmen, daß durch Kobaltchlorid die normale Ausreifung von
typischen Zymogengranula beeinträchtigt wird. Die A-Zellen in den Inseln sind
auch nach sechsmaliger Gabe von 10 mg/kg $CoCl_2$ vollgranuliert und nicht geschädigt. Dagegen führt eine dreimalige Gabe von 15 mg/kg $CoCl_2$ zu deutlichen
Veränderungen an den A-Zellen (Abb. 3). Ähnlich wie bei lichtmikroskopischen
Untersuchungen sind einzelne A-Zellen weitgehend entgranuliert, zahlreiche Granulavorstufen in den Cisternen des vergrößerten Golgi-Apparates sind der Ausdruck einer erhöhten Stimulation (Abb. 4). In dem Großteil aller A-Zellen jedoch
werden unregelmäßig begrenzte, von einem feinkörnigen Material erfüllte Vacuolen
gesehen. Sie sind alle von einer Membran umschlossen, der außen zahlreiche
Ribosomen aufsitzen, so daß angenommen werden muß, daß die Vacuolen durch
Aufweitung des endoplasmatischen Reticulum entstehen. Zahlreiche kleine können zu einer einzigen, oft den Großteil des Cytoplasmas einnehmenden Vacuole
zusammenfließen. Interessanterweise sind solche vacuolisierten Zellen meist dichter
granuliert als ungeschädigte, an ihren Mitochondrien ist ein Verdämmern der
Cristae Struktur zu bemerken. Der Golgi-Apparat scheint nicht schwer geschädigt,
obwohl er direkten Anschluß an das endoplasmatische Reticulum hat, auch die
Struktur des Kerns ist nicht auffallend verändert. An den besonders stark geschä-
digten A-Zellen werden die Anzeichen einer Überstimulation, die sich oft in Vergrößerung des Golgi-Apparates, Vermehrung des endoplasmatischen Reticulum
und Vergrößerung der Mitochondrien äußert, vermißt. Es kann nach unseren
bisherigen Ergebnissen eine direkte Schädigung der A-Zellen durch $CoCl_2$ nicht

ausgeschlossen werden. Ganz ähnliche Veränderungen werden nach Einwirkung von Synthalin A beobachtet, mit dem Unterschied, daß das exokrine Gewebe völlig unbeeinträchtigt bleibt. Nach einer Einzeldosis von 2 mg/kg sind nach 24 Std zahlreiche A-Zellen entgranuliert, innerhalb der Cisternen des oft vergrößerten Golgi-Apparates wird eine lebhafte Granulopoese beobachtet. Erst nach

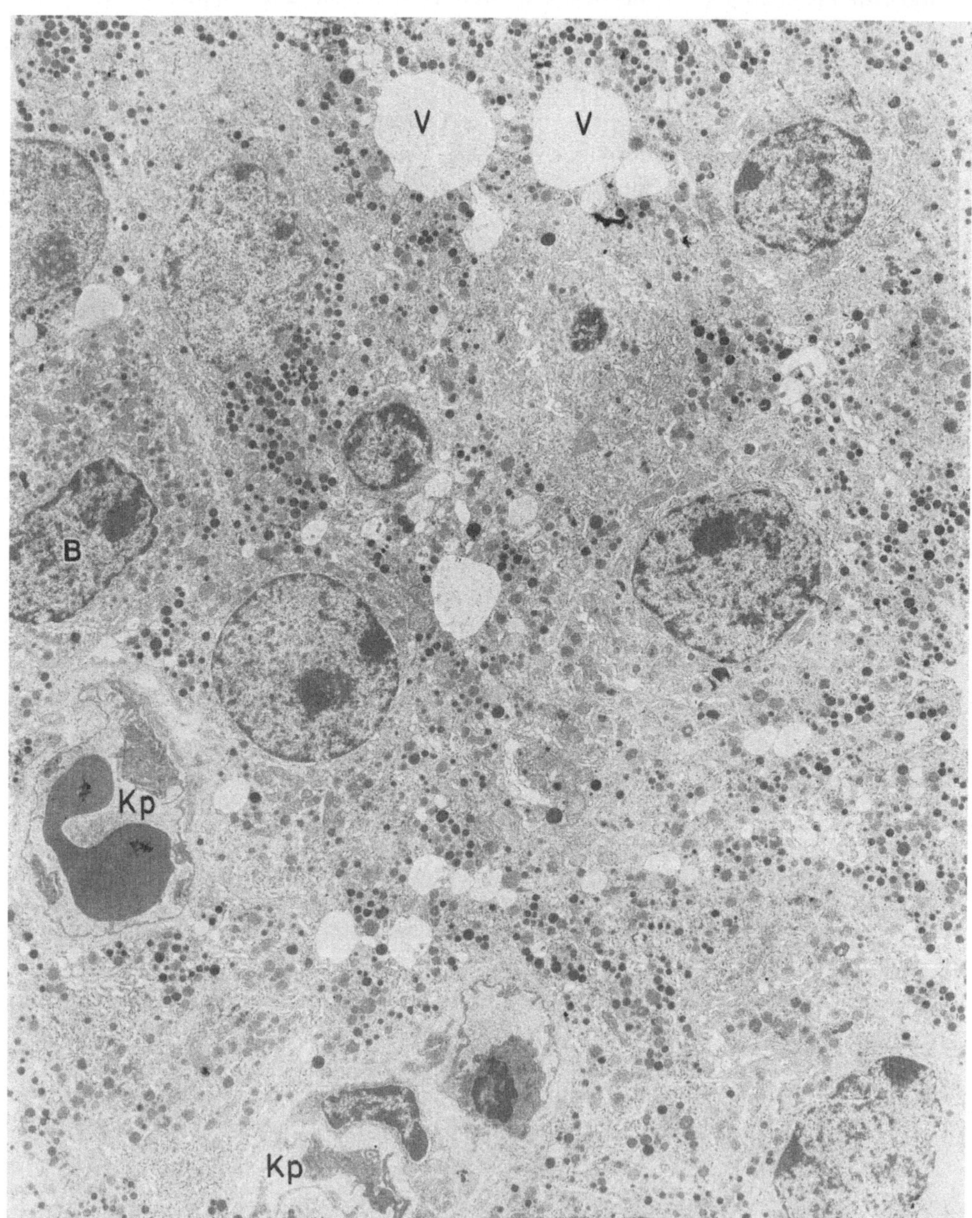

Abb. 3. Schäden in den Langerhansschen Inseln des Meerschweinchens nach dreimaliger Gabe von 15 mg/kg Kobaltchlorid. Einzelne A-Zellen sind weitgehend entgranuliert, in anderen haben sich Vacuolen unterschiedlicher Größe gebildet. Vergrößerung 4420fach

zwei Injektionen von Synthalin A treten in zahlreichen A-Zellen Schäden in Form von Vacuolenbildung auf (Abb. 5). Sie haben grundsätzlich die gleiche Struktur wie nach Kobaltchlorid und resultieren als Aufweitung des endoplasmatischen Reticulum (Abb. 6). Der Allgemeinzustand der Tiere ist nach Synthalin jedoch vielmehr beeinträchtigt als nach Kobaltchlorid, nur wenige Tiere überleben eine

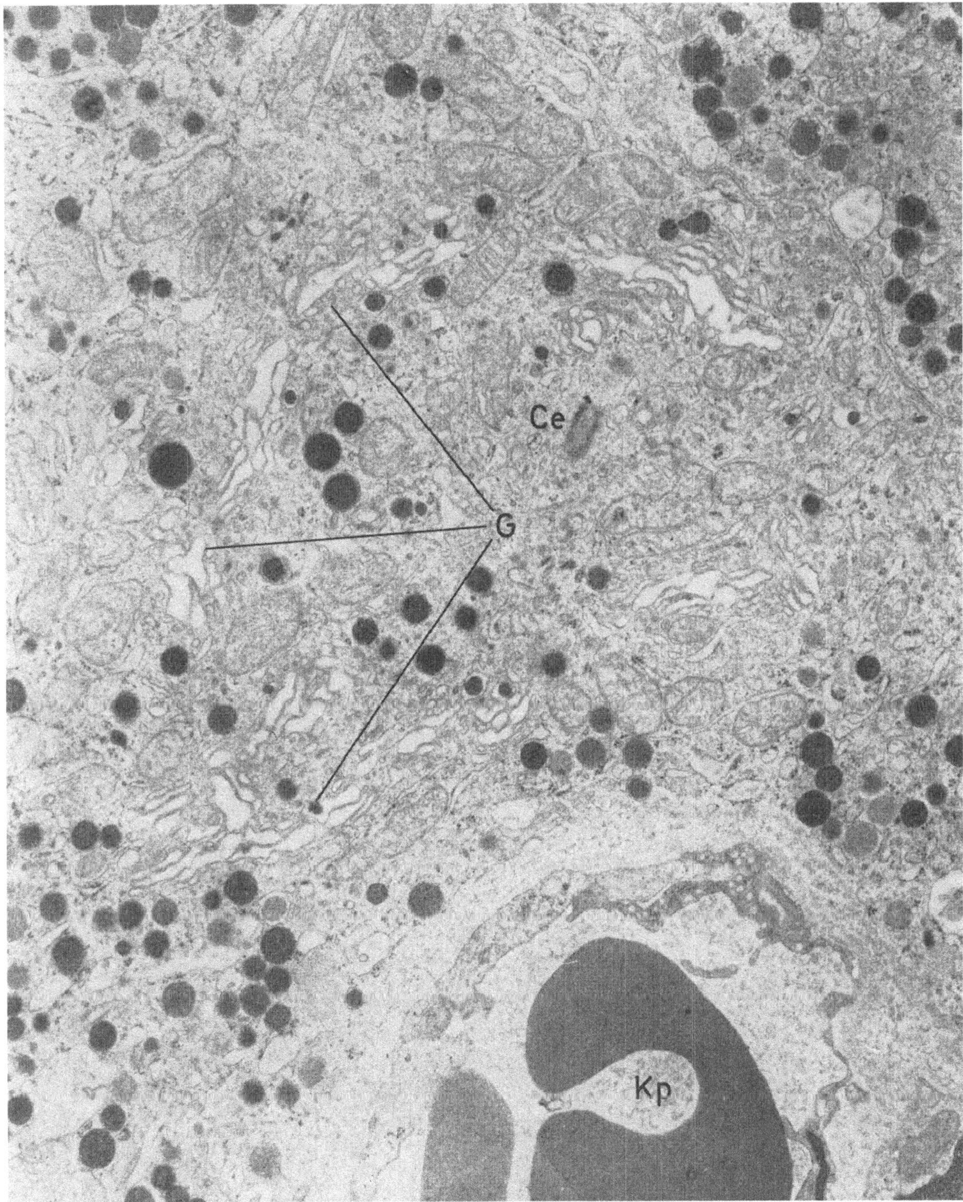

Abb. 4. Deutlich entgranulierte A-Zellen aus der gleichen Insel wie Abb. 3. Am Capillarpol (Kp) Ansammlung von Granula, in den Cisternen des vergrößerten Golgi-Apparates zahlreiche Granulavorstufen. Im Zentrum ist ein Centriol (Ce) angeschnitten. Vergrößerung 15000fach

dritte Dosis von 2 mg/kg Synthalin A. Ob die oben beschriebenen Schäden nach Absetzen der Injektionen reversibel sind, wie für Kobaltchlorid berichtet wird (Lacy u. Cardeza, 1958), muß in weiteren Untersuchungen geklärt werden.

Seit langem ist bekannt, daß Insulininjektionen über längere Zeit an den Inseln (z. B. von Ratten) Veränderungen hervorrufen: die Dichte der Beta-Gra-

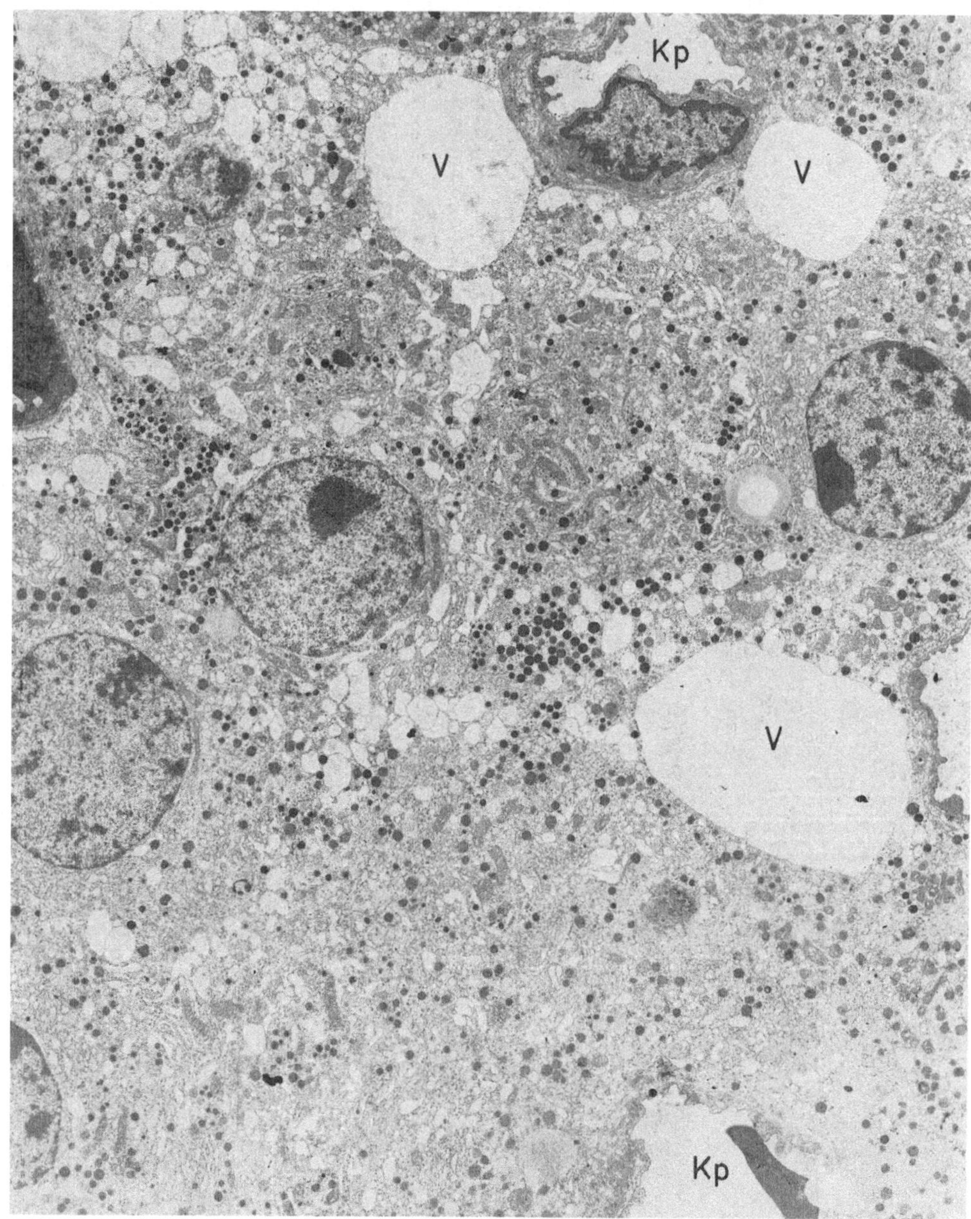

Abb. 5. Langerhanssche Insel eines Meerschweinchens nach zwei Injektionen von 2 mg/kg Synthalin A. Die Aufnahme zeigt alle Grade der vacuolären Schädigung in den A-Zellen. Vergrößerung 4420fach

nula und die Menge des histochemisch nachweisbaren Zink werden deutlich vermindert, der Gehalt an extrahierbarem Insulin verringert sich entsprechend der Dauer der Behandlung (HAIST, 1944; LOGOTHETOPOULOS u. Mitarb., 1961, 1964).

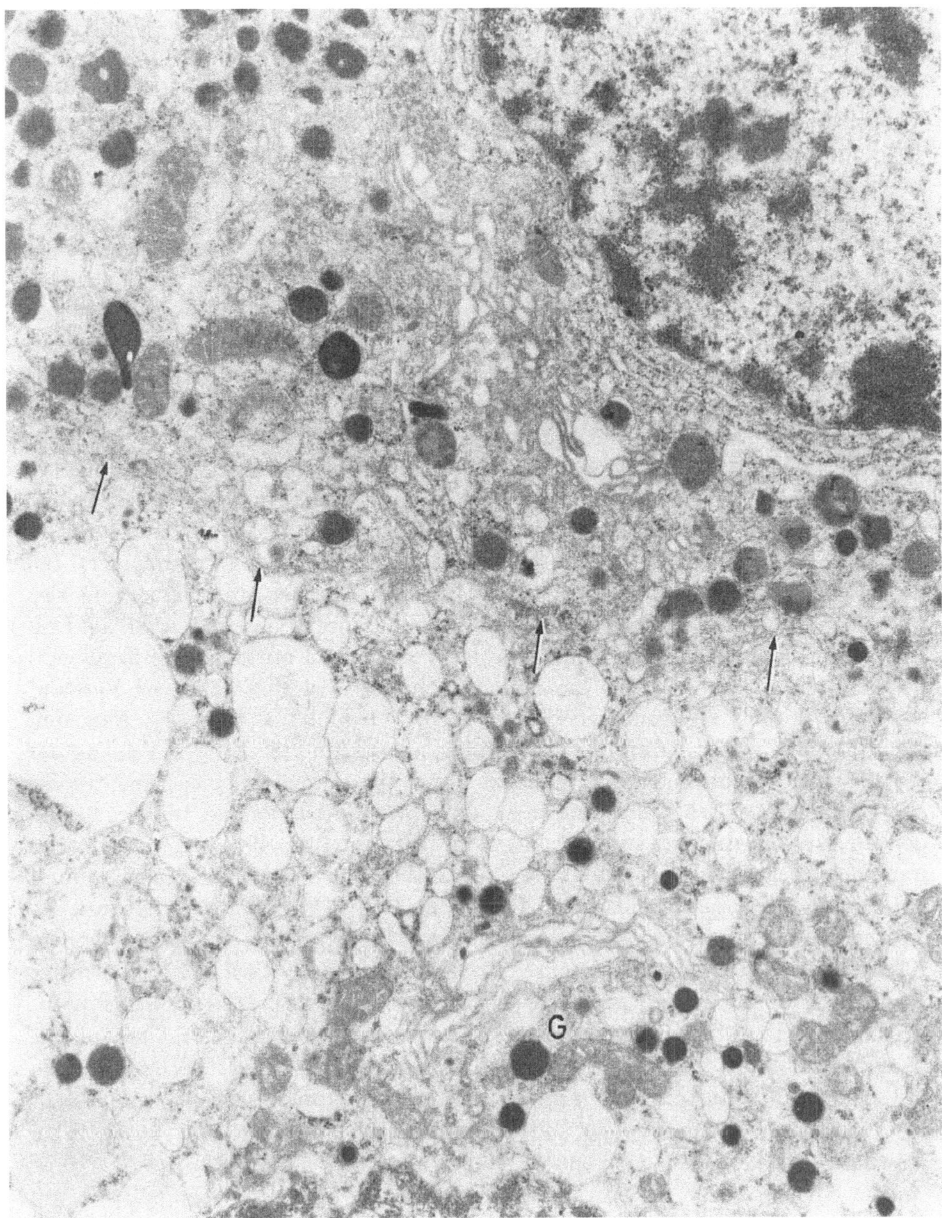

Abb. 6. Die Schäden in einer A-Zelle bei stärkerer Vergrößerung. Man erkennt die Bildung der Vacuolen durch Aufweitung des endoplasmatischen Reticulum. Der Golgi-Apparat (G) ist unverändert und zeigt Granulavorstufen. Auch die B-Zelle (oben im Bild, Zellgrenzen mit Pfeilen markiert) bleibt ungeschädigt. Vergrößerung 15000fach

13*

Elektronenmikroskopisch wird ein weitgehendes Verschwinden der Beta-Granula und eine deutliche Verkleinerung des Golgi-Komplexes beschrieben (Logothetopoulos, 1966). Die A-Zellen sind bei all diesen Untersuchungen unberücksichtigt geblieben, keiner der Autoren hat eine Vermehrung ihrer Zahl oder deutliche Zeichen einer gesteigerten Sekretionstätigkeit berichtet. Wir haben deshalb ausgewachsene männliche Ratten über 2 Monate mit steigenden Dosen von Insulin (beginnend mit 2 E NPH-Insulin[1] morgens und 2 E Protaminzinkinsulin[1] abends — gesteigert auf 4 E Protaminzinkinsulin abends) behandelt. Etwa die Hälfte aller Versuchstiere verstarb während der Versuchsdauer im hypoglykämischen Schock. Die von Logothetopoulos (1966) beschriebenen Veränderungen an den B-Zellen können bestätigt werden. Die Befunde an den A-Zellen sind jedoch spärlich: während bei der normalen Ratte auf elektronenmikroskopischen Aufnahmen A-Zellen meist nur in der Einzahl an der Grenze zum exokrinen Gewebe liegend angetroffen werden, scheint bei Insulin-behandelten Tieren die A-Zellrandschale verdickt. Die A-Zellen selbst sind normal granuliert, in Einzelfällen können das endoplasmatische Reticulum vermehrt und der Golgi-Apparat vergrößert sein. In Anbetracht der großen Variationsbreite dieser Zellorganellen im normalen Sekretionscyclus der Zellen sind diese Befunde möglicherweise nicht signifikant, weitere Experimente sind erforderlich.

Abschließend sollen noch einige Besonderheiten der Verteilung der A-Zellen in der aufsteigenden Wirbeltierreihe besprochen werden: die einzigen Wirbeltiere bei denen bisher, trotz sorgfältiger Studien keine A-Zellen licht- und elektronenmikroskopisch nachgewiesen werden konnten, sind die Cyclostomen (Rundmäuler). Bei diesen sehr primitiven Vertebraten liegt noch eine vollständige Trennung von exokrinem und endokrinem Pankreasanteil vor. Während das Inselorgan als Epithelknötchen *innerhalb* der Submucosa des Vorder- und Mitteldarmes liegt, wird das exokrine Pankreas durch die Summe von spezialisierten Zellen im Verband des Darmepithels repräsentiert [Falkmer u. Windbladh, 1964 (1); Ermisch, 1966; Luppa u. Ermisch, 1967). Der morphologische Befund des Fehlens der A-Zellen bei Cyclostomen wird gestützt durch physiologische Experimente: die sog. alpha-cytotoxischen Substanzen haben keinen Einfluß auf das Inselorgan und den Blutzucker dieser Tiere [Falkmer u. Windbladh, 1964 (2)]. Der radioimmunologische Nachweis auf Glucagon fällt ebenfalls negativ aus, was allerdings auch durch Speciesunterschiede des Glucagonmoleküls erklärt werden könnte.

Die Knorpelfische (Elasmobranchier, Haie und Rochen) als nächst höhere Klasse haben ein kompaktes Pankreas, das Inselorgan ist als meist einschichtige Epithellage um die Ausführungsgänge angeordnet (Diamare, 1899; Thomas, 1940; Kern, 1964). Die A-Zellen sind etwa zur Hälfte am Aufbau des Inselorgans beteiligt, sie liegen in bunter Reihenfolge wechselnd zwischen den B-Zellen. Während Insulin mittels des Mäusediaphragmatests (Diskussionsbemerkung Falkmer, 1964) nachgewiesen werden konnte, fiel der radioimmunologische Nachweis für Glucagon bei Haien bisher negativ aus (Falkmer, 1966).

Die Knochenfische (Teleostier) zeigen wiederum eine weitgehende Trennung von exokrinem Pankreas und Inselgewebe: ersteres ist meist diffus in der ganzen Bauchhöhle und in den Mesenterien verteilt, das Inselgewebe liegt in einem oder

---

[1] Beide Insulinpräparate wurden freundlicherweise von den Nordisc Insulin Laboratorien, Kopenhagen, zur Verfügung gestellt.

mehreren, schon makroskopisch sichtbaren Körperchen vor. Die A-Zellen sind vorwiegend in der Peripherie dieser sog. Brockmannschen Körperchen angeordnet, bei einigen Arten können Stränge von A-Zellgewebe ins Zentrum der Insel vordringen (BARGMANN, 1939; FALKMER, 1961).

Bei den Amphibien sind in letzter Zeit besonders die Inseln der Urodelen (Molche und Salamander) diskutiert worden, nachdem MILLER u. WURSTER (1956, 1958) mitgeteilt hatten, daß diese Ordnung keine A-Zellen besitzt und die Inseln ausschließlich aus B-Zellen bestehen. Nachuntersucher (GHIANI u. ACCAME, 1962; KERN, 1962; NACE u. FUCIKOVSKY, 1962; EPPLE, 1966; GROSSNER, 1967) konnten diesen Befund nicht bestätigen. Die A-Zellen sind bei manchen Arten *(Siredon mexicanum, Amphiuma means)* sehr in der Minderzahl, bei anderen können sie zu gesonderten A-Zellkomplexen zusammengeschlossen sein (KERN, 1962).

Bei den Anuren (Kröten und Fröschen) sind die A-Zellen etwa zur Hälfte am Aufbau der Inseln beteiligt, sie liegen bevorzugt in der Peripherie angeordnet (HELLMAN u. HELLERSTRÖM, 1962).

Von den drei Hauptordnungen in der Klasse der Reptilien — den Schildkröten, den Krokodilen und den Schuppenkriechtieren (Eidechsen und Schlangen) — sind für unsere Fragestellung die Inseln der Schlangen von einigem Interesse. Man kann in dem kompakten Pankreas der Schlangen zwei Inseltypen unterscheiden: einmal oft nur aus 20 bis 30 Zellen bestehende, durchschnittlich zwischen 50 und 150 μ messende Inseln, die über die ganze Drüse verstreut gefunden werden. Der zweite Typ sind riesige, oft mehrere Millimeter im Durchmesser betragende Inselkomplexe, die in der Einzahl besonders im milznahen Teil des Pankreas gelegen sind. Auch in der Milz selbst können isolierte Inseln vorkommen (THOMAS, 1942; HELLERSTRÖM u. ASPLUND, 1966). A- und B-Zellen sind in beiden Inselformen etwa zu gleichen Teilen am Aufbau der Insel beteiligt, die A:B-Relation beträgt bei Schlangen also 1:1. Im allgemeinen ist der Zelleib der A-Zellen größer, sie liegen als hochprismatische, oft mit langen Ausläufern versehene Elemente pallisadenartig um Capillaren angeordnet. Ein Teil dieser A-Zellen läßt sich mit Silbernitrat imprägnieren, die meisten A-Zellen enthalten grobkörnige, intensiv mit sauren Farbstoffen anfärbbare Granula. Interessanterweise fällt der histochemische Nachweis auf Tryptophan, der ja für die Anwesenheit von Glucagon spezifisch sein soll, bei allen A-Zellen der Schlangen negativ aus, ein weiteres Beispiel für die Fragwürdigkeit der zur Abgrenzung von selbständigen Zelltypen angewandten Methoden.

Wohl die interessanteste Wirbeltierklasse für die experimentelle Glucagonforschung bilden die Vögel, seit MIALHE (1958) nachweisen konnte, daß bei der Ente nach totaler Pankreatektomie eine schwere Hypoglykämie entsteht, deren letaler Ausgang nur durch exogene Gaben von Glucagon verhindert werden kann. Auch bei subtotaler Pankreatektomie gleiten die Tiere, die sonst eine diabetische Glucosetoleranz zeigen, nach längerem Fasten in schwere Hypoglykämien. Die Vögel, im speziellen Fall die Ente, sind also die bisher einzigen bekannten Wirbeltiere, für die Glucagon ein lebenswichtiges Hormon darstellt. Es erscheint deshalb angebracht, am Beispiel der Taube ausführlicher das Inselorgan der Vögel zu besprechen. Das Pankreas liegt bei den Vögeln zwischen den beiden Schenkeln der weit nach caudal ausgezogenen Duodenalschlinge eingebettet, topographisch können ein ventraler, ein dorsaler und der sog. Milzlappen unterschieden werden.

Ventraler und dorsaler Lappen können je nach Species weiter unterteilt sein, der Milzlappen ist meist eine Fortsetzung des Dorsallappens. Seit den Arbeiten Claras (1924) ist bekannt, daß im Pankreas der Vögel zwei Inselformen zu unterscheiden sind, die von ihm als „helle" und „dunkle" Inseln bezeichnet werden. Die „hellen" Inseln sind kleine, bei Routinefärbungen sich hell vom dunkler angefärbten Exokrinen abhebende Gebilde, die in allen drei Lappen verteilt vorkommen. Die „dunklen" Inseln, die besonders reichlich im Dorsal- und Milzlappen angetroffen werden, zeigen dagegen eine größere Affinität zu den von Clara angewandten Farbstoffen und heben sich als dunkel gefärbte Komplexe von dem heller tingierten exokrinen Parenchym ab. Die Anwendung spezifischer Färbemethoden (Aldehydfuchsin) zeigt, daß nur die sog. „hellen" Inseln den typischen Langerhansschen Inseln entsprechen (Runge, Müller u. Ferner, 1956; Müller, Runge u. Ferner, 1956; Hellman u. Hellerström, 1960; Epple, 1961; Erbengi, 1964). Sie sind in der Hauptmasse aus B-Zellen aufgebaut, um die sich eine Randschale von A-Zellen gruppiert, eine Situation also, die an die Inseln der Muridae (Ratte, Maus) erinnert. Die „dunklen" Inseln dagegen bestehen zum überwiegenden Teil aus A-Zellen, in einzelnen kann eine kleine B-Zellknospe am Rand liegen, was sich aus dem Studium der Ontogenese sehr gut erklären läßt (Svennevig, 1967). Schon lichtmikroskopisch fällt die große Schwankungsbreite der mit sauren Farbstoffen anfärbbaren Alpha-Granula auf. Nach Hellman u. Hellerström (1960) sind bei Vögeln ein Fünftel bis zur Hälfte aller A-Zellen in den „dunklen" Inseln versilberbar, so daß hier ein günstiges Untersuchungsobjekt zur Klärung der Streitfrage A_1-Zellen = D-Zellen vorliegt. Schon auf elektronenmikroskopischen Übersichtsaufnahmen ist ersichtlich, daß die „dunklen" Inseln (bei gutem Erhaltungszustand) nur aus *einem einzigen Zelltyp* aufgebaut sind. Frühere Befunde von Björkman u. Hellman (1964) können (zumindest bei der Taube) nicht bestätigt werden. Bemerkenswert sind jedoch der Formenreichtum und die Dichteunterschiede der Granula in diesen A-Zellen (Abb. 7). Viel ausgeprägter noch als eingangs am Beispiel der menschlichen A-Zelle beschrieben, variieren die Alpha-Granula bei der Taube von stark osmiophilen, von einem deutlichen Schrumpfraum umgebenen Formen bis zu wenig elektronendichten, feingekörnten Granula, deren Inhalt eng der Hüllmembran anliegt. Zwischen beiden Extremen werden zahlreiche Übergangsformen gesehen (Abb. 8). Wir finden also in den A-Zellen der „dunklen" Insel der Taube Granula, die alle Kennzeichen von Alpha-Granula aufweisen neben solchen, die in der Literatur als typische Delta-Granula beschrieben sind. Wir wiederholen an diesem Beispiel die Zweifel an der Gültigkeit der Differenzierungsmethoden für einen dritten, unabhängigen Zelltyp in den Langerhansschen Inseln.

Die Topik der A-Zellen in den Inseln des Menschen und der meisten Säuger ist hinreichend bekannt (siehe Ferner, 1952), eine kurze Zusammenfassung genügt. Beim Menschen liegen die A-Zellen vorwiegend als Einzelzellen über die ganze Insel verstreut, sie bevorzugen die Lage an Capillaren. Ihre Feinstruktur ist eingangs beschrieben worden. Bei Ratte und Maus sind die A-Zellen als einschichtige, nicht immer geschlossene Hülle in der Peripherie der Insel angeordnet (Typ Mantelinsel), beim Meerschweinchen bilden sie Gruppen, die wiederum Capillarnähe bevorzugen. Beim Kaninchen lagern sich die A-Zellen kappenartig einem oder zwei Polen der Insel auf, sie können auch als Einzelzellen im Zentrum der Insel angetroffen werden. Das Pferd bietet insofern eine besondere Topik, als ein zentraler Komplex aus ponceauphilen A-Zellen von einem Kranz aus B-Zellen umhüllt wird, ganz in der Inselperipherie sind dann einzelne versilberbare A-Zellen zu finden (BJÖRKMAN u. Mitarb., 1963).

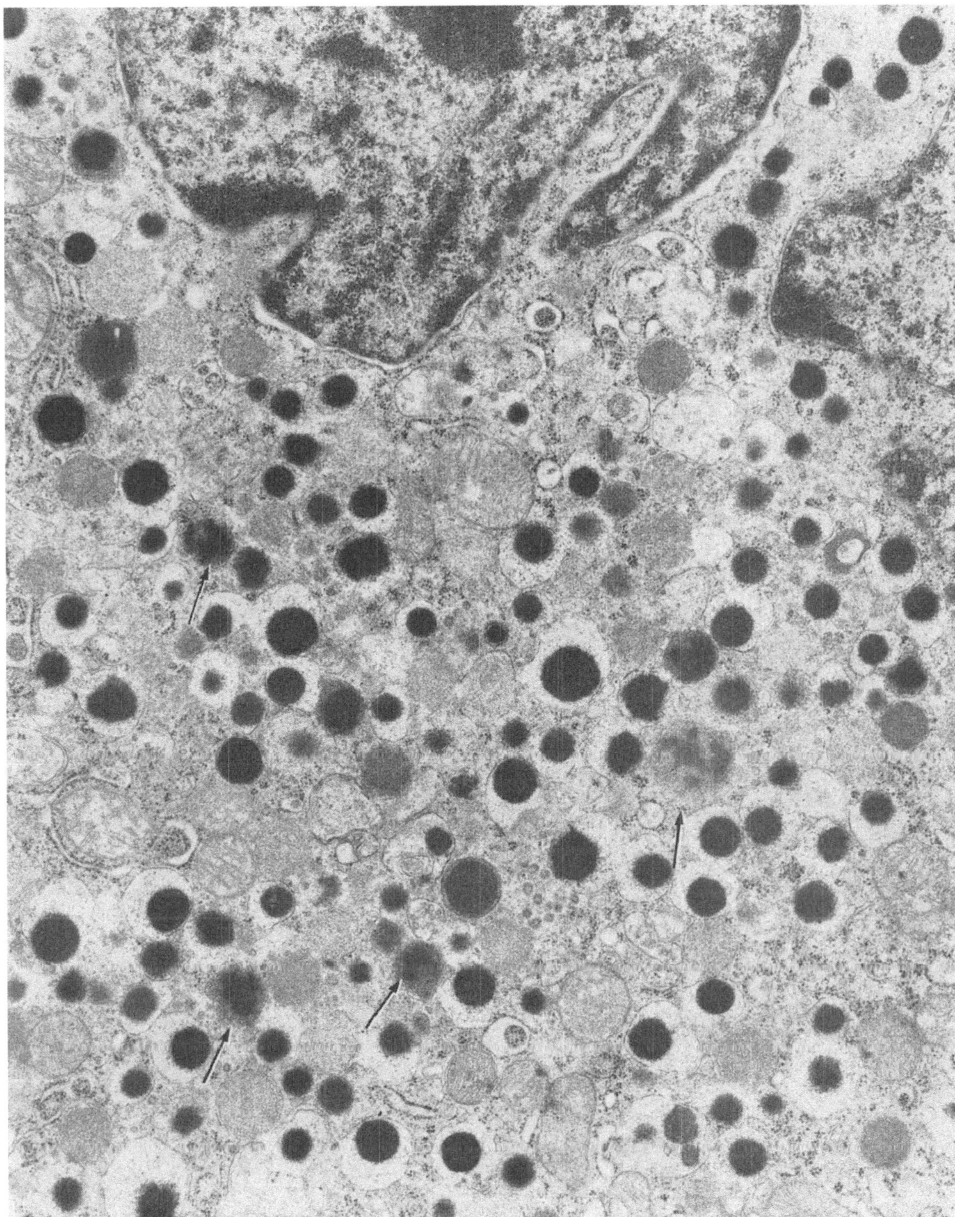

Abb. 7. A-Zelle aus der „dunklen" Insel einer Taube. Die spezifischen Granula zeigen alle Grade der Ausfällung des Granuluminhaltes. Man sieht zahlreiche wenig elektronendichte, feingekörnte Granula neben stark osmiophilen mit breitem Schrumpfraum zur Hüllmembran. Die Pfeile zeigen auf Übergangsformen. Vergrößerung 15000fach

Eine für die Streitfrage A_1-Zellen = D-Zellen wichtige Situation bieten die Inseln des Hundes. Makroskopisch können am Pankreas des Hundes drei Teile unterschieden werden: ein der Pars superior duodeni anliegender Teil, der als Mittelstück bezeichnet wird (entspricht beim Menschen dem Corpus), ein nach links reichender Schenkel (Lobus sinister) und ein nach rechts und mehr caudal sich erstreckender Teil, der auch Duodenallappen oder Processus uncinatus genannt

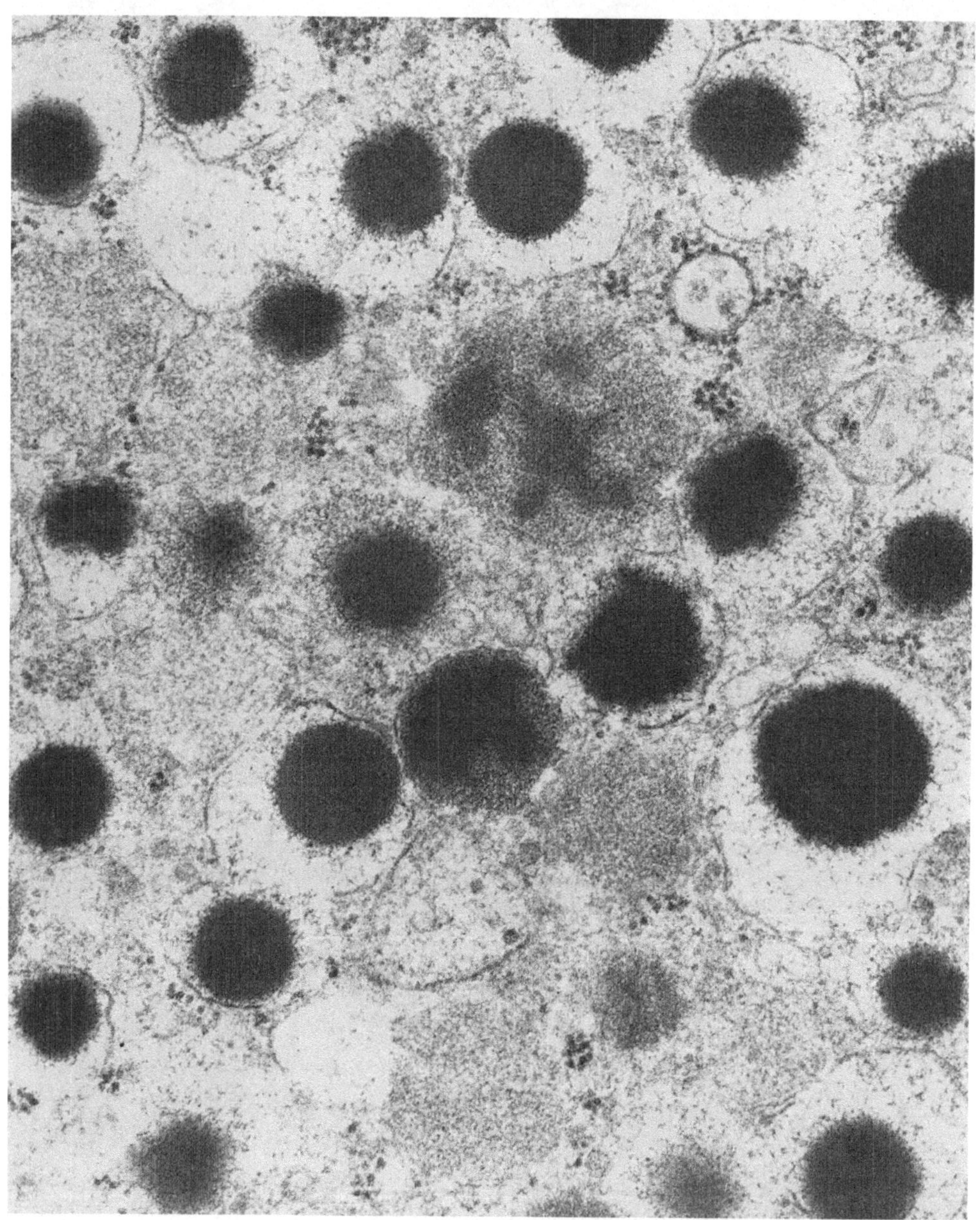

Abb. 8. Alpha-Granula in der „dunklen" Insel der Taube. Beachte die unterschiedliche Ausfällung des Granuluminhaltes. Vergrößerung 45500fach

wird. Während die Inseln im Mittelstück und Lobus sinister im Aufbau ganz den Langerhansschen Inseln der Säuger entsprechen, sollen im Processus uncinatus die A-Zellen fehlen.

BENCOSME u. LIEPA (1955) konnten aus diesem Pankreasteil kein Glucagon extrahieren. Eigene elektronenmikroskopische Untersuchungen bestätigen weitgehend die Beschreibung früherer Autoren (MUNGER u. Mitarb., 1965). Die Inseln im Mittelstück und Lobus sinister bestehen aus A- und B-Zellen, die sich an Hand ihrer Granula leicht gegeneinander abgrenzen lassen. Im Processus uncinatus werden nur wenige typische A-Zellen gesehen, die Hauptmasse neben den B-Zellen bilden solche mit wenig elektronendichten, feinkörnigen Granula. Solche Zellen sind von anderen Autoren als D-Zellen bezeichnet worden, lichtmikroskopisch lassen sie sich versilbern und zeigen eine Metachromasie mit Toluidinblau (MANOCCHIO, 1964). Da echte Übergangsformen zu typischen Alpha-Granula auch bei unseren Untersuchungen vermißt wurden, muß die Identität dieser Zellen unbeantwortet bleiben.

Die im Magen-Darmtrakt als Einzelelemente verstreuten A-Zellen, die als Quelle des neuerdings isolierten „Enteroglucagons" (UNGER u. EISENTRAUT, 1967) in Frage kommen, sind in neuerer Zeit von ORCI u. Mitarb. (1968) genauer untersucht worden. Wir haben auf eine Beschreibung verzichtet, da von diesen Autoren im Verlauf dieses Symposiums die Ergebnisse selbst dargestellt werden.

Literatur

BARGMANN, W.: Die Langerhansschen Inseln des Pankreas. In: Handbuch der mikroskopischen Anatomie des Menschen. Hrsg. von W. VON MÖLLENDORFF, Bd. VI/2 S. 196—288. Berlin: Springer 1939.

BAUM, J., B. E. SIMONS, R. H. UNGER, and L. L. MADISON: Localisation of glucagon in the alpha-cells in the pancreatic islets by immunofluorescent technics. Diabetes 11, 371 (1962).

BENCOSME, S. A., and E. LIEPA: Regional differences of the pancreatic islets. Endocrinology 57, 588 (1955).

BJÖRKMAN, N., C. HELLERSTRÖM, B. HELLMAN, and U. ROTHMAN: Ultrastructure and enzyme histochemistry of the pancreatic islet in the horse. Z. Zellforsch. 59, 535 (1963).

—, and B. HELLMAN: Ultrastructure of the islets of Langerhans in the duck. Acta. anat. (Basel) 56, 348 (1964).

CAMPENHOUT, E. VAN, et G. CORNELIS: Destruction expérimentale des cellules alpha des îlots endocrines du pancréas chez le cobaye. C. R. Soc. Biol. (Paris) 145, 933 (1951).

CARAMIA, F.: Electron microscopic description of an third cell type in the islets of the rat pancreas. Amer. J. Anat. 12, 53 (1963).

—, B. L. MUNGER, and P. E. LACY: The ultrastructural basis for the identification of cell types in the pancreatic islets. I. Guinea pig. Z. Zellforsch. 67, 533 (1965).

CLARA, M.: Das Pankreas der Vögel. Anat. Anz. 57, 257 (1924).

CREUTZFELD, W.: Alpha cell cytotoxins. In: WILLIAMS, R. H.: Diabetes, p. 52. New York: Paul B. Hoeber 1960.

—, u. W. SCHMIDT: Über die Wirkung von Kobaltchlorid auf den Blutzucker und die Langerhansschen Inseln bei verschiedenen Nagetieren. Naunyn-Schmiedebergs Arch. exp. Path. Pharmak. 222, 487 (1954).

—, u. E. TECKLENBORG: Experimentelle Untersuchungen zur Funktion der A-Zellen der Pankreasinseln und zur Glukagonwirkung. Naunyn-Schmiedebergs Arch. exp. Path. Pharmak. 227, 23 (1955).

—, u. A. THEODOSSIOU: Die Relation der A- und B-Zellen in den Pankreasinseln bei Nichtdiabetikern und Diabetikern. Beitr. path. Anat. 117, 235 (1957).

DAVIS, J. C.: Hydropic degeneration of the alpha cells of the pancreatic islets produced by synthalin A. Amer. J. Path. 64, 575 (1952).

Diamare, V.: Studii comparativi sulle isole di Langerhans del pancreas. Int. Mschr. Anat. Physiol. **16**, 155 (1899).

Epple, A.: Über Beziehungen zwischen Feinbau und Jahresperiodik des Inselorgans von Vögeln. Z. Zellforsch. **53**, 731 (1961).
— Zur vergleichenden Zytologie des Inselorgans. Zool. Anz. Suppl. **27**, 461 (1963).
— Weitere Untersuchungen über ein drittes Pankreashormon. Verh. dtsch. Zool. Ges., S. 460—470. Leipzig: Akad. Verlagsges. 1965.

Erbengi, T.: Untersuchungen an dem Inselorgan der Haustaube. Endokrinologie **47**, 51 (1964).

Ermisch, A.: Beiträge zur Histologie und Topochemie des Inselsystems der Neunaugen unter natürlichen und experimentellen Bedingungen. Zool. Jb. Anat. **83**, 52 (1966).

Esterhuizen, A. C., and J. D. Lever: Pancreatic islet cells in the normal and $CoCl_2$ treated guinea pig. A fine structural study. J. Endocr. **23**, 243 (1961).

Falkmer, St.: Experimental diabetes research in fish. Acta endocr. (Kbh.) **37**, Suppl. **59** (1961)·
— Diskussionsbemerkung zu Ferner und Kern: The islet organ of Selachians. In: Brolin, S. E., B. Hellmann, and H. Knutson: The structure and metabolism of pancreatic islets· Oxford: Pergamon Press 1964.
— Quelques aspects comparatifs des cellules A pancréatiques et du glucagon. Ann. Endocr. (Paris) **27**, 321 (1966).
—, and L. Windbladh: (1) An investigation of the pancreatic islet tissue of the hagfish (Myxine glutinosa) by light and electron microscopy. In: Brolin, S. E., B. Hellman, and H. Knutson: The structure and metabolism of pancreatic islets. Oxford: Pergamon Press 1964.
— — (2) Some aspects of the blood sugar regulation of the hagfish (Myxine glutinosa). In: Brolin, S. E., B. Hellman, and H. Knutson: The structure and metabolism of the pancreatic islets. Oxford: Pergamon Press 1964.

Ferner, H.: Über die Entwicklung der Langerhansschen Inseln nach der Geburt und die Bedeutung der versilberbaren Zellen im Pankreas des Menschen. Z. Zellforsch. **44**, 451 (1938).
— Weitere Untersuchungen über die Bedeutung der Silberzellen in den Langerhansschen Inseln des Menschen. Anat. Anz. 88, 104 (1939).
— Beiträge zur Histologie der Langerhansschen Inseln des Menschen mit besonderer Berücksichtigung der Silberzellen und ihre Beziehung zum Pankreasdiabetes. Virch. Arch. path. Anat. **309**, 87 (1942).
— Das Inselsystem des Pankreas. Stuttgart: Thieme 1952.

Fujita, Ts.: The identification of the argyrophil cells of pancreatic islets with D-cells. Arch. histol. jap. **25**, 189 (1964).

Gepts, W.: Contribution à l'étude morphologique des îlots de Langerhans au cours du diabète. Les Editions Acta Medica Belgica, Bruxelles 1957.
— Die histopathologischen Veränderungen der Langerhansschen Inseln und ihre Bedeutung in der Frage der Pathogenese des menschlichen Diabetes. Endokrinologie **36**, 185 (1958).

Ghiani, P., e R. Accame: Sulla citologia del pancreas endocrino durante lo sviluppo degli anfibi. Osservazioni comparative in urodeli ed anuri. Atti Accad. Naz. Lincei, Ser. 8, 32, 1 (1962).

Gomori, G.: Observation with differential stains on human islets of Langerhans. Amer. J. Anat. **17**, 395 (1941).
— A new stain for elastic tissue. Amer. J. clin. Path. **20**, 665 (1950).

Grimelius, L.: A modified silver protein method for studying the argyrophil cells of the islets of Langerhans. In: Brolin, S. E., B. Hellman, and H. Knutson: The structure and metabolism of pancreatic islets. Oxford: Pergamon Press 1964.

Grossner, D.: Über das Inselorgan des Axolotl (Siredon mexicanum). Z. Zellforsch. **82**, 82 (1967).

Haist, R. E.: Factors affecting the insulin content of the pancreas. Physiol. Rev. **24**, 409 (1944).

Hellerström, C., and K. Asplund: The two types of A-cells in the pancreatic islets of snakes. Z. Zellforsch. **70**, 68 (1966).
—, B. Hellman, B. Petersson, and G. Alm: The two types of pancreatic A-cells and their relation to the glucagon secretion. In: Brolin, S. E., B. Hellman, and H. Knutson: The structure and metabolism of pancreatic islets. Oxford: Pergamon Press 1964.

Hellman, B., and C. Hellerström: The islets of Langerhans in ducks and chickens with special reference to the argyrophil reaction. Z. Zellforsch. **52**, 278 (1960).
— — Cellular composition of the islets of Langerhans in the bullfrog, Rana catesbiana. Acta anat. **48**, 149 (1962).
Holt, C. v., u. H. Ferner: Morphologie der A-Zellzerstörung und die Entinselung des Pankreas. Z. Zellforsch. **42**, 305 (1955).
—, L. v. Holt, B. Kröner und J. Kühnau: Chemische Ausschaltung der A-Zellen der Langerhansschen Inseln. Naturwissenschaften **41**, 166 (1954).
Kern, H. F.: Die Zytologie der Langerhansschen Inseln beim Axolotl (Siredon mexicanum) und bei Ambyostoma maculatum. Endocrinologie **42**, 294 (1962).
— Untersuchungen über das Pankreas einiger Selachier mit besonderer Berücksichtigung des Inselorgans. Z. Zellforsch. **63**, 134 (1964).
Kracht, J.: Glukagon und Inselapparat. Naturwissenschaften **41**, 336 (1954).
— Inaktivitätsatrophie extrainsulärer A-Zellen nach Glukagonzufuhr. Naturwissenschaften **42**, 5 (1955).
Lacy, P. E.: Histochemistry and electron microscopy of the pancreatic islets. In: R. H. Williams, edit.: Diabetes. New York: P. B. Hoeber 1960.
—, and A. F. Cardeza: Electron microscopy of guinea pig pancreas. Effects of cobalt on the acini and islets. Diabetes **7**, 368 (1958).
Lane, M. A.: The cytological characters of the areas of Langerhans. Amer. J. Anat. **7**, 409 (1907).
Lazarus, S. S., Effect of prolonged administration of glucagon in guinea pigs. Diabetes **8**, 294 (1959).
— The pancreas in human and experimental diabetes. New York: Grune & Stratton 1962.
—, and B. W. Volk: The effects of protracted glucagon administration on blood glucose and on pancreatic morphology. Endocrinology **63**, 359 (1958).
Le Compte, P. M.: Pathologic anatomy of the pancreas in diabetes mellitus. In: R. H. Williams, edit.: Diabetes. New York: P. B. Hoeber 1960.
Like, A. A.: The ultrastructure of the secretory cells of the islets of Langerhans in man. Lab. Invest. **16**, 937 (1967).
Logothetopoulos, J.: Electron microscopy of the pancreatic islets of the rat. Effects of prolonged insulin injections. Diabetes **15**, 823 (1966).
—, M. Kaneko, G. A. Wrenshall, and C. H. Best: Zinc, granulation and extractable insulin of islet cells following hyperglycemia or prolonged treatment with insulin. In: Brolin, S. E., B. Hellman, and H. Knutson: The structure and metabolism of pancreatic islets. Oxford: Pergamon Press 1964.
—, J. Kraicer, and C. H. Best: Granulation and reactive Zinc in the cells of the islets of Langerhans. Effects of prolonged insulin treatment. Diabetes **10**, 367 (1961).
—, and J. M. Salter: Morphology and cytochemistry of alpha cells of the rabbit pancreas. Diabetes **9**, 31 (1960).
Manocchio, J.: Metachromatische Färbung der A-Zellen in den Pankreasinseln von canis familiaris. Zbl. allg. Path. path. Anat. **101**, 1 (1960).
— The metachromatic A-cells in the pancreatic islets of dogs of different age. In: Brolin, S. E., B. Hellman, and H. Knutson: The structure and metabolism of the pancreatic islets. Oxford: Pergamon Press 1964.
Mialhe, P.: Glucagon, insuline et regulation endocrine de la glycémié chez le canard. Acta endocr. (Kbh.) Suppl. **36**, (1958).
Miller, M. R., and D. H. Wurster: Studies on the blood glucose and pancreatic islets of lizards. Endocrinology **58**, 114 (1956).
— — Further studies on the blood glucose and pancreatic islets of lizards. Endocrinology **63**, 191 (1958).
Müller, I., W. Runge und H. Ferner: Cytologie und Gefäßverhältnisse des Inselorgans bei der Ente. Z. mikr.-anat. Forsch. **62**, 165 (1956).
Munger, B. L., F. Caramia, and P. E. Lacy: The ultrastructural basis for the identification of cell types in the pancreatic islets. II. Rabbits, dogs, cat and opossum. Z. Zellforsch. **67**, 776 (1965).
Nace, P. F., and L. A. Fucikovsky: Blood sugar and pancreatic structure of the salamander Amphiuma. Anat. Rec. **142**, 261 (1962).

Orci, L., R. Pictet, W. G. Forssmann, A. E. Renold, and C. Rouiller: Structural evidence for glucagon producing cells in the intestinal mucosa of the rat. Diabetologia 4, 56 (1968).

Runge, E., I. Müller und H. Ferner: Der Zinknachweis in den A-Zellen und B-Zellen des Inselorgans bei der Ente. Z. Zellforsch. 44, 208 (1956).

Ssobolew, L. W.: Zur normalen und pathologischen Morphologie der inneren Sekretion der Bauchspeicheldrüse. Virchows Arch. path. Anat. 168, 91 (1902).

Svennevig, J. L.: Entwicklung des Inselorgans bei der Hausente, die Entstehung der dunklen und hellen Inseln. Z. mikr.-anat. Forsch. 76, 568 (1967).

Thomas, T. B.: Islet tissue in the pancreas of the Elasmobranchii. Anat. Rec. 76, 1 (1940).

— The pancreas of snakes. Anat. Rec. 82, 327 (1942).

Titlbach, M.: (1) Licht- und elektronenmikroskopische Untersuchungen der Langerhansschen Inseln von Schildkröten. Z. Zellforsch. 70, 21 (1966).

— (2) Feinstruktur der Zellen der Langerhansschen Inseln bei Cyprinus carpio. Z. mikr.-anat. Forsch. 75, 184 (1966).

— Licht- und elektronenmikroskopische Untersuchungen der Langerhansschen Inseln von Eidechsen. Z. Zellforsch. 83, 427 (1967).

Tschassownikow, S.: Über die histologischen Veränderungen der Bauchspeicheldrüse nach Unterbindung des Ausführungsganges. Arch. mikr. Anat. 67, 758 (1906).

Unger, R. H., et A. M. Eisentraut: Etudes récentes sur la physiologie du glucagon. In: Journées de Diabétologie Hôtel-Dieu. Ed. Méd. Flammarion, Paris 1967.

Volk, B. W., and S. S. Lazarus: Studies on the diabetogenic action and the site of origin of glucagon. Diabetes 2, 53 (1960).

Diskussion

H. F. Kern: Zur Frage von Herrn W. Creutzfeldt.

Ob neben den beiden bekannten Hormonen Insulin und Glucagon in den Langerhansschen Inseln weitere Hormone gebildet werden, kann der Morphologe wohl kaum entscheiden. Wir wollten in dem Referat klarstellen, daß abgesehen von den B-Zellen, alle zur Darstellung weiterer Zelltypen (auch der A-Zellen) angewandten histologischen Differenzierungsmethoden soviel Überschneidungen und Unklarheiten ergeben, daß sie als unspezifisch betrachtet werden müssen. Auch die Methodik der Elektronenmikroskopie, welche die Abgrenzung der verschiedenen Zelltypen nach Form-, Größe- und Dichteunterschieden der Sekretgranula vornimmt, birgt viele Gefahren der Falschinterpretation. Wir stimmen nicht zu, wenn Autoren den einen Zelltyp als A-Zelle klassifizieren, weil die Mehrzahl der Granula kreisrund und elektronendicht ist, dagegen andere, im Verband mit diesen A-Zellen gelegene Elemente nur deshalb als D-Zellen bezeichnen, weil sie größere und weniger elektronendichte Granula enthalten. Nach unseren Untersuchungen an den Langerhansschen Inseln des Menschen und den „dunklen" Inseln der Taube zeigen auch die Granula der A-Zellen alle Abstufungen der Dichte, Größe und Osmiophilie in der gleichen Zelle nebeneinander. Wir halten es für sinnvoller, erst einmal die Zusammensetzung der innerhalb der Granula gespeicherten Proteine und einen noch unbekannten Sekretionscyclus der A-Zellen zu untersuchen, als auf der Basis zweifelhafter morphologischer Methoden eine große Zahl von verschiedenen Zelltypen zu beschreiben, denen dann eine unbekannte Funktion zugeordnet wird.

Aus dem Max-Planck-Institut für Eiweiß- und Lederforschung, Abteilung für Peptidchemie,
München

Die Biochemie der Polypeptid-Naturstoffe;
Totalsynthese des biologisch-wirksamen Glucagons

E. Wünsch

Mit 6 Abbildungen

Referat

Die Synthese biologischaktiver Peptidwirkstoffe hat stets unter dem Blickwinkel zweier Zielsetzungen zu stehen:

A. Die Herstellung des Naturstoffes in beliebigen Mengen, vor allem dann, wenn dieser durch Isolierung aus natürlichem Material schlecht oder nur in geringem Ausmaße zugänglich ist;

B. Durch Synthese von Teilsequenzen und Sequenzanaloga das Auffinden der biologischen, der „Acceptor"- und der „Immunwirkungszentren" zu ermöglichen und letztlich damit zur Aufklärung der biochemischen Reaktionsmechanismen, an denen diese Peptidnaturstoffe beteiligt sind, zu verhelfen.

Dieser letztere Punkt ist als der wichtigste zu bezeichnen, liegt doch in der Darstellung von Sequenzanaloga darüberhinaus die Möglichkeit, „Wirkungserhöhung", „Wirkungsverbreiterung" und schließlich sogar „Depotwirkung" oder „Inhibitorwirkung" zu erzielen.

$$
\begin{array}{c}
\mathrm{S}\!-\!\!-\!\!-\!\!-\!\!-\!\!-\!\!-\!\!-\!\!-\!\!-\!\!-\!\!-\!\!-\!\mathrm{S} \\
| \qquad\qquad\qquad | \\
\mathrm{CH_2} \qquad\qquad \mathrm{CH_2} \\
| \qquad\qquad\qquad | \\
\mathrm{H-NHCHCO-Tyr-Ile-Gln-Asn-NHCHCO-Pro-Leu-Gly-NH_2} \quad (A)
\end{array}
$$

$$\downarrow +\mathrm{HS-R'} \qquad (B)$$

$$
\begin{array}{c}
\mathrm{SH} \qquad\qquad\qquad \mathrm{S-S-R'} \\
| \qquad\qquad\qquad | \\
\mathrm{CH_2} \qquad\qquad \mathrm{CH_2} \\
| \qquad\qquad\qquad | \\
\mathrm{H-NHCHCO-Tyr-Ile-Gln-Asn-NHCHCO-Pro-Leu-Gly-NH_2} \quad (C)
\end{array}
$$

$$
\begin{array}{c}
\mathrm{CH_2}\!-\!\!-\!\!-\!\!-\!\!-\!\!-\!\!-\!\!-\!\!-\!\!-\!\!-\!\!-\!\mathrm{S} \\
| \qquad\qquad\qquad | \\
\mathrm{CH_2} \qquad\qquad \mathrm{CH_2} \\
| \qquad\qquad\qquad | \\
\mathrm{H-NHCHCO-Tyr-Ile-Gln-Asn-NHCHCO-Pro-Leu-Gly-NH_2} \quad (D)
\end{array}
$$

$$\downarrow +\mathrm{HS-R'} \qquad (B)$$

Schema 1

An zwei Beispielen darf vorstehend Gesagtes erläutert werden:

a) Dem HVL-Hormon Oxytocin (A) schrieb man früher seine biologische Aktivität der vorausgehenden Wirkung eines Sulfhydrylacceptors zu, d. h. dieser Sulfhydrylacceptor (B) sollte die Disulfidringbrücke des Oxytocinmoleküls aufsprengen und durch Ausbildung einer „asymmetrischen" Disulfidbrücke (z. B. Produkt C) am Wirkungsort fixieren (siehe Schema 1).

Rudinger u. Mitarb.[1] konnten jedoch zeigen, daß

1. der Ersatz eines dieser Schwefelatome der Disulfidbrücke durch eine Methylenbrücke (z. B. Produkt D) nicht zum Verlust der biologischen Aktivität des Hormons führt. In diesem Sequenzanalogon ist ein „Sulfhydrylacceptormechanismus" jedoch ausgeschlossen.

2. Der Ersatz des Isoleucins in Position 3 durch andere Aminosäuren, sogar des isomeren L-allo-Isoleucins (Produkt E) bringt weitgehenden Aktivitätsverlust mit sich, durch die unnatürliche Aminosäure L-C-Cyclopentylglycin (Produkt F) ergibt ein Oxytocinanalogon mit etwa 50-prozentiger biologischer Aktivität (siehe Schema 2).

$$
\begin{array}{ccc}
\mathrm{H_3C} & \mathrm{CH_3} & \mathrm{H_2C\!-\!\!-\!\!-\!CH_2} \\
| & | & \quad|\quad\quad| \\
\mathrm{H_2C}\quad\mathrm{CH_3} & \mathrm{H_3C}\quad\mathrm{CH_2} & \mathrm{H_2C}\quad\mathrm{CH_2} \\
\diagdown\!\diagup & \diagdown\!\diagup & \diagdown\!\diagup \\
\mathrm{CH} & \mathrm{CH} & \mathrm{CH} \\
| & | & |
\end{array}
$$

Oxytocin-Pos. 3:   ..−NHCHCO−..   ..−NHCHCO−..   ..−NHCHCO−..
                      (A)   (E)   (F)

Biolog. Aktiv.:   100%   ∼3%   ∼50%

Schema 2

Aus diesen Ergebnissen folgert zwangsläufig, daß der „Acceptorwirkungsmechanismus" auf dem Funktionieren wahrscheinlich hydrophober Wechselwirkungen der Delta-Methylgruppe des Isoleucins beruht, wobei der räumlichen Stellung entscheidende Bedeutung zukommt.

b) Die natürlichen, die Magensekretion steuernden Gastrinhormone sind lineare Oligopeptide mit 17 Aminosäureresten. Für die reine biologische Aktivität ist weitestgehend jedoch nur die C-terminale Tetrapeptidsequenz Tryptophyl-methionyl-asparagyl-phenylalaninamid verantwortlich: fast jedwede Änderung dieser Sequenzstruktur führt zu erheblichem bzw. vollständigem Aktivitätsverlus [2].

Die Totalsynthese des biologisch-aktiven Glucagons

1956, 3 Jahre nach Isolierung und Reindarstellung, haben Bromer u. Mitarb. [3] den ersten und bislang einzigen Strukturvorschlag für den synergistischen Antagonisten des Insulins gemacht. Danach ist Glucagon ein homodet-homöomeres Nonicosapeptid, d. h. ein lineares Oligopeptid aus 29 Aminosäureresten:

His−Ser−Gln−Gly−Thr−Phe−Thr−Ser−Asp−Tyr−Ser−Lys−Tyr−Leu−Asp−
Ser−Arg−Arg−Ala−Gln−Asp−Phe−Val−Gln−Trp−Leu−Met−Asn−Thr−OH

Sieben Strukturmerkmale des Hormons lassen die Probleme, die sich dem Peptidchemiker bei einer Synthese stellen, ahnen:

1. Aminoendständiges Histidin bzw. carboxylendständiges Threonin,

2. ein sehr hoher Gehalt an Hydroxyaminosäuren — allein acht an der Zahl in der Sequenz 1 bis 16,

3. ein Arginyl-arginylmittelstück,

4. drei Asparaginsäurereste mit freier Beta-Stellung und eine äußerst alkalilabile Asparaginyl-threoninbindung,

5. gleichzeitiges Auftreten von Methionin und Tryptophan im carboxylendständigen Sequenzteil in Nachbarstellung 25/27,

6. ein Fehlen „racemisierungsfreier" Verknüpfungsstellen (kein Prolin- und nur ein Glycinrest in unzweckmäßiger Stellung 4,

7. Auftreten fast aller Aminosäuren mit Ausnahme von Isoleucin, Cystein-Cystin und Glutaminsäure.

Der erste, 1961 begonnene Syntheseplan gründete sich auf dem damaligen Stand der peptidsynthetischen Forschung, insbesondere auf die durch R. SCHWYZER bei der ACTH-Synthese auf einen Höchststand gebrachte Technik, Arbeiten der Weygand-Schule und früher erzielten eigenen Ergebnissen. Nach dreijähriger Forschungsarbeit zeigte sich jedoch, daß diese Methoden für eine Totalsynthese des Glucagons nicht ausreichend waren [4].

Der neuaufgestellte Syntheseplan sah zunächst die Lösung dreier entscheidender Probleme vor:

1. Die Auffindung einer neuen Verknüpfungsmethode, um N-Acylpeptide mit carboxylendständiger optisch-aktiver Aminosäure racemisierungsfrei und in hohen Ausbeuten mit Peptidestern zu vereinigen.

2. Auffinden einer geeigneteren Schutzgruppenkombination im Hinblick auf die Aminosäurezusammensetzung des Hormons, insbesondere auf das Auftreten von Methionin und Tryptophan in der Sequenz.

3. Eine sichere Darstellungsmethode für höhere Peptidderivate mit einer mittelständigen Arginyl-arginylsequenz.

Die entscheidenden Merkmale der Synthese — zugleich die Lösung der Punkte 1 bis 3 (siehe oben) — sind:

Zu 1. Die Verknüpfung der Bruchstücke — z. B. IV mit V, III mit IV/V usw. — gelingt mittels des „Carbodiimid-N-Hydroxysuccinimidverfahrens" [5] trotz carboxylendständiger, optisch-aktiver Aminosäure der Kopfkomponente (IV, III usw.) bei hohen Ausbeuten *racemisierungsfrei* (siehe Schema 3). Dies war bislang nur bei Anwendung der Acidmethode der Fall; diese zeigte jedoch bei vorgenommenen synthetischen Versuchen zur Darstellung des Glucagons völlig unbefriedigende Ergebnisse.

Zu 2. Bei einem durch die Anwesenheit eines Methioninrestes in der Hormon sequenz (Pos. 27) auferzwungenen Schutzes der Hydroxyl-, ω-Carboxyl- und ε-Aminofunktionen der Hydroxyaminosäure- (Ser, Thr, Tyr), Aminodicarbonsäure- (Asp) bzw. carboxylendständigen Aminosäure- (Thr) und letztlich Diaminosäurereste (Lys) durch tert.-Butyläther-, tert.-Butylester- bzw. tert.-Butyloxycarbonylmaskierung würde eine Alpha-Aminoblockierung durch den 2-Nitrophenylsulfenylrest *die* geeignete Schutzgruppenkombination darstellen, jedoch nur dann, wenn nach vollzogener Verknüpfung der Teilsequenzen die 2-Nitrophenylsulfenamidbindung jeweils mittels Chlorwasserstoff oder Bromwasserstoff in inerten organischen Lösungsmitteln *selektiv und ohne Nebenreaktionen am Tryptophan-Indolsystem*

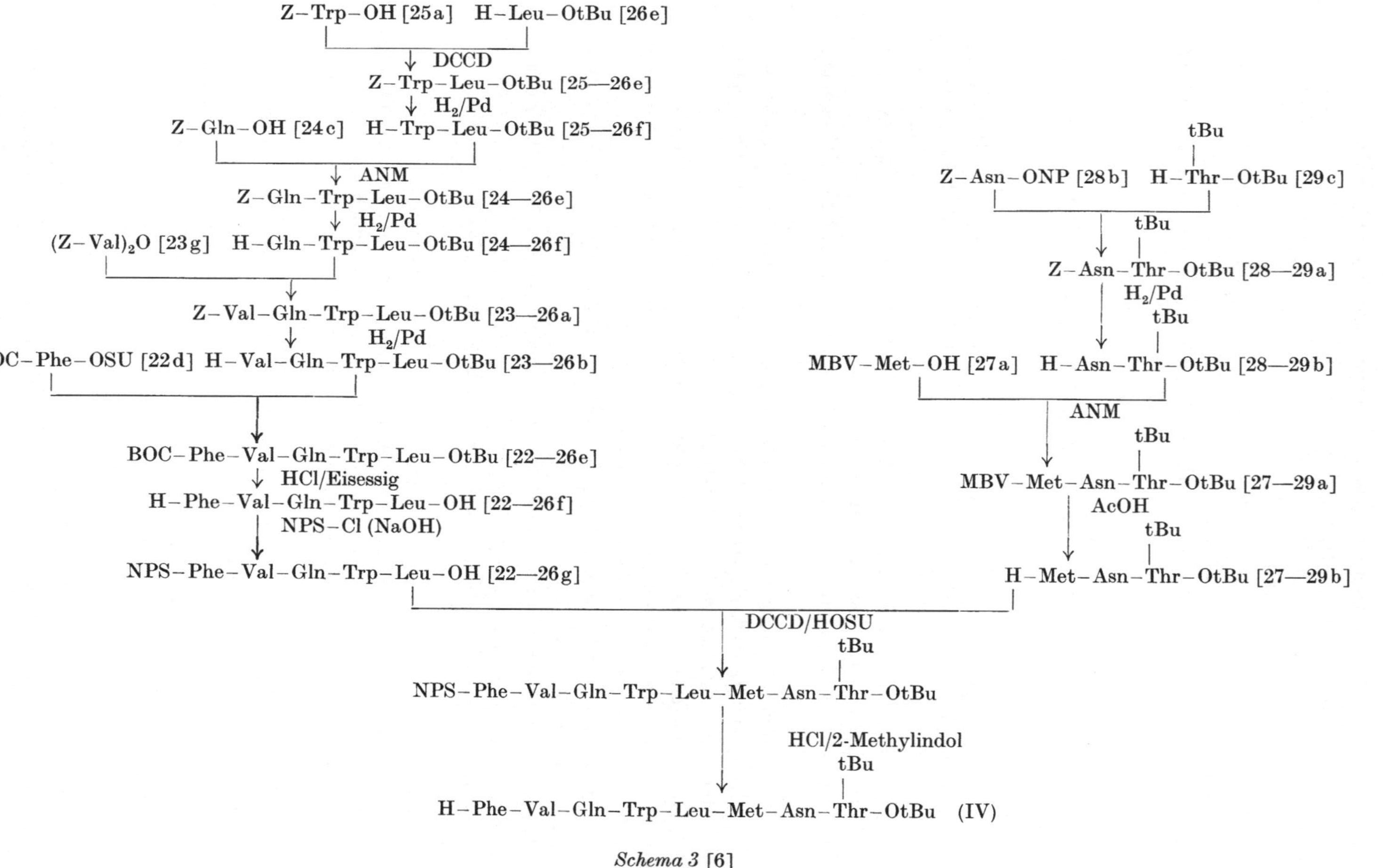

Z—Trp—OH [25a]   H—Leu—OtBu [26e]
DCCD
Z—Trp—Leu—OtBu [25—26e]
H₂/Pd
Z—Gln—OH [24c]   H—Trp—Leu—OtBu [25—26f]
ANM
Z—Gln—Trp—Leu—OtBu [24—26e]
(Z—Val)₂O [23g]   H—Gln—Trp—Leu—OtBu [24—26f]
Z—Val—Gln—Trp—Leu—OtBu [23—26a]
H₂/Pd
BOC—Phe—OSU [22d]   H—Val—Gln—Trp—Leu—OtBu [23—26b]
BOC—Phe—Val—Gln—Trp—Leu—OtBu [22—26e]
HCl/Eisessig
H—Phe—Val—Gln—Trp—Leu—OH [22—26f]
NPS—Cl (NaOH)
NPS—Phe—Val—Gln—Trp—Leu—OH [22—26g]

tBu
Z—Asn—ONP [28b]   H—Thr—OtBu [29c]
tBu
Z—Asn—Thr—OtBu [28—29a]
H₂/Pd
tBu
MBV—Met—OH [27a]   H—Asn—Thr—OtBu [28—29b]
ANM
tBu
MBV—Met—Asn—Thr—OtBu [27—29a]
AcOH
tBu
H—Met—Asn—Thr—OtBu [27—29b]

DCCD/HOSU
tBu
NPS—Phe—Val—Gln—Trp—Leu—Met—Asn—Thr—OtBu
HCl/2-Methylindol
tBu
H—Phe—Val—Gln—Trp—Leu—Met—Asn—Thr—OtBu   (IV)

Schema 3 [6]
Teilsequenz 22—29

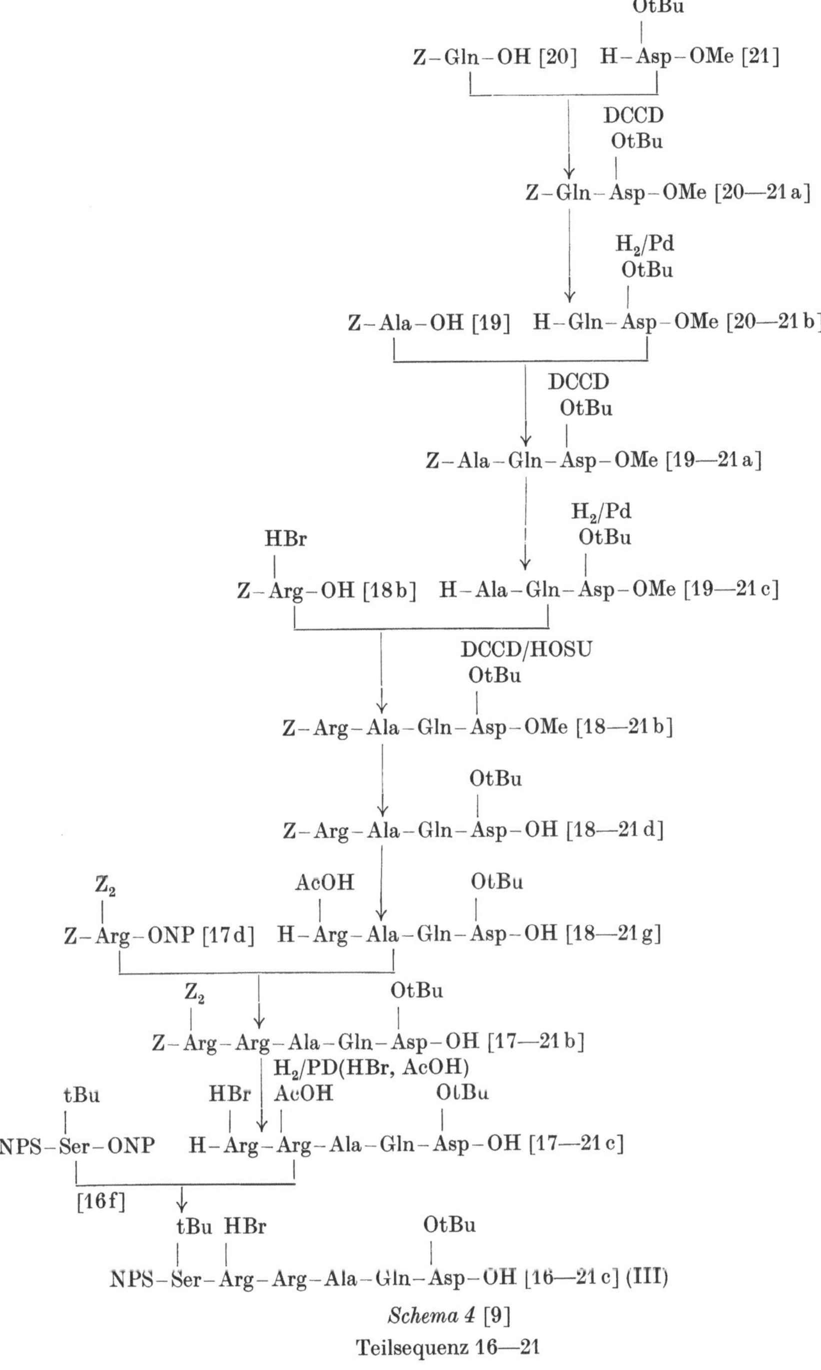

Schema 4 [9]

Teilsequenz 16—21

(Thioindolbildung) [7] spaltbar wäre. Dies wird durch Zugabe großer Mengen von 1- oder 2-Methylindol (10 bis 20 Äquivalent) zum „Spaltungsansatz" erreicht [8] (siehe Schema 3).

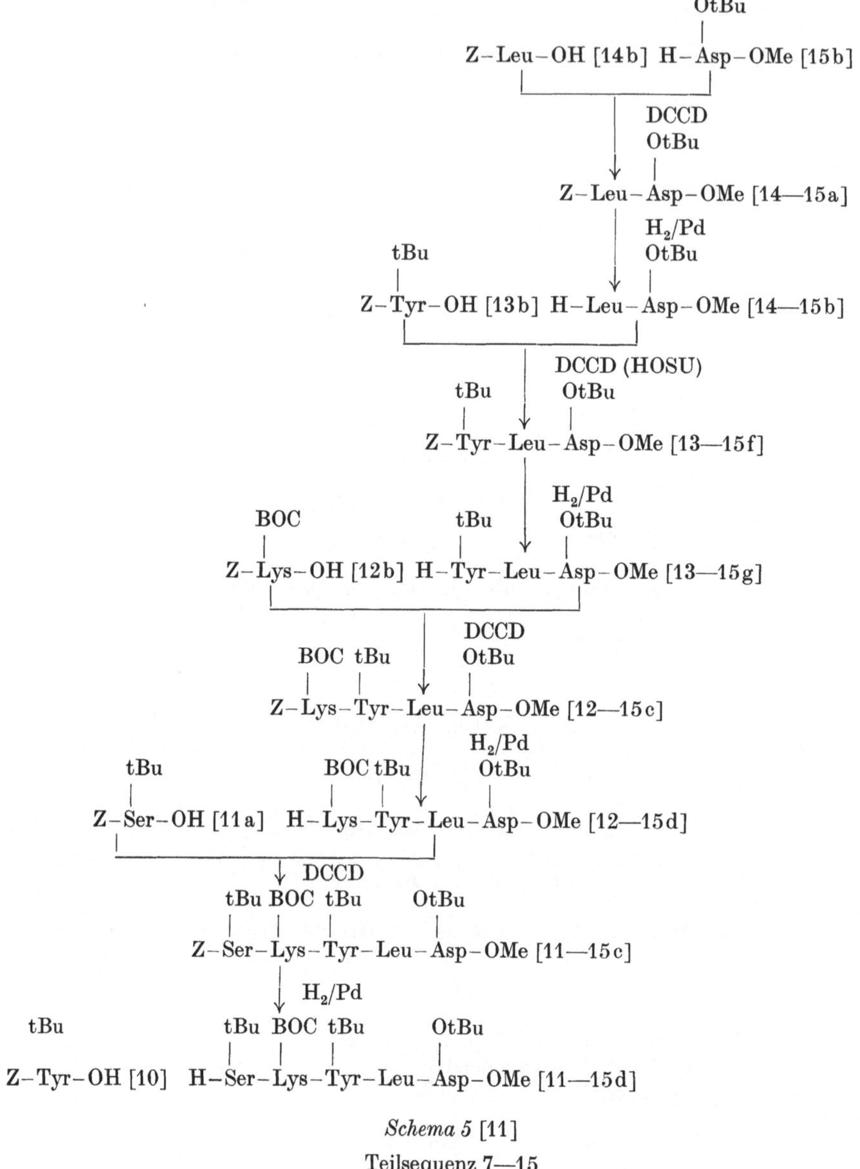

Schema 5 [11]

Teilsequenz 7—15

Zu 3. Der Aufbau eines zur Totalsynthese geeigneten Teilstücks mit der Arginyl-arginylsequenz (vgl. III) gelang eindeutig (auch in „Großansätzen") bei stufenweisem Anbau an das Tripeptidderivat Alanyl-glutaminyl-asparaginsäure(beta-tert.-butylester)-alpha-methylester 1. von Benzyloxycarbonyl-arginin-hydrobromid und 2. von Tri-benzyloxycarbonyl-arginin gemäß nachstehendem Schema 4.

Unter Befolgung der aufgestellten Syntheseregel (vgl. zu 2.) wurde die Darstellung der Teilsequenzen 7 bis 15 (siehe Schema 5) und 1 bis 6 (siehe Schema 6)

$$
\begin{array}{c}
\overset{\mathrm{tBu}}{|} \qquad\qquad \overset{\mathrm{tBu}}{|}\;\; \overset{\mathrm{BOC}}{|}\;\; \overset{\mathrm{tBu}}{|} \qquad\qquad \overset{\mathrm{OtBu}}{|} \\
\mathrm{Z-Tyr-OH\ [10]\quad H-Ser-Lys-Tyr-Leu-Asp-OMe\ [11{-}15\,d]}
\end{array}
$$

$$\downarrow\ \mathrm{DCCD}$$

$$
\begin{array}{c}
\overset{\mathrm{tBu}}{|}\;\; \overset{\mathrm{tBu}}{|}\;\; \overset{\mathrm{BOC}}{|}\;\; \overset{\mathrm{tBu}}{|} \qquad\qquad \overset{\mathrm{OtBu}}{|} \\
\mathrm{Z-Tyr-Ser-Lys-Tyr-Leu-Asp-OMe\ [10{-}15\,c)}
\end{array}
$$

$$\downarrow\ \mathrm{NaOH}$$

$$
\begin{array}{c}
\overset{\mathrm{tBu}}{|}\;\; \overset{\mathrm{tBu}}{|}\;\; \overset{\mathrm{BOC}}{|}\;\; \overset{\mathrm{tBu}}{|} \qquad\qquad \overset{\mathrm{OtBu}}{|} \\
\mathrm{Z-Tyr-Ser-Lys-Tyr-Leu-Asp-OH\ [10{-}15\,d]}
\end{array}
$$

$$\downarrow\ \mathrm{H_2/Pd}$$

$$
\begin{array}{c}
\overset{\mathrm{OtBu}}{|} \qquad\qquad \overset{\mathrm{tBu}}{|}\;\; \overset{\mathrm{tBu}}{|}\;\; \overset{\mathrm{BOC}}{|}\;\; \overset{\mathrm{tBu}}{|} \qquad\qquad \overset{\mathrm{OtBu}}{|} \\
\mathrm{Z-Asp-OSU\ [9\,b]\quad H-Tyr-Ser-Lys-Tyr-Leu-Asp-OH\ [10{-}15\,e]}
\end{array}
$$

$$\downarrow$$

$$
\begin{array}{c}
\overset{\mathrm{OtBu}}{|}\;\; \overset{\mathrm{tBu}}{|}\;\; \overset{\mathrm{tBu}}{|}\;\; \overset{\mathrm{BOC}}{|}\;\; \overset{\mathrm{tBu}}{|} \qquad\qquad \overset{\mathrm{OtBu}}{|} \\
\mathrm{Z-Asp-Tyr-Ser-Lys-Tyr-Leu-Asp-OH\ [9{-}15\,b]}
\end{array}
$$

$$\downarrow\ \mathrm{H_2/Pd}$$

$$
\begin{array}{c}
\overset{\mathrm{tBu}}{|} \qquad\qquad \overset{\mathrm{OtBu}}{|}\;\; \overset{\mathrm{tBu}}{|}\;\; \overset{\mathrm{tBu}}{|}\;\; \overset{\mathrm{BOC}}{|}\;\; \overset{\mathrm{tBu}}{|} \qquad\qquad \overset{\mathrm{OtBu}}{|} \\
\mathrm{Z-Ser-OSU\ [8\,f]\quad H-Asp-Tyr-Ser-Lys-Tyr-Leu-Asp-OH\ [9{-}15\,c]}
\end{array}
$$

$$\downarrow$$

$$
\begin{array}{c}
\overset{\mathrm{tBu}}{|}\;\; \overset{\mathrm{OtBu}}{|}\;\; \overset{\mathrm{tBu}}{|}\;\; \overset{\mathrm{tBu}}{|}\;\; \overset{\mathrm{BOC}}{|}\;\; \overset{\mathrm{tBu}}{|} \qquad\qquad \overset{\mathrm{OtBu}}{|} \\
\mathrm{Z-Ser-Asp-Tyr-Ser-Lys-Tyr-Leu-Asp-OH\ [8{-}15\,a]}
\end{array}
$$

$$\downarrow\ \mathrm{H_2/Pd}$$

$$
\begin{array}{c}
\overset{\mathrm{tBu}}{|} \qquad\quad \overset{\mathrm{tBu}}{|}\;\; \overset{\mathrm{OtBu}}{|}\;\; \overset{\mathrm{tBu}}{|}\;\; \overset{\mathrm{tBu}}{|}\;\; \overset{\mathrm{BOC}}{|}\;\; \overset{\mathrm{tBu}}{|} \qquad\qquad \overset{\mathrm{OtBu}}{|} \\
\mathrm{NPS-Thr-OSU\ [7\,g]\quad H-Ser-Asp-Tyr-Ser-Lys-Tyr-Leu-Asp-OH\ [8{-}15\,c]}
\end{array}
$$

$$\downarrow$$

$$
\begin{array}{c}
\overset{\mathrm{tBu}}{|}\;\; \overset{\mathrm{tBu}}{|}\;\; \overset{\mathrm{OtBu}}{|}\;\; \overset{\mathrm{tBu}}{|}\;\; \overset{\mathrm{tBu}}{|}\;\; \overset{\mathrm{BOC}}{|}\;\; \overset{\mathrm{tBu}}{|} \qquad\qquad \overset{\mathrm{OtBu}}{|} \\
\mathrm{NPS-Thr-Ser-Asp-Tyr-Ser-Lys-Tyr-Leu-Asp-OH\ [7{-}15\,b]\ (II)}
\end{array}
$$

Schema 5 [11]

Teilsequenz 7—15

weitgehend in stufenweisem Anbauverfahren vollzogen; bei der Einführung des aminoendständigen Histidins wurde auf das von HAAS u. Mitarb. [10] erstmals beschriebene N^α, N^{im}-Di-adamantyloxycarbonyl-histidin zurückgegriffen, ein Histidinderivat mit *eindeutig geschützter* sowie *demaskierbarer* NH-Imidazolfunktion (siehe Schema 6).

Letztlich wurden die Teilsequenzen I, II, III und IV in entsprechender Reihenfolge gemäß folgendem Schema 7 verknüpft zur allseits geschützten Gesamtsequenz 1 bis 29.

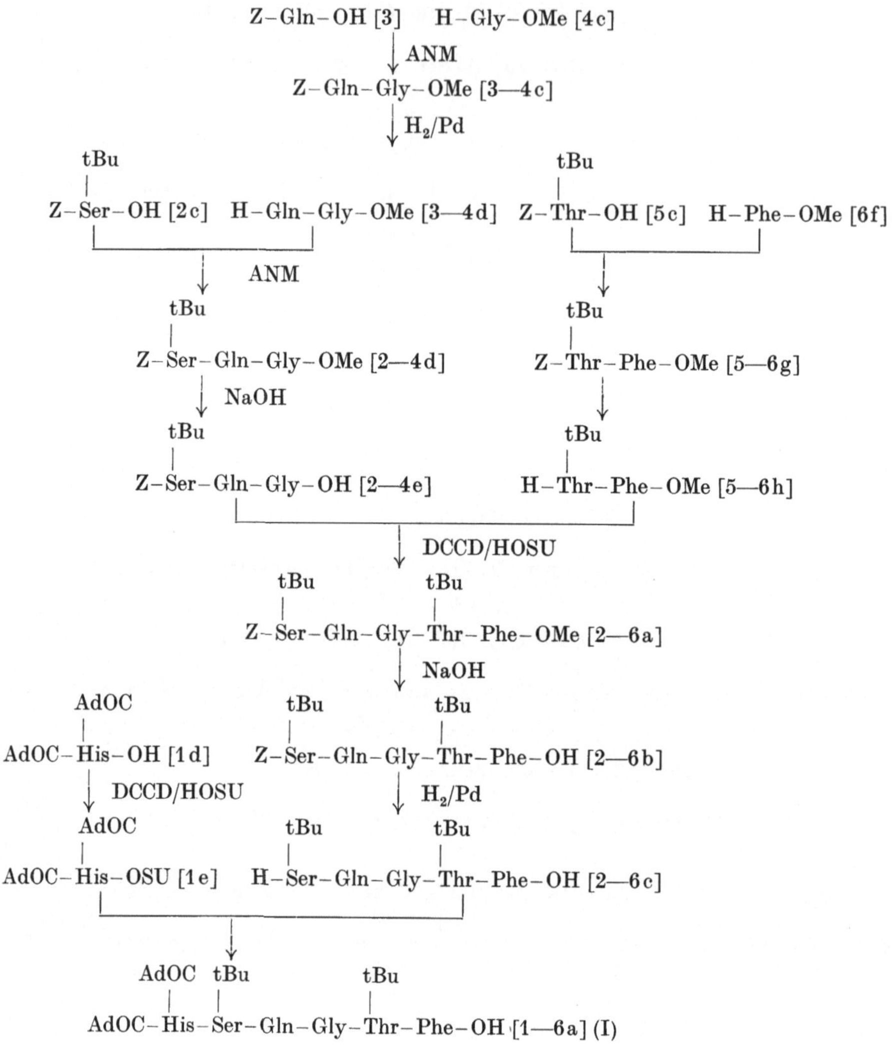
Z-Gln-OH [3] H-Gly-OMe [4c]
ANM
Z-Gln-Gly-OMe [3—4c]
H2/Pd
tBu
tBu
Z-Ser-OH [2c] H-Gln-Gly-OMe [3—4d] Z-Thr-OH [5c] H-Phe-OMe [6f]
ANM
tBu
tBu
Z-Ser-Gln-Gly-OMe [2—4d]
Z-Thr-Phe-OMe [5—6g]
NaOH
tBu
tBu
Z-Ser-Gln-Gly-OH [2—4e]
H-Thr-Phe-OMe [5—6h]
DCCD/HOSU
tBu tBu
Z-Ser-Gln-Gly-Thr-Phe-OMe [2—6a]
NaOH
AdOC
tBu tBu
AdOC-His-OH [1d] Z-Ser-Gln-Gly-Thr-Phe-OH [2—6b]
DCCD/HOSU
H2/Pd
AdOC
tBu tBu
AdOC-His-OSU [1e] H-Ser-Gln-Gly-Thr-Phe-OH [2—6c]
AdOC tBu tBu
AdOC-His-Ser-Gln-Gly-Thr-Phe-OH [1—6a] (I)

Schema 6 [12]
Teilsequenz 1—6

Nach gelungener Darstellung der reinen, allseits geschützten Gesamtsequenz (1 bis 29a) waren jedoch über die Richtigkeit des Bromer'schen Sequenzvorschlages für das Glucagon bei uns erhebliche Bedenken aufgetreten. Nach Mitteilung von Bromer u. Remus [14] sollte ein Peptid mit der Sequenz 1 bis 22 des Hormons noch die Aktivität des Wirkstoffes besitzen; ein in unserem Laboratorium hergestelltes Tricosapeptid der Sequenz 1 bis 23 des Glucagons erwies sich im biologischen Test als unwirksam. Die von Jorpes u. Mitarb. [15] zu diesem Zeitpunkt aufgeklärte Sequenz des Sekretins, die große Ähnlichkeiten im Aufbau mit dem Glucagon aufweist, erweckte bei uns die Annahme, daß die von Bromer vorgeschlagene Struktur im Sequenzbereich 14 bis 19 falsch sein könnte; die Aminosäurereste in Pos. 14 (Leu), Pos. 17 (Arg) und Pos. 19 (Ala) sind in der Sequenz des Sekretins auf die Positionen 14 (Arg), 17 (Ala) und 19 (Leu) vertauscht:

```
            14    15    16    17    18    19
Glucagon  ....Leu–Asp–Ser–Arg–Arg–Ala....
Secretin  ....Arg–Asp–Ser–Ala–Arg–Leu....
```

Wir haben deshalb die Sequenzaufklärung von BROMER u. Mitarb. in ihren Details weitgehend nachgearbeitet; unsere Ergebnisse deckten sich mit denen der Bromer'schen Arbeitsgruppe. Insbesondere konnten wir nach einem Trypsinabbau sowohl am natürlichen Glucagon als auch an dem synthetischen, nach Sephadextrennung rein dargestellten Tricosapeptid äquivalente Mengen an freiem Arginin isolieren, was eindeutig für das Vorliegen einer Arginin-Argininsequenz (Pos. 17 bis 18 der „Bromer-Struktur") spricht. Ferner zeigte ein von WEYGAND u. Mitarb.[1] vorgenommener „modifizierter" Edman-Abbau am Glucagon wie am synthetischen

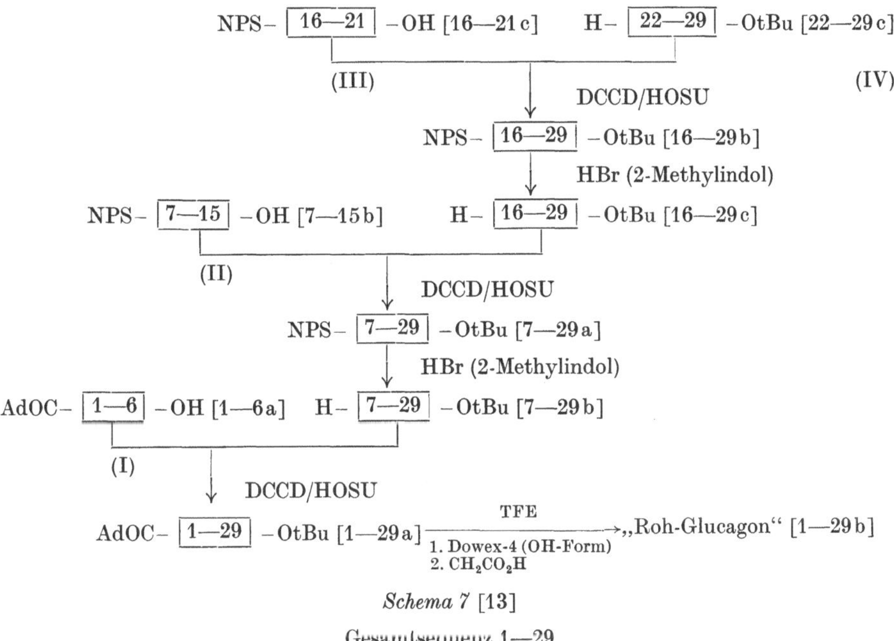

Schema 7 [13]

Gesamtsequenz 1—29

Tricosapeptid bzw. der Sequenz 1 bis 8 des Hormons bis zur Sequenz 17 (1. Arginin) die erwarteten Abbauschritte auf.

Auf Grund dieser ermutigenden Ergebnisse haben wir nunmehr das allseits geschützte Nonicosapeptid (1 bis 29a) mittels Trifluoressigsäure „demaskiert", wobei es sich als zweckmäßig erwies, zum Schutz der Tryptophan- bzw. Methioninreste unter Zusatz von Diäthylphosphit und Methyläthylsulfid und gleichzeitigem Arbeiten unter Argonatmosphäre zu verfahren. Anschließende Behandlung des Spaltungsansatzes mit einer wäßrigen Suspension von Dowex 4 bzw. 44 in der OH-Form und letztlich Gefriertrocknung des mit Essigsäure angesäuerten Filtrats

---

[1] Herrn Prof. WEYGAND danken wir für die vorgenommenen Untersuchungen.

vom Ionenaustauscher führte zu einem „Rohglucagon", das in hohem Prozentsatz in den analytischen Tests, zu etwa 50% in der biologischen Aktivitätsbestimmung mit kristallisiertem natürlichem Glucagon identisch war.

Dieses erhaltene „Rohglucagon" ließ sich am zweckmäßigsten durch Gelfiltration an Sephadex G-50 (Elutionsmittel 0,5% Essigsäure) in zwei Fraktionen aufspalten (Abb. 1), von denen die Fraktion B sich als das gesuchte reine Nonicosapeptid erwies (Abb. 2).

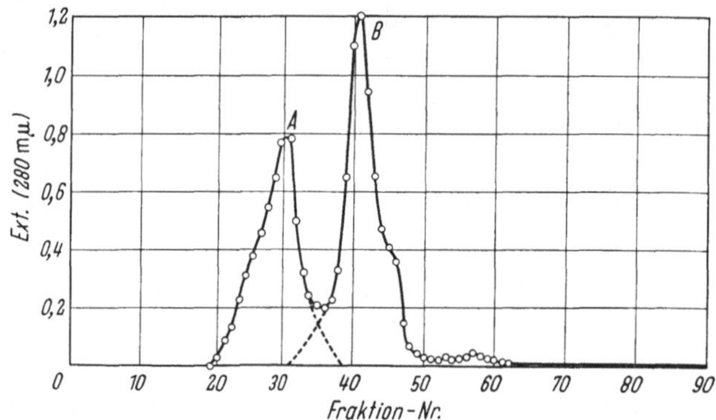

Abb. 1. Gelfiltrationelutionskurve; Sephadex-G-50-Säule 200×4 cm; Eluans: 0,5% Essigsäure

Dieses so erhaltene synthetische Glucagon kristallisierte unter den für natürliches Glucagon üblichen Bedingungen aus schwach alkalischen wäßrigen Lösungen bei pH = 9,3 in den für das Naturprodukt bekannten Rhombendodecaedern (Abb. 3).

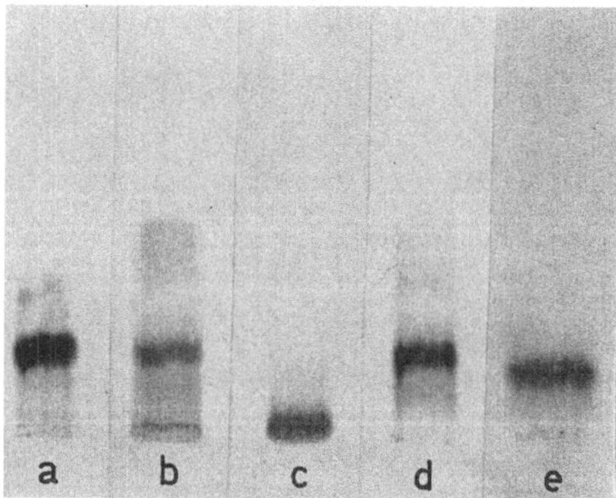

Abb. 2. Dünnschichtchromatographie; Kieselgel G; n-Butanol/Essigsäure/Wasser/Pyridin (60:6:24:20). a) natürliches kristallines Glucagon, b) synthetisches „Rohglucagon", c) Sephadexfraktion A, d) Sephadexfraktion B, e) synthetisches kristallines Glucagon aus Fraktion B

Die vorgenommenen analytischen Tests zeigten innerhalb der Fehlergrenzen volle Übereinstimmung zwischen natürlichem und synthetischem Glucagon auf (Aminosäureanalyse nach saurer und enzymatischer Hydrolyse Tab. 1 und 2 UV- und IR-Absorptionsspektra Abb. 4 und 5; Rotationsdispersionskurve einschl. Cotton-Effekt Abb. 6) [16].

Tabelle 1. *Aminosäureanalyse nach saurer Hydrolyse*
Hydrolysenbedingungen: 20 Std bei 110 °C mit 6 N HCl

	synthetisches Rohglucagon	nach Reinigung über Sephadex G 50		natürliches Glucagon	berechnetes Verhältnis
		Fraktion A	Fraktion B		
Lys	1,01	0,99	0,98	1,00	1
His	0,98	0,85	0,99	0,90	1
Arg	2,03	1,99	2,08	2,03	2
Asp	3,83	4,03	4,08	4,01	4
Thr	2,95	2,90	3,06	2,98	3
Ser	4,02	4,04	4,01	3,95	4
Glu	3,05	3,03	3,02	2,90	3
Gly	1,10	1,06	1,03	1,00	1
Ala	1,04	1,07	1,01	1,01	1
Val	1,02	1,00	0,96	0,96	1
Met	1,01	1,00	0,98	0,93	1
Leu	2,01	2,00	2,00	2,01	2
Tyr	1,94	1,97	2,05	1,98	2
Phe	2,03	2,02	2,00	1,99	2
Gew.-%	59,5	75,9	85,0	85,8	

Das Tyr/Trp-Verhältnis wurde spektrophotometrisch bestimmt

synthetisches Rohglucagon	2,37
Fraktion A	3,00
Fraktion B	2,07

Tabelle 2. *Aminosäureanalyse nach enzymatischer Hydrolyse (Aminopeptidase M)*
Spaltungsbedingungen: 15 Std bei 37 °C

	nach Reinigung über Sephadex G 50, Fraktion B	kristallines synthetisches Glucagon	kristallines natürliches Glucagon	berechnetes Verhältnis
Lys	1,04	1,12	1,12	1
His	0,90	0,79	0,86	1
Arg	1,96	1,94	2,02	2
Asp	2,42	2,78	2,99	3
Thr	3,08	2,89	2,77	3
Ser	4,08	4,09	4,11	4
Gln + Asn	3,76	3,68	3,69	4
Gly	1,00	0,91	1,00	1
Ala	1,06	1,02	1,05	1
Val	0,97	1,03	1,08	1
Met	0,91	0,98	0,92	1
Leu	1,96	2,06	2,08	2
Tyr	2,07	1,96	1,97	2
Phe	2,02	2,02	1,95	2
Trp	0,68	0,88	0,98	1
Gew.-%	81,0	83,8	82,0	

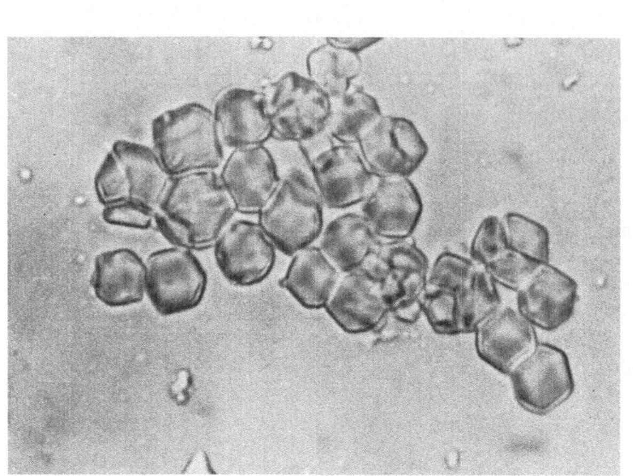

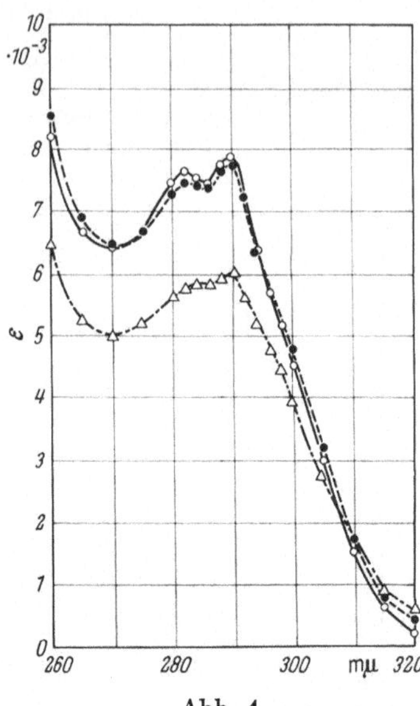

Abb. 3   Abb. 4

Abb. 3. Mikrophotographie von synthetischem kristallinem Glucagon; Zeiss-Neofluar 100/1,3 Öl; Gesamtvergrößerung etwa 3000fach

Abb. 4. UV-Absorptionsspektrum von: — △ — — — △ — synthetischem „Rohglucagon"; — ○ — — ○ — synthetischem Glucagon (Sephadex B-Fraktion); — × — — — × — natürlichem Glucagon

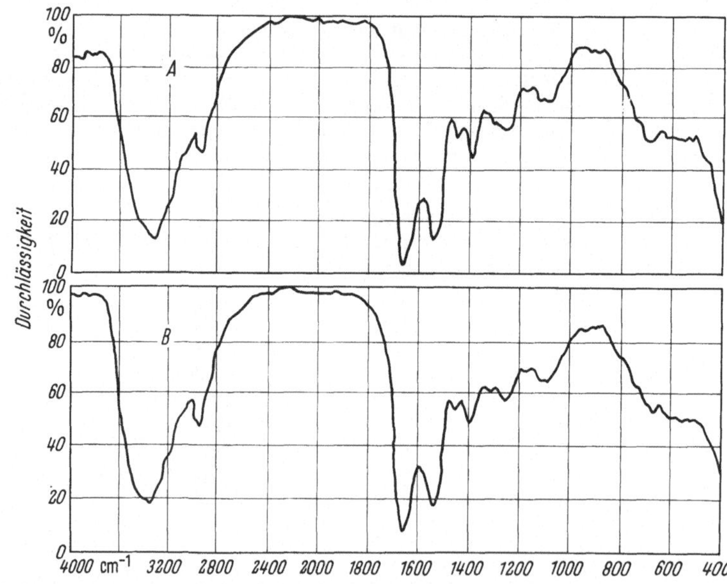

Abb. 5. IR-Spektrum von: A: natürlichem kristallinem Glucagon; B: synthetischem kristallinem Glucagon

Auch in den vorgenommenen biologischen Aktivitätsbestimmungen zeigte das synthetische Glucagon im Vergleich mit dem Naturstoff volle Übereinstimmung auf [in vitro-Teste: A) Glucoseabgabe aus Leberschnitten der Ratte, B) $^{14}CO_2$-Bildung von $^{14}C_6$-Glucose aus isolierten Fettzellen der Ratte, C) Abgabe von Glycerin und freien Fettsäuren aus isolierten Fettzellen der Ratte; in vivo-Teste: D) Anstieg des Blutzuckerspiegels und E) Plasmainsulinreaktion nach intravenöser Injektion am Menschen, F) Anstieg des Blutzuckerspiegels nach intravenöser Injektion beim dressierten Hund].[2]

Auch die immunologische Reaktionsfähigkeit des synthetischen Glucagons gegenüber Schweineglucagonantiserum war im Vergleich zu natürlichem Glucagon von identischer Größenordnung.[3]

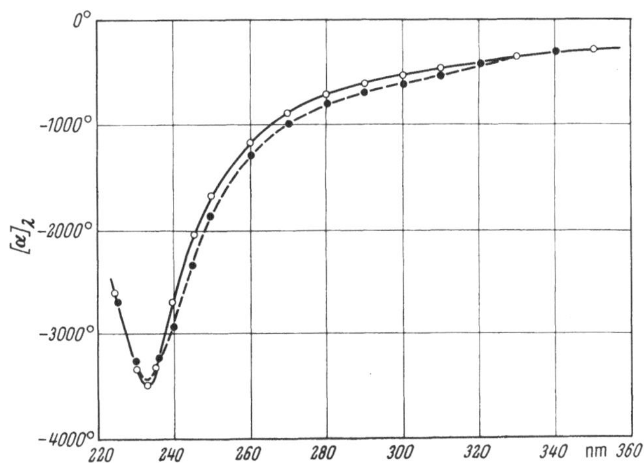

Abb. 6. Optische Rotationsdispersion einschl. „Cotton-Effekt" von: — ○ — — ○ — natürlichem kristallinem Glucagon; — × — — × — synthetischem kristallinem Glucagon; Zeiss-Spektralpolarimeter REPM 12 (c = 0,02 in 0,02prozentiger Essigsäure)

Auf Grund dieser Ergebnisse glauben wir eindeutig bewiesen zu haben, daß der von BROMER u. Mitarb. 1956 veröffentlichte Strukturvorschlag für das Pankreashormon Glucagon absolut richtig ist.

Literatur

1. JOST, K., and J. RUDINGER: Coll. Czech. Chem. Comm. **32**, 1229 (1967).
   EISLER, K., J. RUDINGER, and F. SORM: Coll. Czech. Chem. Comm. **31**, 4563 (1966).
2. MORLEY, J. S.: Proc. 8th Europ. Peptide Symposium, Noordwijk 1966, S. 226. Ed. BEYERMAN, H. C., A. VAN DE LINDE und W. MAASSEN VAN DEN BRINK. Amsterdam: North-Holland Publ. Co. 1967.
3. BROMER, W. W., L. G. SINN, A. STAUB, and O. K. BEHRENS: J. Amer. chem. Soc. **78**, 3858 (1956).
4. WÜNSCH, E., u. F. DREES: Chem. Ber. **99**, 110 (1966).
   —, u. G. WENDLBERGER: Chem. Ber. **100**, 160 (1967).
   —, A. ZWICK und A. FONTANA: Chem. Ber. **101**, 326 (1968.

[2] Die biologischen Aktivitätsbestimmungen A)—E) wurden von Herrn Priv.-Doz. Dr. K. F. WEINGES, II. Medizinische Universitätsklinik, Homburg/Saar, die Aktivitätsbestimmung F) von Herrn Dr. H.-H. SCHÖNE, Farbwerke Hoechst AG. ausgeführt; beiden Herren sind wir zu höchstem Dank verpflichtet.

[3] Ausgeführt von Herrn Priv.-Doz. Dr. K. F. WEINGES.

5. Weygand, F., D. Hoffmann und E. Wünsch: Z. Naturforsch. **21 b**, 426 (1966) (s. ferner 4).
6. Wünsch, E., u. F. Drees: Chem. Ber. **100**, 816 (1967).
   — — und J. Jentsch: Chem. Ber. **98**, 803 (1965).
7. Anderson, J. C.: Acta chim. Acad. Sci. hung. **44**, 187 (1965).
8. Wünsch, E., A. Fontana und F. Drees: Z. Naturforsch. **22 b**, 607 (1967).
9. —, u. G. Wendlberger: Chem. Ber. **100**, 820 (1967).
   — — Chem. Ber. **101**, 341 (1968).
10. Haas, W. L., E. V. Krumkalns, and K. Gerzon: J. Amer. chem. Soc. 88, 1988 (1966).
11. Wünsch, E., u. A. Zwick: Chem. Ber. **99**, 105 (1966).
   — — und A. Fontana: Chem. Ber. **101**, 326 (1968).
12. — — und E. Jaeger: Chem. Ber. **101**, 336 (1968).
13. — Z. Naturforsch. **22 b**, 1269 (1967).
   —, u. G. Wendlberger: Chem. Ber. (Im Druck).
14. Bromer, W. W., u. B. J. Remus: Abstract 6th Internat. Congress of Biochemistry, Teil II, — 24. New York 1964.
15. Mutt, V., and J. E. Jorpes: 4th International Symposium on the Chemistry of Natural Products. Stockholm (Schweden) 1966.
16. Wünsch, E., E. Jaeger und R. Scharf: Chem. Ber. (Im Druck).

Aus der II. Medizinischen Klinik und Poliklinik der Universität des Saarlandes, Homburg/Saar
(Kommissarischer Direktor: Priv.-Doz. Dr. K. F. Weinges)

Untersuchungen der biologischen Aktivität und immunologischen Reaktionsfähigkeit von synthetischem Glucagon*

K. F. Weinges

Mit 5 Abbildungen

Für die Richtigkeit der Totalsynthese von Glucagon [1] und damit auch der von Bromer u. Mitarb. [2] für das Pankreashormon vorgeschlagenen Aminosäuresequenz war der Beweis der biologischen Aktivität und immunologischen Reaktionsfähigkeit unerläßlich. Zum Studium dieser Eigenschaften wurden das kristallisierte synthetische Glucagon mit einem zweifach rekristallisiertem natürlichen Glucagon[1] aus Schweinepankreas in folgenden Testen verglichen:

1. Glykogenolyse an Leberschnitten der Ratte in vitro [3];

2. Lipolyse an isolierten Fettzellen [4] — epidydimaler Fettanhang der Ratte —: Messung der Freisetzung von Glycerin und freien Fettsäuren [5, 6];

3. Messung der $^{14}CO_2$-Bildung von am 6. C-Atom markierter Glucose an isolierten Fettzellen in vitro [5, 6];

4. Verhalten von Blutzucker und Plasmainsulin beim Menschen nach intravenöser Injektion von 1 mg Glucagon in 10 ml physiologischer Kochsalzlösung [7, 6];

5. Immunologisch: Radioimmunologische Messung der Reaktionsfähigkeit mit Glucagonantiserum vom Kaninchen [8, 6].

Die biologischen Untersuchungen wurden mit Hormonkonzentrationen zwischen 0,005 und 1 μg/ml durchgeführt. Die einzelnen Dosierungen sind den Abbildungen zu entnehmen. Glucose (Hexokinasemethode, Boehringer) und Glycerin [9] wurden enzymatisch, die freien Fettsäuren nach Dole [10] und das Plasmainsulin radioimmunologisch [11] bestimmt.

Ergebnisse und Diskussion

An Leberschnitten führt sowohl das synthetische wie auch das natürliche Glucagon zu einer kräftigen Glykogenolyse in Abhängigkeit der Hormonkonzentration. 0,1 μg/ml bewirken eine Freisetzung von etwa 6 μMol Glucose/ml/100 mg Lebertrockengewicht. Bei einer Dosiserhöhung auf das Zehnfache (1,0 μg/ml) steigt

* Die Untersuchungen wurden von der Deutschen Forschungsgemeinschaft unterstützt.
[1] Wir danken Herrn Dr. Schöne, Farbwerke Hoechst, Frankfurt-Höchst, für die Überlassung des gereinigten Hormons.

die Glucosekonzentration im Inkubationsmedium innerhalb der Inkubationszeit von 60 min auf das Doppelte an. Ein signifikanter Unterschied zwischen dem synthetischen und natürlichen Glucagon besteht nicht, wie aus Abb. 1 zu ersehen ist.

Auch bei der Messung der Lipolyse an isolierten Fettzellen des epidydimalen Fettanhanges der Ratte zeigt das synthetische Glucagon einen dem natürlichen Hormon vergleichbaren Effekt (Abb. 2). Bereits bei einer Konzentration von

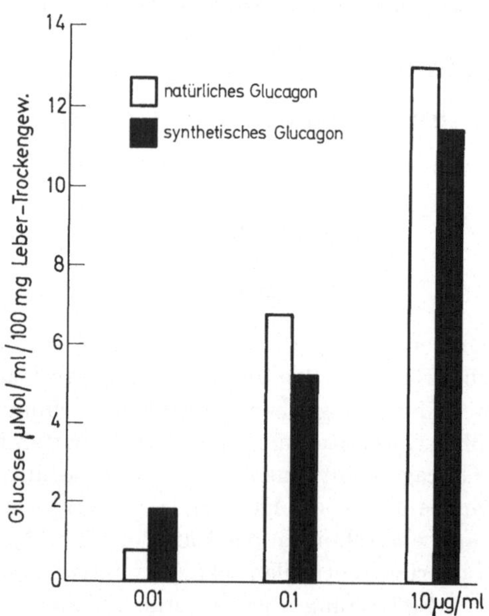

Abb. 1. Glucoseabgabe aus Leberschnitten der Ratte unter dem Einfluß von natürlichem und synthetisiertem Glucagon

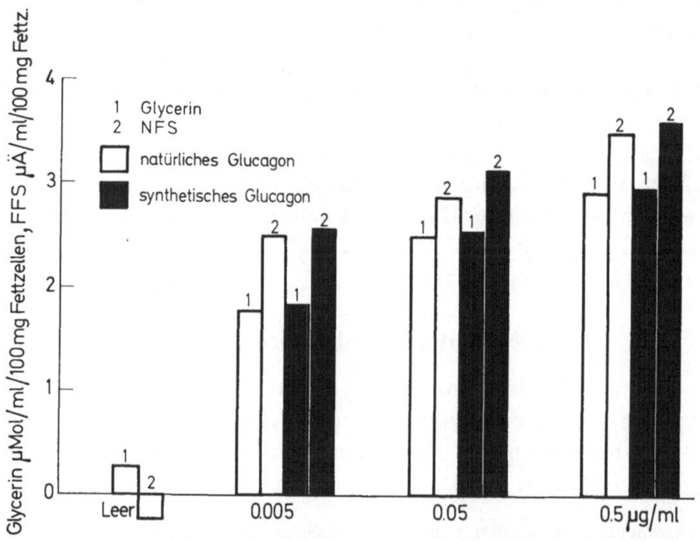

Abb. 2. Abgabe von Glycerin und FFS aus isolierten Fettzellen der Ratte unter dem Einfluß von natürlichem und synthetisiertem Glucagon

0,005 μg/ml kommt es zu einer signifikanten Freisetzung von Glycerin und freien Fettsäuren in das Inkubationsmedium, die bei Erhöhung der Hormonkonzentration auf 0,05 und 0,5 μg/ml deutlich gesteigert wird.

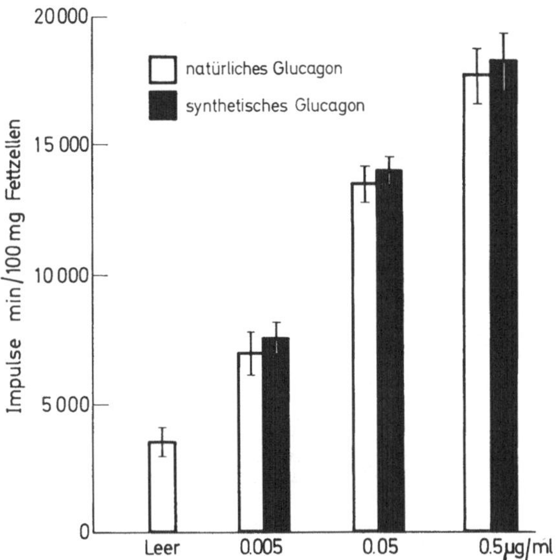

Abb. 3. $^{14}CO_2$-Bildung aus ^{14}C-6-Glucose von isolierten Fettzellen der Ratte unter dem Einfluß von natürlichem und synthetisiertem Glucagon (n = 4; 1—6 m)

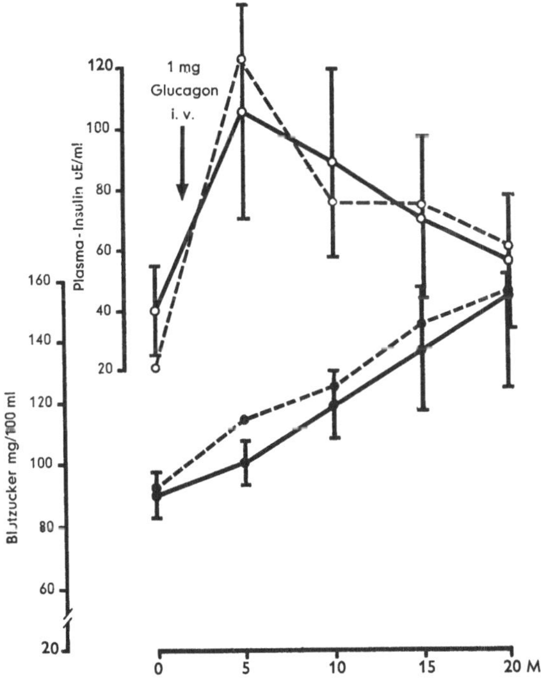

Abb. 4. Verhalten von Blutzucker und Plasmainsulin nach intravenöser Injektion von 1 mg natürlichem ——— oder synthetisiertem - - - - Glucagon

Bei früheren Untersuchungen [5] konnte gezeigt werden, daß Fettzellen während einer hormoninduzierten Lipolyse vermehrt Glucose aufnehmen und die Glykolyse sowie auch die Oxydation, besonders am 6. C-Atom der Glucose, gesteigert sind. Der erhöhte Glucoseumsatz im Fettgewebe entspricht dem Ausmaß der Lipolyse, wie die Messung der $^{14}CO_2$-Bildung aus ^{14}C-6-Glucose zeigt (Abb. 3). Entsprechend der Wirkung auf die Lipolyse findet sich auch hier kein Unterschied zwischen dem Effekt des natürlichen und des synthetischen Glucagons.

Nach intravenöser Injektion von 1 mg kristallisiertem synthetischem Glucagon kommt es beim Menschen zu einer Blutzuckersteigerung, die in Ausmaß und Dauer

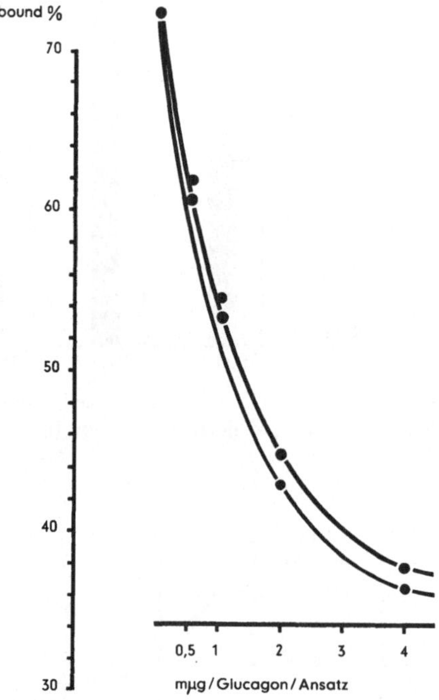

Abb. 5. Immunologische Reaktionsfähigkeit von synthetisiertem Glucagon mit Schweineglucagonantiserum im Vergleich zu natürlichem Glucagon

derjenigen nach Gabe von natürlichem Glucagon vergleichbar ist (Abb. 4). Innerhalb der ersten 5 min nach der Injektion ist auch ein signifikanter Anstieg des Plasmainsulins zu beobachten, der nicht auf die Blutzuckersteigerung zurückgeführt werden kann, sondern Folge einer direkten stimulierenden Wirkung des synthetischen Glucagons auf die endogene Insulinfreisetzung aus den B-Zellen ist [7, 6].

Schließlich ist auch eine übereinstimmende immunologische Reaktionsfähigkeit des synthetischen und natürlichen Glucagons mit Glucagonantiserum vom Kaninchen festzustellen (Abb. 5). Kristallisiertes synthetisches Glucagon verdrängt ^{131}Jod-markiertes Glucagon aus der Antikörperbindung in gleichem Ausmaß wie nicht markiertes natürliches Hormon. Die beiden Standardkurven mit steigender Hormonkonzentration zeigen eine Parallelität im Abfall der Aktivität des Hormonantikörperkomplexes. Darüber hinaus konnte auch gezeigt werden, daß das vollsynthetisch hergestellte Pentadecapeptid 9—23 b mit der Hormon-Sequenz 9—23 die volle immunologische Reaktionsfähigkeit des Glucagons besitzt: [131]Jod-markiertes Pentadecapeptid konkurriert mit [131]Jod-markiertem natürlichen Hormon hinsichtlich der Fixierung am Antikörperglucagonantiserum vom Kaninchen [1][2].

Zusammenfassung

Das synthetisch hergestellte Glucagon (Nonicosapeptid) zeigt in den analytischen Testen eine weitgehende Identität mit dem natürlichen Hormon und bildet die gleiche Kristallform. Bei den durchgeführten biologischen Untersuchungen in vitro und in vivo wies das synthetische Glucagon die gleiche Aktivität wie das aus Pankreasextrakten gewonnene natürliche zweifach rekristallisierte Glucagon auf: gemessen an der Wirkung auf die Glykogenolyse in der Leber, auf die Lipolyse im Fettgewebe und auf die endogene Insulinsekretion. Im immunologischen Test zeigte nicht nur das synthetisch hergestellte Nonicosapeptid, sondern auch das Pentadecapeptid der Hormonsequenz 9—23 eine dem natürlichen Hormon vergleichbare Reaktionsfähigkeit. Es ist somit der Beweis erbracht, daß die Totalsynthese des Pankreashormons Glucagon gelungen ist.

Literatur

1. WÜNSCH, E.: Z. Naturforsch. **22** b, 1269 (1967).
2. BROMER, W. W., L. G. SINN, A. STAUB, and O. K. BEHRENS: J. Amer. chem. Soc. **78**, 3858 (1956).
3. TYBERGHEIN, J. M., and R. H. WILLIAMS: Metabolism **7**, 635 (1958).
4. RODBELL, M.: J. biol. Chem. **239**, 375 (1964).
5. WEINGES, K. F.: 12. Symp. Dtsch. Ges. Endokrinologie. Berlin-Heidelberg-New York: Springer 1967.
6. —: Glucagon, Monographie in der Reihe Biochemie und Klinik. Hrsg. WEITZEL, G., u. H. ZÖLLNER. Stuttgart: Thieme 1968.
7. SAMOLS, E., G. MAORI, and V. MARKS: Lancet **1965**, II, 415. Diabetes **15**, 855 (1966).
8. UNGER, R. H., A. M. EISENTRAUT, M. S. McCALL, S. KELLER, and H. C. LANC: Proc. Soc. exp. Biol. (N. Y.) **102**, 621 (1959).
9. GARLAND, P. B., and P. J. RANDLE: Nature (Lond.) **196**, 987 (1962).
10. DOLE, V. P.: J. clin. Invest. **35**, 150 (1956).
11. YALOW, R. S., and S. A. BERSON: Nature (Lond.) **184**, 1648 (1959).

---

[2] Die immunologischen Versuche wurden von Dr. ROSSELIN und Dr. ASSAN, Institut National de la Santé et de la Recherche Médicale, Groupe de Recherche de Diabétologie et d'Etudes des Hormones Protéiques, Paris, ausgeführt.

The University of Texas Southwestern Medical School at Dallas and Veterans Administration
Hospital, Dallas, Texas

The Physiologic Roles of Pancreatic Glucagon
and a Gastrointestinal Glucagon-like Hormone*

A. Ohneda, E. Parada, A. Eisentraut and R. H. Unger

With 4 figures

Referat

Glucagon, the glycogenolytic, gluconeogenic hormone produced by the alpha
cells of the islets of Langerhans, has traditionally been regarded as a hormone of
"glucose need". This view was based in part upon earlier reports from this lab
that plasma glucagons rises during hypoglycemia and starvation, and falls during
hyperglycemia [1, 2]. In 1965, however, Samols and his colleagues in London observed that exogenous glucagon *directly* stimulates the release of insulin [3], and this
was promptly confirmed by others [4, 5]. Since stimulation of insulin secretion
is a highly inappropriate action for a hormone designed to serve a counter-
regulatory function during glucose need, Samols questioned this function, and
instead suggested that glucagon might be an alimentary hormone, i.e., a hormone of glucose abundance, which potentiates insulin secretion during the absorption of glucose from the gut. This suggestion was supported by demonstra-
tions of apparent hyperglucagonemia induced by oral administration of large
quantities of glucose [6, 7]. These seemingly irreconcilable findings concerning
the direction of glucagon's secretory response to changes in blood glucose concentration, and, disagreement as to its physiologic rôle in glucoregulation, prompted
a reexamination in our laboratory of the response of glucagon secretion to changes
in blood concentrations of glucose and other nutrients. The studies were greatly
facilitated by recent improvements in the radioimmunoassay for glucagon [8, 9],
and by the development of a triply catheterized dog preparation in our laboratory
by Dr. A. Ohneda, which permits continuous sampling of blood from the pancreaticoduodenal and mesenteric veins as well as from the peripheral veins in fully
conscious animals. Otherwise standard methodology was employed [10].

Results

The results indicate that, whenever hyperglycemia is present, the secretion of
pancreatic glucagon is suppressed by hyperglycemia, whatever the route by which
glucose is administered. Fig. 1 indicates the effect of hyperglycemia induced by
intravenous glucose infusion upon pancreaticoduodenal vein glucagon, and a
significant suppression is observed. As shown in Fig. 2, when glucose is given

* Supported by U. S. Public Health Grant Am 02700-09 and Hoechst Pharmaceutical
Company, Cincinnati, Oh. O.

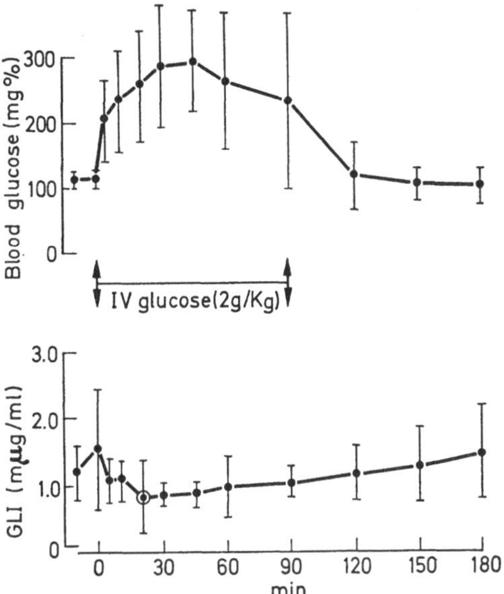

Fig. 1. The effect of hyperglycemia induced by glucose infusion upon the level of glucagon-lik)
immunoreactivity in the pancreaticoduodenal vein. Levels which differ significantly (p < 0.01e
fall from the zero time value are marked by a concentric ring around the closed circle

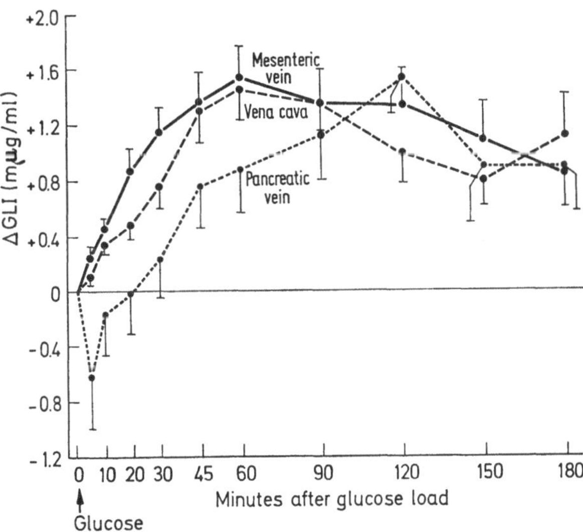

Fig. 2. The change of glucagon-like immunoreactivity in the inferior vena cava, mesenteric
vein, and pancreaticoduodenal vein plasma following the intraduodenal administration of
2 g/kg of glucose. Increments which differ significantly (< 0.01) from the value at zero time
are marked by a large closed circle. Note that the first significant increment appears in the
mesenteric vein immediately after the administration of glucose, at which time the concentration in the pancreatic vein is reduced. This suggests that the gut rather than the pancreas
is the source of the rise in glucagon-like immunoreactivity during glucose absorption

(Reproduced with permission of the Journal of Clinical Investigation)

intraduodenally, the *apparent* rise in immunoassayable plasma glucagon during glucose absorption noted by Samols et al. [6] and by Lawrence [7] is observed; however, it appears first in mesenteric vein rather than pancreaticoduodenal vein plasma, in which an initial fall in glucagon level is observed. This would suggest that it is derived not from pancreatic glucagon but from the gastrointestinal tract. Its extrapancreatic origin is further supported by the fact that the upward course

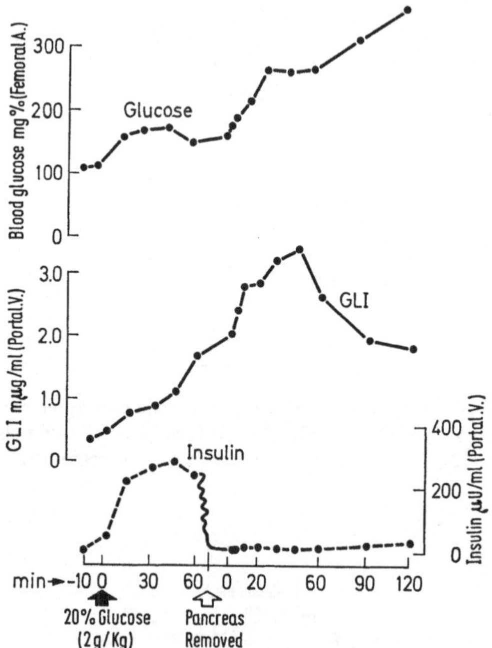

Fig. 3. The lack of effect of total pancreatectomy upon the rise in glucagon-like immuno-reactivity which follows intraduodenal administration of glucose 2 g/kg (Reproduced with permission of the Journal of Clinical Investigation)

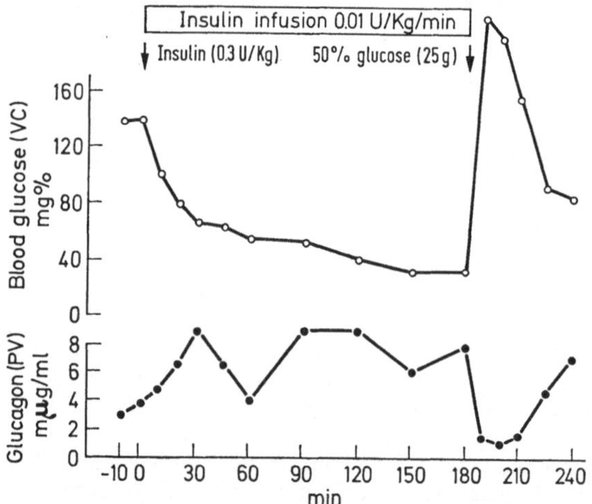

Fig. 4. The effect of insulin-induced hypoglycemia and its abrupt termination by rapid glucose infusion upon the pancreaticoduodenal vein glucagon concentration

of the plasma "glucagon" concentration during glucose absorption is not altered by total pancreatectomy (Fig. 3). Therefore, it seems likely that the apparent hyperglucagonemia of glucose ingestion does not represent pancreatic glucagon, but is a consequence of the release of glucagon-like immunoreactivity (GLI) from the gut, which makes up a major portion of measurable GLI in fasting plasma [10]. It is possible that gut GLI represents a previously unidentified alimentary hormone, perhaps the long-sought glucose-sensitive insulin-augmenting factor; this question is being studied in our lab, but the preliminary nature of the findings preclude their presentation at this time. However, the weight of evidence suggests that it differs physically and immunologically, from glucagon.

Further evidence of the control of pancreatic glucagon secretion by blood glucose concentration is presented in Fig. 4, in which insulin-induced hypoglycemia is accompanied by an almost reciprocal rise in pancreaticoduodenal vein glucagon concentration. This hyperglucagonemia can be induced in dogs by lowering the blood glucose concentration to 55 mg % or less, and is sustained throughout the period of hypoglycemia. When the blood glucose concentration is abruptly elevated by rapid infusion of glucose (Fig. 4), prompt suppression of pancreatic glucagon secretion occurs, persisting until the blood glucose concentration falls below 160 mg %, whereupon a brisk rebound of glucagon secretion generally occurs. These findings strongly suggest that the major determinant of the level of glucagon secretion is the blood glucose concentration. It appears that glucose, the product of glucagon-stimulated enzymatic activity, "feeds back" negatively upon the release of the hormone which stimulates its production.

The administration of pancreozymin [8] and of amino acids [11, 12] have both been reported to stimulate pancreatic glucagon, and in combination, they constitute the most powerful known stimulus to glucagon release. It seemed of interest to determine if such a stimulus could be abolished or obtunded by raising the blood glucose concentration to levels of 160 or above, by means of glucose infusion. In normoglycemic animals hyperaminoacidemia was associated with a mean rise in glucagon concentration of 1.3 mμg/ml ($\pm$ 0.6) while in animals with blood glucose concentrations maintained above 155 mg %, the rise was uniformly prevented.

Discussion

These findings support the traditional concept of glucagon as a hormone of glucose need. They reveal that the apparent hyperglucagonemia occuring during glucose absorption represents, not pancreatic glucagon, but rather a cross-reacting material of intestinal origin, the physiologic significance of which remains to be determined. The close inverse relationship between blood glucose concentration and glucagon secretion suggests that glucagon may be involved in a major way in the moment to moment regulation of blood glucose homeostasis. It would appear that the secretion of glucagon increases whenever the blood glucose concentration falls below 55 mg %, and that it cannot be stimulated when glucose concentration exceeds 160 mg %. In between this range, which closely resembles the so-called "normal" blood sugar range, it is likely that the level of glucagon secretion will be determined by a combination of factors, such as the concentration of glucose, amino acids, free fatty acids, and gut hormones.

15*

In studies reported elsewhere [12] it has been shown that a major rôle of glucagon is to prevent hypoglycemia during amino acid ingestion. The insulinogenic effect of hyperaminoacidemia would presumably result in hypoglycemia, were it not that hyperaminoacidemia also exerts a parallel stimulation of glucagon secretion. This protection by glucagon from aminogenic hypoglycemia may be of particular physiologic importance in carnivorous animals where carbohydrate-free protein meals are consumed in large quantities. When, however, carbohydrates are ingested with the protein meal, the secretion of glucagon would be unnecessary since hypoglycemia is prevented by the influx of exogenous glucose; it is, therefore, of interest that the aminogenic stimulus to glucagon release is ineffective during hyperglycemia.

Summary

The secretion of pancreatic glucagon is under the control of blood glucose concentration, rising during hypoglycemia and being suppressed by hyperglycemia, even in the presence of potent stimuli such as amino acids and pancreozymin. The apparent rise in immunoassayable glucagon reported to occur during glucose ingestion, is not derived from pancreatic glucagon. These findings imply that glucagon is a hormone of glucose need which probably plays an important rôle in the moment to moment regulation of blood glucose homeostasis. They also suggest that prevention of hypoglycemia from aminogenic insulin release may be one of its' prime functions.

References

1. Unger, R. H., A. M. Eisentraut, M. S. McCall, and L. L. Madison: Measurements of endogenous glucagon in plasma and the influence of blood glucose concentration upon its secretion. J. clin. Invest. **41**, 682 (1962).
2. — —, and L. L. Madison: The effects of total starvation upon the levels of circulating glucagon and insulin in man. J. clin. Invest. **42**, 1031 (1963).
3. Samols, E., G. Marri, and V. Marks: Promotion of insulin secretion by glucagon. Lancet **1965**, II, 415.
4. Crockford, P. M., D. Porte, Jr., F. C. Wood, Jr., and R. H. Williams: Effect of glucagon on serum insulin, plasma glucose, and free fatty acids in man. Metabolism. **15**, 114 (1966).
5. Ketterer, H., A. M. Eisentraut, and R. H. Unger: The effect upon insulin secretion of physiologic doses of glucagon administered via the portal vein. Diabetes **16**, 283 (1967).
6. Samols, E., G. Marri, J. Tyler, and V. Marks: Stimulation of glucagon secretion by oral glucose. Lancet **1965**, II, 1257.
7. Lawrence, A. M.: Radioimmunoassayble glucagon levels in man: effects of starvation, hypoglycemia, and glucose administration. Proc. nat. Acad. Sci. (Wash.) **55**, 316 (1966).
8. Unger, R. H., H. Ketterer, J. Dupré, and A. M. Eisentraut: The effects of secretin, pancreozymin, and gastrin on insulin and glucagon secretion in anesthetized dogs. J. clin. Invest. **46**, 630 (1967).
9. Eisentraut, A., N. Whissen, and R. H. Unger: Incubation damage in the radioimmunoassay for human plasma glucagon and its prevention with "Trasylol". Amer. J. med. Sci. (**255**, 137 1968).
10. Unger, R. H., A. Ohneda, I. Valverde, A. M. Eisentraut, and J. Exton: Characterization of the responses of circulating glucagon-like immunoreactivity to intraduodenal and intravenous administration of glucose. J. clin. Invest. **47**, 48 (1968).
11. Assan, R., G. Rosselin et J. Dolais: Effets sur la glucagonémie des perfusions et ingestions d'acidés amines. Journées de Diabétologie Hôtel-Dieu. Ed. Méd. Flammarion **25** (1967).
12. Ohneda, A., E. Parada, A. Eisentraut, and R. Unger: (Abstract) Aminogenic hyperglucagonemia: demonstration of a new physiologic rôle of pancreatic glucagon. J. clin. Invest. (**47**, 74a (1968).

Aus dem Physiologisch-Chemischen Institut der Universität Marburg/Lahn

Glucagon und Gluconeogenese

H. Schimassek

Mit 2 Abbildungen

Referat

Akute Verminderung des Glucosespiegels im Blut führt bekanntlich zur Bewußtlosigkeit (vgl. auch [1]). Nichts beleuchtet eindeutiger, wie wichtig die Glucose für den gesamten Organismus ist, auch im Vergleich zu anderen Blutsubstraten. Die Notwendigkeit eines konstanten Substratspiegels zeigt uns, daß die Einzelzelle des Organismus noch auf dem Status einer Hydra ist, die auf einen kontinuierlichen Nahrungsstrom angewiesen ist. Nur durch ein ausgewogenes und sehr komplexes System der Regulation ist der Mensch in der Lage, Nahrung diskontinuierlich aufzunehmen.

Zum Verständnis des sehr komplexen Regulationssystems möchten wir einen gesicherten Baustein beitragen.

Der einzige Lieferant für die Blutglucose ist — abgesehen von der Nahrung — die Leber. Sie hat für die Glucosenachlieferung zwei Möglichkeiten: Die Glykogenolyse und die Gluconeogenese. Die hormonale Steuerung der Glykogenolyse wurde bisher dem Adrenalin und dem Glucagon zugesprochen, die Gluconeogenese den Steroidhormonen der Nebennierenrinde. Dem Insulin wurde bis vor kurzem eine direkte Wirkung im Leberstoffwechsel abgesprochen.

Alle genannten Hormone haben zweifellos direkte Effekte im Leberstoffwechsel. Wesentlich ist, die Einzelleistung jedes einzelnen Hormons klar abzugrenzen, es bestimmten Stoffwechselketten zuzuordnen und die Orte der Steuerung innerhalb der Ketten zu finden.

Für die kontinuierliche Steuerung der Glucoseproduktion aus der Embden-Meyerhof-Kette sind die zwei Hormone zuständig, die sinnvollerweise der Leber unmittelbar vorgeschaltet sind, das Glucagon und das Insulin.

Wie läßt sich diese Aussage beweisen? Die experimentellen Daten, die im folgenden für den Beweis herangezogen werden, sind fast alle am Modell der isoliert perfundierten Rattenleber erhoben worden. — Vergleichen wir zunächst in der Tabelle 1 die notwendigen Hormonmengen, die zu einer erhöhten Glucoseabgabe in der Leber führen, so benötigen wir von Glucagon nur Pikomole, d. h. Mengen, die im Blut auch immunologisch kaum nachweisbar sind, vom Adrenalin sind dagegen etwa tausendfach höhere Konzentrationen notwendig. Beide Hormone sind in der Lage, das zur Glykogenolyse notwendige Phosphorylasesystem über 3'5'-AMP zu aktivieren [2]. Mit der Glykogenolyse allein, also mit dem Abbau eines Reservestoffes, kann nicht kontinuierlich Glucose produziert werden. Die

Glykogenvorräte der Leber entsprechen nur einem kleinen, sehr begrenzten Reservoir, das für die Glucoseabgabe auch nicht voll in Anspruch genommen wird. Bilanzuntersuchungen ergaben, daß nur 32% der unter Glucagon an das Außenmedium abgegebenen Glucose der in der Leber gemessenen Glykogendifferenz entsprechen [3]. Der Rest muß durch Gluconeogenese gebildet worden sein. Wesentlicher also als der unspezifische Effekt auf die Glykogenolyse ist der Effekt des Glucagon auf die Gluconeogenese, der von uns erstmals 1963 beschrieben worden ist [4].

Mehrverbrauch an Glucose in der Peripherie bedingt auch vermehrte Produktion an Lactat. Hier bereits muß die sinnvolle hormonale Regulation einsetzen, indem sie den Stoffwechsel eines Organs zum Stoffwechsel des gesamten Organismus koordiniert. Unter Glucagon finden wir tatsächlich in der Leber eine Erhöhung der Lactataufnahme und des Lactatumsatzes auf das Dreifache. Dieser Effekt des Glucagon ist voll ausgerichtet auf die Neubildung von Glucose. Glucagon stimuliert dabei nur den Umsatz von L-Lactat, das über die cytoplasmatisch lokalisierte Lactatdehydrogenase metabolisiert wird [5]. Der Umsatz des Isomeren, des D-Lactat, wird vom Glucagon nicht betroffen (vgl. Tabelle 2).

Tabelle 1. *Glucoseabgabe der isoliert perfundierten Rattenleber in Abhängigkeit von der Konzentration von Glucagon und Adrenalin*

Hormon (mμ Mole/100 ml/ Std infundiert)		Glucoseabgabe (μ Mole/10 g Leber/Std)
Adrenalin	100,0	900
Glucagon	0,01	500
	0,1	900
	0,3	1200
	3,0	1300

Adrenalin bewirkt dagegen eine allgemeine Erhöhung des Stoffdurchsatzes und eine Erhöhung des Sauerstoffverbrauches, ohne zwischen L- und D-Lactat zu differenzieren. Wesentlich erscheint uns, daß der durch Glucagon erhöhte Umsatz

Tabelle 2. *Umsatz von D- und L-Lactat und O_2-Verbrauch der isoliert perfundierten Rattenleber unter Glucagon und Adrenalin*

	Lactatumsatz (μ Mole/g/Std)		Sauerstoffverbrauch (μ Mole/g/Std)
	L-Lactat	D-Lactat	
unbehandelt	20	∼14	132
Glucagon (0,5 mμ Mole/Std)	60	14	132
Adrenalin (190 mμ Mole/Std)	50	∼30	156

an L-Lactat im Gegensatz zu Adrenalin ohne die belastende Erhöhung des Sauerstoffverbrauches erfolgt. Im übrigen erhöht Adrenalin den Lactatumsatz erst bei Konzentrationen, die etwa tausendfach höher sind als die von Glucagon und in vivo unter normalen Bedingungen gar nicht vorkommen.

Die Flußumkehr der Glykolysekette unter Glucagon, d. h. die Umwandlung des von außen angebotenen Lactat in Glucose, läßt sich am besten unter Verwendung von radioaktiv markiertem $^{14}C_2$-Lactat beweisen. Es ist bemerkenswert, daß auch ohne Hormoninfusion ein kleiner Anteil an Lactat (etwa 6% in 30 min) ständig zu Glucose synthetisiert wird. Unter Glucagon steigt dieser Wert aber sprunghaft auf das Zehnfache an [3]. Obwohl die Gesamtproduktion an Glucose pro Std ansteigt, erhöht sich gleichzeitig auch die spezifische Aktivität der neu gebildeten Glucose, was beweist, daß Lactat bevorzugt als Substrat verwendet wird. Es sei nochmals darauf hingewiesen, daß dieser Effekt mit einem Angebot von weniger als einem Pikomol, d. h. 10^{-12}-Molen Glucagon pro min pro Leber erzielt worden ist. Unter der Voraussetzung, daß dabei wirklich jedes Hormonmolekül die Leberzelle erreicht, kämen pro Leberzelle nur 50 Hormonmoleküle zur Wirkung. Der spezifische Effekt des Glucagon auf die Gluconeogenese ist damit deutlich bewiesen.

Unsere Arbeiten sind von anderen Arbeitskreisen, wie denen von KREBS [6], O. WIELAND [7], EXTON u. PARK [8] aufgegriffen und bestätigt worden. Über das ,Wie' bzw. über den Ort der Steuerung gehen aber die Ansichten noch auseinander. Nach der Meinung von EXTON u. PARK steuert Glucagon die Gluconeogenese über die Phosphoenolpyruvatcarboxykinase und damit über die Bildung von Phosphoenolpyruvat (vgl. Abb 1).

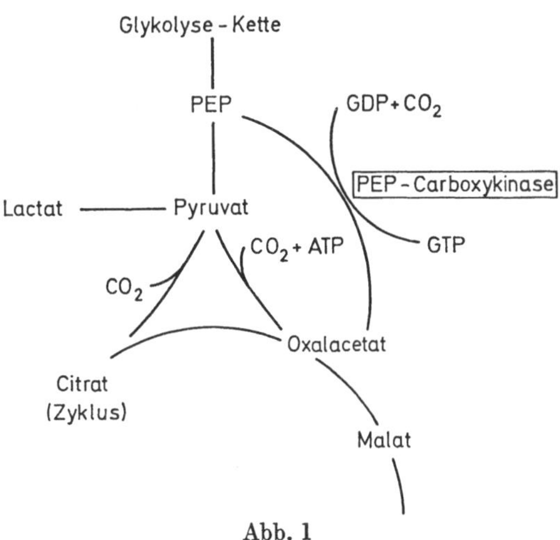

Abb. 1

Die Autoren kommen zu diesem Schluß, da in ihren Experimenten die Gehalte an Phosphoenolpyruvat unter Glucagon und Lactatinfusion erhöht sind. Sie verwenden aber zehnfach überhöhte Lactatspiegel, die allein den Gehalt an Phosphoenolpyruvat erhöhen und die eine Differenzierung gezielter, spezifischer Effekte zumindest sehr erschweren. — Eine Steuerung der Gluconeogenese unter Glucagon über die Phosphoenolpyruvatcarboxykinase (PEP-carboxykinase) erscheint unter anderem deshalb nicht so wahrscheinlich, da dieses Enzym viel mehr durch Hormone der Nebennierenrinde als durch Glucagon in seiner Aktivität gesteuert wird, wie Untersuchungen von LARDY [9] oder von SEUBERT [10] beweisen. Darüber hinaus zeigt die Tabelle 3, daß zwischen dem Gehalt an PEP und der Glucoseabgabe der Leber wenig Zusammenhang besteht. Den stärksten Anstieg der Gehalte an PEP finden wir unter der Wirkung der Nebennierenrindenhormone, jedoch bei Hormonspiegeln, die mindestens zehnfach über dem normalen Steroidspiegel liegen und keineswegs die höchste Glucoseproduktion bedingen.

Um Zucker neu zu bilden, muß die Leber zwei C_3-Kohlenstoffeinheiten zur C_6-Kohlenstoffkette kondensieren. Dabei erhalten wir Fructosediphosphat. Das die Blutglucose produzierende Enzym ist aber die Glucose-6-phosphatase. Das heißt, wir müssen Fructosediphosphat zunächst in Fructose-6-phosphat umwandeln. Wir bewegen uns dabei in einem vielfach verzweigten Abschnitt der Glykolysekette, einem Gebiet, das viele Möglichkeiten für die Steuerung der Embden-Meyerhof-Kette bietet, worauf auch in früheren Arbeiten hingewiesen worden ist [11, 12, 13] (Abb.2.)

Tabelle 3. *Glucoseabgabe der isoliert perfundierten Rattenleber und Gehalt an Phosphoenolpyruvat (PEP) unter der Wirkung verschiedener Hormone (Hormon- und Substratdosis als Infusion pro Std in 100 ml Medium)*

Bedingungen	Leber PEP (mμ Mole/gf	Außenmedium Glucoseabgabe (μ Mole/10 g Leber/Std)
Kontrolle	97	100
Hungerstatus	76	210
+ Glucagon (0,5 mμ Mole)		
+ Lactat (500 μ Mole)		
Glucagon (3 mμ Mole)	99	1230
+ Lactat (250 μ Mole)		
Adrenalin (80 mμ Mole)	137	260
Glucagon (0,3 mμ Mole)	160	950
+ Lactat (600 μ Mole)		
Prednisolon (80 μ Mole)	290	800

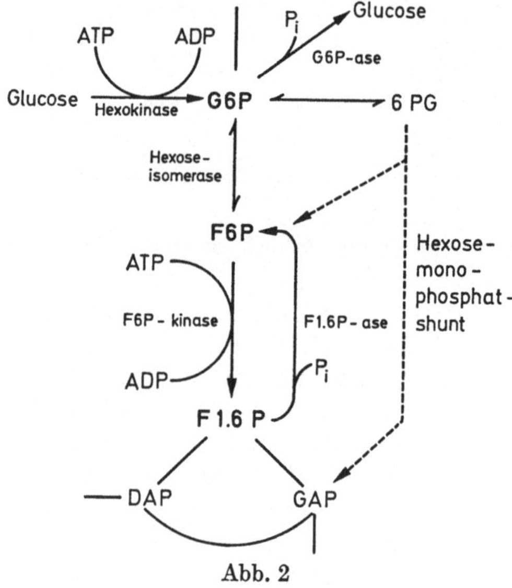

Abb. 2

Jeder C_3-Körper, der zur Gluconeogenese herangezogen wird, muß nach bisherigen Kenntnissen diesen Abschnitt der Embden-Meyerhof-Kette als C_6-Einheit passieren, unabhängig davon, wie seine Bildung oder Bereitstellung auch vorher hormonal gesteuert sein mag. In diesem so wesentlichen Teilstück der Glykolysekette lassen sich steuernde Effekte des Hormonpaares Insulin-Glucagon nachweisen. Ihr Zusammenspiel ist vergleichbar mit den einander entgegengesetzten Kräften von Heizung und Gegenkühlung an einem Thermostaten, die erst eine exakte Temperatursteuerung ermöglichen.

Betrachten wir in der Tabelle 4 die Substratbewegungen von Glucose-6-phosphat (G6P) und Fructosediphosphat (FDP) unter der Wirkung von Glucagon und Insulin, so spiegelt die Änderung der Substratgehalte exakt antagonistische Effekte beider Hormone wieder. Die Effekte beider Hormone können wir in der Tabelle aus einer einzigen Spalte ablesen, nämlich in dem von uns rein rechnerisch gebildeten Quotienten G6P/FDP. Daß wir dabei Fructose-6-phosphat (F6P) mit gutem Gewissen überspringen können, zeigt die letzte Spalte der Tabelle, die nachweist, daß das Gleichgewicht der Isomerase auch in vitro mit und ohne Hormone in jedem Falle eingestellt bleibt.

Tabelle 4. *Änderungen der Gehalte einiger glycolytischer Substrate in der isoliert perfundierten Rattenleber unter der Wirkung von Glucagon und Insulin (Hormone und Substrate kontinuierlich infundiert: Glucagon 0,3 mμ Mole/Std; Insulin 3 IE/Std; L(+)-Lactat 500 μ Mole/Std; Medium = 100 ml)*

Versuch	$\dfrac{\text{G 6 P}}{\text{F 1.6 P}}$	G 6 P	F 6 G	F 1.6 P	$\dfrac{\text{F 6 P}}{\text{G 6 P}}$
	(mμ Mole/gf)				
in vivo	17	370	74	22	0,2
in vitro	4,5	130	26	31	0,2
+ Glucagon	21	390	78	19	0,2
+ Insulin	2,0	160	30	60	0,2
+ Glucagon und + Lactat	100	1000	197	9	0,2
+ Insulin und + Lactat	4,0	146	30	36	0,2
+ Lactat	3,6	327	65	90	0,2

Darüber hinaus gibt die Tabelle 4 weitere interessante Informationen. Sie zeigt uns zunächst, daß der metabolische Status der isolierten Leber von dem in vivo etwas differiert. Der Quotient G6P/FDP beträgt in vivo 17, in vitro dagegen nur 4. Durch Substitution von Glucagon lassen sich die Substratgehalte und damit auch der Quotient G6P/FDP denen in vivo wieder angleichen. Die Abweichung des metabolischen Status der isoliert perfundierten Leber ist also durch den Ausfall des steuernden Hormons Glucagon bedingt. — Im Gegensatz zum Glucagon verändert eine Insulininfusion die Gehalte von G6P und FDP kaum noch. Der Quotient G6P/FDP sinkt unter Insulin von 4 auf 2 ab. Der durch Insulin in vivo eingestellte Status bleibt in vitro wirksam. Durch Insulin ist die Reaktion der F6P-Kinase begünstigt [14], unter Glucagon die der FDP-ase und G6P-ase.

Die antagonistische Wirkung beider Hormone wird noch deutlicher, wenn wir zusätzlich zum Hormon das geeignete Substrat, nämlich Lactat infundieren. Dabei steigt unter Glucagon mit einsetzender Gluconeogenese der Gehalt an Glucose-6-Phosphat ganz extrem an, ablesbar an dem hohen Quotienten von G6P/FDP von 100, während er sich unter Insulin plus Lactat praktisch nicht verändert.

Der extreme Gehalt an G6P, den wir bei gleichzeitiger Infusion von Glucagon und Lactat finden, ist vielleicht ein erster, deutlicher Hinweis dafür, daß wir in einem Gewebsextrakt zwar chemisch-enzymatisch ein einziges Substrat, nämlich Glucose-6-phosphat analysieren, zelltopographisch uns aber zwei verschiedene Substrate vorzustellen haben, eines aus dem Abbauweg des Glykogen, das andere aus der durch Glucagon beschleunigten Resynthese von Lactat zu Glucose. — Die Effekte von Glucagon und Insulin verhalten sich — wie wir es von Antagonisten erwarten sollten — weitgehend reziprok [15]. Unter der Wirkung anderer Hormone ergibt sich eine solche Beziehung nicht.

Zusammenfassend läßt sich sagen: Der wesentliche Effekt des Glucagon im Leberstoffwechsel ist nicht — wie bisher angenommen — die Glykogenolyse, sondern die Gluconeogenese. Bevorzugtes Substrat ist — in sinnvoller Koordination zum Gesamtorganismus — das Lactat. Der Antagonist des Glucagon ist das Insulin. Die antagonistischen Effekte dieses Hormonpaares, das im gleichen Organ produziert wird und der Leber unmittelbar vorgeschaltet ist, lassen sich in dem eng umschriebenen Abschnitt der Embden-Meyerhof-Kette zwischen Glucose-6-phosphat und Fructosediphosphat auf Grund von Substratanalysen direkt unter Beweis stellen. Dieser Abschnitt muß für die Steuerung der Glykolysekette von ausschlaggebender Bedeutung sein.

(Die Untersuchungen wurden von der Deutschen Forschungsgemeinschaft unterstützt.)

Literatur

1. Mitschke, H.: Dtsch. Gesundh.-Wes. 21, 2309 (1966).
2. Sutherland, E. W., and G. A. Robison: Pharmacol. Rev. 18, 145 (1966).
3. Schimassek, H.: 18. Mosbacher Colloq. dtsch. Ges. Biol. Chemie, S. 33. Berlin-Göttingen-New York: Springer 1967.
4. —, u. H. J. Mitzkat: Biochem. Z. 337, 510 (1963).
5. — Ann. N. Y. Acad. Sci. 119, 1013 (1965).
6. Ross, B. D., R. Hems, and H. A. Krebs: Biochem. J. 102, 942 (1967).
7. Struck, E., J. Ashmroe und O. Wieland: Biochem. Z. 343, 107 (1965).
8. Exton, J. H., and C. R. Park: Pharmacol. Rev. 18, 181 (1966).
9. Foster, D. O., P. D. Ray, and H. A. Lardy: Biochem. 5, 555 (1966).
10. Seubert, W.: 18. Mosbacher Colloq. dtsch. Ges. Biol. Chemie, S. 158. Berlin-Göttingen-New York: Springer 1967.
11. Ashmore, J., G. F. Gahill, A. B. Hastings, and S. Zottu: J. biol. Chem. 224, 225 (1957).
12. Bücher, Th.: 7. Symp. dtsch. Ges. Endokrinol., S. 129. Homburg/Saar 1960.
13. Leuthardt, F.: Helv. physiol. pharmacol. Acta 19, 234 (1961).
14. Weber, G., and R. L. Singhal: Science 149, 65 (1965).
15. Schimassek, H., u. H. J. Mitzkat: Naunyn-Schmiedebergs Arch. exp. Path. Pharmak. 246, 63 (1963).

Diskussion

G. W. Parade:

Parade nimmt Bezug auf den Vergleich des Glucagon-Insulinantagonismus mit einem Thermostaten. Er erinnert daran, daß im Hypothalamusgebiet ein Areal anzunehmen ist, das bei der Einregulierung des thermischen Gleichgewichts im Organismus eine maßgebende Rolle spielt. Parade fragt nach den Vorstellungen, die der Vortragende bezüglich des „Thermostaten" (der hier richtiger Metabolostat zu benennen wäre) bei der Einregulierung der Glucagon-Insulinhomöostase hat. Er weist darauf hin, daß der Thermostat in engster Korrelation zu Regulationsarrealen steht, die dem Kreislauf, der Atmung und nicht zuletzt dem Stoffwechsel dienen.

Aus der 2. Medizinischen Klinik und Poliklinik der Universität Düsseldorf
(Direktor: Prof. Dr. K. OBERDISSE)

Wirkungen von Glucagon auf den Stoffwechsel des Fettgewebes

F. A. GRIES

Mit 4 Abbildungen

Referat

Systematische Untersuchungen der Wirkung des Glucagons auf den Stoffwechsel des Fettgewebes begannen vor rund 10 Jahren, nachdem die Bedeutung des Fettgewebes für die Regulation des Energiestoffwechsels im Organismus erkannt worden war. Die Untersuchungen erstreckten sich im wesentlichen auf die Wirkung des Hormons auf die Fettmobilisation und den Kohlenhydratstoffwechsel.

STEINBERG u. Mitarb. nahmen 1959 als erste die Gleichartigkeit der glykogenolytischen Wirkungen von Adrenalin und Glucagon an der Leber zum Anlaß, die Effekte beider Hormone auf das Fettgewebe zu vergleichen [28]. Sie fanden an Fettgewebsschnitten der Ratte nach Zusatz von Glucagon zum Medium eine Steigerung der Freisetzung freier Fettsäuren. Wenig später konnte HAGEN [14] zeigen, daß auch die Glycerinbildung gesteigert wird. Die Metabolitfreisetzung ist im Bereich von 0,001 bis 4,0 µg Glucagon/ml Medium dem Logarithmus der Hormonkonzentration proportional [14, 35]. Der lipolytische Effekt wird bereits nach wenigen Minuten nachweisbar, erreicht je nach Hormondosis zwischen 30 und 120 min ein Maximum und nimmt danach wieder ab [14, 33, 35]. Ähnliche Zeitwirkungsrelationen sind z. B. auch vom ACTH bekannt. Sie beruhen offenbar auf einem Aktivitätsverlust des Hormons in vitro, da auch nach längerer Vorinkubation die erwartete Lipolysesteigerung durch erneute Hormonzugabe wieder ausgelöst werden kann [13, 33].

Die lipolytische Potenz des Glucagons wurde unter verschiedenen Bedingungen mit derjenigen anderer Hormone verglichen. VAUGHAN u. STEINBERG [33] untersuchten die Stimulation der Glycerinproduktion, doch fehlen Angaben über den maximalen Glucagoneffekt und die minimale wirksame Konzentration. WEINGES [35] konnte bei der Untersuchung der Dosisabhängigkeit in glucosefreiem Medium eine signifikante Steigerung der Freisetzung von freien Fettsäuren schon mit 0,004 µg Glucagon/ml nachweisen. Die minimale Wirkkonzentration liegt damit in der Größenordnung derjenigen der lipolytisch wirksamsten Hormone, die wir kennen (Tabelle 1).

Die Mechanismen, die zur Steigerung der Fettmobilisation durch Glucagon führen, sind nur teilweise bekannt. Ähnlich wie bei anderen lipolytisch wirksamen Hormonen ist der entscheidende Vorgang die Aktivierung der Triglyceridlipase.

Sie wurde 1964 erstmals von Vaughan u. Mitarb. [32] nachgewiesen. Weinges u. Löffler [37] konnten darüberhinaus zeigen, daß die Aktivitätszunahme der Lipase über mehrere Zehnerpotenzen dem Logarithmus der Hormonkonzentration proportional ist. Die biochemischen Details der Enzymaktivierung sind noch nicht

Tabelle 1. *Minimale wirksame Konzentrationen lipolytischer Hormone am Fettgewebe der Ratte in vitro*

Hormon	µg/ml	Referenz
Adrenalin	0,1	Rudman et al. 1963 [25]
Noradrenalin	0,01	Rudman et al. 1963 [25]
Glucagon	0,004	Weinges 1961 [35]
ACTH	0,0004	Gries u. Bethge 1967 [13]

klar. Da entsprechende Untersuchungen mit Glucagon am Fettgewebe nicht bekannt geworden sind, können wir uns nur auf Analogieschlüsse aus Untersuchungen mit anderen lipolytisch wirksamen Hormonen stützen. Demnach erfolgt die Aktivitätssteigerung bei Glucagon ebenso wie bei den Katecholaminen und

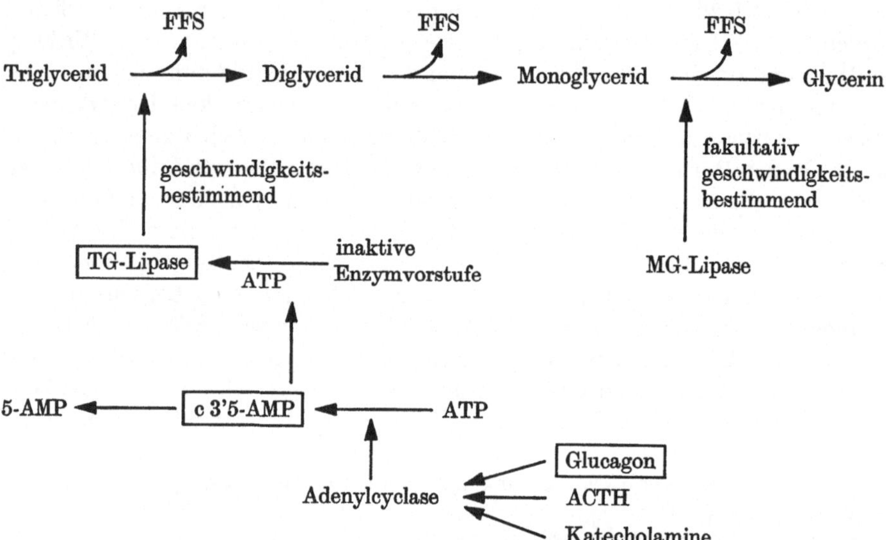

Abb. 1. Schema des lipolytischen Systems der Fettzelle. (FFS = freie Fettsäuren; TG = Triglycerid; MG = Monoglycerid; c-3'5'-ANP = cyclo-3'5'-Adenosinmonophosphat; AMP = Adenosinmonophosphat; ATP = Adenosintriphosphat)

ACTH nicht durch Nettosynthese des Enzymproteins, sondern durch Aktivierung von Enzymvorstufen (vgl. Abb. 1). Hierbei spielen das cyclische 3'5'-AMP und ATP eine offenbar entscheidende, jedoch im einzelnen noch nicht geklärte Rolle [23, 12, 38]. Daß Glucagon einen Konzentrationsanstieg dieses Nucleotids im Fettgewebe bewirkt, ist zwar noch nicht nachgewiesen worden, jedoch auf Grund von Messungen in anderen Geweben wahrscheinlich [21, 22, 30].

Die Wirkung des Glucagons auf die Metabolitfreisetzung wird durch antilipolytische Effekte verschiedener physiologischer und pharmakologischer Wirkstoffe und durch den Kohlenhydratstoffwechsel der Fettzelle variiert. Besonderes Interesse hat in letzter Zeit der antilipolytische Effekt des Insulins gefunden. Er ist auch im glucosefreien Medium nachweisbar und beruht wahrscheinlich auf einer Hemmung der Bildung von cyclischen 3'5'-AMP [3]. Die Hemmbarkeit der Glucagon-stimulierten Lipolyse wird unterschiedlich beurteilt [9], konnte aber wiederholt nachgewiesen werden [16, 24]. Dosiswirkungskurven sind nicht bekannt, doch wird der Effekt von 0,15 µg Glucagon/ml durch 10 µE Insulin/ml deutlich herabgesetzt [24]. Dem Insulin ähnlich wirken die Phospholipase C [24] und Prostaglandin E 1 [29].

Die bisherigen Erörterungen beschränkten sich auf das Problem von Aktivierung und Hemmung der Lipolyse. Die Mobilisation von Fettsäuren wird jedoch

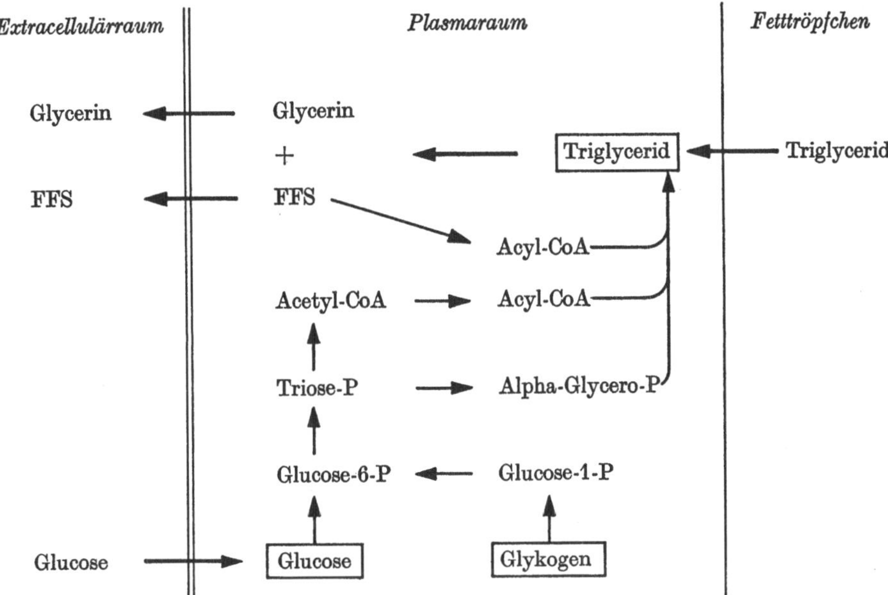

Abb. 2. Schema des Triglyceridstoffwechsels der Fettzelle (FFS = freie Fettsäuren)

nicht allein durch die Triglyceridspaltung reguliert. Das sei an einem vereinfachten Schema des Triglyceridstoffwechsels der Fettzelle erläutert (vgl. Abb. 2). Triglyceride des Fettspeichertröpfchens können in den Plasmaraum der Zelle eingeschleust und dort unter Einwirkung von Lipasen zu freien Fettsäuren und Glycerin gespalten werden, die bei quantitativer Hydrolyse im Molverhältnis 3:1 entstehen. Während Glycerin infolge des Mangels an Glycerokinase nicht weiter metabolisiert werden kann und die Zelle verläßt, können die Fettsäuren zu Acyl-CoA-Verbindungen aktiviert und zu Glyceriden rückverestert werden. Die Fettsäurenmobilisation wird daher sowohl durch die Lipolyse als auch die Rückveresterung reguliert. Die Rückveresterung der FFS hängt vorwiegend vom Angebot an Alpha-Glycerophosphat — unter bestimmten Bedingungen möglicherweise auch vom Angebot an Mono- und Diglyceriden — ab. Da Alpha-Glycerophosphat durch Abbau von Hexosen in der Fettzelle entsteht, kommt dem Glucosestoffwechsel unter Glucagoneinfluß besondere Bedeutung zu.

Es entspricht den Erwartungen, daß Zusatz von Glucose zum Inkubationsmedium die Freisetzung von FFS hemmt. Bei einer Konzentration von 400 mg-% vermag sie die stimulatorische Wirkung von 0,04 µg Glucagon/ml aufzuheben [35]. An dieser Stelle sei darauf hingewiesen, daß die Stimulation der Bildung von FFS sekundär auch den Glucosestoffwechsel der Fettzelle steigert. Dieser Vorgang ist nicht spezifisch für Glucagon, sondern tritt stets dann auf, wenn die Konzentration der FFS im Gewebe ansteigt. WEINGES [36] hat die Aspekte des Glucosestoffwechsels unter den Bedingungen der stimulierten Lipolyse 1966 vor dieser Gesellschaft diskutiert, so daß ich mich auf diese kurzen Bemerkungen beschränken kann.

Von besonderem Interesse sind Versuche in glucosefreiem Medium, die gezeigt haben, daß auch unter diesen Bedingungen bei stimulierter Lipolyse rund 40% der gebildeten FFS rückverestert werden [33]. Aus Angaben von HAGEN [14] ist

Tabelle 2. *Effekt von Glucagon auf die Metabolitfreisetzung aus Fettgewebe verschiedener Species*

Species	freie Fettsäure	Glycerin	Referenz
Ratte	+	+	STEINBERG et al. 1959 [28]
			HAGEN 1961 [14]
Meerschweinchen	+	—	ZAKARIA u. SHAFRIR [39]
Kaninchen	∅ +	—	RUDMAN et al. 1963 [25]
			VAUGHAN et al. 1964 [32]
Hamster	∅	—	RUDMAN u. DiGIROLAMO 1967 [26]
Mensch	∅	—	MOSINGER et al. 1965 [19]
Taube	+	+	GOODRIDGE u. BALL 1965 [11]
Sperling	+	—	GOODRIDGE 1964 [10]
Huhn	—	+	CARLSON et al. 1964 [4]

+ Stimulation der Metabolitfreisetzung, — nicht untersucht
∅ keine Stimulation der Metabolitfreisetzung

zu entnehmen, daß der Anteil der wiederveresterten freien Fettsäuren nach Zusatz von Glucagon im Gegensatz zum Verhalten unter Basalbedingungen oder nach Zusatz von Adrenalin [33] wechselt. Er ist zunächst gering, so daß das Molverhältnis der freigesetzten Fettsäuren zu Glycerin nahezu 3 beträgt, nimmt jedoch im weiteren Verlauf der Inkubation zu. Diese Beobachtungen können nach unseren derzeitigen Anschauungen nur so gedeutet werden, daß der Abbau endogener Kohlenhydrate und die Bildung von Alpha-Glycerophosphat im Verlauf der Inkubation gesteigert werden. Die unter Glucagon nachweisbare Aktivitätszunahme der Phosphorylase würde damit in Einklang stehen [31, 34].

Neuere Untersuchungen lassen vermuten, daß die Beeinflussung der Rückveresterung durch Glucagon von größerer Bedeutung ist als bisher angenommen wurde. Die zuvor geschilderten Versuche sind ausschließlich am Fettgewebe der Ratte durchgeführt worden. Da bekannt ist, daß die Hormonempfindlichkeit des Fettgewebstoffwechsels speciesspezifische Unterschiede aufweist, ist die Wirkung von Glucagon am Fettgewebe anderer Species von Interesse. Es liegen nur wenige Untersuchungen dazu vor, die in Tabelle 2 zusammengefaßt sind. Am Fettgewebe von Vögeln trat stets eine ausgeprägte Lipolysesteigerung auf. Bei Säugern war jedoch nur bei Ratte und Meerschweinchen eine Stimulation zu erkennen. Die Beobachtungen beim Kaninchen sind widersprüchlich. Allerdings wurde in den meisten Versuchen lediglich die Freisetzung von FFS gemessen, die nach dem oben Gesagten ein unzureichender Indicator der Lipolyse ist. Daß die gleichzeitige Bestimmung von FFS und Glycerin möglicherweise zu anderen Resultaten geführt hätte, geht aus Untersuchungen am Fettgewebe von Maus und Mensch hervor. So fanden wir [15], daß Glucagon in einer Konzentration von 0,2 µg/ml am Fettgewebe normaler Mäuse keinerlei Effekt auf die Nettofreisetzung von FFS besitzt, jedoch die Glycerinproduktion signifikant stimuliert. Bei hereditär fettsüchtigen Neuseeland-Mäusen ist dagegen eine Stimulation der Glycerinproduktion nicht mehr statistisch zu sichern, jedoch wird eine signifikante Steigerung der Produktion von FFS beobachtet (vgl. Abb. 3).

Ein ähnlich differenziertes Verhalten konnten wir [1] auch am menschlichen Fettgewebe in vitro nachweisen (vgl. Abb. 4). Am Gewebe junger Normalpersonen stimulieren 0,2 oder 1,0 µg Glucagon/ml lediglich die Glycerinproduktion. Überraschenderweise wird die Freisetzung der FFS nicht gesteigert, sondern sogar vermindert. Man kann dies nur so deuten, daß Glucagon die Bildung von Glycerid-estern stärker stimuliert als ihre Spaltung. Bei Fettgewebe älterer Menschen tritt dieser Effekt nicht mehr ein. Die lipolytische Wirkung des Glucagons ist ebenso wie die Wirkung anderer Hormone herabgesetzt und die Stimulation der Rückveresterung fehlt, so daß es zu einem signifikanten Anstieg der freien Fettsäuren kommt. Ähnlich den Beobachtungen an der fettsüchtigen Maus wird auch bei jungen fettsüchtigen Patienten durch Glucagon nur die Freisetzung von FFS signifikant stimuliert. Es ist bemerkenswert, daß in diesen Versuchen an Adipösen das Verhältnis der freigesetzten FFS zu Glycerin unter der Wirkung von Glucagon den theoretischen Maximalwert von 3 übersteigt. Die Beobachtung läßt sich in die üblichen Vorstellungen nicht einordnen. Sie spricht dafür, daß bei der Adipositas entweder eine Reutilisation von Glycerin möglich ist oder Di- bzw. Monoglyceride in stöchiometrischen Mengen im Gewebe angehäuft werden. Eine solche Anhäufung partieller Glyceride hätte zur Voraussetzung, daß nicht die Triglyceridlipase, sondern die Di- oder Monoglyceridlipasen geschwindigkeits-bestimmend für die Lipolyse werden. Diese Möglichkeit hat an Wahrscheinlichkeit gewonnen, seit kürzlich GORIN u. SHAFRIR [12] nachgewiesen haben, daß auch die Monoglyceridlipase hormonempfindlich ist und in der intakten Zelle mit sehr viel geringerer Aktivität vorliegt, als auf Grund der Messungen im Homogenat bisher angenommen wurde.

Ob die geschilderten Stoffwechseleffekte des Glucagons in vitro auch eine Bedeutung für die Regulation des Fettgewebsstoffwechsels in vivo besitzen, ist ungeklärt. Die Beurteilung des Problems müsste u. a. auch die Glucagon-abhängigen Änderungen des Blutglucose- und Insulinspiegels berücksichtigen. Zumindest beim Menschen bleiben aber alle diesbezüglichen Überlegungen solange spekulativ, als Effekte in vitro nur mit Hormonkonzentrationen bekannt sind, die weit über denjenigen liegen, die im Blutplasma nachgewiesen werden können. Durch die Beobachtung der unterschiedlichen Reaktionsweisen des menschlichen Gewebes finden aber möglicherweise die widersprüchlichen Mitteilungen über Änderungen des Serumspiegels der FFS nach Glucagonbelastungen eine Erklärung [2, 5, 6, 7, 8, 17, 18, 20]. Darüberhinaus ist zu erwarten, daß die Aufklärung der biochemischen Grundlagen der von Alter und Ernährungszustand abhängigen Glucagoneffekte neue Gesichtspunkte zur physiologischen und pathologischen Regulation des Fettgewebsstoffwechsels beitragen können.

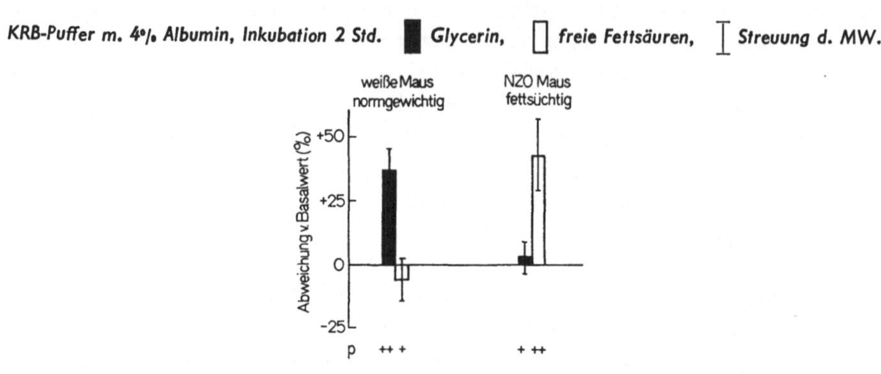

Abb. 3. Effekt von 0,2 µg Glucagon/ml auf die Metabolitfreisetzung aus Fettgewebe normgewichtiger und fettsüchtiger Mäuse in vitro, Daten nach [15]

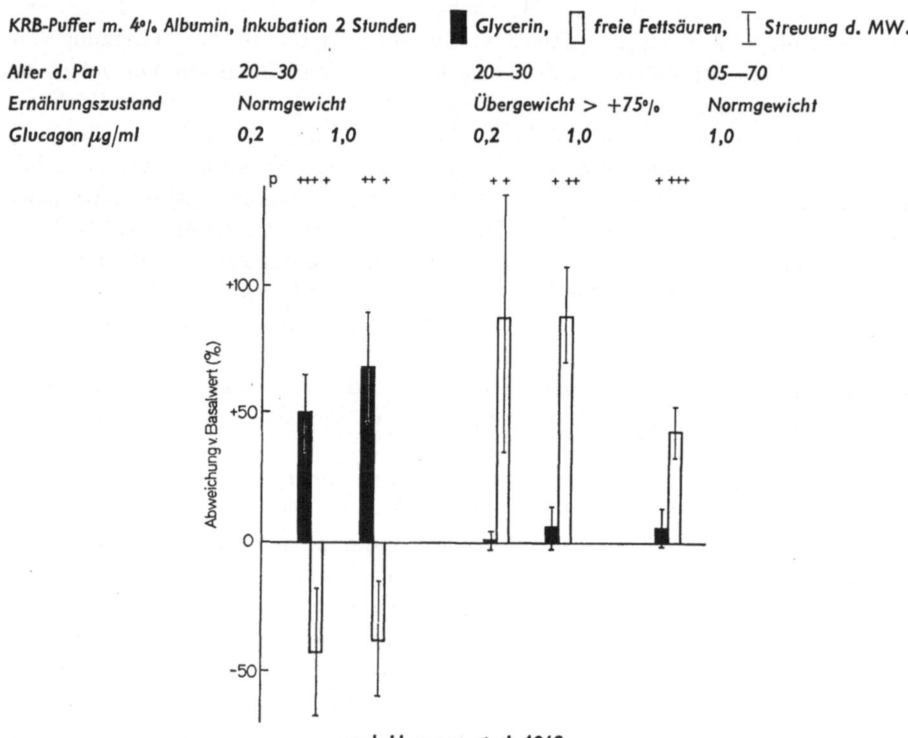

Abb. 4. Effekt von Glucagon auf die Metabolitfreisetzung aus menschlichem Fettgewebe in vitro in Abhängigkeit von Alter und Ernährungszustand, Daten nach [1]

Literatur

1. BERGER, M., F. A. GRIES, L. HERBERG, H. PREISS und K. JAHNKE: In Vorbereitung 1968.
2. BRECH, W. J., u. E. S. GORDON: Klin. Wschr. **45**, 905 (1967).
3. BUTCHER, R. W., J. G. T. SNEYD, C. R. PARK, and E. W. SUTHERLAND: J. biol. Chem. **241**, 1651 (1966).
4. CARLSON, L. A., S. O. LILJEDAHL, M. VERDY, and C. WIRSÉN: Metabolism **13**, 227 (1964).
5. CROCKFORD, P. M., D. PORTE, JR., F. C. WOOD, JR., and R. A. WILLIAMS: Metabolism **15**, 114 (1966).
6. CSAPO, G.: Experientia (Basel) **20**, 335 (1964).
7. DEPLAEN, J., and G. GALANSINO: Proc. Soc. exp. Biol. (N. Y.) **121**, 501 (1966).
8. DREILING, D. A., E. L. BIERMAN, A. F. DEBONS, P. ELSBACH, and I. I. SCHWARTZ: Metabolism **11**, 572 (1962).
9. FAIN, J. N., V. KOVACEV, and R. O. SCOW: Endocrinology **78**, 773 (1966).
10. GOODRIDGE, A. G.: Comp. Biochem. Physiol. **13**, 1 (1964).
11. —, and E. G. BALL: Comp. Biochem. Physiol. **16**, 367 (1965).
12. GORIN, E., and E. SHAFRIR: Biochim. biophys. Acta (Amst.) **137**, 189 (1967).
13. GRIES, F. A., and H. BETHGE: Metabolism **16**, 967 (1967).
14. HAGEN, J. H.: J. biol. Chem. **236**, 1023 (1961).
15. HERBERG, L., C. HESSE-WORTMANN, F. A. GRIES und K. JAHNKE: In Vorbereitung 1968
16. JUNGAS, R. L., and E. G. BALL: Biochemistry **2**, 383 (1963).
17. LEFEBVRE, P.: Diabetologia **2**, 130 (1966).
18. LIPPSETT, M. B., H. R. ENGEL, and D. M. BERGENSTAL: J. Lab. clin. Med. **56**, 342 (1960).
19. MOSINGER, B., E. KUHN, and V. KUJALOVA: J. Lab. clin. Med. **66**, 380 (1965).
20. PENICK, S. B., and L. E. HINBLE, JR.: Amer. J. clin. Nutr. **13**, 110 (1963).
21. RALL, T. W., E. W. SUTHERLAND, and J. BARTHET: J. biol. Chem. **224**, 463 (1957).
22. — — J. biol. Chem. **232**, 1065 (1958).
23. RIZACK, M. A.: J. biol. Chem. **239**, 392 (1964).
24. RODBELL, M., and A. B. JONES: J. biol. Chem. **241**, 140 (1966).
25. RUDMAN, D., S. J. BROWN, and M. F. MALKIN: Endocrinology **72**, 527 (1963).
26. —, and M. DIGIROLAMO: Advanc. Lipid Res. **5**, 35 (1967).
27. —, M. F. MALKIN, S. J. BROWN, L. A. GARCIA, and L. L. ABELL: J. Lipid Res. **5**, 38 (1964).
28. STEINBERG, D., E. SHAFRIR, and M. VAUGHAN: Clin. Res. **7**, 250 (1959).
29. —, M. VAUGHAN, P. J. NESTEL, O. STRAND, and S. BERGSTRÖM: J. clin. Invest. **43**, 1533 (1964).
30. SUTHERLAND, E. W., and T. W. RALL: Pharmacol. Rev. **12**, 265 (1960).
31. VAUGHAN, M.: J. biol. Chem. **235**, 3049 (1960).
32. —, J. E. BERGER, and D. STEINBERG: J. biol. Chem. **239**, 401 (1964).
33. —, and D. STEINBERG: J. Lipid Res. **4**, 193 (1963).
34. — —, and E. SHAFRIR: J. clin. Invest. **38**, 1051 (1959).
35. WEINGES, K. F.: Klin. Wschr. **39**, 293 (1961).
36. — Die Pathogenese des Diabetes mellitus — Die endokrine Regulation des Fettstoffwechsels, S. 174. E. KLEIN, Edit. Berlin-Göttingen-New York: Springer 1967.
37. —, u. G. LÖFFLER: Klin. Wschr. **43**, 175 (1965).
38. WESTERMANN, E.: Die Pathogenese des Diabetes mellitus — Die endokrine Regulation des Fettstoffwechsels, S. 154. E. KLEIN, Edit. Berlin-Göttingen-New York: Springer 1967.
39. ZAKARIA, and E. SHAFRIR: Zit. n. SHAFRIR, E., and E. WERTHEIMER: Handbook of Physiology, Sect. V., p. 417. Adipose Tissue. Washington: American Physiological Society 1965.

Behringwerke AG, Marburg

Die Immunologie des Glucagons

H. G. SCHWICK

Referat

Glucagon ist ein Antigen, und zwar ein Vollantigen. Noch vor einigen Jahren hätte es erheblichen Zweifel ausgelöst, diese Feststellung für ein Polypeptid mit einem Molekulargewicht von etwa 3500 zu treffen. Inzwischen haben wir gelernt, daß die Immunogenität eines Antigens, d. h. also seine Fähigkeit Antikörper zu induzieren, nicht so sehr von seinem Molekulargewicht abhängt. Es spielt schon eine Rolle, aber wichtiger sind in diesem Zusammenhang die chemische und die strukturelle Beschaffenheit eines Antigens. So lassen sich bekanntlich die Antigenität und die immunologische Spezifität von Kohlenhydratantigenen, wie z. B. Blutgruppensubstanzen und bakteriellen Zellwandantigenen, oder von Proteinen auf definierte, peripher angeordnete Zuckerbausteine oder Aminosäuren zurückführen. Aus verschiedenen Untersuchungen ist bekannt, daß bestimmte Aminosäuren besonders immunogen sind. Es sind vor allem: Tyrosin, Tryptophan und Phenylalanin — vielleicht deshalb, weil die Ringstruktur dieser Aminosäuren ein genügend großes antigenes Motiv bedingt.

Glucagon enthält von diesen Aminosäuren relativ viel. Es erfüllt also von dieser Seite her ganz gute Voraussetzungen für ein Antigen von Protein- bzw. Polypeptidnatur. Strukturell sind vielleicht die Voraussetzungen für eine gute Immunogenität ungünstiger. Neuere Konformationsstudien (GRAZER u. a.) haben nämlich gezeigt, daß Glucagon in Lösung offenbar keine gut definierte Tertiärstruktur besitzt. Der alpha-helikale Anteil des Moleküls scheint gering zu sein und es wird angenommen, daß in Lösungen dieses Hormons ein Gleichgewicht zwischen einem Alpha-Helixzustand und einer willkürlichen Knäuelung besteht. Eine gewisse Starrheit des Moleküls ist aber für seine Antigenität wichtig. Das Insulin z. B. stellt ein besser fixiertes Molekül dar, als das Glucagon und man kann wohl auf Grund der bisher vorliegenden Erfahrungen sagen, daß es auch stärker immunogen ist. Das größere Molekulargewicht des Insulins dürfte dabei wieder nicht so entscheidend sein, denn sowohl das Insulin als auch das Glucagon bilden in Lösungen Aggregate höheren Molekulargewichts, so daß bei einer Immunisierung ohnehin Aggregate der Hormone zur Anwendung kommen.

Während das Interesse an der Immunologie des Insulins notgedrungen mit der Antikörperbildung beim Patienten ursächlich zusammenhängt, besteht es beim Glucagon vor allem darin, mit Hilfe eines geeigneten spezifischen Antiserums eine Möglichkeit zur Bestimmung des Hormons zu erhalten.

Glucagonantikörper beim Menschen wurden bisher nur vereinzelt beschrieben. In einem Fall verursachte die Injektion von Glucagon bei einem Patienten, dem zuvor mehrmals größere Insulindosen verabreicht wurden, Symptome eines anaphylaktischen Schocks. Es wurde hier angenommen, daß das zuvor verabreichte Insulin mit Glucagon verunreinigt war und somit zur Bildung von Antikörpern gegen Glucagon geführt hat. Weiterhin wurde über Glucagonantikörper im Serum von drei Patienten berichtet (MERIMEE u. PROUT), die bis zu 3 Jahren mit Glucagon behandelt wurden. Eine weitere Mitteilung schließlich stammt von ROCKEY u. KUNKEL, die Antikörper gegen Glucagon im Serum eines Diabetikers nachweisen konnten. Man muß natürlich einräumen, daß bisher nicht annähernd soviel Glucagon wie Insulin bei Patienten angewandt wurde, und daß die Erfahrungen mit dem Nachweis von Antikörpern gegen Glucagon weitaus geringer sind als die mit der Bestimmung von Insulinantikörpern.

Die Gewinnung von Antiglucagonseren, die zur immunologischen Bestimmung dieses Hormons in Organextrakten oder dem Serum von Patienten geeignet sind, bereitet Schwierigkeiten. Es wurde anfangs schon gesagt, daß Glucagon ein Vollantigen ist, d. h., es führt zur Antikörperbildung ohne daß es notwendig ist, daß man dieses sehr niedermolekulare Hormon an einen höhermolekularen Träger, z. B. ein Protein, konjugiert.

Es wurden bisher alle praktisch gängigen Methoden der Immunisierung mit Glucagon angewandt, also Immunisierung mit Freundschem Adjuvans komplett und inkomplett, mit Zusatz von Aluminiumhydroxyd als Adjuvans, in Mischungen mit Polyvinylpyrrolidon oder mit Proteinen, wie z. B. Eialbumin, und auch in Conjugaten mit Proteinen. Aus den mitgeteilten Ergebnissen läßt sich nicht sicher ein Vorteil der einen oder anderen Methode erkennen.

Man benötigt auf jeden Fall Adjuvans zur Immunisierung, aber der Immunisierungserfolg ist auch dann noch unsicher und stark vom Einzeltier abhängig. Darin unterscheidet sich nun das Glucagon nicht von anderen Antigenen. Bei tierexperimentellen Immunisierungen wird immer wieder beobachtet, daß der variabelste und unsicherste Faktor einer Immunisierung das Tier selbst ist. Auch mit ausgesprochen guten immunogenen Proteinen, die zur Bildung präcipitierender Antikörper führen, ist das zu beobachten. Daraus läßt sich vor allem die Konsequenz ziehen, möglichst viele Tiere zu immunisieren, um bei einigen einen genügend hohen Antikörpertiter bzw. einen Antikörper mit der gewünschten Avidität und Spezifität zu erhalten.

Ganz allgemein hat sich gezeigt, daß es grundsätzlich leichter ist, bei Kaninchen Antikörper gegen Glucagon zu erzeugen als bei Meerschweinchen. Bei allen Immunisierungsversuchen wurden bisher nur nicht-präcipitierende Antikörper erhalten. Sie sind bekanntlich geeignet für die radioimmunologische Methode der Hormonbestimmung. Sie wurde für Glucagon zum ersten Mal von UNGER 1959 beschrieben und inzwischen in verschiedenen Modifikationen von mehreren Arbeitsgruppen angewandt.

Interessant ist, daß, so wie es für Insulinantikörperkomplexe beschrieben wurde, auch die löslichen Glucagonantikörperkomplexe in vivo eine längere Halbwertzeit haben. Es wird diskutiert, daß die Bindung des Glucagons an den Antikörper den Abbau des Hormons verhindert bzw. hinauszögert. Tatsächlich konnte UNGER zeigen, daß Glucagonantikörper in vitro den Abbau des Hormons durch Plasmin verhindern.

Antikörper gegen Glucagon scheinen nach bisherigen Untersuchungen die Hormonaktivität nicht zu neutralisieren. So hat die passive Übertragung von

16*

Glucagonantikörpern (Hayashida) auf die Katze den hyperglykämischen Effekt kleiner Glucagondosen bei diesem Versuchstier nicht beeinflussen können. Es besteht hier allerdings noch die Möglichkeit, daß die verabreichte Antikörpermenge zu gering war zur Inaktivierung der Glucagonwirkung.

Zur Lokalisation der Glucagonantikörper innerhalb der bekannten Immunglobuline γG, -A und -M liegt bisher nur eine Beobachtung vor, wonach beim Kaninchen, außer in den elektrophoretisch langsamer beweglichen Gamma-Globulinen, auch in den schneller beweglichen Anteilen Glucagonantikörper gefunden werden.

Wie steht es mit der Spezifität der Glucagonantikörper? Trotz einiger Ähnlichkeiten in den Molekülen gibt es keine Kreuzreaktionen zwischen Insulin und Glucagon. Die Artspezifität scheint beim Glucagon, soweit bisher Untersuchungen vorliegen, so wie beim Insulin gering ausgeprägt zu sein. Gute immunologische Kreuzreaktionen werden erhalten zwischen Glucagonen vom Rind, Schwein, Hund und Menschen.

Schließlich wäre noch zu erwähnen, daß die bereits mit einem enzymatischen Test unter Verwendung von Leberadenylzyklase in Extrakten des Gastrointestinaltraktes nachgewiesenen Substanzen mit Glucagon-ähnlicher Aktivität ebenfalls partiell mit Antiglucagonseren reagieren.

Diskussion

P. Scriba:

Welche Antigenmengen empfehlen sich bei der Immunisierung mit Glucagon pro Zeiteinheit?

Aus der II. Medizinischen Klinik u. Poliklinik der Universität des Saarlandes Homburg/Saar
(komissar. Direktor: Priv.-Doz. Dr. K. F. WEINGES)

Die biologische Bedeutung von Glucagon

Ein zusammenfassender Überblick der bisherigen Kenntnisse unter Berücksichtigung der Möglichkeiten einer diagnostischen und therapeutischen Anwendung.

K. F. WEINGES

Referat

Chemie und Biochemie des biologischen Wirkstoffes Glucagon sind heute definiert. Die Identifizierung und quantitative Bestimmung des 29 Aminosäuren enthaltenden, in seiner Struktur bekannten Polypeptids sind durch die gleichzeitige Anwendung chemischer, biochemischer sowie biologischer und immunologischer Methoden möglich gemacht worden.

STAUB u. Mitarb. [1] gelang 1953 aus Rohinsulin die Isolierung dieses biologisch aktiven Oligopeptids, und 1956 führten Untersuchungen von BROMER u. Mitarb. [2] zum ersten und bislang einzigen Strukturvorschlag, der durch die von WÜNSCH u. Mitarb. [3] gelungene Totalsynthese des Hormons bestätigt wurde.

Glucagon wird in den A-Zellen der Langerhansschen Inseln des Pankreas gebildet und läßt sich bei allen Vogelarten und Säugetieren, einschließlich des Menschen, nachweisen. Erwiesen ist außerdem die endogene Sekretion aus dem Pankreas, die bei anhaltendem Blutzuckerabfall oder längerem Fasten gesteigert, nach Nahrungsaufnahme und Erhöhung der Blutglucosekonzentration dagegen vermindert ist. Seine biologische Bedeutung als Hormon zur Erhaltung lebensnotwendiger Funktionen scheint bei den verschiedenen Species unterschiedlich zu sein.

Glucagon mobilisiert Glucose aus der Leber und Fettsäuren aus dem Fettgewebe. Es stellt damit dem Stoffwechsel des Organismus energiereiche Substrate zur Verfügung. In der Leber beeinflußt es in physiologischen Konzentrationen ein Enzymsystem, dessen wesentlichste Bestandteile bekannt sind, und das ein dynamisches Gleichgewicht zwischen der aktiven und inaktiven Form der Phosphorylase aufrecht erhält. Die Wirkung auf dieses System liegt in einer Stimulation der Bildung von cyclischem 3'5'-AMP. Dadurch wird die Phosphorylase aktiviert und eine Glykogenolyse mit entsprechendem Blutzuckeranstieg verursacht. Adrenalin, dem als einzigen anderen Hormon eine physiologische Bedeutung bei der Aktivierung der Phosphorylase in der Leber zukommt, hat eine etwa zehnmal schwächere Wirkung als das Glucagon.

Glucagon bewirkt in Konzentrationen um 0,01 µg an der isolierten Rattenleber [4] und bei gesunden, nicht anästhesierten Hunden [5] eine Glucoseabgabe von 1,0 mg/min/g Lebergewebe. Diese hohe Rate der Glucosemobilisation liegt an der oberen Grenze der Kapazität des Enzymsystems in der Leber. Die

Glucose-6-Phosphataseaktivität im Lebergewebe von Ratten [6] und Hunden [7] vermag optimal etwa 7 µMol (1,3 mg) Glucose/min/g Leber freizusetzen. Da unter Glucagon keine totale Glykogenverarmung der Leber zustandekommt, muß gleichzeitig eine rasche Neubildung von Glucose stattfinden. Eine direkte Beeinflussung der Gluconeogenese durch Glucagon wird in den wesentlichen Abschnitten zwischen Glucose-6-Phosphat und Fructose-1,6-Phosphat der Embden-Meyerhoff-Kette gesehen [8]. Aminosäuren und Milchsäuren werden in vermehrtem Umfange von der Leber aufgenommen, entsprechend dem Ausmaß der Gluconeogenese ist auch die Harnstoffbildung gesteigert. An der isolierten Rattenleber wurde unter optimaler Stimulation durch Glucagon eine Gluconeogeneserate von etwa 0,05 mg/min/g Leber nachgewiesen [9]. Daraus läßt sich errechnen, daß die Leber etwa 700 mg Glucose pro Tag aus Eiweiß synthetisieren und bereitstellen kann. Eine wesentliche Mittlerrolle spielen die Nebennierenrindensteroide, die gleichfalls die Gluconeogenese stimulieren. In welchem Umfange es sich hierbei um einen mehr extrahepatischen Effekt handelt, ist nicht sicher zu entscheiden. Auf der einen Seite findet sich unter dem Einfluß dieser Hormone zwar ein Eiweißkatabolismus, jedoch keine vermehrte Harnstoffbildung in der Leber [9, 10]; auf der anderen Seite wurde auch am isolierten Organ unter Corticosteroiden eine gesteigerte Glykogensynthese beschrieben [11]. Der Anstieg der freien 17-OHCS im Plasma nach einer Glucagoninjektion ist vom Ausmaß der Glykogenolyse in der Leber abhängig. Eine direkte Stimulation der Nebennierenrindensekretion durch Glucagon konnte ausgeschlossen werden. Der im Organismus unter hohen Dosen von Glucagon, über längere Zeit gegeben, beobachtete katabole Eiweißstoffwechseleffekt kann nur im Zusammenhang mit einer erhöhten Nebennierenrindenaktivität und als Folge der gesteigerten Gluconeogenese gesehen werden. Zusammenfassend kommt der Wirkung von Glucagon in der Leber eine wesentliche Bedeutung bei der Mobilisation und Neubildung von Glucose und somit der „Glucosehomeostase" in engen Wechselbeziehungen zu anderen Hormonen zu.

Viele experimentellen Studien sprechen dafür, daß Glucagon auch am Fettgewebe eine biologische Wirkung besitzt. In Parallelität zur Phosphorylase aktiviert Glucagon in physiologischen Konzentrationen direkt über die Bildung von cyclischen 3'5'-AMP von Triglyceriden und Freisetzung von Fettsäuren und Glycerin führt. Für die Energieversorgung des Organismus ist das Fettgewebe als rationellster Energiespeicher von besonderer Bedeutung. Überschlagsmäßig berechnet, können beim Menschen im Nüchternzustand die Fettsäuren für mehr als die Hälfte des gesamten Energiebedarfs aufkommen. Im Hungerzustand oder während eines Blutzuckerabfalls steigt die Konzentration der Fettsäuren im Plasma an, nach Nahrungsaufnahme und/oder Blutzuckersteigerung ist die Mobilisation gehemmt. In diesem Verhalten kann eine Abhängigkeit von der endogenen Glucagonsekretion gesehen werden. Bei akuter Steigerung der Glucagonkonzentration im zirkulierenden Blut durch exogene Zufuhr wird die Wirkung auf das Fettgewebe durch gegenregulative Faktoren, wie Blutzuckersteigerung und erhöhte endogene Insulinsekretion, verschleiert. Bei chronischer Applikation über längere Zeit findet sich dagegen neben der Gluconeogenese mit katabolem Eiweißstoffwechsel auch ein Abbau der Fettdepots. Die Stoffwechselsituation im Organismus ist unter diesen Bedingungen mit derjenigen bei länger währendem Hungerzustand vergleichbar.

Im vorangegangenen Vortrag von Herrn GRIES konnte auch zum erstenmal experimentell gezeigt werden, daß Glucagon eine direkte lipolytische Wirkung am menschlichen Fettgewebe besitzt.

Nach den bisherigen experimentellen Untersuchungsbefunden im Stoffwechsel und den klinischen Beobachtungen muß Glucagon als „Hungerhormon" angesehen werden, das je nach Bedarf und Stoffwechselsituation durch Mobilisation von Glucose und Fett aus den beiden großen Energiedepots, Leber und Fettorgan, dem Organismus Energie in ausreichendem Maße zur Verfügung stellt. Hierdurch unterscheidet sich seine Wirkung wesentlich von dem Effekt der Katecholamine. Diese sind mehr als „Notfallhormon" anzusehen, die bei momentanem Bedarf Stoffwechsel und Kreislauf und damit die Funktion der lebenswichtigen Organe aufrecht erhalten.

Hinsichtlich der Mobilisierung energiereicher Substrate aus Leber und Fettgewebe ist Glucagon ein Antagonist zum Insulin, dessen Wirkung in Aufbau und Erhaltung von Glykogen, Eiweiß und Fett liegt. In der Bereitstellung von Substraten, die mit Hilfe von Insulin in den Stoffwechsel der Organe und Gewebe eingeschleust werden, besteht jedoch ein fein abgestimmter Synergismus.

Beim Menschen ist bis heute noch nicht bewiesen, daß Glucagon zur Aufrechterhaltung der Lebensfunktion unbedingt notwendig ist. Doch kann an Hand klinischer Beobachtungen diese Frage mit einiger Berechtigung diskutiert werden. So führt ein Abfall der Blutglucosekonzentration allein weder zu gesteigerter Glykogenolyse und Gluconeogenese in der Leber noch zur Mobilisation von Fett. Hierzu sind andere humorale Faktoren erforderlich.

Ein Glucagonmangel infolge angeborener oder erworbener A-Zelleninsuffizienz bzw. einer Störung der endogenen Sekretion kann bei hypoglykämischen Zuständen vermutet werden, wenn ein Hyperinsulinismus durch die Bestimmung der Plasmainsulinkonzentration ausgeschlossen wurde. Nach einer Pankreatektomie steht zwar der Insulinmangel im Vordergrund, doch ist diese Form des Diabetes sehr insulinempfindlich, die Blutglucosehomeostase ist mangelhaft und die Stoffwechsellage labil. Das Gleiche gilt für den sog. juvenilen oder „brittle" Diabetes und manche sekundären Diabetesformen. Daß echte Hypoglykämien allein durch einen Glucagonmangel hervorgerufen werden, wurde verschiedentlich diskutiert. McQUARRIE u. Mitarb. [12] fanden bei Patienten mit „idiopathischer" familiärer Hypoglykämie in den Inseln des Pankreas keine A-Zellen. GROLLMANN u. Mitarb. [13] berichteten über eine beträchtliche A-Zellenverminderung in Relation zu den B-Zellen bei drei Patienten; zwei gaben anamnestisch immer wieder auftretende hypoglykämische Zustände bei längerem Fasten an; bei einem Kind, das im hypoglykämischen Koma mit schweren Krampfanfällen verstarb, enthielten die Inseln des Pankreas praktisch keine A-Zellen. Es liegt nahe, daß bei einer weitaus größeren Zahl von Patienten mit sog. „idiopathischen" oder auch „reaktiven" bzw. „funktionellen" Hypoglykämien eher ein Glucagonmangel als eine abnorme endogene Insulinsekretion besteht. Hier können allerdings erst klinische Studien und therapeutische Versuche in größerem Umfang eine Klärung bringen.

Bei Vögeln scheint dagegen Glucagon ein lebensnotwendiges Hormon zu sein. Der normale Blutzuckerspiegel ist doppelt so hoch wie bei Säugetieren, so daß ein Glucagonmangel sich lebensbedrohender auswirken muß als das Fehlen von Insulin.

Nach totaler oder partieller Pankreatektomie kommt es bei diesen Tieren zu tödlichen Hypoglykämien, die durch Substitution von Glucagon vermieden werden können [14, 15, 16].

Bei Aalen weisen morphologische Studien an den Inselzellen des Pankreas auf die Notwendigkeit von Glucagon während langer Hungerperioden hin. Auf ihrem Weg vom Meer in die Flüsse nehmen diese Tiere keinerlei Nahrung zu sich, und der Darm obliteriert. Sie verlieren ihr gesamtes Fettdepot. In den Inseln des Pankreas sind die A-Zellen vermehrt, vergößert und bieten morphologisch ein Bild der Hyperaktivität [17]. Die Konzentration von Glucagon im Blut wurde bisher noch nicht gemessen.

Hypoglykämische Zustände wurden auch bei pankreatektomierten Affen beobachtet, die 30 bis 70 Std gehungert und kein Insulin erhalten hatten [18, 19].

Auf Grund dieser Beobachtungen wird es in Zukunft von Interesse sein, die biologische Rolle von Glucagon bei Lebewesen zu untersuchen, die Nahrung in größeren Zeitintervallen aufnehmen, längeren Fastenzeiten ausgesetzt sind oder einen sog. „Winterschlaf" halten. Hierbei ist im besonderen an Vögel auf ihren langen Zügen oder auch an Kamele und an Fledermäuse, Murmeltiere und Bären sowie schließlich auch an Menschen, die derartigen Lebensbedingungen ausgesetzt sind, gedacht. Im allgemeinen hat sich der Mensch an kurzfristige Nahrungsaufnahmen gewöhnt, deren Ausmaß entweder so eingerichtet ist, daß sein Energiebedarf gerade gedeckt ist oder aber, daß übermäßige Fettdepots angelegt werden. Es ist vorstellbar, daß Glucagon dann gegenüber anderen Hormonen in seiner biologischen Bedeutung eine mehr oder weniger untergeordnete Rolle spielt.

Einer Glucagonüberproduktion und -sekretion kommt keine pathogenetische Bedeutung für den echten Diabetes mellitus zu. Über wenige Patienten mit einem A-Zellentumor bzw. -Carcinom mit mildem Diabetes mellitus wurde berichtet [20, 21, 22, 23, 24]. Jedoch nur bei einer 45jährigen Patientin mit A-Zellencarcinom und einer über 4 Jahre bestehenden leichten diabetischen Stoffwechsellage wurde die Glucagonkonzentration im Blut und iu Tumorextrakten radioimmunologisch bestimmt: der Primärtumor enthielt eine hohe Konzentration von Glucagon, und die Lebermetastasen wiesen glucagonähnliche Sekretionsgranula auf. Die Glucagonplasmaspiegel waren sowohl im Nüchternzustand als auch nach oraler Glucosegabe beträchtlich erhöht (50 µg/ml). Durch Injektion von Glucagon war keine Blutzuckersteigerung zu erreichen, ein Befund, der auf eine bereits optimal stimulierte Glykogenolyse und Gluconeogenese in der Leber hinweist, wie man es auch in ähnlicher Weise bei längerem Fasten sieht. Da es sich um ein Carcinom mit Metastasen handelt, war eine Heilung und Beseitigung der Hyperglykämie durch Entfernung des Primärtumors nicht möglich, so daß exakte klinische Studien versagt blieben.

Definitive Aussagen über ein charakteristisches Krankheitsbild bei Glucagonmangel und -überproduktion können somit zur Zeit noch nicht gemacht werden.

In der Diagnostik hat sich Glucagon bei der Testung der mobilisierbaren Glykogenreserven in der Leber bei unklaren Hypoglykämien, Lebererkrankungen und Glykogenspeicherkrankheiten bewährt. Nach intravenöser Injektion von 0,5 bis 1 g Glucagon in 10 ml physiologischer Kochsalzlösung kommt es bei gesunden Personen zu einem ziemlich konstanten Blutzuckerverhalten, so daß Vergleiche mit pathologischen Zuständen möglich sind [25]. Eine Glucagonbelastung wurde auch als Test bei Verdacht auf Phaeochromocytom empfohlen [26].

Therapeutisch wird Glucagon erfolgreich bei hypoglykämischen Zuständen verschiedenster Genese angewandt, wenn mobilisierbare Glykogenreserven vorhanden sind. Zur Vermeidung eines prolongierten Insulinkomas ist es vorteilhaft, vor einer Insulinschocktherapie die Leberglykogenreserven zu testen, insbesondere bei Patienten mit einer Anorexie. Wenn genügend Glykogen vorhanden ist, läßt sich der Schock durch Glucagoninjektion einfach und erfolgreich durchbrechen [27—32]. Es ist dabei nicht unbedingt erforderlich, die Applikation intravenös vorzunehmen. Immer sollten jedoch der Injektion nach Erwachen orale Kohlenhydratgaben folgen.

Auch bei hypoglykämischen Zuständen infolge Insulinüberdosierung bei Patienten mit Diabetes mellitus oder nach Gaben von Sulfonylharnstoffen (Rastinontest) haben sich Glucagoninjektionen besser bewährt als Glucosegaben [33, 34, 35, 36]. Glucagon wirkt schneller, und die Blutglucosehomeostase ist durch die Mobilisation endogener Glucose ausgeglichener, insbesondere werden die häufig nach oraler Glucose beobachteten hypoglykämischen Nachphasen vermieden. Die Applikation ist einfach. Beim Hyperinsulinismus infolge eines Adenoms oder Carcinoms der Inselzellen sind Injektionen wasserlöslichen Glucagons immer nur von kurzfristigem Erfolg. Dagegen können durch tägliche zwei- bis dreimalige Gabe von 2 bis 3 mg eines Depotglucagons (Zinkglucagon) mit entsprechender Diätverteilung die hypoglykämischen Anfälle reduziert werden. Dadurch läßt sich eine günstigere Ausgangssituation für die Operation schaffen [37, 38, 39, 40].

Bei den verschiedenen Formen der Glykogenspeicherkrankheit sind die therapeutischen Erfolge unterschiedlich. Im allgemeinen wird die Anwendung, insbesondere postprandial, empfohlen. Hierdurch können hypoglykämische Zustände vermieden, in manchen Fällen die Hepatomegalie verringert und hohe Milchsäure- und Fettblutspiegel gesenkt werden. Heilungen bzw. anhaltende therapeutische Erfolge wurden bisher nicht beschrieben [41, 42, 43].

Beim sog. „brittle" Diabetes [33] und bei Patienten nach totaler Pankreatektomie [44] wird überprüft, ob die diabetische Stoffwechsellage durch gleichzeitige Gabe von Insulin und Glucagon besser zu stabilisieren ist. Hierzu werden zunächst solche Diabetiker ausgewählt, die nach Glucagoninjektion einen überhöhten bzw. sehr kräftigen Blutzuckeranstieg zeigen. Eine besondere Schwierigkeit besteht in der Herstellung des Glucagon-Insulinkombinationspräparates mit Depotwirkung und einer entsprechenden Dosisrelation beider Hormone.

Darüberhinaus werden klinische Studien über die Anwendung von Glucagon, insbesondere Depotglucagon bei Abmagerungskuren durchgeführt [33, 45, 46]. Erfolgversprechende Ergebnisse liegen bisher nicht vor. Doch scheint es möglich zu sein, durch Glucagongaben die initialen schwierigen Phasen bei der strengen diätetischen Einstellung zu erleichtern.

Die Frage, ob die aus dem Magen und Darm, insbesondere dem Jejunum extrahierbare Substanz, die immunologisch eine Kreuzreaktion mit Glucagonantiserum zeigt, mit dem Pankreasglucagon identisch ist, muß nach den von UNGER vorgetragenen neuen Untersuchungsergebnissen verneint werden. Ihre physiologische Bedeutung liegt im Rahmen der sog. „Darmfaktoren", die das exokrine und endokrine Pankreas je nach Art und Umfang der Nahrungsaufnahme stimulieren.

Die von den verschiedenen Gruppen erarbeiteten Erkenntnisse über die biologische Bedeutung des zweiten Pankreashormons, Glucagon, bieten eine gute Grundlage und genügend Anregung für weitere klinische und experimentelle Studien.

Literatur

1. Staub, A., L. G. Sinn, and O. K. Behrens: Science 117, 628 (1953).
2. Bromer, W. W., L. G. Sinn, A. Staub, and O. K. Behrens: Amer. Soc. 78, 3858 (1956).
3. Wünsch, E.: Z. Naturforsch. 22 b, 1269 (1967).
4. Sokal, J. E., and B. Weintraub: Amer. J. Physiol. 210, 63 (1966).
5. Shoemaker, W. C., T. van Itallie, and W. F. Walker: Amer. J. Physiol. 196, 315 (1959).
6. Weber, G., and A. Cantero: Science 126, 977 (1957).
7. Cahill, G. F. Jr., S. Zottu, and A. S. Earle: Endocrinology 60, 265 (1957).
8. Schimassek, H., u. H. J. Mitzkat: Biochem. Z. 337, 510 (1963).
9. Sokal, J. E.: Endocrinology 78, 538 (1966).
10. Miller, L. L.: Recent Progr. Hormone Res. 17, 539 (1961).
11. Matschinsky, F., U. Meyer und O. Wieland: Klin. Wschr. 39, 818 (1961).
12. McQuarrie, I., E. T. Bell, B. Zimmermann, and W. S. Wright: Fed. Proc. 9, 337 (1950).
13. Grollman, A., W. E. McCaleb, and F. N. White: Metabolism 13, 686 (1964).
14. Mialhe, P.: Acta endocr. (Kbh.) 28, Suppl. 36 (1958).
15. Mikami, S., and O. Kazuyuki: Endocrinology 71, 464 (1962).
16. Mialhe, P., R. Agid, P. Desbals et B. Desbals: Journées de Diabétologie, Hotel-Dieu, Méd. Flammarion, Paris 1967.
17. Butturini, U.: Pers. Mitteilung.
18. Collip, J. B., H. Selye, and A. Neufeld: Amer. J. Physiol. 119, 289 (1937).
19. Chapman, S. W., and J. F. Fulton: Amer. J. Physiol. 123, 35 (1938).
20. Cavallero, C., B. Malandra e L. Mosca: Policrafico Belforte, Livorno 1957.
21. Verne, J., R. Boulin, and M. Gueniot: 2. Int. Congr. Internat. Diabetes Fed. Cambridge 1955.
22. McGavran, M. H., R. H. Unger, and L. Recant: Amer. J. Path. 48, 40 A (1966).
23. Unger, R. H., A. M. Eisentraut, and J. D. V. Lochner: J. clin. Invest. 42, 987 (1963).
24. —, L. Recant, and M. McGavran: Clin. Res. 14, 102 (1966).
25. Linke, A.: Klin. Wschr. 37, 876 (1959).
26. Lawrence, A. M., and M. Forland: J. Lab. clin. Med. 64, 875 (1964).
27. Braun, M., and M. Parker: Amer. J. Psychiat. 115, 814 (1959).
28. Esquibel, A. J., A. A. Kurland, and D. Mendelsohn: Dis. nerv. Syst. 19, 485 (1958).
29. Schulman, J. L., and S. E. Greben: J. clin. Invest. 36, 74 (1957).
30. Schneemann, K.: Schweiz. med. Wschr. 92, 1711 (1962).
31. Blackman, B.: Psychiat. Quart. 35, 482 (1961).
32. Elrick, H., T. A. Witten, and Y. Arai: New Engl. J. Med. 258, 476 (1958).
33. Weinges, K. F.: Habil-Schrift, Med. Fakultät, Universität des Saarlandes, 1962.
34. Gibbs, G. E., D. W. Ebers, and B. R. Meckel: Neb. St. med. J. 43, 56 (1958).
35. Whitehouse, F. W., and H. G. Bryan: Amer. Practit. 10, 1326 (1959).
36. Davies, D. M., A. Macintyre, E. J. Millar, S. M. Bell, and S. K. Mehra: Lancet 1967, I, 363.
37. Weinges, K. F.: Naunyn-Schmiedebergs Arch. exp. Path. Pharmak. 237, 22 (1959).
38. Steigerwaldt, F.: Med. Klin. 61, 1585 (1966).
39. Lowe, C. U., B. H. Doray, J. E. Sokal und E. J. Sarcione: Mod. Probl. Pädiat. 4, 157 (1959).
40. Schulman, J. L., J. L. Carleton, G. Whitney, and J. C. Whitehorn: J. appl. Physiol. 11, 419 (1957).
41. Sokal, J. E., C. U. Lowe, E. J. Sarcione, L. L. Msovich, and B. H. Doray: J. clin. Invest. 40, 364 (1961).
42. Perkoff, G. T., V. J. Parker, and R. F. Hahn: J. clin. Invest. 41, 1099 (1962).
43. Roth, H., S. Thier, and S. Segal: New Engl. J. Med. 274 493 (1966).
44. Unger, R. H., and A. M. Eisentraut: London: Acad. Press 1967.
45. Penick, S. B., and L. E. Hinkle Jr.: New Engl. J. Med. 264, 893 (1961).
46. Haro, E. N., F. Blum, and W. W. Faloon: Metabolism 14, 976 (1965).

Übersichten

FERNER, H.: Das Inselsystem des Pankreas. Stuttgart: Thieme 1952.

FOA, P. P., and G. GALANSINO: Glucagon: Chemistry and function in health and disease. Springfield (Ill.): Thomas 1962.

LEFEBVRE, P.: Le glucagon seconde hormone pancréatique. Brüssel: Arscia 1967.

ROSSI, E.: Glucagon-Probleme. Mit Beiträgen von VASELLA, F., H. A. SCHWAMM, G. HUG und R. GITZELMANN. Basel: Schwabe 1957.

WEINGES, K. F.: Glucagon. Monographie in der Reihe: Biochemie und Klinik. Hrsg. WEITZEL, G., u. N. ZÖLLNER. Stuttgart: Thieme 1968.

Diskussion

R. KOREC:

Die hepatale glykogenolytische Wirkung von Glucagon sowie die ubiquitäre, vor allem hepatalmuskuläre glykogenolytische Wirkung von Adrenalin sowie ihr Wirkungsmechanismus durch Bildung des cyclischen 3'5-AMP und Phosphorylaseaktivation ist bekannt. Unsere Resultate [1] an 169 normalen, alloxandiabetischen und pankreatektomierten Ratten zeigen, daß die Veränderungen der Glykämie an der Peripherie nach Glucagon und Adrenalin ganz im Widerspruch zu ihrer glykogenolytischen Wirkung stehen kann.

Wenn man Glucagon oder Adrenalin in einer Dosis von 0,5 µM/kg langsam normalen Ratten in die Portalvene infundiert, findet man nach Glucagon eine größere Glucoseabgabe aus der Leber — ausgedrückt durch höhere hepatoportale Glucosedifferenz — als nach Adrenalin [1, 2].

Wenn man aber eine equimolare Dosis von Glucagon 2,5 µM/kg subcutan injiziert, dann ist die nachfolgende Hyperglykämie in dem peripheren Blut des Schwanzes beträchtlich niedriger und von kürzerer Dauer als nach Adrenalin.

Bei 24 Std fastenden Ratten, bei denen der Leberglykogengehalt unter 0,5 g-% liegt, kann Glucagon sogar eine leichte Hypoglykämie hervorrufen. Bei alloxandiabetischen sowie pankreatektomierten Ratten, welche einen höheren Nüchternglykogengehalt der Leber haben, rufen Glucagon sowie Adrenalin immer eine Hyperglykämie hervor.

Wie soll man diese scheinbar paradoxen Effekte dieser Hormone erklären? Bei einem Leberglykogengehalt von mehr als 0,5 g-% ruft weder Glucagon noch Adrenalin eine Hyperglykämie hervor. Bei hungernden Ratten bewirkt Glucagon eine geringe hepatale Glykogenolyse, gleichzeitig stimuliert es nach SAMOLS et al. [3] die Insulinsekretion und dadurch die gesteigerte periphere Utilisation der Glucose. Die Resultante ist eine nur geringe und kurzdauernde periphere Hyperglykämie oder sogar eine Hypoglykämie.

Adrenalin hat zwar eine niedrigere hepatale Glykogenolyse zur Folge. Gleichzeitig blockiert Adrenalin die Insulinsekretion [4] und inhibiert den Effekt des zirkulierenden Insulins auf das Muskel- und Fettgewebe [5], so daß eine Hyperglykämie resultiert.

Da fastende diabetische Tiere einen erhöhten Leberglykogengehalt haben, ist die Grundbedingung für die Glykogenolyse und Hyperglykämie erfüllt. Bei alloxandiabetischen Tieren ruft Glucagon nur niedrige, bei komplettpankreatektomierten gar keine Insulinsekretion hervor. Deshalb kommt es zur Hyperglykämie nach Glucagon, welche nach Adrenalin noch ansteigt.

Literatur

1. KOREC, R.: Experimental Diabetes Mellitus in the Rat. Publ. House Slovak Acad. Sci., Bratislava, 1967.

2. SOKAL, J., E. SARCIONE, and A. HENDERSON: Relative potency of glucagon and epinephrine as hepatic glycogenolytic agents. Endocrinology 74, 930—938, 1964.

3. SAMOLS, E., G. MARRI, and V. MARKS: Promotion of insulin secretion by glucagon. Lancet 2, 415, 1965.

4. LOUBATIÈRES, A., M. M. MARIANI, J. CHAPAL, J. TAYLOR, M. H. HOUAREAU et A. M. RONDOT: Action nocive de l'adrénaline pour la structure histologique des îlots de Langerhans du pancréas. Action protectrice de la dyhydroergotamine. Diabetologia 1, 13—20 (1965).

5. MIALHE, P., B. CH. J. SUTTER et V. MEYER: L'adrénaline, inhibiteur de l'insuline sérique chez le rat. Diabetologia 1, 63—71 (1965).

Institut d'Histologie et d'Embryologie, Ecole de Médecine, Genf

Glucagonbildende und andere endokrine Zellen im Magen-Darmepithel und ihre Ultrastruktur

W. G. Forssmann, L. Orci und Ch. Rouiller

Mit 2 Abbildungen

Wir wissen seit langem, daß in den Schleimhäuten des Magen-Darmtraktes eine Vielzahl von Hormonen gebildet wird, die insbesondere für die Regulation der Sekretionsvorgänge im Verdauungsorgan verantwortlich sind. Neben den Hormonen wie Gastrin, Secretin, Pankreozymin, Enterogastron u. a., wurde auch eine hyperglykämisch-glykogenolytisch wirksame Substanz aus dem Magen-Darmepithel isoliert [9, 18, 19], die nach neueren immunchemischen Untersuchungen dem pankreatischen Glucagon entspricht [7, 20].

In den meisten lichtmikroskopischen Untersuchungen wird nur eine endokrin tätige Zellart in diesem Gewebe beschrieben, deren Sekretprodukt als Serotonin angesehen wird [1] (siehe auch Übersicht [13]). Auf Grund von Silberreaktionen glaubten einige Autoren, daß zwischen den sog. argyrophilen Zellen des Magens und des Pankreas eine Beziehung besteht [2, 16]. Andere halten die argyrophile Reaktion dieser Zellen für den Ausdruck bestimmter Stadien in der Sekretbildung der normalerweise argentaffin reagierenden enterochromaffinen Zellen [15]. Ferner [2] vertrat als erster die Hypothese, daß auch im Magen-Darmtrakt glucagonproduzierende A-Zellen vorkämen.

Das Elektronenmikroskop bietet neue und umfassendere Möglichkeiten des spezifischen Nachweises von Sekretstoffen. So gelang es kürzlich in mehreren Arbeiten die Übereinstimmung zwischen bestimmten Zellen des Pankreas und der Magen-Darmschleimhaut klar nachzuweisen [3, 4, 5, 10, 11, 12]. Außerdem wurde eine Anzahl von verschiedenen endokrinen Zellen differenziert [3, 4], die für die verschiedenen endokrinen Funktionen dieses Organes in Betracht kommen.

Unter den Zellen des Magen-Darmepithels wurden bisher fünf verschiedene Typen identifiziert, deren endokrine Funktion auf verschiedene bekannte Hormone bezogen werden kann [4]. Zu ihnen gehören zwei Zelltypen, die den A-Zellen [11] und D-Zellen [4] des Pankreas analog sind. Elektronenoptisch weisen sie folgende wesentliche Merkmale auf:

1. Die Enteroserotoninzelle besitzt eine in den verschiedenen Darmabschnitten variierende Form, die der der Saumzelle entspricht. Ihre Sekretkörner sind polymorph, elektronendicht (Abb. 1a) und liegen vorwiegend im basalen Zellteil. Der ausgeprägte Stäbchensaum am apikalen Zellpol gehört zu ihren wesentlichen Merkmalen.

2. Die *intestinale A-Zelle* ist meist rundlich und liegt basal zwischen den benachbarten Epithelzellen, ohne Kontakt zum Darmlumen. Die Membran der runden und elektronendichten Sekretkörner ist von der Sekretsubstanz durch einen

schmalen Hof getrennt (Abb. 1 c). Die Vorstufen dieser Sekretgranula werden häufig im Golgi-Apparat beobachtet. Die Zelle ist mit der pankreatischen A-Zelle morphologisch-ultrastrukturell identisch. Auch die Variationen ihrer Struktur bei den verschiedenen Tierspecies (Abb. 1b und c sowie 2a und c) stimmen mit denen der pankreatischen A-Zelle überein.

3. Die *intestinale D-Zelle* entspricht in Form und Lokalisation der A-Zelle, jedoch sind ihre Sekretkörner fein granuliert und besitzen eine undeutliche, der Sekretsubstanz anliegende Membran (Abb. 2a). Auch die pankreatischen und intestinalen D-Zellen variieren von Tierart zu Tierart oder sogar unter den einzelnen Individuen einer Species in gleicher Weise. So zeigen zum Beispiel die D-Zellen der Katze (Abb. 2a und b) im Pankreas und Magen-Darmepithel größere Granula als die entsprechenden Zellen der Ratte [4].

4. Ein vierter, bis jetzt unbenannter Zelltyp, enthält kleine Sekretgranula, ähnlich denen der katecholaminhaltigen Zellen [14]. Genaueres über diese Zelle siehe bei [4].

5. Ein fünfter, ebenfalls noch nicht benannter Zelltyp mit gleichgroßen Sekretgranula verschiedener Elektronendichte findet sich fast ausschließlich im Antrum pylori — selten in den angrenzenden Schleimhautbezirken. In seiner Form gleicht er der Enteroserotoninzelle. Wahrscheinlich entspricht dieser Typ den Zellen, die SOLCIA et al. [17] für intestinale D-Zellen hielten.

Von ihrer Ultrastruktur her lassen sich die A-Zellen sowohl im Pankreas als auch im Intestinum mit großer Sicherheit identifizieren. Die lichtoptischen Methoden sind darin weit unterlegen: hier werden die argyrophilen Zellen einerseits für D-Zellen [6, 19], andererseits für A-Zellen [2, 8] gehalten, und die durch Tolluidinblaumetachromasie charakterisierten Zellen werden als D-Zellen angesehen [16], obwohl es sich dabei wahrscheinlich um den fünften Zelltyp handelt; auch die Enteroserotoninzelle könnte tatsächlich in Abhängigkeit von der Sekretionsphase nur argyrophil reagieren oder einzelne argyrophile Körner enthalten [15].

Elektronenoptisch läßt sich auch eine charakteristische Verteilung der intestinalen A-Zellen vom Magen bis zum Colon ascendens nachweisen [12]. Gehäuft kommen sie in der Kardia und im Fundus ventriculi sowie im Duodenum vor. Auf Grund dieser Lokalisation läßt sich sagen, daß dieser Zelltyp nicht etwa eine bestimmte Funktionsphase der Enteroserotoninzelle in deren Sekretionsablauf darstellt [15], sondern daß es sich um eine eigenständige Zellart handelt. Die übrigen endokrinen Zellen lassen sich ebenfalls auf Grund ihrer charakteristischen Lokalisation — neben den bereits erwähnten morphologischen Eigenschaften — von der Enteroserotoninzelle unterscheiden. So findet sich z. B. die fünfte Zellart fast ausschließlich im Antrum pylori [4].

Dem morphologischen Nachweis verschiedener endokriner Zelltypen im Intestinum geht die biochemische Identifizierung der Gewebshormone des Magen-Darmepithels zeitlich Jahrzehnte voraus. Mit Hilfe der Elektronenmikroskopie ist es nun möglich, die spezifischen Bildungsstätten der verschiedenen Hormone nachzuweisen; wenngleich die Beziehung zwischen Zellart und dazugehörigem Hormon noch nicht in allen Fällen bekannt ist [4], lassen sich doch auf Grund der Verteilung der endokrinen Zellen in den verschiedenen Darmabschnitten bestimmte Rückschlüsse auf ihre Funktion ziehen. So entspricht die Lokalisation der intestinalen A-Zelle [12] auch dem Vorkommen des Glucagons [18].

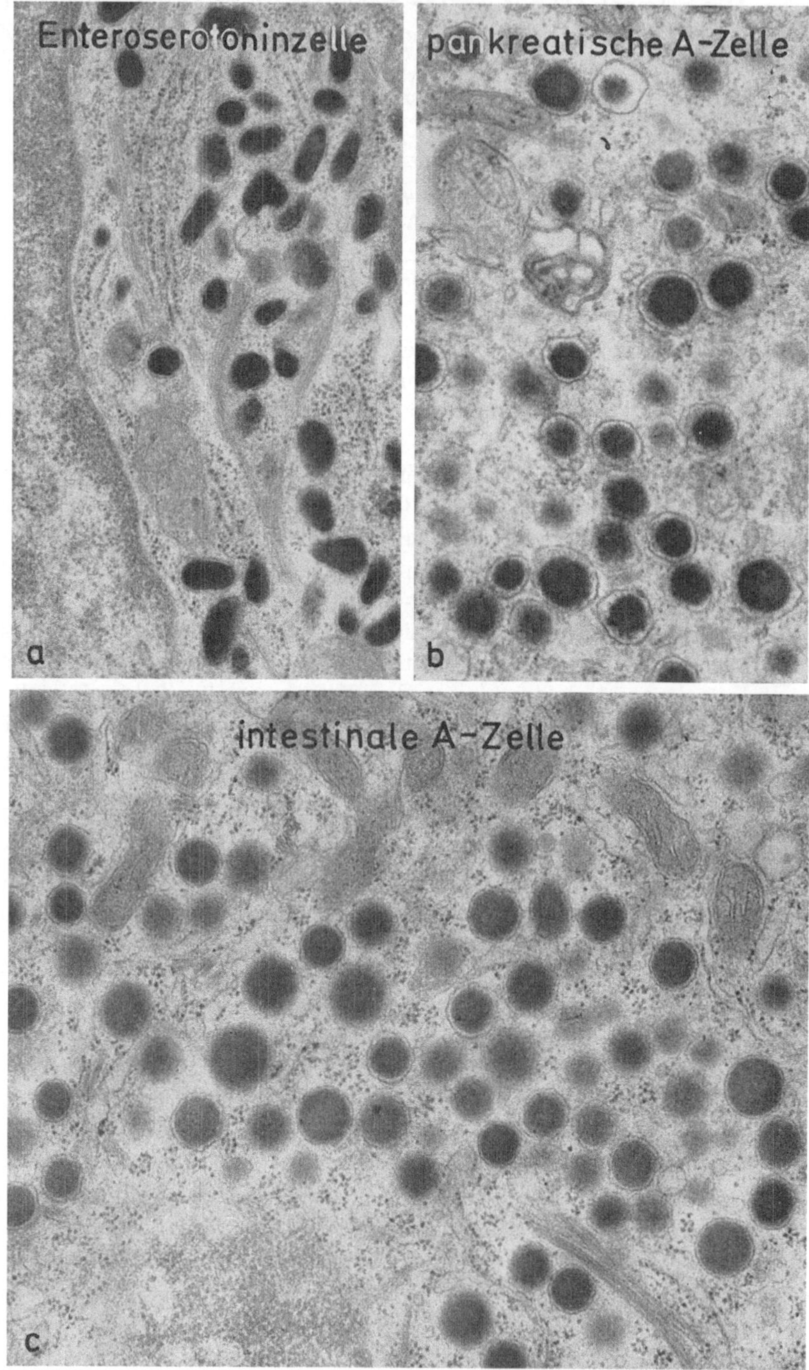

Abb. 1. Ausschnitte aus: a) Enteroserotoninzelle mit polymorphen Sekretkörnern, Duodenum der Ratte; b) Pankreatische A-Zelle der Ratte; c) Intestinale A-Zelle im Fundus ventriculi der Ratte. Vergrößerung: 27000fach

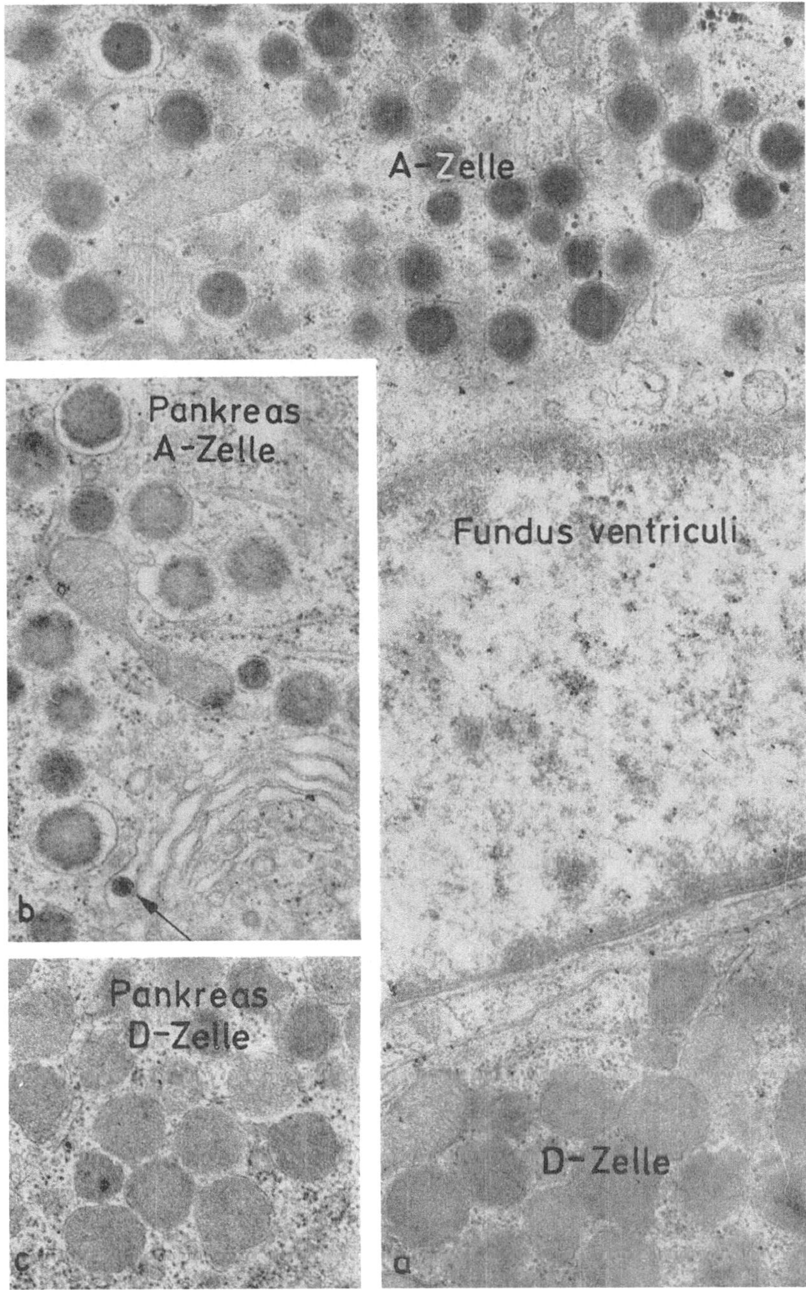

Abb. 2. Ausschnitte aus: a) Zellen in einem Drüsenschlauch des Fundus ventriculi der Katze; man erkennt eine intestinale A-Zelle und eine intestinale D-Zelle; b) A-Zelle im Pankreas der Katze; man beachte die Vorstufe eines Sekretgranulum im Golgi-Apparat (Pfeil); c) D-Zelle im Pankreas der Katze. Vergrößerung: 27000fach

Ob noch weitere Zelltypen mit endokriner Funktion im Magen-Darmepithel vorkommen, ist noch nicht geklärt. Zu jedem der betreffenden Hormone muß nicht unbedingt ein entsprechender Zelltyp gehören: auf Grund der biochemischen Verwandtschaft — Identität der Aminosäurensequenz in bestimmten Abschnitten der Moleküle — ist es denkbar, daß mehrere ähnliche Hormone von derselben Zellart gebildet werden.

Mit Unterstützung durch den Schweizerischen Nationalfond.

Literatur

1. Erspamer, V., and B. Asero: Nature (Lond.) **169**, 800 (1952).
2. Ferner, H.: Das Inselorgan des Pankreas. Stuttgart: Thieme 1952.
3. Forssmann, W. G., L. Orci, R. Pictet und Ch. Rouiller: Acta anat. (Basel) 1967.
4. — — — — (In Vorbereitung).
5. — — — — 11. Tagung Schweiz. Ges. Elektronenmikr. 1967.
6. Fujita, D.: Z. Zellforsch. **69**, 363—370 (1966).
7. Kenny, A. J., and R. R. Say: J. Endocr. **25**, 1—7 (1962).
8. Lee, D.-H.: Z. Zellforsch. **77**, 1—7 (1967).
9. Makman, M. H., and E. W. Sutherland: Endocrinology 75, 127—134 (1964).
10. Orci, L., W. G. Forssmann et R. Pictet: J. Microscopie 6, 74a (1967).
11. —, R. Pictet, W. G. Forssmann, A. E. Renold, and Ch. Rouiller: Diabetologia **4**, 56—67 (1968).
12. — — — — — Proc. 6th Congr. Internat. Diabetes Federation (In press).
13. Penttilä, A.: Acta physiol. scand. **69**, Suppl. 281, 1—77 (1966).
14. Siegrist, G., F. de Ribaupierre, M. Dolivo et Ch. Rouiller: J. Microscopie 5, 791—794 (1966).
15. Singh, I.: Z. Zellforsch. **81**, 501—510 (1967).
16. Solcia, E., u. R. Sampietro: Z. Zellforsch. **68**, 689—698 (1965).
17. —, G. Vassallo und R. Sampietro: Z. Zellforsch. **81**, 474—486 (1967).
18. Sutherland, E. W., and C. de Duve: J. biol. Chem. **175**, 663—674 (1948).
19. —, C. F. Cori, R. Haynes, and N. S. Olsen: J. biol. Chem. **180**, 825—837 (1949).
20. Unger, R. H., H. Ketterer, and A. M. Eisentraut: Metabolism 15, 865—867 (1966).

Department of Pathological Anatomy, University of Pavia, Pavia, Italy

On the Duplicity of the Non-B Cells of the Pancreatic Islets

C. CAVALLERO and E. SOLCIA

With 2 Figures

Since a long time morphological studies have established the presence in the pancreatic islets of man and vertebrates of two different cell types, namely glucagon producing A-cells and insulin producing B-cells. Recently the existence of a third cell type, which was not generally distinguished from A-cells, has been

Table 1. *Methods for selective cytology in guinea pig and horse pancreatic islets*

	Cell B	Cell A	Cell D
1. Ox.-aldehyde fuchsin	Blue-violet	—	—
2. Ox.-pseudoisocyanin	White fluorescence	—	—
3. Ox.-PTA-haematein	—	Deep blue	—
4. Dark-field microscopy	—	Silver white luminosity	—
5. Xanthydrol	—	Blue-gray	—
6. DMAB-nitrite	—	Blue	—
7. Bodian silver impregnation	—	Black	Black
8. Davenport silver impregnation	—	—	Black
9. HCl-toluidine blue	—	Blue	Red
10. HCl-pseudoisocyanin	—	—	White fluorescence

Methods: 1, 2, 7, 8, 9 and 10: Bouin fixation; method 3: Helly; methods 5 and 6: glutaraldehyde; method 4: unfixed cryostatic sections.

ascertained and variously labeled [HELLMAN et al., 1962; PETERSSON et al., 1962; CAVALLERO and SOLCIA, 1963, 1964 (1, 2); EPPLE, 1963; FUJITA, 1964; SOLCIA and SAMPIETRO, 1965 (1)]. In our opinion this cell should be related for the most part to the D-cell that BLOOM found in human islets since 1931 and THOMAS (1937, 1942) in several vertebrate species.

At present, a clear-cut morphological differentiation of the three main cell types can be achieved through the application of some histological and histochemical methods. Table 1 summarizes our results on guinea pig and horse pancreas, offering very useful morphological patterns for the selective islet cytology.

For the demonstration of B-cells, the pseudoisocyanin technique has been proposed by SCHIEBLER and SCHIESSLER (1959). This method shows a higher sensitivity than aldehyde fuchsin, especially when the sections are observed by fluorescence microscopy.

For A-cells the best results have been obtained by staining with phospho-tungstic acid (PTA)-haematein (Terner et al., 1964) following acid permanganate oxidation. With this method, A-cells are selectively stained deep blue whereas the other islet cells are unstained or faintly stained yellow (Fig. 1a). The method may also be coupled with aldehyde fuchsin in the sequence: oxidation-aldehyde fuchsin-PTA-haematein, which shows A-cells deep blue, B-cells blue-violet and D-cells slight yellow. Alpha-granules of unstained cryostatic sections show a characteristic silver white luminosity under dark field microscopy (Solcia, 1962). A selective staining of A-cells can also be obtained by the application of indole reactions, mainly the dimethylaminobenzaldehyde (DMAB) and the xanthydrol methods, after fixing in glutaraldehyde mixtures. The xanthydrol method is particularly useful for differentiating alpha-granules, which are stained blue-gray, from other tryptophan-containing protein structures which stain violet. It is

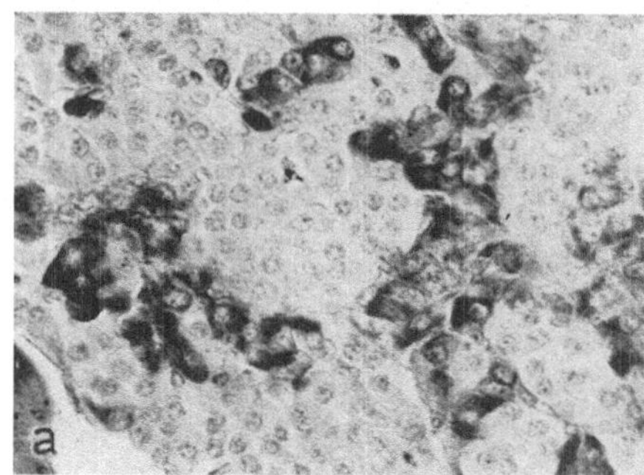
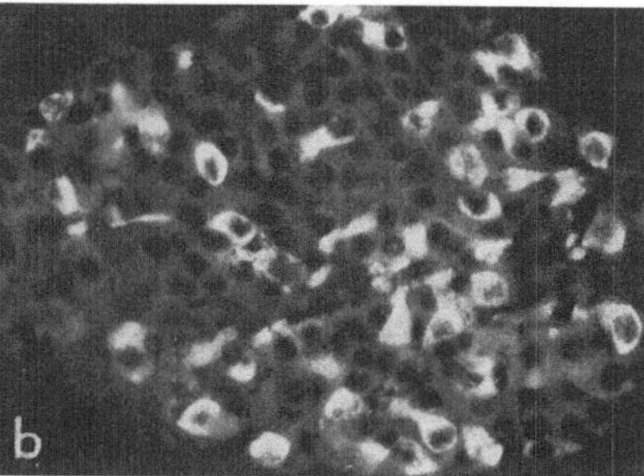

Fig. 1 A and B: Guinea pig pancreas. A: Groups of islet A-cells stained by the oxidation-PTA-haematein method. × 300. B: Fluorescence of D-cells stained by the HCl-pseudoisocyanin method. × 400

noteworthy that in "in vitro" tests of several tryptophan-containing proteins only crystalline glucagon stained blue-gray with xanthydrol (Cavallero et al., 1968).

The D-cells are darkened by the silver impregnation method of Davenport (Hellerström and Hellman, 1960); this method gives quite different results from the Bodian method (McManus and Mowry, 1960; Grimelius, 1964) which stains A-cells too. D-cells stain metachromatically red with toluidine blue both with and without previous acid hydrolysis. In our experience we found very useful for the demonstration of this cell type the white fluorescence under ultraviolet light after pseudoisocyanin staining, eventually preceded by acid hydrolysis to increase the intensity of the reaction [Solcia et al., 1968 (1)] (Fig. 1b).

Besides guinea pig and horse islets, the above reported methods have been applied to other species, such as some fishes, amphibians, birds and mammals including man. Some methods, as those for B-cells, PTA-haematein, xanthydrol and Davenport silver method, displayed in all species the same selectivity we observed in guinea pig and horse islets. Other methods, as toluidine blue or pseudoisocyanin stainings and dark field microscopy, were not always so useful and selective as in these two species. For instance, in man and monkey both A-

and D-cells are fluorescent following HCl-pseudoisocyanin, although D-cells are better shown; moreover, the differential staining of A- and D-cells by HCl-toluidine blue is less evident, since A-cells stain violet rather than blue. This is particularly unfortunate in the case of human pancreas, because Davenport's impregnation is quite capricious and sometimes unreliable for histopathological studies. Toluidine blue or pseudoisocyanin may be used without previous HCl hydrolysis: the metachromatic or fluorescent staining of D-cells one may obtain in such conditions is more faint and unsteady than following the HCl hydrolysis but, at least in man and monkey, it is more selective for D-cells.

For pathological studies, we currently apply on consecutive sections the highly reproducible HCl-pseudoisocyanin method and the very selective PTA-haematein method: when positive results by the first method are coupled to negative results by the second, we assume that we are dealing with D-cells.

In electron microscope observations we could confirm the existence of at least three morphologically different cell types in the pancreatic islets and detect the presence of endocrine non-enterochromaffin cells in the antropyloric mucosa of mammals. Of these some appeared to be similar on cytological and cytochemical grounds to islet D-cells [SOLCIA and SAMPIETRO, 1965 (1); SOLCIA et al., 1967, 1968 (2)].

Additional data concerning the function of the three islet cell types were obtained by in vivo experiments. After the administration of an A-cytotoxic substance such as Synthalin A, islet A-cells of the dog and the guinea-pig showed a loss of secretory granules stained by the specific methods, whereas the other cell types kept unaltered their reactivity. In alloxan-treated rats, B-cells were unstained whereas A-cells showed moderate changes of granularity and D-cells stained as normal.

From the reported morphological data the conclusion can be drawn that among the islet non-B-cells only the true A-cells are synthetizing glucagon. The question of the secretory product of D-cells is still unanswered, although it really seems to be an acid protein.

Following these lines of research several islet tumours (carcinomas and adenomas) and islet hyperplasias have been examined [SOLCIA and BERTOLI, 1964; CAVALLERO and SOLCIA, 1965; SOLCIA, 1966; CAVALLERO et al., 1967 (1, 2)].

Three insulinomas with clinical symptoms of chronic hypoglycemia were found to be composed partly of unstained cells, partly of cells containing low numbers of granules reacting to aldehyde fuchsin and pseudoisocyanin. In a single case of islet hyperplasia associated to hypoglycemic symptoms the number of reactive B cells in hyperplastic islets was consistently higher than in normal ones and their granularity was quantitatively in between that of normal B-cells and tumoural B-cells. In a single case of islet adenoma with hyperglycemic symptoms and labeled glucagonoma — kindly supplied by Dr. McGAVRAN (McGAVRAN et al., 1966) — most cells were unreactive to all methods employed and only a part of them reacted positively to the methods for A-cells. Furthermore, a few cells reacting like D-cells were found; B-cells were absent. Five tumours and two islet hyperplasias associated with Zollinger-Ellison-syndrome were also examined. In tumours it was found that the neoplastic cells reacted in part like D-cells (Fig. 2a); the other cells were unstained, with the exception of an adenoma where some

A-cells were exceptionally seen. In islet hyperplasias, B-cells were evidently reduced in number, whereas A-cells and particularly D-like cells were clearly more numerous (Fig. 2b).

In general it has been observed that the granules of proliferating cells are well evident in hyperplastic islets while in islet tumours, and particularly in carcinomas, high numbers of cells are unstained.

From the above reported morphological data it can be concluded that the existence in pancreatic islets of three morphologically different cell types reflects

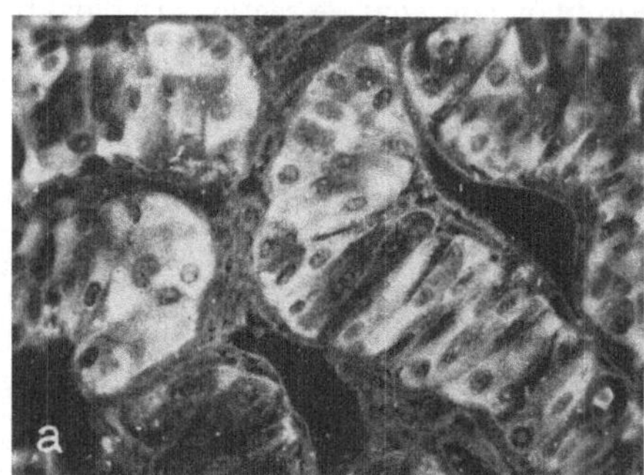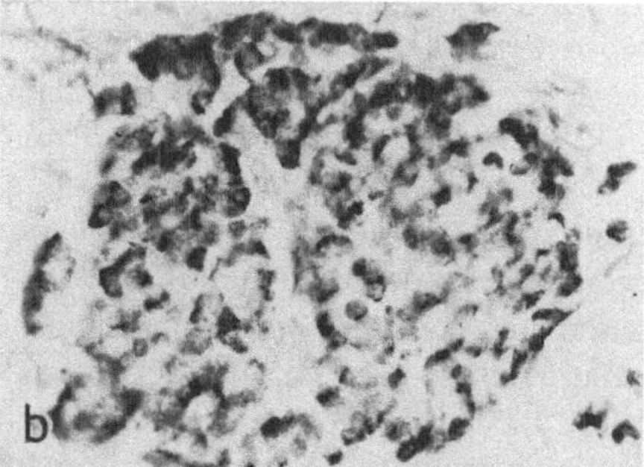

Fig. 2 A and B: Zollinger-Ellison syndrome. A: Isle tcarcinoma mainly composed by HCl-pseudoisocyanin-positive cells. UV light. × 400. B: Hyperplastic islet showing cords of cells darkened by the Bodian method. × 200

very likely three different endocrine functions; it appears, furthermore, that a relationship exists between morphological and functional patterns of the islet cell types and islet cell tumours.

This work was supported by grant No. 115/1139/991 from the Italian Consiglio Nazionale delle Ricerche.

References

Bloom, W.: Anat. Rec. 49, 363 (1931).

Cavallero, C., e E. Solcia: Riv. Anat. pat. 24/Suppl., 1000 (1963).

— — (1) In: Brolin, S., B. Hellman, and H. Knutson, Eds. The structure and metabolism of the pancreatic islets, p. 83. Oxford: Pergamon Press 1964.

— — (2) Acta Diabet. Lat. 1, 5 (1964).

— — Rev. int. Hépat. 15, 517 (1965).

— —, and R. Sampietro: (1) Gut 8, 172 (1967).

— — — In: Back, N., L. Martini, and R. Paoletti, Eds. International Symposium on the Pharmacology of Hormonal Polypeptides and Proteins, 1968. New York; Plenum Publish. Corp. 1968.

— —, G. Vassallo, e G. Bertoli: (2) Arch. ital. Mal. Appar. dig. 34, 53 (1967).

Epple, A.: Verh. dtsch. Zool. Ges. 1963, 461.

Fujita, T.: Arch. Histol. Jap. 25, 19 (1964).

Grimelius, L.: In: Brolin, S. E., B. Hellman, and H. Knutson, Eds. The structure and metabolism of the pancreatic islets, p. 99. Oxford: Pergamon Press 1964.

Hellerström, C., and B. Hellman: Acta endocr. (Kbh.) 35, 518 (1960).

Hellman, B., U. Rothman, and C. Hellerström: Gen. comp. Endocr. 2, 58 (1962).

McGavran, M. H., R. H. Unger, L. Recaut, H. Polk, C. Kilo, and M. E. Levin: New Engl. J. Med. 274, 1408 (1966).

McManus, J. F. A., and R. W. Mowry: Staining methods. New York: P. B. Hoeber 1960.

PETERSSON, B., C. HELLERSTRÖM und B. HELLMAN: Z. Zellforsch. **57**, 559 (1962).

SCHIEBLER, T. H., u. S. SCHIESSLER: Histochemie **1**, 445 (1959).

SOLCIA, E.: Boll. Soc. ital. Biol. sper. **38**, 1192 (1962).

— Arch. ital. Chir. **92**, 3 (1966).

—, e G. BERTOLI: Boll. Soc. ital. Pat. **8**, 229 (1964).

—, u. R. SAMPIETRO: (1) Z. Zellforsch. **65**, 131 (1965).

— — (2) Z. Zellforsch. **68**, 689 (1965).

— G. VASSALLO, and C. CAPELLA: Stain Technol. **43** (1968) (In press).

— — und R. SAMPIETRO: (1) Z. Zellforsch. **81**, 474 (1967).

— — — (2) IV. Congr. Ital. Microsc. Elettr. 1968 (In press).

TERNER, J. Y., J. GURLAND, and F. GAER: Stain Technol. **39**, 141 (1964).

THOMAS, T. B.: Amer. J. Anat. **62**, 31 (1937).

— Anat. Rec. **82**, 327 (1942).

Institut de Médecine, Département de Clinique et de Pathologie Médicales
(Prof. H. van Cauwenberge)
Liège (Belgium)

Interrelationships Glucagon-Adrenergic System in Man*

P. Lefebvre and A. Luyckx

With 1 Figure

The existence of a stimulatory effect of glucagon on the adrenal medulla has been demonstrated on the isolate-perfused adrenal glands of the dog by Scian et al. [10] and on the adrenals *in situ* of the rat by Lefebvre and Dresse [1], in dogs by Sarcione et al. [8] and in man by Schmid et al. [9] and Kuschke et al. [12, 13]. The interest of this phenomenon for the diagnosis of pheochromocytoma has been demontrated by Lawrence and Forland [4], Lawrence [2,3] and Lefebvre et al. [5]. In the present paper we reporte the effects of pharmacological doses of glucagon on pulse rate, blood pressure and catecholamines blood level in normal man, in subjects suffering from hypertension of various origin and in two patients with documented pheochromocytoma. An extensive study on the mechanism of the stimulation by the glucagon of the adrenergic system in the rat has been reported elsewhere [6].

Material and methods

The study has been performed on 7 normal subjects, 7 patients suffering from hypertension of various origin and 2 patients with documented pheochromocytoma. Pulse, blood pressure and blood catecholamines were determined at different intervals of time before and after the intravenous injection of 1 mg crystalline glucagon (Novo). The catecholamines content is determined on plasma according to von Euler [11]. Details have been published in an other paper [6].

Results

1. The intravenous injection of 1 mg glucagon increases the pulse rate in every case. Mean pulse frequency is increased of 14 to 18 beats per min; the maximum increase is reached at the 2d min. After 5 min, the pulse rate is normalised. This effect is similar in normal and hypertensive patients. In one of the 2 cases of pheochromocytoma, a slight and transient bradycardia has on the contrary, been observed.

2. Systolic and diastolic blood pressure are systematically increased after intra venous glucagon injection in normal subjects and hypertensive patients. The

---

* These experiments were performed in collaboration with Prof. J. Lecomte and Dr. A. Cession-Fossion, Institut Léon Fredericq, Physiologie, Université de Liège.

increase of diastolic blood pressure is similar in the two groups. On the other hand, the increase of systolic blood pressure is statistically more important in the patients suffering from hypertension than in the normal subjects. In the two patients with pheochromocytoma, a striking pressor response to the intravenous injection of 1 mg glucagon has been obtained. Compared with the above mentioned response of the other subjects studied, the increase in B. P. is far over the 99% confidence limits (Fig. 1). In one of these two cases of pheochromocytoma, the test has been reconducted 6 weeks after the eradication of the tumor. The B. P. response was completely normalized.

3. An unequivocal rise in blood catecholamines has been obtained in normal subjects within the very 1. min after intravenous glucagon injection. The increase

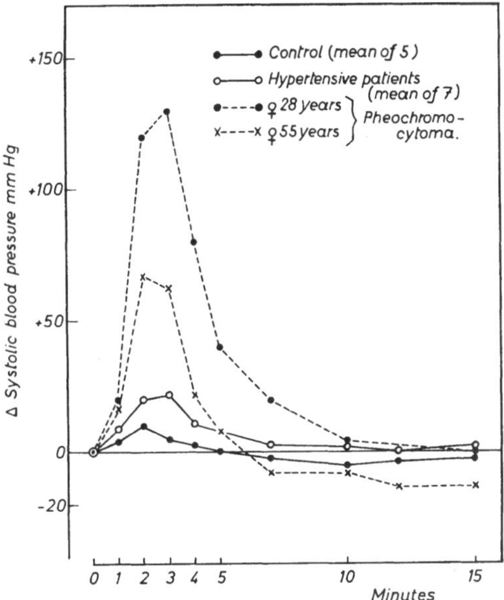

Fig. 1. Changes in systolic blood pressure after intravenous injection of 1 mg glucagon in man

above basal levels is + 20 to 25% during the 1. min, + 50 to 60% during the 2. min and + 100 to 300% during the 4. min after the injection. This effect is very transitory. 5 and 15 min after the glucagon injection, there is no detectable change in the catecholamines blood level in the normal subjects as well as in the hypertensive patients. On the contrary, in the two cases of pheochromocytoma, a rise in blood adrenaline and noradrenaline has been obtained. The values reached in one case are particularely high; in this particular case, the catecholamines blood response is completely normalized 6 weeks after the removal of the tumor [5, 6].

Discussion

The results here reported demonstrate the existence of a stimulation of the adrenergic system after an intravenous injection of glucagon in man. The increase in peripheral blood catecholamines, in normal men or in hypertensive subjects, is transitory, reaching its maximum during the 1. min after the injection. After the

5. min, the values have returned at the basal level. On the contrary, in pheochromocytoma, high blood catecholamines levels can still be observed 5 and 15 min after the glucagon injection. The results observed in normal men are consistent with those described by Kuschke et al. [12, 13], with the difference that, in our experience, the phenomenon seems much more transitory. This stimulation of the adrenergic system is responsible for the short duration hypertensive effect of pharmacological doses of glucagon, effect which is very important in pheochromocytoma. In this respect, we agree with the proposition of Lawrence and Forland [4] to consider the glucagon-test as a new and valid test for the diagnosis of this condition. The precocity of the blood pressure response as well as the rapidity of the blood catecholamines level increase are arguments for a direct stimulation by the glucagon of the adrenergic system, including the adrenal medulla, in the human species.

References

1. Dresse, A., et P. Lefebvre: C.R. Soc. Biol. (Paris) **155**, 1168 (1961).
2. Lawrence, A. M.: Ann. intern. Med. **63**, 905 (1965).
3. — Ann. intern. Med. **66**, 1091 (1967).
4. —, and M. Forland: J. Lab. clin. Med. **64**, 878 (1964).
5. Lefebvre, P., A. Cession-Fossion, and A. Luyckx: Lancet **1966, II,** 1366.
6. — — —, J. Lecomte et H. van Cauwenberge: Arch. int. Pharmacodyn. **172,** 393 (1968).
7. —, et A. Dresse: C.R. Soc. Biol. (Paris) **155**, 412 (1961).
8. Sarcione, E. J., N. Back, J. E. Sokal, R. Mahlman, and E. Knoblock: Endocrinology **72**, 523 (1962).
9. Schmid, E., L. Zicha und W. John: Z. Gastroenterol. **2**, 214 (1964).
10. Scian, L. F., C. D. Westermann, A. S. Verdesca, and J. C. Hilton: Amer. J. Physiol. **199**, 867 (1960).
11. von Euler, U. S.: Noradrenaline. Springfield (Ill.): Thomas 1956.
12. Kuschke, H. J., H. Klusmann, and B. Schölkens: Naunyn-Schmiedebergs Arch. exp. Path. Pharmak. **253**, 65 (1966)
13. — — — Klin. Wschr. **44**, 1297 (196 6).

Aus der Medizinischen Universitätsklinik Göttingen (Direktor: Prof. Dr. W. Creutzfeldt)

Untersuchungen über die Wirkung
von Neutralrotinjektionen
auf den Kohlenhydratstoffwechsel
und die A-Zellen von Ratten und Meerschweinchen

E. Perings, S. v. Rohr und W. Creutzfeldt

Mit 2 Abbildungen

Von zahlreichen Untersuchern ist in den vergangenen Jahren über verschiedene Alpha-Zellcytotoxine berichtet worden. Mit diesen Alpha-Zellgiften wie Kobaltchlorid, Nickelchlorid, Natriumdiaethyldithiocarbamat, Synthalin-A und -B und p-aminobenzenesulphonamidoisopropylthiodiazole (IPTD) konnte jedoch weder eine selektive noch eine komplette A-Zellzerstörung erreicht werden (Lit. siehe Creutzfeldt, 1957, 1959).

Von Okuda u. Grollman wurde 1966 berichtet, daß der basische Farbstoff Neutralrot in akuten Versuchen eine Stimulierung der Glucagonsekretion und nach 4- bis 8wöchiger Verabreichung einen A-Zellschwund mit Hypoglykämieneigung hervorrufen soll. An Gefrierschnitten konnten die Autoren nachweisen, daß sich die A-Zellen elektiv mit Neutralrot anfärben.

Wir führten akute und chronische Versuche mit Neutralrot an 117 Ratten und 66 Meerschweinchen durch. Wir verwendeten dabei Wistar-Ratten (AF Hannover) mit einem Gewicht von 220 bis 340 g sowie Pirbright-Meerschweinchen mit einem Gewicht von 210 bis 480 g. Den Tieren wurde 5 ml/kg einer 2%igen Neutralrotlösung [Hydrochlorid des 3-Amino-6-dimethylamino-2-methyl-phenacins (Toluylenrot) der Firma Merck, Darmstadt, Art.-Nr. 1369] intraperitoneal injiziert. Die histologischen Präparate wurden in Bouinscher Lösung fixiert und mit Azan nach Gomori gefärbt, weil diese Färbung bei Ratten und Meerschweinchen nach unseren Erfahrungen die klarsten Darstellungen der A-Zellen ergibt.

Im akuten Versuch sahen wir bei 24 Ratten nach einmaliger intraperitonealer Injektion von Neutralrot einen Blutzuckeranstieg im Mittelwert von 30 mg-%. Der höchste Wert wurde bei ½stündigen Kontrollen nach 90 min gemessen. Dieser Effekt ließ sich durch gleichzeitige Gabe von Dihydroergotamin (DHE, Dihydergot Sandoz) in einer Dosis von 0,5 mg/kg subcutan unterdrücken (Abb. 1). Das histologische Bild zeigte dabei keine auffälligen Veränderungen. Wir sahen neben einer normalen A/B-Zellverteilung von 1:4 eine deutliche Granulierung der A-Zellen.

In chronischen Versuchen wurden bei 70 Ratten wöchentliche Neutralrotinjektionen intraperitoneal bis zu 20 Wochen vorgenommen. Nach der 1., 2., 4., 8., 12., 16. und 20. Woche wurde je eine Gruppe von zehn Ratten getötet und das Pankreas zur histologischen Untersuchung entnommen. Vor Versuchsbeginn bzw.

vor Abschluß der Versuche wurde in den einzelnen Gruppen ein oraler Glucosetoleranztest (3 g/kg, Glucose-Boehringer), ein Tolbutamidtest (100 mg/kg subcutan, Rastinon-Hoechst) und eine Insulinbelastung (1 IE/kg subcutan, Insulin-
Novo) durchgeführt. Dabei zeigte der orale Glucosetoleranztest in den Mittel-
werten aus den verschiedenen Gruppen vor Abschluß der Versuche nur gering-
fügige uncharakteristische Abweichungen gegenüber der Kontrolle vor Versuchs-

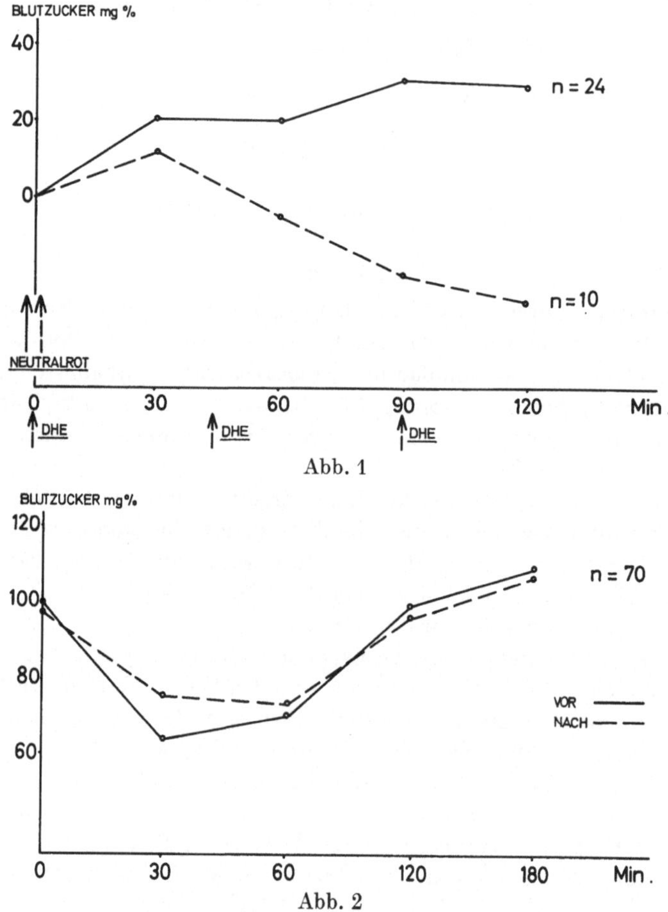

Abb. 1

Abb. 2

beginn. Die Insulinbelastung brachte ebenfalls nahezu identische Werte vor
Abschluß der Versuche gegenüber der Kontrolle vor Versuchsbeginn in den Mittel-
werten der einzelnen Gruppen (Abb. 2). Hier lagen nur einmal die Blutzucker-
mittelwerte einer Gruppe (zehn Tiere) in der 16. Woche vor Abschluß der Versuche
geringfügig (< 10 mg-%) niedriger als vor Versuchsbeginn. Auch im Tolbutamidtest waren die Kurven wieder nahezu identisch.

Eindeutige morphologische Veränderungen konnten in keiner Versuchsgruppe
nachgewiesen werden. Wir fanden jeweils ein normales A/B-Zellverhältnis von 1:4
sowie normal granulierte A-Zellen ohne Zeichen einer Kern- oder Plasma-
schädigung.

Zur Speciesspezifitätsuntersuchung wurden an 36 Meerschweinchen akute Versuche durchgeführt. Gegenüber den bekannten Alpha-Zellcytotoxinen reagiert das Meerschweinchen bekanntlich wesentlich empfindlicher als die Ratte (Lit. siehe CREUTZFELDT, 1957, 1959). Dabei wurden 120 min nach intraperitonealer Neutralrotinjektion ein maximaler Blutzuckeranstieg im Mittel von 12 mg-% gesehen. Morphologische Veränderungen konnten auch hier bei der Entnahme der Pankreata nach 180 min nicht nachgewiesen werden. Auch nach 3tägiger täglicher intraperitonealer Injektion von Neutralrot fehlten Hypoglykämien, die A-Zellen waren unauffällig. Diese Versuchsanordnung führt nach $CoCl_2$ und Synthalin beim Meerschweinchen zu schwersten A-Zellschädigungen und hypoglykämischen Reaktionen (Lit. siehe CREUTZFELDT).

Wir konnten somit an einer großen Zahl von Tieren die von OKUDA u. GROLLMAN beschriebenen Veränderungen im Kohlenhydratstoffwechsel oder morphologische Veränderungen an den A-Zellen nicht reproduzieren. Das trifft sowohl für die akuten als auch chronischen Versuche zu. Die Neutralrotdosis stimmte mit den Angaben der Autoren aus Dallas genau überein. Der von uns beobachtete Blutzuckeranstieg im akuten Versuch mit Meerschweinchen war mit einem Mittelwert von 12 mg-% außerordentlich gering und lag weit unterhalb der Werte, die OKUDA u. GROLLMAN bei Ratten gemessen haben. Im akuten Rattenversuch wurde mit einem Blutzuckeranstieg von 30 mg-% im Mittel ein bedeutend geringerer Anstieg erreicht, als ihn die Voruntersucher erzielen konnten. In den chronischen Versuchen ist neben den fehlenden morphologischen Veränderungen insbesondere das Ergebnis der Insulinbelastung auffällig, das vor Abschluß der chronischen Versuche nicht die Zeichen einer erhöhten Insulinempfindlichkeit zeigte. Interessant ist darüberhinaus, daß sich der Anstieg des Blutzuckers im akuten Rattenversuch mit Dihydroergotamin unterdrücken ließ. Der Blutzuckeranstieg ist daher wahrscheinlich durch eine Stimulierung der Adrenalinsekretion bedingt, wie es auch für den initialen Blutzuckeranstieg nach $CoCl_2$ nachgewiesen werden konnte (Lit. siehe CREUTZFELDT, 1957, 1959).

Zusammenfassend ist also zu sagen, daß es uns nicht gelang, mit Neutralrot in der von OKUDA u. GROLLMAN angegebenen Versuchsanordnung Veränderungen an den A-Zellen und einen Glucagonmangel zu erzeugen. Neutralrot kann daher nicht als ein Alpha-Cytotoxin angesprochen werden.

Literatur

CREUTZFELDT, W.: Diabetes **6**, 135—145 (1957).
— Verh. dtsch. Ges. Pathol. **1959**, 85—106.
OKUDA, T., and A. GROLLMAN: Endocrinology **78**, 195—203 (1966).

Aus dem Biochemischen Laboratorium der Medizinischen Universitätsklinik und Poliklinik Göttingen (Direktor: Prof. Dr. W. Creutzfeldt)

Unterschiedliche Stimulierung der Gluconeogenese in der isoliert perfundierten Leber der Ratte und des Meerschweinchens durch Fettsäureoxydation und Glucagon

B. Willms, M. Jellinghaus, J. Kleineke, D. Friedrichs, A. Janson und H.-D. Söling*

Eine Steigerung der Gluconeogenese durch Fettsäuren und Glucagon ist erstmals von Struck, Ashmore u. Wieland [1] sowie Schimassek [2] beschrieben und seither von mehreren Arbeitskreisen bestätigt worden [3—9]. Es ist jedoch sowohl umstritten, über welchen Mechanismus Glucagon und Fettsäuren die Gluconeogenese beeinflussen, als auch ob sie beide an einem gemeinsamen Punkt angreifen.

Zur Klärung des Wirkungsmechanismus der Fettsäuren auf die Gluconeogenese untersuchten wir die Glucoseneubildung isolierter Lebern unter möglichst physiologischen Bedingungen: Lebern von gefütterten Tieren wurden isoliert durchströmt mit einem Medium, das 5,56 mM Glucose sowie 1 mM Lactat und Pyruvat im physiologischen Verhältnis von 10:1 enthielt. Der Lactat-Pyruvatpool war durch 2-^{14}C-Pyruvat markiert. Die Glucose wurde aus dem Perfusionsmedium als Glucosotriazol isoliert. Die Methodik ist ausführlich andernorts beschrieben [8, 9].

Der Einbau von Radioaktivität in Glucose durch Rattenlebern wurde durch intraportale Infusion von 0,72 mMol/h Na-Capronat deutlich gesteigert. Die $^{14}CO_2$-Bildung wurde durch Capronat gehemmt. Gleichzeitig beobachteten wir im Medium der Fettsäure-infundierten Lebern einen starken Anstieg der Gesamtketonkörperkonzentration, enzymatisch als Acetoacetat und Beta-Hydroxybutyrat gemessen. Der Lactat-Pyruvatquotient stieg leicht an, als Ausdruck einer stärkeren Reduktion des cytoplasmatischen NADH/NAD-Systems. Dadurch wird die Triosephosphatdehydrogenasereaktion in gluconeogenetischer Richtung beeinflußt. Diesem Mechanismus wird von einigen Arbeitsgruppen [1, 10] entscheidende Bedeutung beigemessen.

Der primäre Angriffspunkt der Fettsäureoxydation unter unseren Versuchsbedingungen scheint jedoch eine Aktivierung der geschwindigkeitsbestimmenden Pyruvatcarboxylase zu sein. Dieses Enzym, das für die Glucoseneubildung aus Lactat und Pyruvat limitierend ist, wird nach Utter u. Keech [11] durch Acetyl-CoA aktiviert. Wir fanden in vivo (19,1 nMol/g Leber) und in vitro (24,7 nMol/g Leberfeuchtgewicht) Acetyl-CoA-Konzentrationen, die im Bereich des k_M dieses

* Mit Unterstützung durch die Deutsche Forschungsgemeinschaft. Für technische Assistenz danken wir Frl. B. Wächter und Frl. I. Meisiek.

Enzyms liegen. Nach Capronatinfusion stieg die Acetyl-CoA-Konzentration auf 48,3 nMol/g an, gleichzeitig fiel die CoA-SH-Konzentration von 49,4 auf 30,2 nMol/g, so daß wir auch noch eine Hemmung der Pyruvatoxydation durch eine Erniedrigung des CoA-SH/Acetyl-CoA-Verhältnisses (von 2,00 auf 0,63) annehmen können [12].

Wegen der unterschiedlichen Kompartimentierung gluconeogenetischer Enzyme in der Meerschweinchenleber [13, 14] dehnten wir diese Untersuchungen auch auf die isoliert perfundierte Meerschweinchenleber aus.

Im Gegensatz zu den Befunden an der Rattenleber ließ sich die Gluconeogenese der Meerschweinchenleber durch intraportale Capronatinfusion nicht steigern. Auch die $^{14}CO_2$-Bildung blieb unbeeinflußt. Der Anstieg der Ketonkörperkonzentration war dagegen fast identisch mit dem bei Rattenlebern. Der Lactat-Pyruvatquotient stieg sogar noch stärker an. Auch die Konzentration von Acetyl-CoA und CoA-SH zeigten mit einem Anstieg des Acetyl-CoA und Abfall des freien CoA gleichsinnige Veränderungen wie in der Rattenleber (s. Tabelle 1).

Tabelle 1. *Konzentrationen von Acetyl-CoA, CoA und CoA/Acetyl-CoA Quotient in der Meerschweinchenleber in vivo und in vitro (nach 30 min Perfusion). Das Lebergewebe wurde mit Frierstop gewonnen. Mittelwert und Standardabweichung des Mittelwertes. Methodik nach* WILLMS *u.* SÖLING [8] *und* SÖLING *et al.* [9]

	Acetyl-CoA nMol/g	CoA nMol/g	CoA/Acetyl-CoA
Kontrolle (in vivo) (n = 8)	29,7 ± 4,4	72,3 ± 10,0	2,9 ± 0,52
Kontrolle (isoliert perfundierte Leber) (n = 7)	31,5 ± 7,3	46,9 ± 5,7	2,21 ± 0,71
Isoliert perfundierte Leber mit 0,72 mMol/h Na-Capronat (n = 7)	52,1 ± 5,4	27,0 ± 3,4	0,54 ± 0,10

Offenbar besteht in der Meerschweinchenleber eine unterschiedliche Aktivität oder Aktivierbarkeit der Pyruvatcarboxylase.

Diese Unterschiede zwischen Ratten- und Meerschweinchenleber führten uns dazu, die Wirkung von Glucagon auf die Gluconeogenese der Meerschweinchenleber zu untersuchen. Von STRUCK, ASHMORE u. WIELAND [1] wird angenommen, daß der primäre Effekt von Glucagon eine Steigerung der Lipolyse ist und daß die Stimulierung der Gluconeogenese somit aus einem erhöhten Angebot von Fettsäuren resultiert. Diese Aktivierung der intrahepatischen Lipase wird durch Erhöhung der Konzentration von cyclischem 3'5' AMP bewirkt [15]. Für diese Theorie sprechen erhöhte Acetyl-CoA-Konzentrationen in der Rattenleber, die von WILLIAMSON [6] nach Glucagon in vivo gefunden wurden. Dagegen stehen Befunde von KREBS [7], der additive Wirkungen von Glucagon und Fettsäuren fand. Das würde ausschließen, daß Glucagon via Fettsäurebereitstellung wirkt.

Wir untersuchten die Glucagonwirkung an isolierten Lebern von gefasteten Tieren, um so eine Glykogenolyse auszuschalten. Im Medium wurde Lactat als Substrat in einer Konzentration von 10 bzw. 15 mM angeboten.

In Übereinstimmung mit der Literatur [1, 7] konnten wir an der isoliert perfundierten Rattenleber die Gluconeogenese aus Lactat signifikant auf 165% der

Kontrolle steigern. Unter Glucagon wurde mehr Lactat verbraucht, die Ketogenese und die Proteolyse (gemessen an der Harnstoffbildung) waren ebenfalls erhöht, wenn auch diese Unterschiede statistisch nicht zu sichern waren.

Im Vergleich zur Ratte war die Gluconeogenese aus Lactat der Meerschweinchenleber fast doppelt so hoch (s. Tabelle 2). Jedoch war durch Glucagon keine signifikante Steigerung der Glucoseneubildung zu erzielen. Der Wert liegt nur 9% höher als mit Lactat allein. Die Ketogenese blieb unbeeinflußt, die Proteolyse nicht signifikant gesteigert.

Da die Glucagonwirkung in der Rattenleber durch cyclisches 3'5'-AMP vermittelt wird, erhebt sich die Frage, ob Glucagon an der Meerschweinchenleber keinen Anstieg der 3'5'-AMP-Konzentration bewirken kann oder ob auch 3'5'-AMP an der Meerschweinchenleber keine Wirkung ausübt. Das letztere konnten wir prüfen. EXTON u. PARK [3] beschrieben eine Stimulierung der Gluconeogenese aus Lactat durch 3'5'-AMP an der Rattenleber, MENAHAN u. WIELAND [16] beobachteten eine Steigerung der Glucoseneubildung aus endogenen Aminosäuren, verbunden mit erhöhter Ketogenese.

Tabelle 2. *Wirkung von Glucagon und 3'5'-AMP auf die Gluconeogenese aus Lactat von isoliert perfundierten Lebern 48 Std gefasteter Meerschweinchen. Mittelwert und Standardabweichung des Mittelwertes. Die Raten wurden über eine Versuchsdauer von 60 min gemessen*

Zusätze	n	Gluconeo-genese μMol/g/min	Lactat-verbrauch μMol/g/min	Ketogenese μMol/g/min	Harnstoff-bildung μMol/g/min
Lactat 15 mM	12	$1,47 \pm 0,07$	$3,04 \pm 0,18$	$0,25 \pm 0,09$	$0,17 \pm 0,04$
Lactat 15 mM und Glucagon 2 μg/ml	12	$1,60 \pm 0,06$	$2,82 \pm 0,14$	$0,22 \pm 0,05$	$0,27 \pm 0,04$
Lactat 15 mM und 3'5'-AMP 0,1 mM	4	$1,49 \pm 0,18$	$3,13 \pm 0,16$	$0,50 \pm 0,11$	$0,33 \pm 0,11$

Durch Zusatz von cyclischem 3'5'-AMP als Dibutyrylderivat in der Konzentration von 0,1 mM beobachteten wir zwar einen, wenn auch nicht signifikanten, Anstieg der Ketogenese, aber keine Steigerung der Gluconeogenese der isoliert perfundierten Meerschweinchenleber, wenn 15 mM Lactat anwesend sind (s. Tabelle 2).

Zusammenfassend läßt sich sagen, daß sich an der isoliert perfundierten Meerschweinchenleber im Gegensatz zur Rattenleber weder durch Fettsäureoxydation noch durch Glucagon, noch durch cyclisches 3'5'-AMP die Gluconeogenese stimulieren läßt. Ein gemeinsamer Wirkungsmechanismus von Fettsäureoxydation und Glucagon auf die Gluconeogenese läßt sich dadurch weder beweisen noch ausschließen. Die Befunde mahnen jedoch zur Vorsicht, Ergebnisse aus Untersuchungen an Ratten zu verallgemeinern.

Literatur

1. STRUCK, E., J. ASHMORE und O. WIELAND: Biochem. Z. **343**, 107 (1965).
2. SCHIMASSEK, H.: Biochem. Z. **336**, 460 (1963).
3. EXTON, J. H., L. S. JEFFERSON, R. W. BUTCHER, and C. R. PARK: Amer. J. Med. **40**, 709 (1966).

4. SOKAL, J. E.: Endocrinology **78**, 538 (1966).
5. WILLIAMSON, J. R.: Biochem. J. **101**, 11c (1966).
6. —, P. H. WRIGHT, W. J. MALAISSE, and J. ASHMORE: Biochem. biophys. Res. Commun. **24**, 765 (1966).
7. ROSS, B. D., R. HEMS, R. A. FREEDLAND, and H. A. KREBS: Biochem. J. **105**, 869 (1967).
8. WILLMS, B., u. H. D. SÖLING: In: Stoffwechsel der isoliert perfundierten Leber, S. 118. Berlin-Göttingen-New York: Springer 1968. Hrsg. STAIB, W., u. R. SCHOLZ.
9. SÖLING, H. D., B. WILLMS, J. KLEINEKE, and D. FRIEDRICHS: Europ. J. Biochem. **4**, 364 (1968).
10. WILLIAMSON, J. R., R. A. KREISBERG, and P. W. FELTS: Proc. nat. Acad. Sci. (Wash.) **56**, 247 (1966).
11. UTTER, M. F., and B. D. KEECH: J. biol. Chem. **235**, 17 (1960).
12. GARLAND, P. B., and P. J. RANDLE: Biochem. J. **91**, 60 (1964).
13. NORDLIE, R. C., and H. A. LARDY: J. biol. Chem. **238**, 2259 (1963).
14. MENAHAN, L. A.: Pers. Mitteilung.
15. BEWSHER, P. D., and J. ASHMORE: Biochem. biophys. Res. Commun. **24**, 431 (1966).
16. MENAHAN, L. A., and O. WIELAND: Biochem. biophys. Res. Commun. **29**, 880 (1967).

Aus der Kinderklinik (Prof. Dr. Loeschke), II. Medizinischen Klinik (Prof. Dr. Schwab) und Nuklearmedizinischen Abteilung der Medizinischen Kliniken (Prof. Dr. Oeff) der Freien Universität Berlin

Glucagoninduzierte Insulinsekretion bei Adipösen und juvenilen Diabetikern*

B. Weber, H.-J. Quabbe und H. Helge

Mit 2 Abbildungen

Glucagon bewirkt einen raschen Anstieg der Plasmainsulinkonzentrationen, welcher nach den ersten Beschreibungen von Langs u. Friedberg [38], Porte u. Mitarb. [47] sowie Samols, Marri u. Marks [54] von der Steigerung des Blutzuckerspiegels unabhängig ist. Dieser Effekt wurde seitdem durch zahlreiche Untersuchungen in vivo [4, 10, 11, 14, 26, 32, 42, 43, 44, 52, 53, 55, 57, 58, 62, 63] und in vitro [17, 21, 33, 37, 41, 50, 51, 59, 60] bestätigt. Die bei Adipösen nach Belastungen mit Glucose und Tolbutamid gefundene exzessive Steigerung der meist schon im Nüchternzustand erhöhten Insulinwerte [2, 3, 6, 15, 16, 25, 29, 30, 31, 35, 36, 45, 56, 61, 64] konnte auch nach Glucagongaben beobachtet werden [4, 11, 12]. Nichtadipöse Diabetiker dagegen, deren Insulinausschüttung durch Glucose und Tolbutamid nur wenig oder gar nicht stimuliert werden kann [7, 8, 12, 16, 22, 28, 30, 31, 39, 46, 56, 58, 62], zeigen nach Glucagoninjektionen einen deutlichen Anstieg der Plasmainsulinkonzentrationen [57, 62].

Unsere, zum größeren Teil an Kindern und Jugendlichen, und zum Vergleich bei einigen Erwachsenen vorgenommenen Untersuchungen, sollen einen Beitrag zu der Frage leisten, inwieweit die Reaktionen von Kindern mit Übergewicht und Diabetes auf intravenöse Glucagongaben denen Erwachsener vergleichbar sind.

Material und Methoden

Bei 21 normgewichtigen, 17 adipösen und neun unbehandelten oder erst wenige Tage mit Altinsulin behandelten diabetischen Kindern und Jugendlichen (Tabelle 1) wurde nach mindestens 14stündiger Nachtpause jeweils 1 mg Glucagon (Fa. Lilly; radioimmunologisch bestimmter Insulingehalt: 0,004 E/mg) rasch intravenös injiziert. Bei vielen dieser Kinder wurde die Glucagonbelastung im Anschluß an einen intravenösen Tolbutamidtest (Dauer 3 bis 4 Std) oder eine intravenöse Argininbelastung (15minütige Infusion, Testdauer 2 Std) vorgenommen[1]. In diesen Fällen wurde der letzte Wert des vorangegangenen Tests als „Nüchternwert" für die Glucagonbelastung angesehen. Als Kontrolle dienten fünf normgewichtige und sieben übergewichtige Erwachsene (Tabelle 2), die ebenfalls 1 mg Glucagon im Anschluß an einen Tolbutamidtest erhielten. Ein 2jähriger Junge mit idiopathischer Hypoglykämie wurde nach 36stündigem Fasten und am selben Tage ein zweites Mal 3 Std nach dem Frühstück untersucht. Bei drei Kindern und einem Erwachsenen wurden wiederholte Glucagoninjektionen im Ab-

---

* Herrn Prof. Dr. Adalbert Loeschke zum 65. Geburtstag gewidmet.

[1] Die Ergebnisse der Tolbutamidtests haben wir an anderer Stelle [61] beschrieben; über die Argininbelastungen wird noch gesondert berichtet werden.

Tabelle 1. *Alter, Gewicht und Längenmaße sowie prozentuales Übergewicht der untersuchten Kinder*
[Nach HEIMENDINGER, J.: Helvet. paediatr. Acta 13, 471 (1958)]

	Name	Ge-schlecht	Alter Jahre		Länge cm	Gewicht kg	Übergewicht %
Norm.	U. W.	♀		11/12	80	12,1	+ 10,0
	Y. F.	♀	1		81	13,4	+ 18,6
	F. J.	♂	1	8/12	90	15,5	+ 18,4
	K. G.	♀	2	1/12	89	11,4	− 10,2
	M. K.	♀	2	1/12	85	10,2	− 12,0
	M. L.	♂	3	4/12	101	16,1	± 0
	S. M.	♀	4	6/12	106	14,3	− 17,8
	M. B.	♀	6	7/12	120	22,1	± 0
	A. C.	♀	7	6/12	122	24,8	+ 6,0
	B. D.	♂	7	9/12	118	20,0	+ 6,5
	A. H.	♂	7	9/12	114	17,0	− 15,0
	H. F.	♂	8	3/12	128	28,3	+ 11,0
	S. H.	♂	9	8/12	133	28,7	+ 2,0
	M. S.	♀	10	3/12	149	33,8	− 13,3
	T. S.	♂	11	3/12	120	25,7	− 14,4
	E. G.	♂	11	4/12	121	24,4	+ 9,0
	M. V.	♀	12	4/12	152	33,3	− 20,0
	E. B.	♀	13	8/12	166	53,7	+ 1,3
	J. S.	♂	14		142	30,6	− 6,2
	H. B.	♂	14	5/12	138	27,5	− 11,9
	A. A.	♀	14	9/12	156	54,0	+ 19,0
						M	− 1,0
Adip.	R. A.	♀	6	4/12	121	54,7	+ 140,0
	B. N.	♂	10	1/12	150	49,7	+ 25,2
	V. W.	♀	10	7/12	150	66,2	+ 66,7
	L. K.*	♀	12	3/12	171	83,8	+ 39,2
	G. K.	♂	12	6/12	164	81,2	+ 55,4
	N. S.	♂	12	6/12	155	65,9	+ 50,0
	R. O.	♂	12	9/12	168	77,3	+ 45,2
	C. S.	♂	12	10/12	164	93,0	+ 80,0
	A. M.	♀	12	11/12	162	83,3	+ 52,0
	R. K.	♀	13	1/12	157	64,7	+ 39,2
	A. W.	♂	13	7/12	158	58,4	+ 26,9
	H. B.	♀	14		161	79,9	+ 60,1
	P. M.*	♀	14	1/12	183	103,7	+ 50,7
	M. S.*	♀	14	4/12	175	116,1	+ 84,0
	R. S.	♂	14	6/12	172	99,8	+ 67,4
	H. D.	♂	14	9/12	175	96,5	+ 56,5
	H. W.	♂	15	11/12	154	72,0	+ 66,2
						M	+ 59,1
Diab.	A. D.	♀	1	10/12	86	11,7	− 1,0
	T. A.	♂	2	3/12	103	14,1	− 15,6
	M. K.	♂	2	2/12	90	12,3	− 6,1
	H. P.	♀	4	11/12	115	17,7	− 11,5
	M. K.	♀	7	2/12	124	22,3	− 8,6
	M. R.	♀	8	10/12	135	25,3	− 13,4
	R. K.	♀	9	5/12	142	23,3	− 32,9
	C. L.	♀	10		142	33,7	− 1,5
	B. G.	♀	11		148	37,0	− 2,9
						M	− 10,4

* Angaben nach Metropolitan Life Insurance (s. Legende zu Tabelle 2).

stand von 60 bzw. 120 min vorgenommen. Nach der Glucagongabe wurde zu folgenden Zeiten Blut zur Bestimmung von Blutzucker und Plasmainsulin aus einer in eine Unterarmvene eingelegten Plastikkanüle entnommen: Kinder 2, 5, 10, 20, 30, 40, 50, 60; Erwachsene 5, 10, 15, 20, 30, 45, 60 min. Der Blutzucker wurde nach Hoffman [24], mit dem Technikon Autoanalyzer (Kinder) oder mit dem Boehringer-Farbtest (Erwachsene), Insulin mit der radioimmunologischen Methode C von Hales u. Randle [23], modifiziert nach Quabbe [48], bestimmt.

Tabelle 2. *Alter, Länge und Idealgewicht der untersuchten Erwachsenen*
[Nach Metropolitan Life Insurance Co., Statistical Bulletin, Bd. 40 (1959)]
Auf metrische Maße umgerechnet
[Documenty Geigy, wissenschaftliche Tabellen, 6. Aufl. (1960), S. 588]

	Name	Geschlecht	Alter (Jahre)	Länge (cm)	% Idealgewicht
Norm.	M. W.	♀	22	170	104
	I. Q.	♀	23	172	104
	U. R.	♀	23	160	101
	M. H.	♂	25	182	92
	R. K.	♀	27	162	96
				M	99
Adip.	M. K.	♂	16 1/2	161	120
	M. M.	♀	18	165	198
	R. B.	♀	18	154	142
	P. K.	♂	27	176	144
	I. S.	♀	33	155	150
	E. C.	♂	46	176	139
	M. S.	♀	58	154	176
				M	153

Einige Kinder reagierten auf die Injektion von Glucagon mit einer rasch (innerhalb von 1 bis 2 min) auftretenden, kurzfristigen Übelkeit, wenige mit Leibschmerzen und Erbrechen. Diese Wirkung wurde auch schon nach kleineren Glucagondosen (0,1 mg) beobachtet. Bei keinem der Probanden brauchte deswegen der Test unterbrochen zu werden. Einen Einfluß auf die Testergebnisse konnten wir nicht feststellen. Bei den Erwachsenen wurde keine dieser Reaktionen beobachtet.

Ergebnisse

Alle untersuchten Kinder (mit der Ausnahme eines diabetischen Mädchens) zeigen nach Glucagoninjektionen einen prompten Anstieg der Plasmainsulinkonzentrationen, der nach 2 bis 10 min sein Maximum erreicht. Die Art der vorherigen Belastung scheint dabei sowohl die Ausgangs- wie auch die Maximalwerte zu beeinflussen. Nach vorheriger Arginingabe werden bei Stoffwechselgesunden und Adipösen niedrigere Kurvenverläufe beobachtet als nach Tolbutamidbelastung oder ohne vorausgehende Stimulation. Die bei Übergewichtigen gemessenen Ausgangs- und Maximalkonzentrationen übersteigen die bei den Normgewichtigen gefundenen Werte jedoch in allen Untergruppen. In den Mitetlwertskurven sind die Meßwerte für die adipösen Kinder zu den Zeitpunkten 0, 2, 5 und 10 min signifikant ($p < 0,05$) von denen normgewichtiger Kinder unterschieden (Abb. 1). Bei den zum Vergleich herangezogenen Erwachsenen finden sich geringere Differenzen zwischen diesen beiden Gruppen. Während die Normgewichtigen etwas höhere maximale Insulinkonzentrationen als die Kinder aufweisen, liegen die nach Glucagongabe bestimmten Höchstwerte bei den Adipösen unter denen der adipösen Kinder und Jugendlichen. Bei Kindern und Erwachsenen werden die Maximalwerte von den Adipösen später (Mittelwert: 10 bzw. 15 min) als von den Normgewichtigen (Mittelwert: 5 min) erreicht.

Die Blutzuckerkurven der Kontrollpersonen zeigen keine Unterschiede zwischen Kindern und Erwachsenen. Die adipösen Kinder weisen mit der Normalgruppe vergleichbare, die adipösen Erwachsenen dagegen leicht erhöhte Blutzuckerspiegel auf.

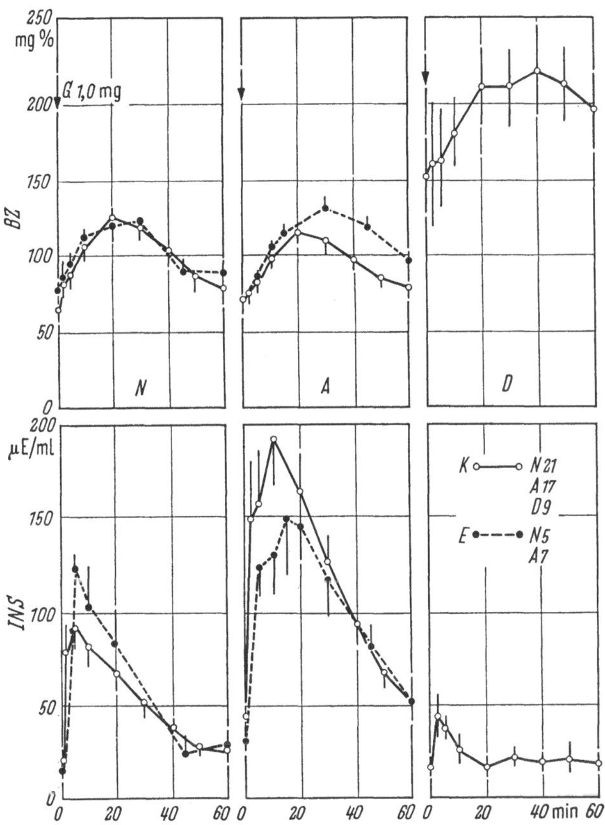

Abb. 1. Mittelwertskurven der Blutzucker- (oben) und Insulinkonzentrationen (unten) nach intravenösen Glucagongaben. o——o Kinder, ●— —● Erwachsene, N Normgewichtige, A Adipöse, D Diabetiker. Die Anzahl der untersuchten Personen ist im rechten unteren Feld angegeben. Angaben als Mittelwerte ± mittlere Fehler der Mittelwerte (SEM)

In der Gruppe der kindlichen und jugendlichen, ketotischen Diabetiker reagierte keiner auf Tolbutamid- oder Argininaben mit einem Insulinanstieg im peripheren Blut [62]. Nach Glucagon dagegen ist eine deutliche Erhöhung der Plasmainsulinkonzentrationen zu erkennen. Sie ist allerdings trotz stark erhöhter Blutzuckerwerte geringer als bei der Normgruppe. Nur bei einem der neun Probanden wurde ein derartiger Effekt vermißt.

18*

Werden die Insulinkonzentrationen für die einzelnen Entnahmezeiten prozentual auf die Ausgangswerte bezogen, dann finden sich zwischen Normgewichtigen und Übergewichtigen keine, jedoch zwischen beiden Gruppen und Diabetikern deutliche Unterschiede. Die Dauer der Insulinerhöhung im Plasma, bezogen auf die „Nüchternwerte", ist darüber hinaus bei den Diabetikern verkürzt (20 min gegenüber mehr als 60 min).

Auch aus einer Reihe von Einzelkurven läßt sich eine solche Beziehung zwischen der Höhe der Ausgangskonzentrationen und der Höhe des Anstiegs der Insulinwerte

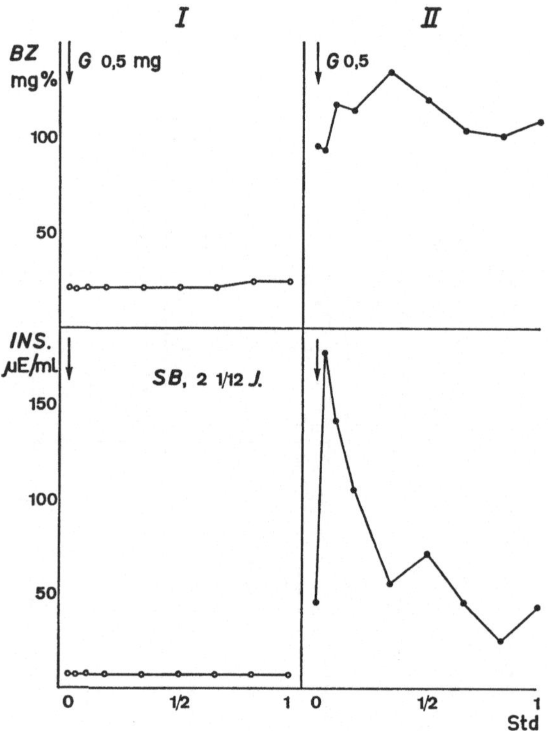

Abb. 2 Blutzucker- und Plasmainsulinkonzentrationen nach Glucagoninjektion bei einem Jungen mit idiopathischer Hypoglykämie nach 36stündigem Fasten (I) und 3 Std nach dem Frühstück am selben Tage (II)

nach Glucagongabe ablesen. Bei Normgewichtigen, Übergewichtigen und selbst bei Diabetikern erreichen Personen mit höheren Nüchternwerten höhere Maxima. Zwischen Normalpersonen mit starker und Adipösen mit geringer Reaktion besteht manchmal kein Unterschied in den Nüchtern- und Maximalkonzentrationen. Eine strenge Korrelation zwischen der Höhe der Ausgangs- und Maximalwerte findet sich innerhalb der einzelnen Gruppen jedoch nicht.

Ein 2jähriger Junge mit idiopathischer Hypoglykämie reagierte nach 36stündigem Fasten auf die Glucagoninjektion nicht mit einem Anstieg des Blutzucker- und Insulinspiegels im Plasma. 3 Std nach einem KH-reichen Frühstück erfolgte nach gleicher Glucagonmenge eine prompte Insulinausschüttung mit einem Maximum von 178 µE/ml 2 min nach der Injektion (Abb. 2).

Wiederholte Belastungen mit Glucagon zeigen eine anhaltende Reaktionsbereitschaft des Pankreas auf diesen Reiz. Während Tolbutamid bei wiederholter Gabe innerhalb kurzer Zeitabstände nur noch geringe Insulinmengen freizusetzen vermag, auch beim Stoffwechselgesunden und bei Adipösen (WEBER u. HELGE, unveröffentlicht), kann Glucagon in 2stündigem, ja sogar in 1stündigem Abstand mehrfach hintereinander große Mengen von Insulin aus dem Pankreas mobilisieren, wie bereits von SAMOLS u. Mitarb. [52] beschrieben.

Diskussion

Die bei adipösen Kindern beobachteten erhöhten Nüchternwerte und stärkeren Anstiege der Plasmainsulinkonzentrationen nach Glucagongabe stimmen mit den Befunden bei adipösen Erwachsenen nach verschiedenen Belastungen überein. In unserem Material ist die Reaktion der Kinder sogar stärker als die der Erwachsenen. Da die Hyperinsulinämie bei Adipösen, verglichen mit stoffwechselgesunden, nichtadipösen Kontrollpersonen, keine Senkung des Blutzuckerniveaus bewirkt, ist bei ihnen eine Störung der peripheren Glucoseverwertung oder eine verminderte Wirksamkeit des Insulins anzunehmen. FRANCKSON u. Mitarb. [19] konnten sowohl im Nüchternzustand mit Hilfe markierter Glucose wie nach Belastungen mit Glucose, Tolbutamid sowie mit Glucose + Insulin eine verzögerte Utilisation der endogenen wie der exogenen Glucose nachweisen. Ähnliche Beobachtungen wurden auch bei Kindern nach Tolbutamidgabe [61] gemacht.

Ob diese Störung der Glucoseassimilation Ursache der vermehrten Insulinsekretion oder lediglich Symptom einer unbekannten Grundstörung ist, kann zur Zeit noch nicht gesagt werden. Erhöhte Plasmakonzentrationen der freien Fettsäuren [6, 49] und der Ketonkörper [27] bei Adipösen könnten nach den Vorstellungen von der gegenseitigen Abhängigkeit des Glucose- und Fettsäurestoffwechsels [49] als *eine* mögliche Erklärung für die verminderte Zuckerverwertung angesehen werden. Ein ursächlicher Zusammenhang zwischen erhöhten Konzentrationen des Synalbuminantagonisten des Insulins (VALLANCE-OWEN) und dem Hyperinsulinismus der Adipösen wird diskutiert [18]. BAGDADE u. Mitarb. [2] stellten bei Normalpersonen eine Relation zwischen der Höhe der Insulinnüchternwerte und dem maximalen Insulinanstieg nach Glucosegabe fest. Danach werden höhere Maximalwerte erreicht, wenn auch die Ausgangskonzentrationen hoch sind. Wie beschrieben, zeigen die Kurvenverläufe bei einigen der untersuchten Kinder, und zwar bei Normgewichtigen, Adipösen und Diabetikern, auch nach Glucagon ähnliche Abhängigkeiten. Diese Beziehung läßt sich aber auch aus dem Gruppenvergleich zwischen Normgewichtigen und Übergewichtigen ablesen. Die Adipösen mit ihren höheren Nüchterninsulinwerten beantworten die Glucagoninjektion mit einer stärkeren Insulinausschüttung. Die Maximalkonzentrationen erreichen bei beiden Gruppen, Kontrollpersonen und Adipösen etwa das Vierfache der Ausgangswerte. Diese Beobachtung spricht dafür, daß die Regulation der Insulinsekretion bei beiden Gruppen gleich ist, bei den Adipösen jedoch auf einem höheren Niveau erfolgt.

Noch ungeklärt ist es, warum Diabetiker, die auf andere Stimuli nicht mehr ansprechen, nach Glucagongaben noch Insulin auszuschütten vermögen. Dieser Befund könnte darauf hindeuten, daß sich der Wirkungsmechanismus des

Glucagons in oder an der B-Zelle von dem der Glucose unterscheidet. Der sehr rasche Anstieg der Insulinkonzentrationen nach Glucagongabe, der einer meßbaren Erhöhung des Blutzuckers immer vorausgeht [47, 54] und die Glucagon-bedingte Insulinerhöhung bei Patienten mit angeborenem Mangel des Fermentes Glucose-6-phosphatase, bei denen der Blutzuckeranstieg ausbleibt [5, 14], weisen darauf hin, daß der Glucagoneffekt von der extracellulären Glucosekonzentration unabhängig ist. Dies geht auch aus Perfusionsversuchen am isolierten Rattenpankreas hervor, welches auch dann Insulin ausschüttet, wenn die Durchströmungsflüssigkeit keine Glucose enthält [17, 21, 37].

Die Reaktion eines unserer Kinder, das nach längerem Fasten bei niedrigen Blutzuckerwerten keine Insulin- und Blutzuckererhöhung nach Glucagongabe aufweist, nach dem Frühstück jedoch normal reagiert, scheint anzudeuten, daß ein ausreichendes intracelluläres Glykogendepot Voraussetzung für die Wirksamkeit des Glucagons ist. Der Einfluß dieses Hormons auf die Glykogenolyse ist seit langem bekannt. Nach heutigen Vorstellungen stimuliert es die Adenylcyclase [41] und fördert dadurch die AMP-Bildung. Das cyclische AMP seinerseits steigert die Glykogenolyse auf dem Wege über eine Aktivierung der Phosphorylase. Damit wird in der Zelle mehr Substrat für die Glykolyse bereitgestellt.

Die durch Glucose gesteigerte Insulinsekretion ist durch Mannoheptulose, nicht aber durch Phlorizin, einen Inhibitor des Glucosemembrantransportes, hemmbar [1, 13]. Da Mannoheptulose die Hexokinasereaktion beeinflußt, nahmen Coore u. Randle [13] einen intracellulär entstandenen Metaboliten der Glucose als wirksames Agens für die Steigerung der Insulinausschüttung an. Dafür spricht auch die Wirkung der 2-Deoxyglucose, welche in bestimmten Konzentrationen [34] die Insulinsekretion nach Glucosegabe [13, 20, 32], aber auch nach Glucagon hemmt [17]. Dieser Befund deutet darauf hin, daß innerhalb der B-Zelle die Stimulierung der Insulinsekretion durch Glucagon und Glucose über den gleichen Metaboliten erfolgt. Samols u. Mitarb. [55] diskutieren die Möglichkeit, daß die B-Zelle zwei Glucose-6-phosphat-pools enthalte, welche durch ein sehr stoffwechselaktives Glykogen miteinander in Verbindung stehen. Wenn Glucagon und Glucose jeweils nur die Größe eines pools beeinflußten, könnte man erklären, warum trotz gleicher intracellulärer Mechanismen die gleichzeitige Verabreichung von Glucose und Glucagon zu einer stärkeren Erhöhung der Insulinkonzentrationen im Plasma führt als die Steigerung der Glucose- oder Glucagondosen allein [52].

Wenn nun Diabetiker nach Glucosegaben nicht mehr, wohl aber nach Glucagoninjektion noch eine Erhöhung ihrer Plasmainsulinkonzentrationen aufweisen, so könnte die bekannte Störung des Glucosetransports in die Zelle beim Diabetiker Ursache des verminderten Substratangebots für die Glykolyse, damit aber auch für die unzureichende Bildung des erwähnten Metaboliten sein. Glucagon dagegen findet ein ausreichendes intracelluläres Glykogendepot vor und kann dadurch genügende Mengen des Glucosemetaboliten bereitstellen.

Die Möglichkeit, durch Glucagon wiederholt eine Insulinausschüttung zu bewirken, scheint darüber hinaus seine nicht nur sekretionsfördernde, sondern auch Synthese-steigernde Wirkung anzudeuten. Inwieweit dazu normale Blutzuckerkonzentrationen bzw. Glykogenreserven notwendig sind, muß durch weitere Untersuchungen geklärt werden.

Zusammenfassung

Bei 48 Kindern und zwölf Erwachsenen (Normgewichtige, Adipöse und juvenile Diabetiker) wurden die Plasmainsulinkonzentrationen (radioimmunologisch) nach intravenöser Glucagoninjektion (1 mg) untersucht. Adipöse wiesen im Mittel höhere Ausgangswerte und höhere Maxima nach der Glucagongabe auf als Normgewichtige. Der Unterschied zwischen den beiden Gruppen war bei den Kindern größer als bei den Erwachsenen. Kindliche Diabetiker, deren Insulinsekretion durch Tolbutamid oder Arginin nicht stimuliert werden konnte, zeigten nach der Glucagoninjektion einen kurzfristigen Anstieg ihrer Plasmainsulinwerte, der jedoch signifikant niedriger war als bei den Nichtdiabetikern. Die mögliche Ursache dieser erhaltenen Ansprechbarkeit auf Glucagon wird diskutiert. Starke Erhöhungen der Insulinkonzentrationen auch nach wiederholten Glucagoninjektionen im Abstand von 1 bis 2 Std lassen eine die Insulinsynthese fördernde Wirkung des Glucagons vermuten.

Anmerkung bei der Korrektur: Seit der Fertigstellung dieser Arbeit wurde über einen Anstieg der Plasmainsulinkonzentrationen bei diabetischen Kindern nach Glugagon auch von CHIU-MELLO, G., M. J. DEL GUERCIO and BIDONE; Diabetes **17**, 133—135, (1968) berichtet.

Literatur

1. ASHCROFT, S. J. H., and P. J. RANDLE: Glucose metabolism and insulin release by pancreatic islets. Lancet **1968**, I, 278.
2. BAGDADE, J. D., E. L. BIERMAN, and D. PORTE JR.: The significance of basal insulin levels in the evaluation of the insulin response to glucose in diabetic and nondiabetic subjects. J. clin. Invest. **46**, 1549 (1967).
3. BECK, P., J. H. T. KOUMANS, C. A. WINTERLING, M. F. STEIN, W. H. DAUGHADAY, and D. M. KIPNIS: Studies of insulin and growth hormone secretion in human obesity. J. Lab. clin. Med. **64**, 654 (1964).
4. BENEDETTI, A., R. G. SIMPSON, G. M. GRODSKY, and P. H. FORSHAM: Exaggerated insulin response to glucagon in simple obesity. Diabetes **16**, 666 (1967).
5. —, and F. O. KOLB: Metabolic effects of glucagon and epinephrine in four adults with type I glycogen storage disease. 26th Annual Meeting of the American Diab. Ass., Chicago, June 1966. Zit. nach BENEDETTI et al. [4].
6. BOTTERMANN, P., K. SCHWARZ, R. SCHULZE-SÖLDE und M. DAMBACHER: Untersuchungen über den Fettstoffwechsel bei der Fettsucht. Diabetologia **1**, 180 (1965).
7. BUCHANAN, K. D., and M. T. McKIDDIE: Factors determinating the plasma insulin response to oral glucose in diabetes mellitus. Diabetes **16**, 466 (1967).
8. CERASI, E., and R. LUFT: The plasma insulin response to glucose infusion in healthy subjects and in diabetes mellitus. Acta endocr. (Kbh.) **55**, 278 (1967).
9. CHIUMELLO, G., G. POZZA et H. GHIDONI: Comportement de l'activité similinsulinique chez l'enfant diabétique. Helv. paediat. Acta **21**, 369 (1966).
10. —, and M. DEL GUERCIO: Insulin response to glucagon. Lancet **1968**, I, 147.
11. COLLE, E.: Serum insulin levels following intravenous glucagon. 36th Annual Meeting of the Society for Pediatric Research. Atlantic City, April 29—30, 1966. J. Pediat. **69**, 970 (1966).
12. COLWELL, J. A., and A. LEIN: Diminished insulin response to hyperglycemia in prediabetes and diabetes. Diabetes **15**, 519 (1966).
13. COORE, H. C., and P. J. RANDLE: Regulation of insulin secretion studied with pieces of rabbit pancreas incubated in vitro. Biochem. J. **93**, 66 (1964).
14. CROCKFORD, P. M., D. PORTE JR., F. C. WOOD JR., and R. H. WILLIAMS: Effect of glucagon on serum insulin, plasma glucose and free fatty acids in man. Metabolism **15**, 114 (1966).
15. DAWECKE, H., H. VAN LANDEGHEM, I. BACH, H. ZIMMERMANN und A. BREITBACH: Bestimmung der insulinähnlichen Aktivität und der physiologischen Insulinreserve bei schwerer Adipositas. Klin. Wschr. **43**, 185 (1965).

16. — —, W. Winkelmann und I. Bach: Der Einfluß der Adipositas auf die insulinähnliche Aktivität und physiologische Insulinreserve beim Altersdiabetes. Klin. Wschr. **43**, 190 (1965).

17. Devrim, S., and L. Recant: Effect of glucagon on insulin release in vitro. Lancet **1966**, II, 1227.

18. Ditschuneit, H.: Die hormonale Regulation der Lipogenese: Hyperinsulinismus bei Prädiabetes und Adipositas. 65. Tag. dtsch. Ges. Kinderheilk. Wien 9.—11. 10. 1967.

19. Franckson, J. R. M., W. Malaise, Y. Arnould, E. Rasio, H. A. Ooms, E. Balasse, V. Conard, and P. A. Bastenie: Glucose kinetics in obesity. Diabetologia **2**, 96 (1966).

20. Gagliardino, J. J., and J. M. Martin: Studies on the mechanism of insulin release. Metabolism **15**, 1068 (1966).

21. Grodsky, G. M., L. L. Bennett, D. F. Smith, and F. G. Schmid: Effect of pulse administration of glucose or glucagon on insulin secretion in vitro. Metabolism **16**, 222 (1967).

22. Hales, C. N., and P. J. Randle: Effects of low-carbohydrate diet and diabetes mellitus on plasma concentrations of glucose, non-esterified fatty acids, and insulin during oral glucose-tolerance tests. Lancet **1963**, I, 790.

23. — — Immunoassay of insulin with insulin-antibody precipitate. Biochem. J. 88, 137 (1963).

24. Hoffman, W. S.: A rapid photoelectric method for the determination of glucose in blood and urine. J. biol. Chem. **120**, 51 (1937).

25. Helge, H., B. Weber, H. J. Quabbe und E. Werner: Der Tolbutamidtest bei adipösen Kindern: Beziehungen zwischen Insulin, STH, Glukose und freien Fettsäuren. Arch. Kinderheilk. **177**, 147 (1968).

26. Jarrett, R. J., and N. M. Cohen:Intestinal hormones and plasma insulin. Lancet **1967**, II, 861.

27. Jenkins, D. J. A.: Modern concepts of free-fatty-acid and blood-glucose homoeostasis in diseases involving altered lipid metabolism. Lancet **1967**, II, 341.

28. Johansen, K., and K. Lundbaek: Plasma insulin in mild juvenile diabetes. Lancet **1967**, I, 1257.

29. Karam, J. H., G. H. Grodsky, and P. H. Forsham: Excessive insulin response to glucose in obese subjects as measured by immunochemical assay. Diabetes **12**, 197 (1963).

30. — — — The relationship of obesity and growth hormone to serum insulin levels. Ann. N. Y. Acad. Sci. **131**, 374 (1965).

31. — —, F. Ch. Pavlatos, and P. H. Forsham: Critical factors in excessive serum-insulin response to glucose. Lancet **1965**, I, 286.

32. —, S. G. Grasso, L. C.Wegienka, G. M. Grodsky, and P. H. Forsham: Effect of selected hexoses, of epinephrine and of glucagon on insulin secretion in man. Diabetes **15**, 571 (1966).

33. Ketterer, H., A. M. Eisentraut, and R. H. Unger: Effect upon insulin secretion of physiologic doses of glucagon administered via the portal vein. Diabetes **16**, 283 (1967).

34. Kilo, C., S. Devrim, R. Balley, and L. Recant: Studies in vivo and in vitro of glucose-stimulated insulin release. The effect of metabolizable sugars, tolbutamide, and 2-Deoxyglucose. Diabetes **16**, 377 (1967).

35. Kreisberg, R. A., B. R. Boshell, J. Di Placido, and R. F. Roddam: Insulin secretion in obesity. New Engl. J. Med. **276**, 314 (1967).

36. Lambert, A. E., J. J. Hoet, and E. Ekka: Plasma insulin levels during pregnancy, in obesity and potential diabetes. Diabetologia **2**, 260 (1966).

37. —, B. Jeanrenaud, and A. E. Renold: Enhancement by caffeine of glucagon-induced and tolbutamide-induced insulin release from isolated foetal pancreatic tissue. Lancet **1967**, I, 819.

38. Langs, H. M., and D. Friedberg: Stimulation of insulin secretion by glucagon. Clin. Res. **13**, 548 (1965).

39. Lyngsøe, J., and K. Lundbaek: The insulin-like activity in serum determined by the rat epididymal fat method. VI. Insulin-like activity in serum and serum-protein fractions from normal persons and patients with diabetes mellitus. Acta med. scand. **180**, 677 (1966).

40. Maingay, D., H. A. de Ruyter, J. C. Touber, R. J. M. Croughs, W. Schopmann, and R. M. Lequin: Rapid rise of insulin concentration in the plasma after intravenous administration of sodium tolbutamide. Lancet **1967**, I, 361.

41. MALAISSE, W. J., F. MALAISSE-LAGAE, and D. MAYHEW: A possible role for the adenyl-cyclase system in insulin secretion. J. clin. Invest. 46, 1724 (1967).
42. MELANI, F., J. LAWECKI, K. M. BARTELT und E. F. PFEIFFER: Immunologisch meßbares Insulin (IMI) bei Stoffwechselgesunden, Fettsüchtigen und adipösen Diabetikern nach intravenöser Gabe von Glucose, Tolbutamid und Glucagon. Diabetologia 3, 422 (1967).
43. MILNER, R. D. G., and A. D. WRIGHT: Plasma glucose, non-esterified fatty acid, insulin and growth hormone response to glucagon in the newborn. Clin. Sci. 32, 249 (1967).
44. MILUNSKY, A., V. MARKS, and E. SAMOLS: Insulin and glucose response to glucagon in Down's syndrome. Lancet 1967, II, 1093.
45. PERLEY, M., and D. M. KIPNIS: Plasma insulin responses to glucose and tolbutamide of normal weight and obese diabetic and non-diabetic subjects. Diabetes 15, 867 (1966)
46. PFEIFFER, E. F., M. PFEIFFER, H. DITSCHUNEIT und CHANG-SU AHN: Über die Bestimmung von Insulin im Blute am epididymalen Fettanhang der Ratte mit Hilfe markierter Glukose. II. Experimentelle und klinische Erfahrungen. Klin. Wschr. 37, 1239 (1959).
47. PORTE, D., JR., A. L. GRABER, T. KUZUYA, and R. H. WILLIAMS: Epinephrine inhibition of insulin release. J. clin. Invest. 44, 1087 (1965).
48. QUABBE, H. J.: Sources of error in the immunoprecipitation system of radioimmunoassays. Protein and Polypeptide Hormones, Part I. Ed: M. Margoulies, Excerpta Med. Foundation (Amst). International Congress Series 161, 21—25 (1968).
49. RANDLE, P. J., P. B. GARLAND, E. A. NEWSHOLME, and C. N. HALES: The glucose fatty acid cycle in obesity and maturity onset diabetes mellitus. Ann. N. Y. Acad. Sci. 131, 324 (1965).
50. CANDELA, J. L., R. CANDELA, D. MARTIN-HERNANDEZ, and T. CASTILLA-CORTAZAR: Insulin secretion in vitro. In: Perspectives in Biology, pp. 105—107. CORI, C. F., V. G. FOGLIA, C. F. LELOIR, and S. OCHOA, editors, Amsterdam: Elsevier Publishing Co., 1963, zit. nach KARAM et al. 1966.
51. RENOLD, A. E., D. VECCHIO, A. LUYCKX, and G. R. ZAHND: Insulin release by glucagon and sulfonylureas in organ cultures of foetal rat pancreas. J. clin. Invest. 45, 1061 (1966) Abstr.
52. RYAN, W. G., W. R. TUCKER, A. F. NIBBE, and T. B. SCHWARTZ: Intensive insulin stimulation in man. Diabetes 15, 545 (1966).
53. —, A. F. NIBBE, and T. B. SCHWARTZ: Beta-cytotropic effects of glucose, glucagon, and tolbutamide in man. Lancet 1967, I, 1255.
54. SAMOLS, E., G. MARRI, and V. MARKS: Promotion of insulin secretion by glucagon. Lancet 1965, II, 415.
55. — — — Interrelationship of glucagon, insulin, and glucose. The insulinogenic effect of glucagon. Diabetes 15, 855 (1966).
56. SELTZER, H. S., E. W. ALLEN, A. L. HERRON JR., and M. T. BRENNAN: Insulin secretion in response to glycemic stimulus: Relation of delayed initial release to carbohydrate intolerance in mild diabetes mellitus. J. clin. Invest. 46, 323 (1967).
57. SIMPSON, R. G., A. BENEDETTI, G. M. GRODSKY, J. H. KARAM, and P. H. FORSHAM: Stimulation of insulin release by glucagon in non-insulin-dependet diabetics. Metabolism 15, 1046 (1966).
58. — —, J. H. KARAM, and G. M. GRODSKY: Early stimulatory effects of glucose and glucagon on serum insulin levels in man. Clin. Res. 14, 288 (1966).
59. SUSSMANN, K. E., and G. D. VAUGHAN: Insulin release after ACTH, glucagon, and adenosine-3'-5'-phosphate (cyclic AMP) in the perfused rat pancreas. Diabetes 16, 449 (1967).
60. TURNER, D. S., and N. MC INTYRE: Stimulation by glucagon of insulin release from rabbit pancreas in vitro. Lancet 1966, I, 351.
61. WEBER, B., H. HELGE, G. SIHOMBING, and E. WERNER: Effect of tolbutamide on blood glucose, plasma free fatty acids and insulin in normal and obese children. Israel J. Med. Sci. 4, 290 (1968).
62. — — — Plasmakonzentrationen von Insulin und Freien Fettsäuren bei juvenilen Diabetikern nach Belastung mit Tolbutamid und Glukagon. Arch. Kinderheilk. 177, 139 (1968).
63. — Insulin response to glucagon. Lancet 1968, I, 49.
64. YALOW, R. S., S. M. GLICK, J. ROTH, and S. A. BERSON: Plasma insulin and growth hormone levels in obesity and diabetes. Ann. N. Y. Acad. Sci. 131, 357 (1965).

Aus dem Institut für Klinische Biochemie und Physiologische Chemie der Medizinischen Hochschule Hannover (Direktor: Prof. Dr. W. LAMPRECHT)

Zur Wirkung von Glucagon auf die Insulinsekretion

E. LOHMANN, G. FEIGE, G. LÖFFLER und I. TRAUTSCHOLD

Mit 3 Abbildungen

Der Mechanismus der Insulinsekretion aus den Beta-Zellen der Langerhansschen Inseln ist nach wie vor ungeklärt, obwohl in den letzten Jahren eine Fülle von Einzelbefunden über Substanzen unterschiedlicher Herkunft mit teils fördernder, teils hemmender Wirkung auf die Insulinsekretion mitgeteilt wurden.

So führen ACTH [1, 1a], STH [2] und überraschenderweise auch Glucagon [3, 3a] zu einer ausgeprägten Steigerung der Insulinsekretion. Adrenalin [4] und Noradrenalin [5] wirken hemmend über die Erregung der Alpha-Receptoren, jedoch stimulieren auch diese Hormone über die Beta-Receptoren die Insulinsekretion [6].

Zur Erklärung der Stoffwechseleffekte der genannten Hormone ist von SUTHERLAND [7] eine allgemeine Theorie ausgearbeitet worden, die eine Möglichkeit zur Deutung ihres Wirkungsmechanismus bietet. Danach aktivieren Hormone ein in der Membran der Einzelzelle des Erfolgsorganes lokalisiertes Enzymsystem zur vermehrten Synthese eines intracellulären „second messenger" als eigentlichem Effektor der Hormonwirkung.

Die Wirkung von Adrenalin, Noradrenalin, Glucagon und ACTH wird in den Zielzellen verschiedener Gewebe mit großer Wahrscheinlichkeit durch das cyclische Adenosin-3,5-monophosphat als „second messenger" vermittelt. Für seinen Abbau ist das Enzym Phosphodiesterase verantwortlich, dessen Aktivität beispielsweise durch Theophyllin oder Coffein gehemmt werden kann [7].

Diese Hypothese wird gestützt durch die Tatsache, daß der cyclo-AMP-Gehalt der Leber [8] und des Fettgewebes [9] nach Vorbehandlung mit Glucagon oder Adrenalin stark ansteigt. Zusätzlich lassen sich die Wirkungen von Glucagon oder Adrenalin auf die Phosphorylase der Leber [10] und das Lipasesystem von Fettgewebe [11] durch cyclo-AMP imitieren.

Es liegen Hinweise dafür vor, daß auch für die stimulierende Wirkung des Glucagons auf die Insulinsekretion ein analoger Wirkungsmechanismus im Sinne der second messenger-Theorie von SUTHERLAND anzunehmen ist. Nach Behandlung mit Glucagon steigt der Gehalt an cyclo-AMP analog zu dem oben erwähnten Befund auch in Langerhansschen Inseln an [9]. Theophyllin, das die Phosphodiesterase hemmt und somit durch Hemmung des Abbaues von cyclo-AMP die stationäre Konzentration des Nucleotides erhöht, steigert die Insulinsekretion [12]. Coffein, das den gleichen Wirkungsmechanismus wie Theophyllin hat, potenziert die Glucagonwirkung auf die Insulinsekretion [13].

Eigene Untersuchungen über die Wirkung von Nicotinsäure auf die durch Glucagon stimulierte Insulinsekretion lassen ebenfalls Schlüsse in dieser Richtung zu. Hierzu wurden 18 bis 20 Std gehungerte männliche Ratten von 180 bis 200 g Gewicht mit 50 mg Nembutal/kg anästhesiert. Glucagon injizierten wir intravenös in einer Dosierung von 25 µg/kg, Nicotinsäure dreimal, 30', 15' und 5' vor der Glucagongabe in einer Dosierung von 100 mg/kg. Zur Blutzucker- und radio-immunologischen Insulinbestimmung wurde jeweils 10' nach der Glucagoninjektion Blut durch Punktion des retroorbitalen Venenplexus entnommen. Die Ergebnisse sind in Abb. 1 dargestellt.

Der Insulinspiegel im Serum betrug bei den Kontrollen durchschnittlich 12µ E/ml. Nach der Glucagoninjektion alleine stieg er auf 127 µE/ml an. Die mit

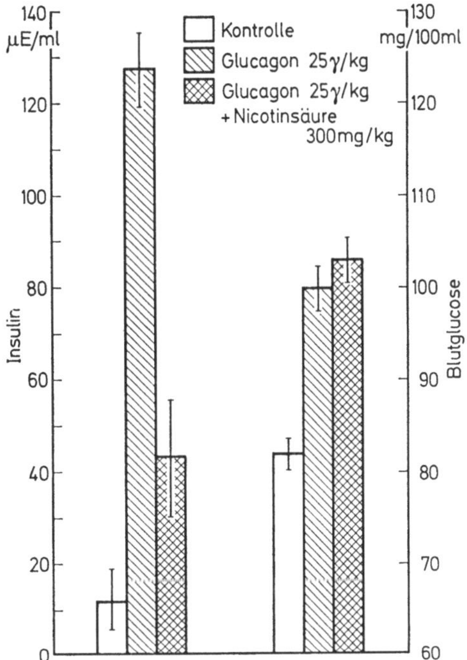

Abb. 1. Serum-Insulinspiegel von Ratten nach intravenöser Injektion von Glucagon bzw. Glucagon zusammen mit Nicotinsäure

Glucagon und Nicotinsäure behandelten Tiere zeigten dagegen einen Insulinspiegel von im Mittel nur 43 µE/ml. Jeder dieser Werte stellt den Mittelwert aus mindestens sieben Einzelbestimmungen dar. Im rechten Teil der Abbildung sind die gleich-zeitig gemessenen Blutglucosekonzentrationen dargestellt. Danach hat Nicotin-säure keinen Einfluß auf die durch Glucagon hervorgerufene Hyperglykämie.

Nach den Untersuchungen von KRISHNA [14] und von PETERSON [15] ist Nicotinsäure imstande, im Fettgewebe den Abbau des cyclo-AMP zu beschleunigen. Der hemmende Effekt der Nicotinsäure auf die durch Glucagon stimulierte Insulin-sekretion kann somit als Beschleunigung des cyclo-AMP-Abbaues in den Beta-Zellen und damit als Verringerung der stationären Konzentration des Nucleotides gedeutet werden.

Erst seitdem mit dem Dibutyrylderivat das cyclo-AMP in einer Form zur Ver-fügung steht, die eine bessere Permeabilität durch die Zellmembran gewährleistet, ist es sinnvoll, einen Wirkungsvergleich zwischen cyclo-AMP und Glucagon auch am Ganztier anzustellen. Dabei zeigte sich zunächst ein ähnliches Verhalten der Blutzuckerprofile nach intravenöser Applikation von Glucagon bzw. cyclo-AMP.

Glucagon in einer Dosierung von 5 µg/kg führt zu einem raschen Anstieg des Blutzuckers auf etwa 140 mg-% mit anschließendem schnellen Abfall auf den Ausgangswert. Eine Erhöhung der Glucagondosis bewirkt demgegenüber einen wesentlich breiteren Gipfel der Blutzuckerspitze. Dibutyryl-cyclo-AMP in einer Menge von 0,25 mg/kg ergab eine schnelle Steigerung des Blutzuckers auf Werte um 140 mg-%, eine Erhöhung der Dosis führte zu wesentlich ausgeprägteren Blutzuckeranstiegen, im Einzelfall bis über 300 mg-%.

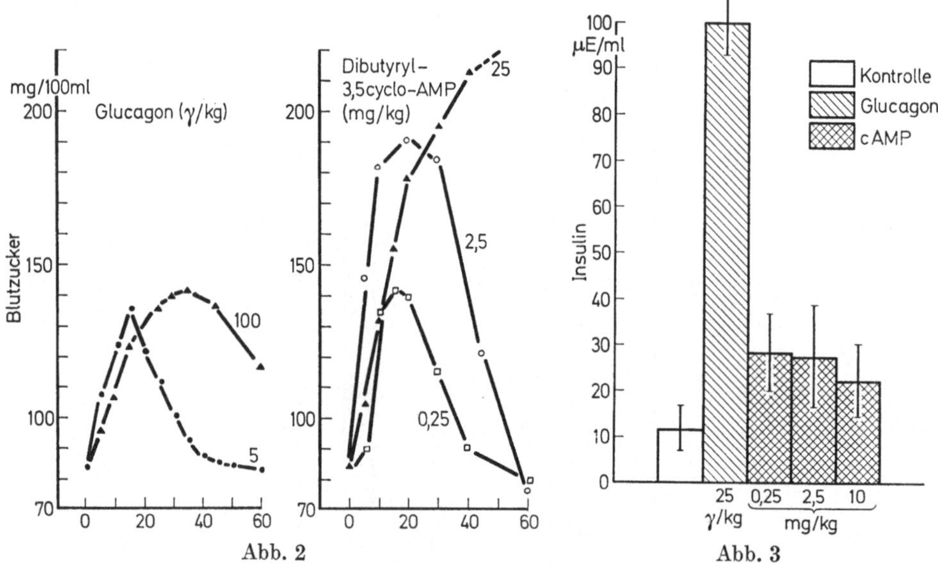

Abb. 2. Blutzuckerprofil von Ratten nach intravenöser Gabe von Glucagon bzw. dibutyryl-cyclo-AMP

Abb. 3. Serum-Insulinspiegel von Ratten nach intravenöser Gabe von Glucagon bzw. dibu-tyryl-cyclo-AMP

Diese bisher sich ergebenden formalen Analogien in der Wirkungsweise von Glucagon und Dibutyryl-cyclo-AMP ließen nun erwarten, daß bei Verabreichung der Substanz in einer Dosis, die wie Glucagon zu einer deutlichen Blutzucker-steigerung führt, es auch zu einem vergleichbaren Anstieg des Insulinspiegels im Blut kommt. Zur Untersuchung dieser Frage wurde dieselbe Versuchsanordnung gewählt wie bei den in Abb. 1 dargestellten Experimenten mit Nicotinsäure.

Selbst in einer Dosierung von 10 mg/kg ließ sich mit cyclo-AMP nur eine gering-fügige Steigerung des Seruminsulinspiegels auf 28 bis 30 µE/ml erzielen, die sta-tistisch nicht gegenüber den Kontrollen abzusichern war.

Die Ergebnisse stehen im Widerspruch zu Befunden, die von Sussman [16] sowie auch von Malaisse [17] am perfundierten Pankreas bzw. an Pankreas-schnitten erhoben werden konnten. Mit allerdings sehr großen Mengen von cyclo-AMP ließ sich hier eine Steigerung der Insulinsekretion erzielen.

Der von uns erhobene Befund der Hemmung der glucagoninduzierten Insulinsekretion durch Nicotinsäure kann als ein weiterer indirekter Hinweis auf eine Beteiligung des Adenylcyclasesystems bei der Stimulierung der Insulinsekretion durch Glucagon gedeutet werden. Eine direkte Wirkung des cyclischen AMP auf die Insulinsekretion konnte jedoch bisher weder in vitro noch in vivo überzeugend nachgewiesen werden.

Literatur

1. Ohsawa, N., T. Kuzuya, T. Tanioka, and Y. Kanazawa: Endocrinology 81, 925 (1967).
1a Sussman, K. E., and G. D. Vaughan: Diabetes 16, 449 (1967).
2. Martin, J. M., and J. J. Gagliardino: Nature (Lond.) 213, 630 (1967).
3. Foá, P., L. Santamaria, S. Berger, J. A. Smith, and H. R. Weinstein: Proc. Soc. exp. Biol. (N. Y.) 80, 635 (1952).
3a Samols, E., G. Marri, and V. Marks: Lancet 1965, I, 415.
4. Porte, D., A. Graber, T. Kuzuya, and R. H. Williams: J. clin. Invest. 45, 228 (1966).
5. —, and R. H. Williams: Science 152, 1248 (1966).
6. — Diabetes 16, 150 (1967).
7. Sutherland, E. W., and A. G. Robison: Pharmacol. Rev. 18, 145 (1966).
8. —, and T. W. Rall: Pharmacol. Rev. 12, 265 (1960).
9. Turtle, J. R., and D. M. Kipnis: Biochem. biophys. Res. Commun. 28, 797 (1967).
10. Menahan, L. A., and O. Wieland: Biochem. biophys. Res. Commun. 29, 880 (1967).
11. Aulich, A., K. Stock, and E. Westermann: Life Sci. 6, 929 (1967).
12. Turtle, J. R., G. K. Littleton, and D. M. Kipnis: Nature (Lond.) 18, 727 (1967).
13. Lambert, A. E., B. Jeanrenaud, and A. E. Renold: Lancet 15, 819 (1967).
14. Krishna, G., B. Weiss, J. Davies, and S. Hynie: Fed. Proc. 25, 719 (1966).
15. Peterson, M. J., C. C. Hillman, and J. Ashmore: Fed. Proc. 26, 400 (1967).
16. Sussman, K. E., and G. D. Vaughan: Diabetes 16, 449 (1967).
17. Malaisse, W. J., F. Malaisse-Lagae, and D. Mayhew: J. clin. Invest. 46, 1724 (1967).

Aus dem Institut für Klinische Biochemie der Universität Bonn

Einfluß der Schilddrüse
auf den Stoffwechsel von Östron in der Leber

W. D. LEHMANN und H. BREUER

Wie zahlreiche Untersuchungen gezeigt haben, bestehen Zusammenhänge zwischen der Funktion der Schilddrüse einerseits und der Aktivität von Steroidenzymen andererseits [1]. Vor einigen Jahren stellten FISHMAN u. Mitarb. [2, 3] fest, daß injiziertes [16-^{14}C]17β-Östradiol beim Menschen in Abhängigkeit vom jeweiligen Funktionszustand der Schilddrüse unterschiedlich metabolisiert wird: Hyperthyreote Patienten scheiden vermehrt 2-substituierte Oestrogene (2-Hydroxy- und 2-Methoxyverbindungen) aus, während bei Euthyreoten und Patienten mit Myxödem als Hauptmetabolit Östriol — also eine 16-α-hydroxylierte Verbindung — entsteht. FISHMAN u. Mitarb. [3] äußerten die Vermutung, daß die Hydroxylierungen des Östrogenmoleküls an den C-Atomen 2 und 16 kompetitiv sind und reziprok durch die Schilddrüse beeinflußt werden. Um einen weiteren Einblick in die regulierende Funktion der Schilddrüse zu gewinnen, wurde der Stoffwechsel von [4-^{14}C]Östron in der Mikrosomenfraktion der Rattenleber unter verschiedenen experimentellen Bedingungen geprüft.

Männliche Wistar-Ratten wurden durch Verabreichung von L-Trijodthyronin oder Natriumperchlorat in einen hyperthyreotischen, einen thyreotoxischen oder in einen hypothyreotischen Zustand versetzt. Um festzustellen, ob die Ratten auf die gewählte Medikation angesprochen hatten, wurde das Verhalten des Körpergewichtes und der endogenen Atmung untersucht. Das Körpergewicht nahm bei den hyperthyreoten und thyreotoxischen Ratten deutlich ab, während bei den hypothyreoten Tieren keine wesentlichen Änderungen auftraten. Die endogene Atmung der Leber war in der Hyperthyreose und in der Thyreotoxikose gesteigert, in der Hypothyreose dagegen vermindert. Zur Herstellung der Mikrosomenfraktion wurde das Lebergewebe homogenisiert und das Homogenat anschließend der fraktionierten Zentrifugation unterworfen; die Mikrosomenfraktionen wurden zweimal bei 150000 $\times$ g gewaschen. Die Inkubation der Mikrosomenfraktion erfolgte in Gegenwart eines NADPH-generierenden Systems mit [4-^{14}C]Östron bei pH 7,4 unter Sauerstoff.

Bereits in der 1. min der Inkubation der Mikrosomenfraktion hatte die Konzentration von [4-^{14}C]Östron in der ätherlöslichen Fraktion bei euthyreoten Tieren um etwa die Hälfte abgenommen. Bei hypothyreoten und thyreotoxischen Ratten war der Abbau von Östron deutlich verlangsamt, bei hyperthyreoten Tieren dagegen beschleunigt. In den ätherlöslichen Fraktionen konnten bei allen Tiergruppen folgende radioaktiven Metaboliten von [4-^{14}C]Östron identifiziert werden: 17β-Östradiol, 6α-, 6β-, 7α- und 16α-Hydroxyöstron, 6α-, 6β- und 7α-Hydroxy-17β-östradiol sowie Östriol. Quantitative Unterschiede in der Bildung der Metaboliten von Östron ließen sich in keinem Falle feststellen; dagegen war die Menge der ätherlöslichen Hydroxylierungsprodukte von Östron und 17β-Östradiol in den Versuchen mit euthyreoten Ratten größer als in den entsprechenden Versuchen mit hypothyreoten Tieren. Das Maximum der Bildung der Hydroxylierungsprodukte trat bei euthyreoten und hyperthyreoten Ratten stets früher als bei hypothyreoten und thyreotoxischen Tieren auf.

Neben der ätherlöslichen Fraktion entstanden während der Inkubation von [4-^{14}C]Oestron mit den Mikrosomenfraktionen der Rattenleber auch wasserlösliche und proteingebundene Metaboliten. Der zeitliche Verlauf der Bildung der ätherlöslichen und proteingebundenen Fraktionen ließ bei den einzelnen Tiergruppen deutliche Unterschiede erkennen, während das Verhalten der wasserlöslichen

Tabelle 1. *Prozentuale Verteilung der ätherlöslichen, proteingebundenen und wasserlöslichen Steroidfraktionen nach 15- und 60minütiger Inkubation von [4-^{14}C]Östron mit den Mikrosomenfraktionen der Leber von euthyreoten, hypothyreoten, hyperthyreoten und thyreotoxischen Ratten. Jeweils 34 nMol [4-^{14}C]Östron (spezifische Aktivität 29,5 mC/mMol) wurden mit 0,25 ml Mikrosomenfraktion (entsprechend 0,25 g Frischgewicht), 3 mg NADP, 10 mg Glucose-6-phosphat und 2,8 I.E. Glucose-6-phosphat-Dehydrogenase in 3,0 ml 0,15 M Soerensen-Phosphatpuffer (pH 7,4) bei 37° unter Sauerstoff inkubiert. Die quantitative Bestimmung der Steroidfraktionen erfolgte durch Messung der Radioaktivität*

Tiergruppe	Steroidfraktionen in % der eingesetzten Radioaktivität					
	Ätherlösliche		Proteingebundene		Wasserlösliche	
	15'	60'	15'	60'	15'	60'
Euthyreot	42	40	32	36	26	24
Hypothyreot	46	38	25	34	29	28
Hyperthyreot	39	18	36	52	25	30
Thyreotoxisch	38	20	40	52	22	28

Fraktionen keine Besonderheiten zeigte (Tabelle 1). Nach 60minütiger Inkubation war der Anteil der ätherlöslichen Fraktionen an der Gesamtmenge der wiedergefundenen Radioaktivität bei den euthyreoten und hypothyreoten Tieren etwa doppelt so groß wie bei den hyperthyreoten und thyreotoxischen Ratten. Die proteingebundenen Fraktionen verhielten sich umgekehrt: Ihr Anteil war bei den euthyreoten und hypothyreoten Tieren wesentlich geringer als bei den hyperthyreoten und thyreotoxischen Ratten.

Die hier gewonnenen Ergebnisse lassen folgende Schlußfolgerungen zu. 1. Der Umsatz von Oestron in der Mikrosomenfraktion der Rattenleber wird bei Vorliegen einer Hyperthyreose gesteigert, bei Vorliegen einer Hypothyreose oder einer Thyreotoxikose dagegen gehemmt. 2. Die verschiedenen Funktionszustände der Schilddrüse beeinflussen das Metabolitmuster von Oestron; die Veränderungen sind quantitativer, nicht aber qualitativer Art. 3. Die Bindung von Oestron und von Oestronmetaboliten an die Mikrosomenfraktion ist bei hyperthyreoten und thyreotoxischen Tieren deutlich erhöht; gleichzeitig ist die Steroidkonzentration in der ätherlöslichen Fraktion vermindert. Demnach scheint das Schilddrüsenhormon den oxydativen Abbau von Oestron zu proteingebundenen Metaboliten zu beschleunigen.

Abschließend sei darauf hingewiesen, daß der Abbau von Pharmaka in der Leber durch Thyroxin je nach Höhe der Dosierung beschleunigt oder verlangsamt werden kann [4]. Die vorliegenden Ergebnisse über den Einfluß des Funktionszustandes der Schilddrüse auf den Oestrogenstoffwechsel stimmen mit den oben zitierten Befunden gut überein; außerdem unterstützen sie die Annahme von Conney u. Klutsch [5], wonach die oxydativen Enzyme des Arzneimittelabbaus mit bestimmten Enzymen des Steroidstoffwechsels identisch sind.

Die vorliegende Untersuchung wurde mit Unterstützung der Deutschen Forschungsgemeinschaft durchgeführt.

Literatur

1. Dorfman, R. I., and F. Ungar: Metabolism of steroid hormones. New York: Academic Press 1965.
2. Fishman, J., L. Hellman, B. Zumoff, and T. F. Gallagher: J. clin. Endocr. 22, 389 (1962).
3. — — — — J. clin. Endocr. 25, 265 (1965).
4. Conney, A. H., and J. J. Burns: Advanc. Enzyme Regulation 1, 189 (1965).
5. —, and A. J. Klutsch: J. biol. Chem. 238, 1611 (1963).

Aus der Medizinischen Universitätsklinik Göttingen (Direktor: Prof. Dr. W. Creutzfeldt)

Tierexperimentelle Untersuchungen zur Bedeutung des Verhältnisses von Thyroxin zu Trijodthyronin

D. Emrich, A. v. zur Mühlen, J. Lindner und G. Burmeister

Mit 2 Abbildungen

Eine Erhöhung des TSH-Spiegels führt beim Tier in Schilddrüse und Plasma zu einer systematischen Verschiebung des Thyroxin-Trijodthyroninverhältnisses und zwar zum Trijodthyronin hin [1, 3, 6, 7]. Dieser Befund stützt eine zum Teil schon ältere Hypothese: die Bevorzugung der Synthese des schneller und in der Zeiteinheit stärker wirkenden Trijodthyronins könnte eine Regulationsmöglichkeit darstellen [2, 8]. Auf diese Weise würde ein Hormondefizit schneller und wirkungsvoller beseitigt als durch die gleichmäßige Synthesesteigerung beider Hormone.

Während wir bisher die Veränderung der Relation von Thyroxin zu Trijodthyronin bei gesteigertem und gesenktem Hormonspiegel untersuchten [1], prüften wir jetzt, ob sie auch dann eintritt, wenn die Hormonkonzentration im Plasma, gemessen als $PB^{127}I$, nicht wesentlich verändert wird.

Hierzu haben wir Ratten 4, 12 und 24 Std nach ^{131}J-Applikation hemithyreodektomiert. Die dabei gewonnenen Schilddrüsenhälften dienten als Kontrollen. Ihre Aufarbeitung führten wir nach der Methode von Rosenberg u. La Roche [5] durch. Die Trennung der ^{131}J-markierten Jodaminosäuren erfolgte durch Papier- und Dünnschichtchromatographie. 2 und 4 Wochen später wurde nach erneuter Radiojodgabe zu den gleichen Zeitpunkten die zweite Schilddrüsenhälfte entnommen und die Zusammensetzung der markierten Jodaminosäuren mit den Kontrollwerten verglichen (Abb. 1). Dabei fand sich eine signifikante Verschiebung der Relation der beiden Hormone zum Trijodthyronin hin. Der Anstieg des ^{131}J-Trijodthyronins war nach 2 Wochen stärker ausgeprägt als nach 4 Wochen. Der TSH-Gehalt im Blut solcher Tiere, den wir mit der McKenzie-Technik [4] bestimmten, zeigte nach 2 Wochen eine signifikante Erhöhung gegenüber den Kontrollen, jedoch nicht nach 4 Wochen. Erste Untersuchungen des $PB^{127}I$ im Blut ergaben weder nach 2 noch nach 4 Wochen sichere Änderungen gegenüber den Kontrollwerten. Das Gewicht der belassenen Schilddrüsenhälften stieg über die physiologische Zunahme während des Untersuchungszeitraumes hinaus an, und zwar nach 2 Wochen im Mittel um 32% und nach 4 Wochen um 41%. Die Ergebnisse lassen sich im Sinne der anfangs erwähnten Hypothese deuten: die Schilddrüse hält nach Reduktion ihres Gewebes unter vermehrter TSH-Einwirkung einen ausreichenden Hormonspiegel im Blut durch eine im Vergleich mit Thyroxin stärkere Trijodthyroninsynthese aufrecht. Mit zunehmender Hypertrophie der belassenen Schilddrüsenhälfte geht diese wieder zurück.

In einem zweiten Experiment haben wir versucht, Hinweise auf den vermuteten Regulationsmechanismus durch seine Umkehrung zu gewinnen. Denn wenn eine Erhöhung des TSH-Spiegels den Anteil von ^{131}J-Trijodthyronin in der Schilddrüse stärker steigert als den von ^{131}J-Thyroxin, müßte eine Hemmung der TSH-Produktion das ^{131}J-Trijodthyronin ausgeprägter senken als das ^{131}J-Thyroxin. Die Schwierigkeit eines solchen Nachweises liegt in der niedrigen Konzentration des ^{131}J-Trijodthyronins, die in der Rattenschilddrüse nur etwa 10% der des ^{131}J-

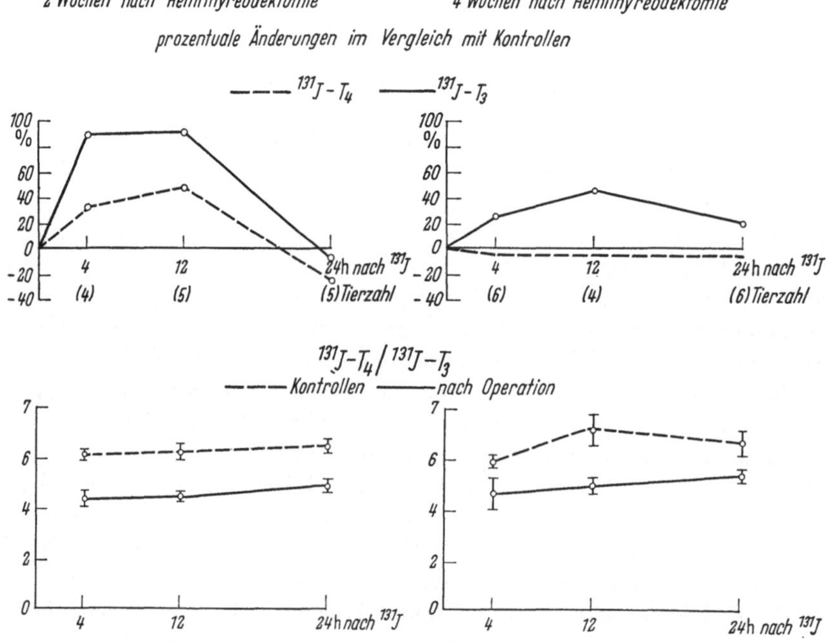

Abb. 1. Oben: Prozentuale Veränderung des ^{131}J-Thyroxins und ^{131}J-Trijodthyronins in der Rattenschilddrüse, 2 Wochen (links) und 4 Wochen (rechts) nach Hemithyreodektomie im Vergleich mit der bei der Operation entnommenen Schilddrüsenhälfte der gleichen Tiere. Unten: Verhältnis von ^{131}J-Thyroxin zu ^{131}J-Trijodthyronin bei den gleichen Tieren. Unterbrochene Linie: bei Operation; ausgezogene Linie: 2 Wochen (links) und 4 Wochen (rechts) nach Hemithyreodektomie. (Werte 4, 12 und 24 Std nach peritonealer ^{131}J-Applikation)

Thyroxins ausmacht. Zu ihrer Überwindung sind wir von einem erhöhten ^{131}J-Trijodthyroninanteil ausgegangen. Er läßt sich, wie Studer u. Greer [7] kürzlich zeigten, durch eine jodarme Kost erzeugen. Dieser Befund, den wir bestätigen konnten, entspricht der postulierten Verschiebung des Verhältnisses der beiden Hormone bei chronisch erhöhter TSH-Produktion.

Nach dreitägiger Hemmung der hypophysären TSH-Bildung jodarm ernährter Ratten mit Trijodthyronin in einem Bereich von 0,05 bis 1,0 ug pro 100 g Körpergewicht nahm der Anteil von ^{131}J-Thyroxin und ^{131}J-Trijodthyronin 12 Std nach der Radiojodgabe in Abhängigkeit von der Höhe der Suppressionsdosis ab (Abb. 2). Entscheidend ist aber, daß dabei die Verminderung des ^{131}J-Trijodthyroninanteiles immer ausgeprägter war als die des ^{131}J-Thyroxins.

Zusammenfassend können wir feststellen:

1. Die durch TSH ausgelöste Verschiebung der Thyroxin-Trijodthyroninrelation zum Trijodthyronin hin läßt sich auch bei absolut gesehen normaler Gesamthormonproduktion nachweisen.

2. Durch Unterdrückung der TSH-Produktion verschiebt sich das Verhältnis der beiden Hormone in umgekehrter Richtung zum Thyroxin hin.

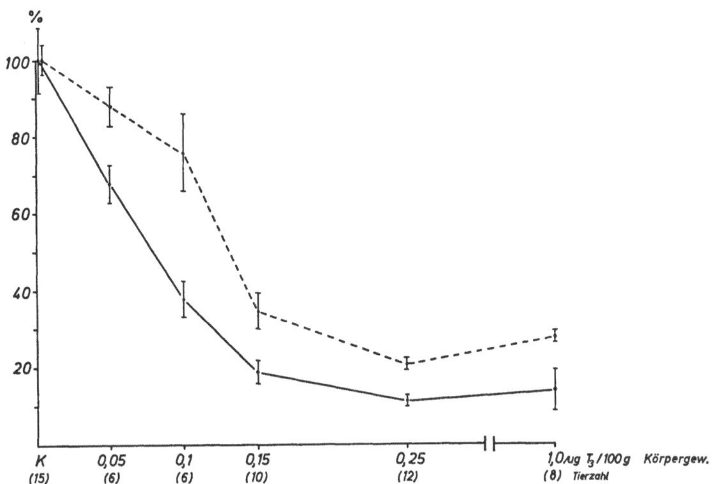

Abb. 2. Prozentuale Veränderung von ^{131}J-Thyroxin (— — —) und ^{131}J-Trijodthyronin (———) in der Schilddrüse 4 Wochen jodarm ernährter Ratten nach subcutaner Trijodthyroninapplikation im Vergleich mit unbehandelten Tieren (K). Die Einzeldosis wurde in 12stündigem Abstand 3 Tage lang verabreicht. Mit der letzten Trijodthyroningabe erfolgte die intraperitoneale ^{131}J-Injektion. 12 Std später wurden die Schilddrüsen entnommen

In Zusammenhang mit unseren früheren Ergebnissen unterstützen diese Befunde die Hypothese, daß dem Verhältnis von Thyroxin zu Trijodthyronin eine regulative Bedeutung bei der Hormonversorgung der Peripherie zukommt.

Literatur

1. Emrich, D., P. Pfannenstiel, G. Hoffmann, and W. Keiderling: Acta endocr. (Kbh.) 53, 151 (1966).
2. Hydowitz, J. D., and W. L. Arons: J. clin. Endocr. 17, 1332 (1957).
3. Matsuda, K., and M. A. Greer: Endocrinology 76, 1012 (1965).
4. McKenzie, J. M.: Endocrinology 63, 372 (1958).
5. Rosenberg, L. L., and G. La Roche: Endocrinology 75, 776 (1964).
6. Shimoda, S.-I., and M. A. Greer: Endocrinology 78, 715 (1966).
7. Studer, H., and M. A. Greer: Acta endocr. (Kbh.) 49, 610 (1965).
8. Wellby, M. L., and B. S. Hetzel: Nature (Lond.) 193, 752 (1962).

K. Oberdisse: **Diskussion**

Haben Sie eine Veränderung des T_4/T_3-Verhältnisses auch bei der euthyreoten endokrinen Ophthalmopathie gefunden?

D. Emrich:

Systematische Untersuchungen haben wir zu dieser Frage bisher nicht durchgeführt. Wir beobachteten bei einer Patientin mit hyperthyreoter endokriner Ophthalmopathie und prätibialem Myxödem 48 Std nach der Radiojodgabe einen sehr hohen J-131-Trijodthyroninanteil von 28,2% der ^{131}J-Thyroxinaktivität [Acta endocr. (Kbh.) 54, 362 (1967)].

19*

Abteilungen II (Klinische Endokrinologie) und I (Gastroenterologie) der Medizinischen Klinik und Institut für Nuklearmedizin im Radiologischen Zentrum; Medizinische Hochschule Hannover

Die Aktivität der alkalischen Phosphatase im Serum als Kriterium der Skeletbeteiligung bei Hyperthyreose

K. H. GILLICH, H. L. KRÜSKEMPER, E. SCHMIDT und U. ZEIDLER

Erhöhte Werte der alkalischen Serumphosphatase werden bei der Hyperthyreose häufiger beobachtet [8, 9]. Da sich bei dieser Erkrankung Hinweise sowohl für eine Beteiligung der Leber [7, 8] als auch für Störungen des Calcium-Phosphatstoffwechsels finden [1, 2, 3, 4, 5, 9, 10, 11], ist es von Interesse zu wissen, ob die gesteigerte Phosphataseaktivität einen Parameter für eine Störung der Leberfunktion oder für eine Veränderung des Calcium-Phosphathaushalts im weitesten Sinne darstellt. Eine Klärung dieser Frage ist durch Bestimmung des Serumcalciums und des anorganischen Serumphosphats nicht unbedingt zu erwarten, da das Serumcalcium als individuelle Größe weitgehend konstant gehalten wird [3, 6] und die Höhe des Serumphosphats von der Ernährung abhängt [3]; eine Änderung des Calciumstoffwechsels kann also nur durch eine aufwendige, sich über einige Tage erstreckende Bilanzanalyse nachgewiesen werden [9].

Wir haben einen anderen Weg beschritten und bei insgesamt 86 Schilddrüsenpatienten (12 Hypothyreosen, 20 euthyreote Strumen und 5 euthyreote Thyreoiditiden, 49 Hyperthyreosen) vor Therapie folgende Untersuchungen durchgeführt: Messungen der alkalischen Phosphatase (AP), Glutamat-Oxalacetat-Transaminase (GOT), Glutamat-Pyruvat-Transaminase (GPT), Leucinaminopeptidase (LAP), Lactat-Dehydrogenase (LDH), Alpha-Hydroxy-Butyrat-Dehydrogenase (HBDH), Gamma-Glutamyl-Transpeptidase (GGPT), Cholinesterase (CHE) und Creatinphosphokinase (CPK) im Serum; ferner wurden die Bromsulphalein-Retention (BSP), das Serumbilirubin und das Serumeiweißspektrum sowie Serumcalcium und Serumphosphat untersucht.

Die Schilddrüsenfunktion wurde bei allen Patienten durch den 2-Phasen-radiojodtest, den T_3-in vitro-Test, das proteingebundene Serumjod[127] und durch den Grundumsatz definiert.

Die euthyreoten Schilddrüsenpatienten ließen gegenüber Gesunden keine pathologische Änderung der Fermentaktivität erkennen (s. Tabelle 1). Bei den Hyperthyreosen bot sich dagegen eine deutliche Änderung des Fermentmusters: eine signifikante Erhöhung der alkalischen Phosphatase um etwa 54% gegenüber dem Mittelwert der euthyreoten Vergleichsgruppe, eine nur sehr geringe, aber noch signifikante Erhöhung der GPT und eine leichte Erhöhung der LAP, die jedoch keine statistische Signifikanz aufwies. Die Hypothyreosen zeigten neben einer Zunahme der CPK- und LDH-Aktivitäten als typische Verschiebung im Fermentspektrum außerdem noch eine mäßig ausgeprägte Erhöhung der HBDH-Aktivität.

Die Erhöhung der alkalischen Phosphatase bei Hyperthyreosen wies eine deutliche positive Korrelation zu Grundumsatz und zu T_3-in vitro-Test mit Korrelationskoeffizienten von 0,51 bzw. 0,55 auf, hingegen bestand mit einem Korrelationskoeffizienten von 0,15 keine statistisch signifikante Korrelation zum PBJ[127]. Der Korrelationskoeffizient zwischen alkalischer Phosphatase und dem 48-Std-Wert des proteingebundenen Jod[131] betrug nur 0,06 (s. Tabelle 2). Diese Beziehungen der alkalischen Phosphatase zu den vier Parametern der Schilddrüsenfunktion macht deutlich, daß die Aktivitätssteigerung der Phosphatase mit der Steigerung des peripheren Stoffwechsels gekoppelt ist und nicht mit der jeweiligen Jodkinetik in

Tabelle 1. *Die Aktivität von Enzymen bei Schilddrüsenkranken (Hyperthyreosen, euthyreote Strumen und Thyreoiditiden, Hypothyreosen) angegeben in mE/ml*

		AP	LAP	GOT	GPT	GLDH	HBDH	GGTP	CHE	LDH	CPK
Hyperthyreosen	$\bar{x}$	42,4	17,9	13,5	12,1	1,17	81,0	22,5	2191	133	0,33
	S_x	2,8	2,9	1,2	1,4	0,39	4,65	5,0	143,0	8	0,07
	n	34	7	34	35	31	7	7	8	19	22
Euthyreosen	$\bar{x}$	27,6	13,81	11,1	8,1	0,58	84,50	8,31	2047	142	0,21
	S_x	1,8	0,86	1,3	1,2	0,12	3,18	6,14	123,0	14	0,08
	n	16	12	17	17	14	12	12	16	8	10
Hypothyreosen	$\bar{x}$	25,5	13,21	7,8	8,0	0,45	100,60	13,58	2024	221	1,21
	S_x	2,0	1,46	0,3	1,5	0,17	3,05	6,45	165	34	0,46
	n	12	6	12	12	12	5	6	7	6	12
Statistik: verglichene Gruppen											
Euthyreose/ Hyperthyreose	P	<0,001	>0,1	>0,05	>0,02	>0,05	>0,1	0,05	>0,1	>0,1	>0,1
Euthyreose/ Hypothyreose	P	>0,1	—	0,01	>0,1	>0,1	<0,01	>0,1	>0,1	<0,05	<0,025

Abkürzungen: AP = alkalische Phosphatase, LAP = Leucinaminotranspeptidase, GOT = Glutamatoxalacetattransaminase, GPT = Glutamatpyruvattransaminase, GLDH = Glutamatlactatdehydrogenase, HBDA = Alpha-Hydroxybutyratdehydrogenase, GGTP = Gamma-Glutamyltranspeptidase, CHE = Cholinesterase, LDH = Lactatdehydrogenase, CPK = Creatinphosphokinase.

der Schilddrüse selbst. Die LAP-Aktivität ist zur alkalischen Phosphatase angedeutet, aber nicht statistisch signifikant korreliert; r = 0,36, 2 P < 0,1, > 0,05.

Dem Anstieg der alkalischen Phosphatase geht eine Zunahme der Bromsulphaleinretention parallel, wobei der Korrelationskoeffizient 0,67 beträgt; 2 P ist hierbei < 0,001. Eine Bilirubinerhöhung und eine Änderung des Serumeiweißspektrums im Sinne einer „Leberparenchymerkrankung" zeichneten sich nicht ab. Calcium und Phosphat im Serum lagen bei allen drei Gruppen von Patienten im Normbereich und wiesen keine statistisch signifikanten Unterschiede auf (s. Tabelle 3).

Bei der nur geringen Erhöhung der Transaminasen, der normalen Aktivität der übrigen leberspezifischen Fermente und dem normalen Serumeiweißspektrum ist eine wesentliche Leberparenchymschädigung als typisches oder häufiges Ereignis bei Hyperthyreosen nicht anzunehmen. Die erhöhte alkalische Phosphatase ist bei der parallel laufenden Erhöhung der Bromsulphaleinretention am ehesten Ausdruck einer Ausscheidungsstörung der Leber, die an die periphere thyreogene Stoffwechselsteigerung gebunden scheint. Soweit bisherige Verlaufskontrollen erkennen lassen, normalisiert sich die alkalische Serumphosphatase nach Konsolidierung der Schilddrüsenfunktion und Normalisierung des Stoffwechsels.

Tabelle 2. *Korrelationsstatistische Analyse der Parameter der Schilddrüsenfunktion (Grundumsatz, T_3-in-vitro-Test, PBJ^{127}, PBJ^{131}) und der Aktivität der alkalischen Phosphatase*

x	y	Regressionsgleichung	Korrelationskoeffizient	2 P
1. Grundumsatz	alkalische Phosphatase	25,1 + 0,25x	0,51	<0,001
2. T_3-in-vitro-Test	„ „	—24,1+1,15x	0,55	<0,02
3. PBJ^{127}	„ „	34,0+0,31x	0,15	>0,10
4. PBJ^{131}	„ „	35,0+0,78x	0,06	>0,10

Tabelle 3. *Serumcalcium und anorganisches Serumphosphat bei Schilddrüsenkranken in mäq/L*

		Calcium	Phosphat
Hyperthyreosen	$\bar{x}$	4,80	2,76
	S_x	0,10	0,32
	n	11	8
Euthyreosen	$\bar{x}$	4,80	2,25
	S_x	0,005	0,01
	n	17	10
Hypothyreosen	$\bar{x}$	4,77	2,46
	S_x	0,12	0,23
	n	11	6

Die Erhöhung der alkalischen Phosphatase ist also wohl in erster Linie hepatogen bedingt.

Inwieweit es bei einer Hyperthyreose infolge gesteigerter Osteoblastenaktivität im Einzelfall zu einer vermehrten Phosphataseproduktion kommt, ist nur durch eine Isoenzymanalyse zu klären. Im Gegensatz zu anderen Mitteilungen [3, 9] fanden wir in keinem Fall eine Erhöhung des Serumcalciums und Serumphosphats, so daß diese Untersuchungen, wie zu erwarten, keinen weiteren Aufschluß boten. Eine im letzten Jahr von Yong [12] mitgeteilte elektrophoretische Methode erlaubt eine Differenzierung der alkalischen Phosphatase und wird damit zur Klärung beitragen, wie weit im Einzelfall eine Erhöhung Ausdruck einer vermehrten Osteoblastentätigkeit bei Hyperthyreose ist.

Literatur

1. Bortz, W., E. Eisenberg, C. Y. Browns, and M. Pout: Ann. intern. Med. **54**, 610 (1961).
2. Clerkin, E., H. G. Haas, D. H. Mintz, C. R. Meloni, and J. J. Canary: Metabolism **13**, 161 (1964).

3. Danowski, T. S.: Clinical Endocrinology, Vol. III. Baltimore: Williams and Wilkins 1962.
4. Friedland, I., G. Williams, E. Bowser, W. Henderson, and E. Hoffeins: Proc. Soc· exp. Biol. (N. Y.) **120**, 20 (1965).
5. Krane, S. M., G. L. Brownel, J. B. Stanbury, and H. Corrigan: J. clin. Invest. **35**, 874 (1956).
6. Krosch, H., u. W. Kaiser: Med. Klin. **62**, 125 (1966).
7. Krüskemper, H. L.: 5. Lebertagung d. Sozialmediziner. Bad Mergentheim 1967.
8. —, K. H. Gillich, U. Zeidler und F. Zielske: Dtsch. med. Wschr. **93**, 1099 (1968).
9. Langer, B.: Praxis **56**, 1018 (1967).
10. Lindquist, B.: Helv. paediat. Acta **14**, 447 (1959).
11. Rall, J., O. Pearson, M. B. Lipsett, and R. Rawson: J. clin. Endocr. **16**, 1299 (1956).
12. Yong, J. M.: J. clin. Path. **20**, 647 (1967).

Diskussion

R. Ziegler:

Der heutige Stand der Ungewißheit erlaubt es uns noch, bei allen Knochenaffektionen auch das Thyreocalcitonin zu diskutieren. Rommel (Ulm) hat bei Hyperthyreosen eine stark vermehrte Hydroxypoliaausscheidung im Urin gesehen; wir konnten noch keine Untersuchungen durchführen, die klären, ob ein Hypothyreocalcitonismus vorliegt. Haben Sie Hinweise auf eine eingeschränkte Funktionsreserve der C-Zellen z. B. bei Ca-Belastungen?

M. Dambacher:

Ich glaube, bei Diskussionen über die „hyperthyreote Osteopathie" sollte man drei Punkte nicht vergessen:

1. die Schwere der Skeletveränderungen geht der Schwere der Hyperthyreose nicht parallel,

2. die Art der Skeletveränderungen hängt davon ab, in welchem Ausmaß der Knochenan- und -abbau gesteigert ist; je nach dem Ausmaß und dem Verhältnis dieser beiden Faktoren können dann so unterschiedliche Bilder wie Osteoporose, Osteomalacie, Osteodystrophie entstehen,

3. Zu einer Hypercalcämie kommt es dann, wenn der Knochenabbau den Anbau überwiegt und das bei dieser negativen Skeletbilanz anfallende Calcium nicht durch die Niere ausgeschieden werden kann. Jedenfalls wird die Häufigkeit der Hypercalcämie bei der hyperthyreoten Osteopathie weit überschätzt.

Wir selbst finden als Ausdruck eines gesteigerten Knochenumsatzes häufig eine Erhöhung der alkalischen Knochen- und der sauren Phosphatase.

Aus der 2. Med. Klinik und Poliklinik der Universität Düsseldorf
(Direktor: Prof. Dr. K. Oberdisse)

Zur Therapie der blanden Struma
mit radioaktivem Jod (^{131}J)

F. A. Horster, E. Klein, K. Oberdisse, D. Reinwein und W. Renfer

Die blande Struma, definiert als nicht-entzündliche, nicht-maligne euthyreote Schilddrüsenvergrößerung, wird vorwiegend medikamentös oder operativ behandelt [10]. Eine Radiojodtherapie ist prinzipiell möglich und wurde bereits verschiedentlich mit Erfolg durchgeführt [1, 2, 3, 4, 6, 7, 8, 9, 10, 11, 12, 13], ohne daß die Indikation für diese Therapieform endgültig geklärt ist. Unsere Untersuchungsergebnisse sollen zur Klärung der Indikation beitragen.

Zwischen 1956 und 1966 trafen wir bei 4500 blanden Strumen folgende Therapiewahl:

Therapie	Anzahl	Prozent
Schilddrüsenhormontherapie	3444	76
Operation	572	13
keine spezielle Therapie	308	7
Radiojod (^{131}J)	183	4
	4507	100

Der Entschluß zur Radiojodtherapie wurde meist aus zwei Gründen gefaßt:

1. wenn eine an sich indizierte Schilddrüsenoperation abgelehnt wurde oder nicht durchzuführen war,

2. wenn eine medikamentöse Therapie erfolglos war oder ebenso wie eine Operation abgelehnt wurde.

Natürliche Voraussetzung für eine Radiojodtherapie war eine ausreichende und gleichmäßige Radiojodspeicherung der Struma, d. h. es wurde in jedem Fall ein Zweiphasenstudium mit ^{131}J und eine Szintigraphie durchgeführt.

Unter den mit Radiojod behandelten Patienten waren 80% mehr als 50 Jahre alt, bei 73% bestand der Kropf länger als 10 Jahre. 56% hatten eine diffuse Struma, 44% eine knotige Struma; darunter waren 33% mit einem substernalen Anteil und 30% Rezidivstrumen. Über subjektive Beschwerden (Atemnot, Kloß-, Enge-, Stauungsgefühl, Herz- oder Kopfschmerzen, Schluckbeschwerden) klagten 74% der Patienten, bei 46% waren Stauungs- oder Kompressionszeichen zu objektivieren. Maßgebend für die Wahl der Radiojoddosis waren Größe und Konsistenz der Struma, Speicherung und Verteilung des Radiojods in der Schilddrüse sowie dessen effektive Halbwertszeit. 169 der 183 Patienten konnten bis zum Abschluß der Therapie nachuntersucht werden; diese Nachuntersuchungen veranlaßten gelegentlich eine weitere Radiojodapplikation. Die Höhe und die Anzahl der Einzeldosen zeigt die nachfolgende Aufstellung:

Höhe der Gesamtdosis	Patienten	Prozent
bis 6 mCi	52	31
bis 12 mCi	63	37
bis 24 mCi	42	25
über 24 mCi	12	7
Anzahl der Einzeldosen		
Eine Dosis	86	51
Zwei Dosen	46	27
Drei oder mehr Dosen	37	22

Das Ziel der Radiojodtherapie war nicht in erster Linie eine etwa mit dem Maßband nachzuweisende Verkleinerung des Halsumfangs, sondern eine Besserung der Symptome und eine Linderung der Beschwerden. Die Therapie wurde kontrolliert durch klinische Untersuchung, Wiederholung der Szintigraphie, chemische Bestimmung des Hormonjods im Serum (PBI) und — gelegentlich — auch röntgenologisch. Die Therapie galt dann als abgeschlossen, wenn die Symptome und Beschwerden ausreichend gebessert waren bzw. durch eine weitere Radiojodapplikation eine zusätzliche Besserung nicht mehr zu erwarten war, z. B. wegen mangelnder Speicherung und Verteilung des ^{131}J.

Die Ergebnisse der Radiojodtherapie bei den 169 Patienten, die nachuntersucht werden konnten, faßt die folgende Aufstellung zusammen:

	Gebessert	Unverändert	Verschlechtert
A. Größe und Konsistenz			
Rezidivstruma	81%	19%	—
Knotenstruma	75%	18%	7%
Diffuse Struma	73%	18%	9%
Retrosternale Struma	70%	9%	11%
B. Objektive Symptome	68%	22%	10%
(Stauungszeichen Stridor, usw.)			
C. Subjektive Beschwerden	83%	3%	14%
(Atemnot, Engegefühl usw.)			

Dieser Aufstellung ist zu entnehmen, daß die für eine Radiojodtherapie ausgewählten blanden Strumen gut auf diese Behandlung angesprochen haben, wobei die Rezidivstrumen besonders gute Resultate zeigen: sie bildeten sich bei 81% der Patienten zurück. Aber auch die substernalen Strumen verschwanden bei 70% der kontrollierten Patienten. 83% der Patienten fühlten sich bei Therapieende beschwerdefrei.

Bei fünf Patienten beobachteten wir im Anschluß an die Radiojodgabe eine vorübergehende Thyreoiditis, bei drei Patienten entwickelte sich eine ebenfalls passagere Hyperthyreose und bei zwei Patienten eine milde aber definitive Hypothyreose. Eine Zusatztherapie mit Schilddrüsenhormonen wurde bei annähernd der Hälfte der Patienten 4 Wochen nach der Radiojodgabe begonnen. Diese Zusatztherapie erscheint sinnvoll, um einen möglichen hypophysären thyreotropen

Stimulus zu bremsen. Ein statistischer Vergleich der Therapieerfolge bei Patienten mit und ohne zusätzlicher Schilddrüsenhormontherapie steht in Vorbereitung [5]. Zusammenfassend ergeben sich folgende Indikationen für eine Radiojodtherapie der blanden Struma:

1. Rezidivstrumen, die medikamentös nicht zu beherrschen sind,

2. Strumen, die wegen ihrer Größe und Konsistenz an sich operiert werden müßten, aber nicht operiert werden wollen oder können.

Literatur

1. Frey, K. W., D. W. Locher und H. G. Heinze: Radiojod-Therapie der Struma benigna im Kropfendemiegebiet Süddeutschlands. Münch. med. Wschr. **107**, 1209 (1965).
2. Hoffmann, G.: Radiojodverkleinerungstherapie der euthyreoten Struma. Verh. dtsch. Ges. inn. Med. **70**, 862 (1964).
3. Horst, W., H. Heuwieser und C. Schneider: Ergebnisse der ^{131}J-Radioresektion bei 75 euthyreoten Strumen. Strahlentherapie **43**, 316 (1959).
4. —, A. Jores und C. Schneider: Strahlenbehandlung euthyreoter Strumen mit Radiojod ^{131}J. Dtsch. med. Wschr. **85**, 723 (1960).
5. Horster, F. A., E. Klein, D. Reinwein und W. Blaeser: Ergebnisse einer Radiojod therapie der blanden Struma mit und ohne zusätzlicher Schilddrüsenhormongabe (In Vorbereitung).
6. Keiderling, W., D. Emrich, Ch. Hauswaldt und G. Hoffmann: Ergebnisse der Radiojodverkleinerungstherapie euthyreoter Strumen. Dtsch. med. Wschr. **89**, 453 (1964).
7. Klein, E.: Strahlenbehandlung der blanden Struma. In: Oberdisse/Klein: Die Krankheiten der Schilddrüse. Stuttgart: Thieme 1967.
8. Kummer, P.: Behandlung der Trachealstenose inoperabler Strumen mit Radiojod. Münch. med. Wschr. **100**, 272 (1958).
9. Löbe, J.: Erfahrungen mit der ^{131}J-Behandlung euthyreoter Strumen. Radiobiol. Radiother. (Berl.) **5**, 703 (1964).
10. Oberdisse, K., u. E. Klein: Die Krankheiten der Schilddrüse. Stuttgart: Thieme 1967.
11. Rösler, H., W. Horst, C. Schneider und E. Brunner: Die Radiosekretion der euthyreoten Struma. In: G. Hoffmann (Hrsg.): Radioisotope in der Endokrinologie. Schattauer 1965.
12. Säterborg, N.-E., and J. Einhorn: Radio-iodine therapy in large atoxic goitre. Acta radiol. (Stockh.) **2**, 33 (1964).
13. Steiner, H.: Unsere bisherigen Erfahrungen bei der Behandlung euthyreoter Strumen mit radioaktivem Jod. Klin. Med. **19**, 145 (1964).

Diskussion

P. Scriba:

Wie verhalten sich die Werte des $PB^{127}J$ und des T_3-Tests in Ihrem Krankengut vor und nach Radiojodtherapie der sog. euthyreoten Struma?

Worster:

Beide Parameter änderten sich nicht signifikant beim Gruppen-Vergleich.

Aus der Medizinischen Poliklinik der Universität Freiburg/Brsg. (Direktor: Prof. Dr. H. Sarre)

Beziehungen zwischen Exophthalmus-produzierendem Faktor (EPF), Thyreoidea-stimulierendem Hormon (TSH), „Long acting Thyroid stimulator" (LATS) und zirkulierenden Antikörpern gegen Thyreoglobulin bei endemischem euthyreoten Jodmangelkropf*

D. P. Mertz und M. Stelzer

Systematische und gezielte Untersuchungen über die Häufigkeit des Auftretens von EPF, TSH, zirkulierenden Antikörpern gegen Thyreoglobulin und LATS im Serum von Patienten mit endemischem euthyreoten Jodmangelkropf wie dem unseren aus Südbaden sind uns bislang nicht bekannt geworden. Wir prüften daher die Seren von 95 unausgewählten euthyreoten Patienten aus dem südbadischen Kropfendemiegebiet auf das Vorhandensein dieser Faktoren. Als Kontrollen dienten die Seren von zehn euthyreoten gesunden Personen (ohne Struma, ohne vegetative Labilität, ohne endokrine Ophthalmopathie).

Die aktuelle Schilddrüsenfunktion der insgesamt untersuchten 81 Frauen und 24 Männer (im Alter zwischen 16 und 75 Jahren) ergab sich einmal aus dem klinischen Bild und zum anderen aus den Ergebnissen der mikrochemischen Blutjodanalyse (PBI^{127}, BEI^{127} nach Klein 1952), des T3-Tests und zum Teil des Radiojodtests. — Zum Nachweis der Serumaktivität von EPF benutzten wir die von Dobyns u. Wilson (1954) entwickelte und von Horster u. Klein (1964) modifizierte Methode. Die Serumaktivität von TSH bestimmten wir nach der von McKenzie (1958) angegebenen und von Horster u. Schleusener (1965) modifizierten Methode. Als Normalbereich der TSH-Aktivität im Serum nahmen wir Werte zwischen 0,01 bis 0,1 mE/ml an. — Prinzipiell in gleicher Weise wurde LATS im Serum nachgewiesen. Definitionsgemäß (McKenzie, 1960) ist LATS im Serum vorhanden, wenn die nach 10 Std gemessene Radioaktivität im Blut der Versuchstiere die nach 2½ Std gemessene Quantität signifikant übersteigt und mehr als 150% beträgt (Mertz und Stelzer 1968).

Außerdem untersuchten wir die Seren von 170 Kropfträgern mit Hilfe des Latex-TA-Tests und der indirekten Hämagglutinationsreaktion nach Boyden (1951) auf das Vorhandensein von zirkulierenden Antikörpern gegen Thyreoglobulin.

EPF konnte im Serum von nur fünf Patienten nachgewiesen werden (Mertz u. Stelzer, 1967). Davon hatte eine Patientin mit 26 Jahren eine Struma diffusa mit ausgeprägter vegetativer Labilität und Glanzauge. Weitere drei Patientinnen wiesen eine Struma nodosa mit leichtem Exophthalmus, vegetativer Labilität

---

* Mit Unterstützung durch die Deutsche Forschungsgemeinschaft

oder plötzliches rasches Wachstum einer jahrelang stationär gebliebenen Struma auf. In einem fünften Fall, einer 22jährigen Patientin, stellten wir Glanzauge und schwere vegetative Symptome fest. Die anderen Testpersonen hatten keine Symptome einer endokrinen Ophthamopathie. Bei allen Kontrollpersonen war der EPF-Nachweis negativ.

TSH war bei positivem Ausfall von EPF stets stark erhöht (über 1,0 mE/ml) (Stelzer et al., 1968). Weiterhin fand sich eine mäßige Zunahme der TSH-Aktivität auf Werte zwischen 0,4 und 1,0 mE/ml im Serum von Patienten mit gegenwärtig stark wachsender diffuser oder nodöser Struma. Dagegen ergab sich nur in 42% der Fälle mit stationären Strumen einer Erhöhung der TSH-Aktivität über 0,1 mE/ml. Bei gesunden Kontrollen war TSH im Serum nicht erhöht.

Ebensowenig wie zirkulierende Autoantikörper gegen Thyreoglobulin (Mertz et al., 1969) konnten wir im Serum von Patienten mit euthyreoter endemischer Jodmangelstruma LATS nachweisen (Stelzer u. Mertz, 1968). Gegenüber den von Horster (1967) an unbehandelten euthyreoten Patienten mit endokriner Ophthalmopathie erhobenen Befunden besteht demnach bei unserem Patientengut kein Zusammenhang zwischen EPF und LATS. Horster (1967) konnte in 23 EPF-positiven Fällen fünfmal LATS nachweisen.

Schlußfolgerungen

Auf Grund dieser Ergebnisse besteht keine überzufällig häufige Coincidenz zwischen endogenen Kompensationsmechanismen bei chronischem nutritiven Jodmangel und Auftreten von EPF, LATS und zirkulierenden Autoantikörpern gegen Schilddrüsengewebe. Nur in besonders gelagerten Fällen ist EPF im Serum nachweisbar. Nach Dobyns u. Steelman (1953) und anderen Autoren soll es sich bei EPF um eine von TSH unabhängige hypophysäre Substanz handeln. Neuere Untersuchungen von Hennen et al. (1965) und Dedman et al. (1967) ließen jedoch an dieser Auffassung Zweifel aufkommen. Sollte sich durch weitere Untersuchungen bestätigen, daß EPF und TSH identisch sind, dann würde sich in Zukunft der biologische Nachweis von EPF an Fischen gänzlich erübrigen, da der TSH-Test nachgewiesenermaßen empfindlicher ist. Immunologisch wird LATS (Purves u. Adams, 1956) den 7-S-Gamma-Globulinen zugeordnet (Fleischmann et al., 1962; Kriss et al., 1964; McKenzie et al., 1965). Daraus wurde auf die Antikörpernatur dieser Substanz geschlossen, wobei das korrespondierende Antigen in der Mikrosomenfraktion des Schilddrüsenfollikelepithels gesucht wird (Weissbecker et al., 1967 u. a.). Möglicherweise handelt es sich jedoch bei LATS gar nicht um einen Antikörper gegen Schilddrüsenantigene (Burke, 1967,) sondern um das Ergebnis der mangelnden Bildung eines Hemmstoffes oder eines Antagonisten, über dessen Eigenschaft und Funktion im normalen Schilddrüsenstoffwechsel nichts bekannt ist. Durch diese Version wird die allgemein anerkannte Vorstellung über die pathogenetische Bedeutung von LATS bei Hyperthyreose (Adams et al., 1965) nicht berührt.

Literatur

Adams, D. D.: Pathogenesis of the hyperthyreoidism of graves disease. Brit. med. J. 1, 1015 (1965).

Boyden, S. V.: The absorption of proteins on erythrocytes treated with tannic-acid and subsequent hemagglutination by antiprotein sera. J. exp. Med. 93, 107 (1951).

BURKE, G.: Failure of immunologic reaction of long acting thyroid stimulator (LATS) to thyroid components, and the demonstration of a plasma inhibitor of LATS. J. Lab. clin. Med. **69**, 713 (1967).

— Dissociation between thyroid injury and formation of long acting thyroid stimulator in thyrotoxicosis. Ann. intern. Med. **67**, 349 (1967).

DEDMAN, M. L., J. S. FAWCETT, and C. J. O. R. MORRIS: The exophthalmogenic activity of bovine thyrotrophic preparations. J. Endocr. **39**, 197 (1967).

DOBYNS, B. M., and S. L. STEELMAN: The thyroid stimulating hormone of the anterior pituitary as distinct from the exophthalmos producing substance. Endocrinology **52**, 705 (1953).

—, and L. A. WILSON: Exophthalmos-producing substance in serum of patients suffering from progressive exophthalmos. J. clin. Endocr. **14**, 1393 (1954).

FLEISCHMANN, J. B., R. H. PAIN und R. R. PORTER: Reduction of γ globulins. Arch. Biochem. **1**, Suppl. 174 (1962).

HENNEN, G.R., WINAND, and A. NIZET: Thyreotropin (TSH), long acting thyroid stimulator (LATS) and exophthalmos-producing substance (EPS) relationsships. In: CASSANO, and ANDREOLI: Current topics in thyroid research. New York-London: 1965.

HORSTER, F. A.: Biologischer Nachweis von thyreotropem Hormon (TSH) und Exophthalmus produzierendem Faktor (EPF) im Serum bei endokriner Ophthalmopathie. Verh. dtsch. Ges. inn. Med. **70**, 937 (1964).

— Pathogenese und Klinik der endokrinen Ophthalmopathie. Med. Klin. **62**, 1 (1967).

— Endokrine Ophthalmopathie. Berlin-Heidelberg-New York: Springer 1967.

—, u. H. SCHLEUSENER: Biologischer Nachweis von thyreotropem Hormon. Klin. Wschr. **43**, 949 (1965).

— — und K. SCHIMMELPFENNIG: Neue Befunde zur Pathogenese der Basedowschen Krankheit. Dtsch. med. Wschr. **92**, 661 (1967).

— — — Die Bedeutung von thyreotropem Hormon (TSH), Long-acting thyroid stimulator (LATS) und Exophthalmus produzierendem Faktor (EPF) bei verschiedenen Formen der Schilddrüsenüberfunktion. Dtsch. med. Wschr. **92**, 673 (1967).

KLEINE, E.: Die Bestimmung kleinster Jodmengen im Blut. Biochem. Z. **322**, 388 (1952).

KRISS, J. P., V. PLESHAKOW, and J. R. CHIEN: Isolation and identification of the long acting thyroid stimulator and its relation to hyperthyroidism and circumscribed myxedema. J. clin. Endocr. **24**, 1005 (1964).

MCKENZIE, J. M.: The bioassay of thyrotropin in serum. Endocrinology **63**, 372 (1958).

— Bio-assay of thyrotropin in man. Physiol. Rev. **40**, 398 (1960).

—, and J. GORDON: Program of the 47 the Meeting of the Endocrine Society 1965.

— — The origin of the long acting thyroid stimulator. V. Intern. Thyroid. Conference, Rom 1965, Abstr. 53.

MERTZ, D. P., and M. STELZER: Biological demonstration of the exophthalmos producing factor in endemic iodine deficiency goitre. Germ. med. Mth. (research in progress) **12**, 484 (1967).

— — Klinische Untersuchungen über zirkulierende Autoantikörper gegen Thyreoglobulin bei euthyreotem endemischen Kropf. Med. Welt. **19** (N. F.) 423 (1968)

— — Tücken beim biologischen Nachweis von „Long-acting thyroid stimulator" (LATS). Schweiz. med. Wschr. **98**, (1968).

PURVES, H. D., and D. D. ADAMS: Abnormal responses in the assay of thyrotropin. Proc. Univ. Otago mod. Sch. **31**, 11 (1956).

STELZER, M., u. D. P. MERTZ: Exophthalmotroper Faktor (EPF) und thyreotropes Hormon (TSH) bei endemischem euthyreoten Jodmangelkropf. Schweiz. med. Wschr. (Im Druck).

— — Fehlender biologischer Nachweis von Long acting thyroid stimulator (LATS) bei endemischem euthyreoten Jodmangelkropf. (In Vorbereitung).

WEISSBECKER, J., H. UTHGENANNT, K. SCHEMMEL, W. MÜLLER, H. HEESEN, W. EICKENBUSCH und W. BINDEBALLE: Long acting thyroid stimulator (LATS) bei Schilddrüsenerkrankungen und seine Beziehung zu den Schilddrüsenantikörpern. Schweiz. med. Wschr. **97**, 898 (1967).

Aus der 2. Medizinischen Klinik und Poliklinik der Universität Düsseldorf
(Direktor: Prof. Dr. K. OBERDISSE)

Zur Pathogenese des erhöhten Serumrhodanids bei Kropfträgern

H. VIEBAHN, D. REINWEIN und M. REUSCH

Mit 2 Abbildungen

Bei endemisch und sporadisch vorkommenden Strumen ist der Rhodanidspiegel im Blut erhöht [4, 6]. Sporadische Strumen zeichnen sich durch eine hohe Aktivität der Thiosulfatschwefeltransferase aus [3]. Es lag daher nahe, den Rhodanidzuwachs im Serum auf die intrathyreoidal gesteigerte Rhodanidsynthese zurückzuführen. Um diese Arbeitshypothese zu prüfen, wurden die folgenden Untersuchungen durchgeführt.

Untersuchungsgut und Methoden

Die schilddrüsengesunden Personen und Patienten mit Struma waren Nichtraucher und hatten während der Untersuchungsperioden normale Kost erhalten. Bei zwölf Patienten mit blander Struma, die sich in der Chirurgischen Universitätsklinik Düsseldorf einer subtotalen Strumektomie unterzogen, wurde bei freiliegendem Organ Blut aus einer Schilddrüsenarterie und -vene entnommen. Die Stoffwechsellage war in allen Fällen klinisch, durch den Zweiphasentest mit Radiojod und das PBI gesichert. Für die TSH-Versuche beim Menschen wurden 100 GPU (FERRING) morgens nüchtern injiziert. Blutabnahmen erfolgten stets am nüchternen Patienten. Für die tierexperimentellen Untersuchungen verwendeten wir 60 g schwere männliche Ratten (Wista) bei Standardfutter (Fa. Höveler), das 12 Std vor Versuchsbeginn abgesetzt wurde. Blut wurde durch Herzpunktion gewonnen. Für jeden Versuch, dessen Mittelwert angegeben wird, wurden vier bis zehn Ratten verwendet. Als Kontrollen dienten Ratten, die nur das Lösungsmittel für TSH erhielten.

Zur Bestimmung des Serumrhodanids wandten wir die Methode von BOXER u. RICKARDS [1] geringgradig modifiziert an. Sie erwies sich als spezifischer und mit einem Variationskoeffizienten von 4,6% genauer als die nach HARTNER [2]. Rhodanid wurde jeweils im Doppelversuch analysiert.

Ergebnisse

Der mittlere Rhodanidgehalt im Serum bei 30 Patienten mit blander diffuser und knotiger Struma betrug 432 (190 bis 1700) μg-% gegenüber 160 (46 bis 693) μg-% bei 30 Schilddrüsengesunden. Über einen Zeitraum von 2 Wochen erwies sich die biologische Streuung des Serumrhodanids, das bei fünf Patienten mit diffuser Struma und fünf gesunden Kontrollpersonen bestimmt wurde, als gering; sie betrug in den Gruppen 12 bzw. 22% des Mittelwertes. Wenn die Hypothese, der Rhodanidzuwachs stamme aus der Struma selbst, zutrifft, wäre zu erwarten, daß der Rhodanidgehalt in der Schilddrüsenvene höher ist als in der -arterie. Laut Abb. 1 ist aber die Rhodanidkonzentration im venösen Schenkel nicht höher, sondern in allen Fällen niedriger als im arteriellen. Hieraus folgt, daß die Struma selbst nicht für den erhöhten Thiocyanatgehalt des Blutes in Betracht kommt.

Da Strumen pathogenetisch eine vermehrte thyreotrope Sekretion des Hypophysenvorderlappens zugrunde liegt, haben wir geprüft, ob der bei Kropfträgern erhöhte Rhodanidspiegel nicht ebenfalls direkt mit der TSH-Stimulierung zusammenhängen könnte. Bei neun gesunden Probanden kam es ein bis zwei Tage nach dreimaliger Injektion von TSH zu einem Anstieg der Rhodanidkonzentration bis zu 20% gegenüber den Kontrollen ohne TSH. Im Tierexperiment konnten wir diesen Effekt ebenfalls nachweisen und spezifizieren. Ratten erhielten entweder eine, zwei oder drei Injektionen von je 5 GPU TST an drei aufeinanderfolgenden Tagen. Die Ergebnisse sind in Abb. 2 wiedergegeben und zeigen, daß TSH den Rhodanidspiegel im Blut biphasisch beeinflußt. In den ersten 2 Std nach TSH sinkt der Rhodanidspiegel signifikant ab (p = 0,001), steigt dann innerhalb von 24 Std über den Ausgangswert und erreicht nach 48 Std das Maximum, das sich ebenfalls signifikant (p = 0,001) von den Kontrollen unterschied. Nach einer Injektion liegt das Maximum höher als nach zwei, weil offensichtlich der initiale suppressorische Effekt bei wiederholter TSH-Injektion in den Anstieg des Serumrhodanids fällt. Im weiteren

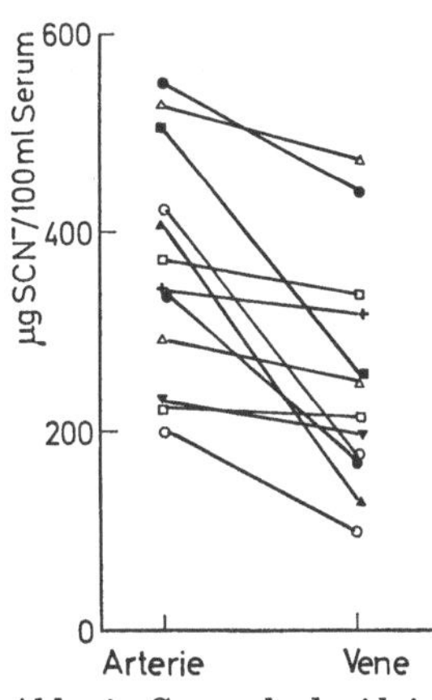

Abb. 1. Serumrhodanid in Schilddrüsenarterie und -vene

Verlauf sinkt die Rhodanidkonzentration in dem Versuch mit drei TSH-Injektionen sehr viel stärker ab als in dem Versuch mit einer oder zwei Injektionen. Der biphasische Verlauf der TSH-Wirkung kommt auch in Versuchen mit einmaliger

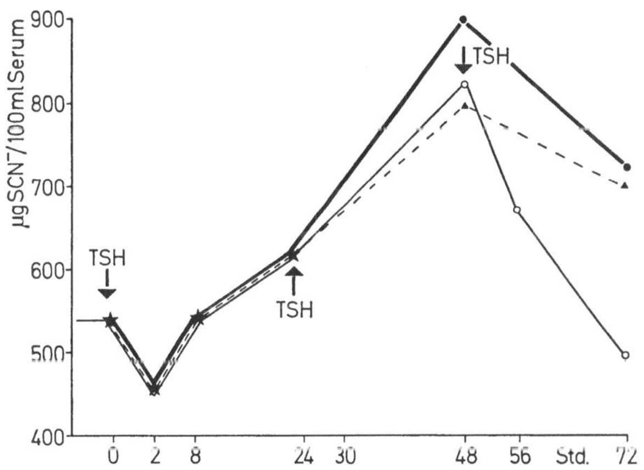

Abb. 2. Einfluß von TSH auf das Serumrhodanid der Ratte ——— 1 Inj., ——— 2 Inj. ——— 3 Inj. 5 GPU TSH/Ratte (n = 4 bis 10 Ratten)

Injektion von 1 und 10 GPU TSH zum Aus-druck. In jedem Fall fällt der Rhodanidspiegel zunächst ab und steigt dann um so stärker und schneller an, je kleiner die TSH-Konzentration gewählt wurde.

Diskussion und Zusammenfassung

Der Befund, daß bei normal ernährten Patienten mit blander diffuser Struma während einer Beobachtungszeit von 2 Wochen der Serumrhodanidspiegel bei geringer Streuung konstant gegenüber Schilddrüsengesunden erhöht gefunden wurde, spricht gegen eine exogene Ursache des Rhodanidzuwachses. Als Rhodanidproduzent kommt die Struma selbst trotz hoher Thiosulfatschwefeltransferaseaktivität nach der Untersuchung des Schilddrüsenblutes nicht in Betracht. Wahrscheinlicher ist es, daß die Stoffwechselstörung, die ihrerseits zu einer Schilddrüsenhyperplasie geführt hat, über eine vermehrte TSH-Sekretion auch den Anstieg des Serumrhodanids bewirkt. Der initiale Abfall des Serumrhodanids nach TSH könnte mit einem vorübergehend beschleunigten Abbau des Thiocyanats durch Oxydation und Transsulfurierung zusammenhängen, wie es Sanchez-Martin u. Mitchell [5] mit S^{35}-markiertem Rhodanid in der Rattenschilddrüse nachweisen konnten. Zur Stütze unserer Hypothese für den Rhodanidzuwachs sind prolongierte TSH-Versuche an thyreodektomierten Ratten erforderlich.

Literatur

1. Boxer, G. E., and J. C. Rickards: Arch. Biochem. **39**, 292 (1952)
2. Hartner, F.: Mikrochemie **16**, 141 (1934).
3. Reinwein, D.: Klin. Wschr. **39**, 1216 (1961).
4. —, u. H. Liebermeister: Klin. Wschr. **39**, 130 (1961).
5. Sanchez-Martin, J. E., and M. L. Mitchell: Endocrinology **67**, 325 (1960).
6. Silink, K., and L. Marsikowa: Nature (Lond.) **31**, 528 (1951).

Aus der Medizinischen Univ.-Klinik (Ludolf-Krehl-Klinik) Heidelberg
(Direktor: Prof. Dr. G. Schettler)

Eine neue Modifikation des biologischen Nachweises von Thyreotropin (McKenzie-Versuch)

K. Schimmelpfennig

Mit 1 Abbildung

Obwohl die radioimmunologische TSH-Bestimmung in den letzten Jahren an Bedeutung gewinnt, ist heute noch der biologische Versuch von McKenzie die am häufigsten angewandte Methode zur Messung von Thyreotropin. Eine 1965 publizierte Umfrage in neun Ländern ergab, daß der McKenzie-Versuch damals die einzige von 14 TSH-Bestimmungsmethoden war, die in mehr als zwölf Laboratorien durchgeführt wurde — nämlich in zehn von 21 (Bakke, 1965).

Diese in-vivo-Methodik beruht auf der TSH induzierten ^{131}J-Ausschüttung von Mäuseschilddrüsen, die mit ^{131}J und Thyroxin vorbehandelt wurden. Ein Nachteil dieser TSH-Bestimmung ist die Varianz der Reaktionen der Versuchstiere und ein relativ flacher Impulsanstieg, der eine Trennung verschiedener TSH-Größen erschwert.

Wir versuchten, durch eine Veränderung der Eichkurve die Meßgenauigkeit dieser Methodik zu verbessern. — Die Streuung bzw. der Fehler, der von der Ordinate über die Eichkurve auf die Abszisse übertragen wird, ist reziprok proportional der Steigung der Eichkurve, d. h., mit wachsender Steigung der Eichkurve wird der Fehler kleiner.

Wir erreichen im Gegensatz zur bisherigen Methode einen höheren Impulsanstieg des ^{131}J im Blut der Versuchstiere, wenn wir jeweils die Hälfte des Untersuchungsmaterials in Abständen von 15 bis 20 min injizieren. Mit dieser Modifikation wird die Streuung der Einzelwerte relativ kleiner — wobei sie absolut gesehen gleichbleibt — der erreichte Mittelwert aber liegt höher.

In der Abbildung sehen Sie zwei Dosiswirkungskurven mit den drei TSH-Größen, wie sie meist beim McKenzie-Versuch angewandt werden. Die Dosiswirkungskurven sind semilogarithmisch aufgetragen. Die obere Kurve ist der Erfolg des neuen Injektionsschemas. Die Impulszunahme und damit Wirkungssteigerung gelingt mit einer Dosis von 0,2 mE von 125 auf 149%, d. h., mit dem Faktor 1,2. Signifikant höher ist die Wirkungssteigerung bei einer Dosis von 0,8 mE von 225 auf 340%, d. h., sie nimmt um den Faktor 1,5 zu. Da die Standardabweichungen mit dieser Modifikation nicht zunehmen, sind sie prozentual geringer.

Wir haben alle Einzelwerte in Logarithmen transformiert und dann eine vierfache Varianzanalyse durchgeführt. Es ist mit einer Irrtumswahrscheinlichkeit von 0,05 gesichert, daß eine Beeinflussung durch die Modifikation der Methode besteht. Die Varianzanalyse hat zusätzlich ergeben, daß die beiden anderen

Einzeleinflüsse Zeit und Dosis vorhanden sind und weiterhin eine Wechselwirkung zwischen Zeit und Dosis auftritt. Wir können diese Wechselwirkung noch nicht interpretieren. — Der Vorteil unseres Injektionsschemas — die Steilheitzunahme der Eichkurve und damit eine verbesserte Meßgenauigkeit — wird bei unseren Dosen erst über 0,2 mE TSH brauchbar. Da unser USP-Standard durch Transport und Zeit an Aktivität verloren hat, handelt es sich hier um eine relative Größe. — Im zusätzlichen Aufwand ist die Modifikation unbedeutend. Zwei Personen arbeiten, wenn 60 Tiere im Versuch sind, etwa 30 min länger. Die Ursache der quantitativen Wirkungssteigerung des TSH ist nicht geklärt. Vielleicht handelt es sich um einen

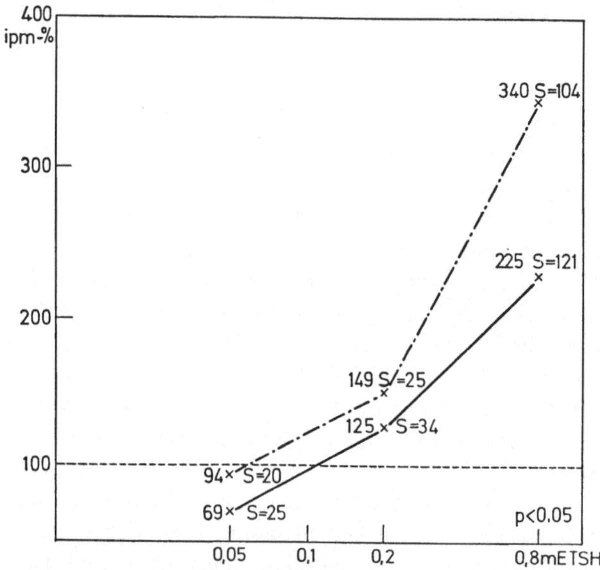

Abb. 1. TSH-Eichkurve. —·—·— neue Modifikation, ——— bisherige Methoden, S Standardabweichung, imp.-% = prozentualer Anstieg nach 2 Std

einfachen Akkumulationseffekt. Ein geringerer TSH-Abbau im reticulo-endothelialen System und den Nieren oder eine geringere fermentative Hormonaktivierung können bedeutsam sein.

Versuche, eine weitere Wirkungssteigerung des TSH mit einem Proteaseninhibitor zu erreichen, waren bisher erfolglos.

Wir danken dem Institut für Dokumentation, Information und Statistik des Deutschen Krebsforschungszentrums für die statistische Beratung.

Literatur

Bakke, J. L.: Aus: Current topics in thyroid research, p. 503. (V. Int. Thyroid Conference Rom, 1965). New York: Academic Press 1965.
McKenzie, J. M.: Endocrinology **63**, 372 (1958).

Aus der I. Medizinischen Klinik der Universität München (Direktor: Prof. Dr. H. SCHWIEGK)

Untersuchungen über Separierung und Wirkung der lipolytischen Substanz Fraktion H

P. SCHWANDT, S. WERNER, M. KNEDEL und H. J. KARL

In den letzten Jahren wurden aus Hypophysen verschiedener Tiere und auch vom Menschen lipidmobilisierende Polypeptide extrahiert, die sich von den bekannten Hormonen der Hypophyse unterscheiden.

Wir haben eine lipidmobilisierende Substanz aus Schweinehypophysen dargestellt, die von RUDMAN et al. [10] als Fraktion H bezeichnet wurde. Nach weiterer säulenchromatographischer Reinigung haben wir dann untersucht, wie sich nach einer einmaligen subcutanen Injektion von 500 µg dieses Polypeptids im Tierversuch die verschiedenen Lipidfraktionen und einige andere Serumgrößen — wie Glucose, Gesamteiweiß, Harnstoff-N, Kreatinin, Calcium, Kalium und Bicarbonat — im Verlauf von 24 Std verhalten. Außerdem wurde die Wirkung von Fraktion H auf die Aktivität der hormonempfindlichen Triglyceridlipase im Fettgewebe geprüft.

Methodik

Frische Schweinehypophysen werden lyophilisiert und 4 Std bei 0 °C im alkalischen Milieu (pH 8,5) mit 2%iger physiologischer Kochsalzlösung extrahiert.

Anschließend wird der Extrakt bei pH 4,5 mit Aceton (Endkonzentration 90%) gefällt, 8 Std gegen aqua destilata dialysiert und lyophilisiert. 80 bis 120 mg des Lyophilisats werden in 0,2 M Natriumphosphatpuffer bei pH 5,8 gelöst, zentrifugiert und der Überstand chromatographiert.

Mit dem gleichen Puffer wird die Chromatographie auf einer Amberlit CG 50/2-Säule (2,2 × 30 cm) bei einer Durchflußgeschwindigkeit von 1 ml/min durchgeführt. Die optische Dichte der einzelnen 5 ml Sammelfraktionen wird bei 278 mµ photometrisch bestimmt. Die dem Extinktionspeak entsprechenden Eluate werden gepoolt, mit Ammoniumsulfat (42 g-%) gefällt, dialysiert und lyophilisiert.

Die nach den Angaben von RUDMAN et al. [9] untersuchten physikalisch-chemischen Kriterien waren: Verhalten auf DEAE-Cellulose, Dialysierbarkeit, Löslichkeit in Trichloressigsäure, Spaltbarkeit durch Trypsin und Pepsin sowie Resistenz gegenüber Säure und Lauge

Die weitere Reinigung von Begleitstoffen erfolgte auf einer Sephadex-G-50-Säule (2×100 cm) mit 0,2 M Natriumphosphatpuffer pH 5,8 bei einer Durchflußgeschwindigkeit von 13 ml/ Std; aufgetragen wurden 80 mg in 5 ml Puffer gelöster Hypophysenextrakt. Die Weiterbehandlung der in 4 ml Fraktionen gesammelten Eluate erfolgte wie bei der Amberlitchromatographie angegeben. Die lipolytische Aktivität der einzelnen Sammelfraktionen wurde am perirenalen Fettgewebe von Kaninchen wie früher angegeben geprüft [11]. Nach der einmaligen Injektion von Fraktion H wurden über 24 Std die folgenden Serumgrößen bestimmt: freie Fettsäuren [2], freies und Gesamtglycerin [3], Gesamtlipide [18], freies und Gesamtcholesterin [15], Lipoidphosphor [4], Glucose [5], Gesamteiweiß (Biuret), Kreatinin [1, 16]. Harnstoff-N [6, 14], Kalium, Calcium und Bicarbonat (Flammenphotometer PF 5, Fa. Zeiss). Die Aktivität der hormonempfindlichen Triglyceridlipase wurde am epididymalen Fettgewebe von Meerschweinchen entsprechend den von uns an anderer Stelle veröffentlichten Angaben [13] bestimmt.

Ergebnisse und Diskussion

Die von uns dargestellte lipolytische Substanz wurde als Fraktion H bezeichnet auf Grund des mit den Angaben von Rudman et al. [9] identischen physikalisch-chemischen Verhaltens (nicht dialysierbar, nicht löslich in Trichloressigsäure, trypsinspaltbar, säureresistent) bei gleicher Ausbeute (etwa 6,2 mg/g lyophilisierte Hypophysen) und gleich starker lipolytischer Aktivität [12]. Durch Chromatographie des Hypophysenextraktes auf Sephadex-G-50 wurde die Substanz weiter gereingit [12]. Alle folgenden Untersuchungen wurden mit der durch Sephadexchromatographie gewonnenen Fraktion H in vivo an Kaninchen durchgeführt.

Die dosisabhängige Wirkung in vivo wurde 1 Std nach subcutaner Injektion von 10, 32, 63, 125, 250 und 500 µg Fraktion H untersucht; die log-Dosiswirkungskurve zeigt einen s-förmigen Verlauf. Mit steigender Dosis kam es zu einer zunehmenden Verlängerung der lipolytischen Wirkung: bis zu 250 µg sind die freien Fettsäuren 8 Std post injectionem an der oberen Grenze der Norm oder gering erhöht; nach Injektion von 500 µg sind sie dagegen zum gleichen Zeitpunkt noch signifikant vermehrt.

Das Verhalten der verschiedenen Serumgrößen nach subcutaner Injektion von 500 µg Fraktion H im Verlauf von 24 Std geht aus der nachfolgenden Tabelle hervor. Zum Vergleich dienten Kaninchen, die 2 ml physiologische Kochsalzlösung subcutan erhalten hatten.

Es zeigt sich, daß die freien Fettsäuren rasch ansteigen, nach 1 Std das Maximum erreichen, nach 8 Std immer noch signifikant erhöht sind und erst 24 Std post injectionem auf Ausgangsniveau abgefallen sind. Der Blutzucker dagegen steigt im gleichen Zeitraum langsamer an als die freien Fettsäuren, erreicht das Maximum erst nach 4 Std und hat bereits nach 8 Std wieder Ausgangswerte erreicht. Der langsam einsetzende Anstieg von Kreatinin und Harnstoff-N geht mit einem Abfall des Gesamteiweißes über den gleichen Zeitraum parallel. Neben einem Calciumabfall tritt bei den Tieren nach Injektion von Fraktion H eine hypokaliämische Acidose auf, die bei den Kontrolltieren nicht beobachtet wurde. Cholesterin und Phospholipide ändern sich während des untersuchten Zeitraumes nicht.

Da nach den gegenwärtigen Vorstellungen die bekannten lipidmobilisierenden Hormone über eine Stimulierung von cyclischen 3',5'-Adenosinmonophosphat die inaktive Triglyceridlipase aktivieren und dadurch lipolytisch wirken, haben wir die Wirkung von Fraktion H auf die hormonempfindliche Triglyceridlipase im Fettgewebe untersucht, um unsere Befunde diskutieren zu können. Die von 2,7 ± 0,5 auf 1,8 ± 0,5 µMol Glycerin/g Fettgewebe/30 min durch zweistündige Inkubation gesenkte Ausgangsaktivität des Fettgewebes ließ sich durch Zugabe von 60 µg Fraktion H pro ml Inkubationsmedium auf 4,4 ± 0,8 µMol Glycerin/g Fettgewebe/30 min steigern; Fraktion H wirkt also offenbar über das hormonempfindliche Lipasesystem lipolytisch.

Der Anstieg von freien Fettsäuren, Harnstoff und Glucose könnte mit einer durch Fraktion H gesteigerten Bildung von cyclischem 3',5'-AMP in Zusammenhang gebracht werden, da mit cyclischem 3',5'-AMP Rizack [8] die hormonempfindliche Triglyceridlipase ebenfalls stimulieren konnte, Menahan u. Wieland [7] an der perfundierten Rattenleber eine gesteigerte Harnstoffproduktion beobachteten und Sutherland et al. [17] eine Aktivierung der Phosphorylase gefunden haben.

Tabelle 1. *Veränderungen gegenüber den Ausgangswerten (0,0) von freien Fettsäuren, freiem und gesamtem Glycerin, Gesamtlipiden, freiem und gesamten Cholesterin, Lipoidphosphor, Glucose, Kreatinin, Harnstoff-N, Gesamteiweiß, Calcium, Kalium und Bicarbonat zu den verschiedenen Abnahmezeiten nach subcutaner Injektion von 500 µg Fraktion H im Vergleich zu Kochsalzinjektionen. In Klammern (   ) ist die jeweilige Zahl der Versuchstiere anzugeben*

			Std nach Injektion				
	0	0,5	1	2	4	8	24
Freie Fettsäuren in mval/l							
NaCl (4)	0,0	$+0,05\pm0,05$	$+0,05\pm0,04$	$+0,02\pm0,04$	$-0,04\pm0,05$	$-0,11\pm0,08$	$-0,09\pm0,02$
Fr H (8)	0,0	$+1,94\pm0,72$	$+2,99\pm0,70$	$+2,67\pm0,50$	$+2,27\pm0,42$	$+1,38\pm0,61$	$+0,02\pm0,11$
Freies Glycerin in µMol/l							
NaCl (5)	0,0	$+\ 26\pm\ 24$	$+\ 11\pm14$	$-\ \ 6\pm40$	$-\ 31\pm36$	$-\ 38\pm\ 54$	-33 ± 47
Fr H (6)	0,0	$+298\pm100$	$+508\pm92$	$+592\pm87$	$+514\pm67$	$+278\pm122$	$+43\pm35$
Gesamtglycerin in mg/100 ml							
NaCl (4)	0,0	$+0,3\pm0,3$	$+0,6\pm0,7$	$-0,1\pm0,8$	$-0,8\pm0,6$	$0,0\pm0,3$	$+0,2\pm1,4$
Fr H (6)	0,0	$+2,6\pm2,1$	$+3,1\pm2,0$	$+5,2\pm3,5$	$+9,6\pm4,9$	$+4,1\pm2,7$	$+6,5\pm4,0$
Gesamtlipide in mg/100 ml							
NaCl (4)	0,0	-15 ± 25	$-\ 40\pm22$	-40 ± 14	-60 ± 32	-45 ± 45	$+30\pm\ 78$
Fr H (7)	0,0	$+56\pm48$	$+116\pm51$	$+95\pm39$	$+71\pm42$	$+11\pm47$	$+34\pm140$
Gesamtcholesterin in mg/100 ml							
NaCl (3)	0,0	-5 ± 2	-6 ± 4	$-\ 6\pm4$	$-\ 9\pm6$	$-12\pm\ 9$	-4 ± 11
Fr H (5)	0,0	-8 ± 5	-8 ± 8	-14 ± 9	-18 ± 8	-19 ± 10	-8 ± 17
Freies Cholesterin in mg/100 ml							
NaCl (3)	0,0	$+1\pm3$	0 ± 5	0 ± 4	0 ± 4	-1 ± 6	$+1\pm4$
Fr H (5)	0,0	-2 ± 3	-1 ± 2	-5 ± 4	-4 ± 5	-3 ± 7	$+2\pm9$
Phosphatide in mg/100 ml							
NaCl (3)	0,0	$-0,1\pm0,3$	$0,0\pm0,1$	$-0,4\pm0,2$	$-0,5\pm0,6$	$-0,6\pm0,6$	$+0,3\pm0,9$
Fr H (4)	0,0	$-0,1\pm0,1$	$-0,2\pm0,4$	$-0,5\pm0,5$	$-0,5\pm0,5$	$-0,2\pm0,3$	$+1,6\pm1,4$

Tabelle 1. (Fortsetzung)

	0	0,5	1	Std nach Injektion 2	4	8	24
Glucose in mg/100 ml							
NaCl (3)	0,0	—2± 3	— 2±13	— 2±23	+ 5± 9	—7± 6	+5±23
Fr H (8)	0,0	+5±17	+15±23	+39±26	+49±22	0±14	+5±15
Gesamteiweiß in g/100 ml							
NaCl (3)	0,0	—0,3 ±0,05	—0,22±0,17	—0,16±0,30	—0,25±0,25	—0,40±0,22	—0,50±0,07
Fr H (5)	0,0	—0,30±0,28	—0,39±0,23	—0,91±0,43	—1,15±0,30	—1,26±0,26	—0,87±0,31
Kreatinin in mg/100 ml							
NaCl (4)	0,0	+0,1±0,1	+0,1±0,1	0,0±0,0	0,0±0,1	—0,1±0,0	—0,1±0,0
Fr H (7)	0,0	0,0±0,1	0,0±0,0	+0,4±0,2	+0,8±0,5	+0,8±0,7	+0,3±0,6
Harnstoff-N in mg/100 ml							
NaCl (4)	0,0	—0,3±2,2	—0,3±2,8	—0,4±3,8	+0,6±3,5	+ 2,5±1,7	—1,6± 3,0
Fr H (7)	0,0	—0,3±1,0	0,0±1,7	+2,0±1,7	+5,7±2,4	+10,1±5,7	+6,9±13,4
Calcium in mval/l							
NaCl (3)	0,0	+0,3±0,2	+0,1±0,5	+0,5±0,7	+0,4±0,4	+0,3±0,1	+0,1±0,7
Fr H (4)	0,0	—0,4±0,2	—0,6±0,6	—0,2±0,8	—0,8±0,9	—0,8±0,9	—0,8±0,5
Bicarbonat in mval/l							
NaCl (3)	0,0	+3,7±3,8	+4,0±4,0	+4,0±6,0	+0,2±2,3	+1,0±4,4	+5,0±5,3
Fr H (5)	0,0	—3,0±1,0	—5,6±4,0	—8,4±3,8	—7,2±4,1	—6,0±5,3	—3,2±2,8
Kalium in mval/l							
NaCl (3)	0,0	—0,1±0,3	0,0±0,1	0,0±0,4	0,0±0,3	+0,1±0,3	—0,2±0,5
Fr H (5)	0,0	—0,5±0,3	—0,4±0,3	—0,7±0,3	—0,3±0,3	—0,2±0,4	—0,5±0,5

Zusammenfassung

Es wird über Darstellung und weitere säulenchromatographische Reinigung des lipidmobilisierenden Polypeptids Fraktion H sowie einige biologische Wirkungen berichtet. Nach einer einmaligen subcutanen Injektion von 500 µg dieser Substanz kam es bei Kaninchen zu einem raschen Anstieg der freien Fettsäuren; zeitlich verschoben folgt ein Anstieg des Blutzuckers, des Kreatinin und Harnstoff-N. Gesamteiweiß, Kalium, Calcium und Bicarbonat fielen dagegen ab. Cholesterin und Phospholipide verändern sich während des untersuchten Zeitraumes von 24 Std nicht. Der Anstieg von freien Fettsäuren, Blutzucker und Harnstoff wurde in Zusammenhang mit einer vermehrten Bildung von cyclischem 3',5'-AMP durch Fraktion H diskutiert.

Literatur

1. CHASSON, A. L., H. J. GRADY und M. A. STANLEY: Nach Methoden für Technicon Autoanalyzer.
2. DOLE, V. P., and H. MEINERTZ: Microdetermination of long-chain fatty acids in plasma and tissue. J. biol. Chem. **235**, 2595 (1960).
3. EGGSTEIN, M., u. F. H. KREUTZ: Eine neue Bestimmung der Neutralfette im Blutserum und Gewebe. Klin. Wschr. **44**, 262 (1966).
4. FISKE, C. H., and J. SUBBAROW: The colorimetric determination of phosphorus. J. biol. Chem. **66**, 375 (1925).
5. KREUTZ, F. H.: Nach Methoden für Technicon Autoanalyzer.
6. MARSH, W. H., B. FINGERHUT, and E. KIRSCH: Amer. J. clin. Path. **28**, 681 (1957).
7. MENAHAN, L. A., and O. WIELAND: Glucagon-like Action of N^6,-2'-O-Dibutyryl 3',5'-AMP on perfused rat liver. Hoppe Seylers Z. physiol. Chem. **349**, 10 (1968).
8. RIZACK, M. A.: Activation of an epinephrine-sensitive lipolytic activity from adipose tissue by adenosine 3',5'-Phosphate. J. biol. Chem. **239**, 392 (1964).
9. RUDMAN, D., M. B. REID, F. SEIDMAN, M. DI GIROLAMO, A. R. WERTHEIM, and S. BERN: Purification and properties of a component of the pituitary gland which produces lipemia in the rabbit. Endocrinology **68**, 273 (1961).
10. —, F. SEIDMAN, and M. B. REID: Lipemia-producing activity of pituitary gland: Separation of lipemia-producing component from other pituitary hormones. Proc. Soc. exp. Biol. (N. Y.) **103**, 315 (1960).
11. SCHWANDT, P., M. KNEDEL und R. LINDLBAUER: Untersuchungen zum Verfahren der in vitro Lipolyse. Zschr. klin. Chem. und klin. Biochem. **6**, 81 (1968).
12. —, J. THÜNER, H. J. KARL und M. KNEDEL: Untersuchungen über eine lipolytisch wirksame Substanz aus Schweinehypophysen(Fraktion H)-Extraktion und Reinigung. Z. exp. Med. **147**, 246 (1968).
13. —, S. WERNER und H. J. KARL: Untersuchungen über biologische Wirkungen eines lipolytisch wirksamen Peptids aus Schweinehypophysen (Fraktion H). — 1. Einfluß auf die hormonempfindliche Triglyceridlipase. Z. ges. exp. Med. 1968 (Im Druck).
14. SKEGGS, L. T.: Amer. J. clin. Path. **28**, 311 (1957).
15. SPERRY, W. M., and M. WEBB: A revision of the Schoenheimer-Sperry method for cholesterol determination. J. biol. Chem. **187**, 97 (1950).
16. STEVENS, D. L., u. L. T. SKEGGS: Nach Methoden für Technicon Autoanalyzer.
17. SUTHERLAND, E. W., and T. W. RALL: The relation of adenosine-3',5'-Phosphate and phosporylase to the actions of catecholamines and other hormones. Pharmacol. Rev. **12**, 265 (1960).
18. ZÖLLNER, N., u. K. KIRSCH: Über die quantitative Bestimmung von Lipoiden (Mikromethode) mittels der vielen natürlichen Lipoiden (allen bekannten Plasmalipoiden) gemeinsamen Sulfophosphovanillin-Reaktion. Z. ges. exp. Med. **135**, 545 (1962).

Aus der I. Med. Univ.-Klinik Hamburg-Eppendorf (Direktor: Prof. Dr. H. Bartelheimer)
und der II. Med. Univ.-Klinik und -Poliklinik Hamburg-Eppendorf
(Direktor: Prof. Dr. A. Jores)

Messungen der $^{14}CO_2$-Ausatmung nach oraler Verabfolgung von ^{14}C-Triolein und ^{14}C-Ölsäure bei Kranken mit substituierter HVL-Insuffizienz

D. Glaubitt und H. Frahm

Mit 1 Abbildung

Nachdem seit mehreren Jahren $^{14}CO_2$-Exhalationsmessungen nach Verabfolgung ^{14}C-markierter Substanzen (s. von Holt u. Schmidt, 1961; Tolbert u. Cozzetto, 1964) in größerem Umfange möglich sind, lag es nahe, diese Methode zur Aufdeckung von Störungen u. a. des Intermediärstoffwechsels bei endokrinen Erkrankungen einzusetzen. Die Bestimmung des $^{14}CO_2$, des gesamten Kohlendioxyds sowie der spezifischen Radioaktivität in der Ausatmungsluft nach oraler Gabe von ^{14}C-Triolein und der diesem Neutralfett entsprechenden Fettsäure ^{14}C-Ölsäure erlaubt unter bestimmten Voraussetzungen Hinweise auf eine Beeinträchtigung der Fettverdauung und -resorption sowie des Intermediärstoffwechsels.

Wir wandten diese Methode bei Kranken mit Hypophysenvorderlappeninsuffizienz (HVL-Insuffizienz) an, bei denen wir bereits früher den Stoffwechsel radioaktiv markierter Eiweißkörper untersucht hatten (Glaubitt u. Overzier, 1965; Glaubitt u. Frahm, 1966, 1967).

Methodik

Wir untersuchten drei gesunde Personen sowie drei Patienten und zwei Patientinnen, die wegen einer HVL-Insuffizienz nach Operation eines HVL-Tumors unter einer täglichen oralen Substitution von 10 oder 15 mg Prednison und 0,10 oder 0,15 g Thyreoidea sicca standen. Sämtliche Probanden erhielten oral jeweils 5 µCi Triolein-(carbonyl-^{14}C) und mindestens 1 Woche danach Ölsäure-(1-^{14}C) (Farbwerke Hoechst AG, Frankfurt/Main-Höchst) in einer Suspension von 200 ml Vollmilche und 20 ml Erdnußöl. Die spezifische Radioaktivität des ^{14}C-Trioleins betrug 35,4 mCi ^{14}C/mM., die der ^{14}C-Ölsäure 32,5 mCi ^{14}C/mM. Anschließend wurden die Konzentration des $^{14}CO_2$ und des gesamten Kohlendioxyds sowie die spezifische Radioaktivität der Ausatmungsluft mit dem $^{14}CO_2$-Exhalationsmeßgerät FHT 50 A in weiterentwickelter Ausführung (Frieseke & Hoepfner GmbH, Erlangen-Bruck) bis zu 10 Std lang registriert. Weitere Einzelheiten über diese Methode s. Gebauer u. Suttor, 1966; Glaubitt u. Freudenberg, 1967; Glaubitt u. Frahm, 1968). Die tägliche Fettmenge im Stuhl an 3 Tagen wurde nach Van de Kamer u. Mitarb. (1949) bestimmt.

Ergebnisse

Die spezifische Radioaktivität in der Ausatmungsluft nach oraler Verabreichung von ^{14}C-Triolein steigt bei den Kranken langsamer an als bei den Gesunden und sinkt nach der 6. bis 8. Std bei den Kranken mit substituierter HVL-Insuffizienz verzögert ab. Nach oraler Gabe von ^{14}C-Ölsäure nimmt die spezifische Radioaktivität bei den Kranken gleichfalls nicht so rasch zu wie bei den gesunden Probanden; sie fällt nach der 5. bis 7. Std bei den Kranken deutlich langsamer ab (Abb. 1). Die Fettmenge im Stuhl ist bei einem Patienten normal, bei zwei Kranken vermehrt.

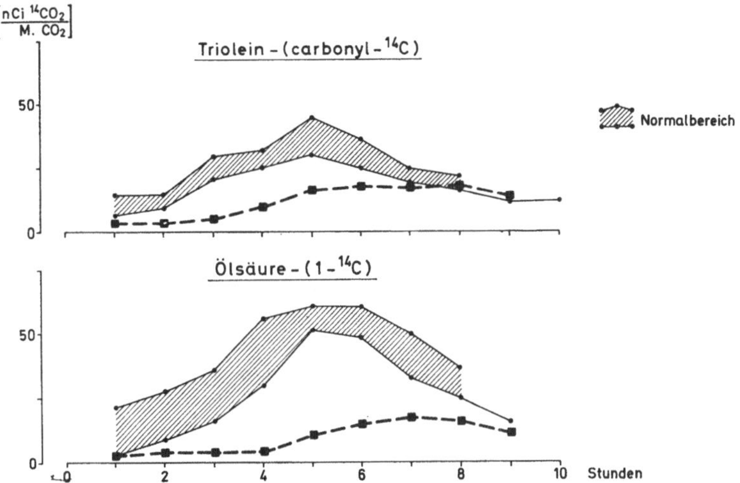

Abb.1. Die spezifische Radioaktivität in der Ausatmungsluft nach oraler Verabfolgung von 5 μCi ^{14}C-Triolein oder ^{14}C-Ölsäure bei einem Patienten (D.) mit substituierter HVL-Insuffizienz

Diskussion

Die $^{14}CO_2$-Exhalationsmessung unter besonderer Berücksichtigung der spezifischen Radioaktivität in der Ausatmungsluft nach oraler Verabreichung von ^{14}C-Triolein oder ^{14}C-Ölsäure liefert eine pauschale Aussage, die durch weitere Untersuchungen, z. B. die Fettbestimmung im Stuhl, ergänzt werden muß, wenn man Hinweise auf Störungen der Fettverdauung und -resorption erhalten will.

Der Vorzug der Methode liegt in der geringen Belastung des Patienten trotz der bei unserer Versuchsanordnung verhältnismäßig langen Untersuchungsdauer und in der kontinuierlichen Registrierung dreier Meßwerte, nämlich der Konzentration des $^{14}CO_2$, des gesamten Kohlendioxyds und der spezifischen Radioaktivität. Wichtige methodische Voraussetzungen für die Messungen sind erfüllt: Die Eichkurve mit $^{14}CO_2$ ist linear, das Gerät gewährleistet eine ausreichende Genauigkeit und Empfindlichkeit der Messungen, und zweimalige Bestimmungen an der gleichen Person ergeben eine gute Reproduzierbarkeit (s. auch GLAUBITT u. FRAHM, 1968).

Da bei unseren Kranken auf Grund der Fettbestimmungen im Stuhl eine normale oder nur geringfügig beeinträchtigte Fettverdauung und -resorption anzunehmen ist, sind die pathologischen Befunde bei der $^{14}CO_2$-Exhalationsmessung vor allem auf Störungen im Intermediärstoffwechsel zu beziehen. Hier können sich Einflüsse des Fett-, Kohlenhydrat- und Eiweißstoffwechsels unterschiedlich stark auswirken.

Eine Abgrenzung dieser einzelnen Stoffwechseleinflüsse ist durch Messung der $^{14}CO_2$-Exhalation und durch Bestimmung der spezifischen Radioaktivität bei unserer Versuchsanordnung nicht möglich. Ebensowenig erhält man unter diesen Bedingungen einen Anhalt für eine Bevorzugung bestimmter Stoffwechselwege mit einem veränderten Anteil der Kohlendioxydbildung im Intermediärstoffwechsel. Bei der Deutung der unspezifischen Resultate ist zu berücksichtigen, daß nach Resorption ^{14}C-markierter Verbindungen andere ^{14}C-etikettierte Substanzen im Organismus entstehen, aus denen zum Teil $^{14}CO_2$ gebildet wird, das später in die Alveolarluft übertreten kann.

Der verringerte Anstieg der spezifischen Radioaktivität ist möglicherweise zum Teil einer Verzögerung der Resorption ^{14}C-markierter Verbindungen zuzuschreiben. Das verlangsamte Absinken der spezifischen Radioaktivität in der Ausatmungsluft der Kranken könnte darauf beruhen, daß die Substitution mit Prednison und Thyreoidea sicca zwar klinisch optimal ist, jedoch in funktioneller Hinsicht Schwankungen im Stoffwechsel nicht fein genug angepaßt werden kann. Bei unseren Untersuchungsergebnissen nach oraler Gabe von ^{14}C-Ölsäure oder ^{14}C-Triolein bei Kranken mit primärem Myxödem unter der Behandlung mit Thyreoidea sicca, bei einer Patientin mit Cushing-Syndrom infolge einer Nebennierenrindenhyperplasie und bei einer Patientin mit substituierter primärer Nebennierenrindeninsuffizienz war die gleiche Frage zu diskutieren (Glaubitt u. Frahm, 1968). Offen bleibt jedoch bei einer solchen Deutung die Rolle der bei den Kranken nicht substituierten Hormone. Hier ist besonders das Wachstumshormon zu nennen, das den Fettstoffwechsel, u. a. die Lipolyse, beeinflußt (s. Pfeiffer, 1964; Ditschuneit, 1966; Westermann, 1966).

Zusammenfassung

Drei Patienten und zwei Patientinnen mit substituierter HVL-Insuffizienz nach Operation eines HVL-Tumors zeigen im Vergleich zu drei gesunden Probanden nach oraler Verabreichung von ^{14}C-Triolein oder ^{14}C-Ölsäure einen verzögerten Anstieg und anschließend ein verlangsamtes Absinken der spezifischen Radioaktivität in der Ausatmungsluft. Die Ursache hierfür sind überwiegend Störungen im Intermediärstoffwechsel.

Literatur

Ditschuneit, H.: 12. Symposion dtsch. Ges. Endokrinologie, S. 83. Berlin-Heidelberg-New York: Springer 1967.

Gebauer, H., u. Suttor, F.: Atompraxis 12, 1 (1966).

Glaubitt, D., u. H. Frahm: 12. Symposion dtsch. Ges. Endokrinologie, S. 332. Berlin-Heidelberg-New York: Springer 1967.

— — Verh. dtsch. Ges. inn. Med. 73, 813 (1967).

— — 8. internat. Symposion „Radioaktive Isotope in Klinik und Forschung", Bad Gastein 1968 (Im Druck).

—, u. V. Freudenberg: 5. Jahrestagung Ges. Nuclearmedizin. Wien 1967 (Im Druck).

—, u. C. Overzier: Acta endocr. (Kbh.) Suppl. 100, 1997 (1965).

Pfeiffer, E. F.: 11. Symposion dtsch. Ges. Endokrinologie, S. 41. Berlin-Heidelberg-New York: Springer 1965.

Tolbert, B. M., and F. J. Cozzetto: Respiration studies of the substrate oxidation in man. A.E.C. Symposium, Series No. 3, Juni 1964, S. 107.

Van de Kamer, J. H., Ten Bokkel Huinink, H., and H. A. Weiyers: J. biol. Chem. 177, 347 (1949).

Von Holt, C., u. H. Schmidt: Biochem. Z. 334, 516 (1961).

Westermann, E.: 12. Symposion dtsch. Ges. Endokrinologie, S. 154. Berlin-Heidelberg-New York: Springer 1967.

Aus den Pathologischen Instituten der Univ. Würzburg (Direktor: Prof. Dr. H. W. Altmann)
und Homburg, Saar (Direktor: Prof. Dr. G. Dhom)

Autoradiographische Untersuchungen zur DNS-Synthese und zum Proliferationsmodus im Hypophysenvorderlappen kastrierter und thyreoidektomierter Ratten*

H. U. Tietze, E. Stöcker, G. Dhom und F. J. Roth

Mit 1 Abbildung

Die Zellen des Hypophysenvorderlappens (HVL) der erwachsenen männlichen Ratte können unter Ruhebedingungen zu den stabilen Elementen gerechnet werden (Dhom u. Stöcker, 1964, 1965; Knutson, 1966). Der Prozentsatz DNS-synthetisierender Kerne (= ³H-Index) liegt im HVL etwa so hoch wie im Parenchym von Leber und Niere (Noltenius, Schellhas und Öhlert, 1963; Stöcker u. Heine, 1965). Demzufolge kann man annehmen, daß auch der Proliferationsmodus im HVL langsam ist, das heißt, daß die DNS-Synthesephase S, die postsynthetische prämitotische Phase G_2 und die Mitose M bei halbierter DNS-Syntheserate (= DNS-Neubildung pro Zeiteinheit) doppelt so lang dauern wie in permanent rasch proliferierenden Geweben (Stöcker, 1966, 1967).

In vorausgegangenen autoradiographischen Untersuchungen im HVL kastrierter und thyreoidektomierter männlicher Ratten haben wir gezeigt, daß der ³H-Index 2 Wochen nach Thyreoidektomie kaum, 2 Wochen nach Kastration jedoch signifikant ansteigt (Dhom u. Stöcker, 1964, 1965). Gegenstand der vorliegenden Untersuchungen ist es, den ³H-Index und die DNS-Syntheserate im HVL zu verschiedenen Zeiten, nämlich 1, 2, 4 und 8 Wochen nach Kastration bzw. Thyreoidektomie zu überprüfen.

Material und Methodik

Männliche Sprague-Dawley-Ratten mit einem mittleren Gewicht von 300 g wurden in drei Gruppen eingeteilt: die 1. Gruppe diente als Kontrolle, die 2. Gruppe wurde thyreoidektomiert, die 3. Gruppe wurde kastriert. Die Tiere der letzten beiden Gruppen wurden in unterschiedlichen Abständen (1, 2, 4 und 8 Wochen) nach dem Eingriff getötet. Die Tötung erfolgte zu identischer Tageszeit, 1 Std nach einer einmaligen intraperitonealen Injektion von 500 µC ³H-Thymidin (spez. Aktivität 6,0 bis 6,5 C/mMol.Schwarz Bio Research, New York). Die Versuche wurden im Frühjahr durchgeführt. Pro Versuchspunkt wurden 2 bis 4 Tiere verwandt. Die Hypophysen wurden für 46 Std in neutralem Formalin fixiert. Zum Austausch freien, nicht an neugebildete DNS gebundenen ³H-Thymidins wurde dem Fixativum kaltes Thymidin (0,5 mg/ml) zugegeben und die entparaffinierten 3 bis 4 µ dicken Schnitte wurden unmittelbar vor der Autoradiographie in hochkonzentrierter Lösung inaktiven Thymidins

---

* Die Untersuchungen wurden durch Mittel der Deutschen Forschungsgemeinschaft unterstützt.

gleicher Konzentration gewaschen. Autoradiographie mit Kodak-AR-10-stripping-Film, Exposition der Autoradiogramme 8 bis 14 Tage, Nachfärbung mit Hämatoxylin-Eosin. Zur Differenzierung der HVL-Zellen führten wir bei einem Teil der Präparate in Anlehung an die Methode von Siperstein (1963) eine Vorfärbung der Autoradiogramme mit PAS und eine Nachfärbung im Anschluß an die Entwicklung mit Hämatoxylin-Methanilgelb durch. Bestimmt wurde der ^{3}H-Index, d. h. der Prozentsatz der innerhalb der Verfügbarkeit von ^{3}H-Thymidin DNS-synthetisierender Kerne und die Silberkorndichte (Silberkernzahl/μ^2) über den markierten Kernen als Maß der DNS-Syntheserate anhand typischerweise HE-nachgefärbter Autoradiogramme. Es wurde die Gesamtfläche des horizontal geschnittenen Vorderlappens ausgewertet, pro Tier zwischen 35000 und 50000 Parenchymzellen. An den PAS-Hämatoxylin-Methanilgelb gefärbten Präparaten wurden pro Tier 100 markierte Parenchymzellen typenmäßig differenziert.

Ergebnisse und Erörterung
1. ^{3}H-Index und Silberkorndichte

Der Prozentsatz DNS-synthetisierender Kerne (^{3}H-Index) und die Silberkorndichte (SKD) über den markierten Kernen wurden an typischerweise HE-nachgefärbten Autoradiogrammen bestimmt.

Der *^{3}H-Index* des HVL beträgt bei den Kontrollen 0,078. Nach *Kastration* steigt der Prozentsatz DNS-synthetisierender Kerne rasch und kräftig an, im Maximum, 2 Wochen nach der Operation, geht dabei gegenüber den Kontrollen der Faktor 6 im Mittel ein. 8 Wochen nach dem Eingriff ist der ^{3}H-Index wieder in den Normbereich abgefallen. Nach *Thyreoidektomie* steigt der ^{3}H-Index des HVL wesentlich langsamer an und weist einen weitaus weniger markanten Gipfelpunkt 4 Wochen nach dem Eingriff auf, hier geht im Mittel der Faktor 2 gegenüber den Kontrolltieren ein. Auch nach Thyreoidektomie liegt der Prozentsatz DNS-synthetisierender Kerne nach 8 Wochen etwa wieder im Normbereich.

Die angegebenen ^{3}H-Indexwerte nach beiden Eingriffen sind entsprechend der Veränderung der Silberkorndichte, die eine Veränderung der DNS-Syntheserate anzeigt (s. unten!) korrigiert. Die erhobenen Befunde zeigen deutlich, daß die Kastration einen wesentlich stärkeren Proliferationsreiz für den HVL darstellt als die Thyreoidektomie.

Die *Silberkorndichte* (SKD), d. h. die Silberkornzahl pro μ-Quadrat Struktur über den markierten, also DNS-synthetisierenden Kernen, kann als zuverlässiges relatives Maß für die DNS-Neubildung pro Zeiteinheit genommen werden (Koburg u. Schultze, 1961; Koburg u. Maurer, 1962; Koburg, 1963; Stöcker, 1966, 1967, lit.).

Nach *Thyreoidektomie* bleibt die Silberkorndichte praktisch unverändert, die DNS-Syntheserate bleibt also konstant. Nach *Kastration* liegen die Verhältnisse anders: 1 Woche nach der Operation ist die DNS-Syntheserate etwa um den Faktor 1,5 erhöht, 2 Wochen nach dem Eingriff ist sie nahezu verdoppelt. Nach 8 Wochen liegt sie wieder im Normbereich. Die Verdoppelung der DNS-Syntheserate 2 Wochen nach dem Eingriff läßt den Schluß zu, daß sich die S-Phasenlänge etwa auf die Hälfte verkürzt haben muß, also eine Annäherung an die S-Phasenlänge permanent rasch proliferierender Gewebe erfolgt ist. Demzufolge kann auch in der durch Kastration in stärkerem Maße zur Proliferation gezwungenen Hypophyse eine Umschaltung auf den schnellen Proliferationsmodus erfolgen, wie dies schon in Leber und Niere der Ratte nach verschiedenen Proliferationsreizen nachgewiesen worden ist (Stöcker u. Bach, 1965; Stöcker u. Pfeiffer, 1967; Stöcker, 1966,

1968; HEINE u. STÖCKER, 1967, 1968). Interessant ist in diesem Zusammenhang, daß auch in der Hypophyse der stärker wirksame Proliferationsreiz, nämlich die Kastration, mit dieser Umschaltung auf den schnellen Proliferationsmodus gekoppelt ist. Es besteht also eine gewisse Beziehung zwischen der Quantität der in die DNS-Synthese eintretenden Kerne und der Umschaltung auf den schnellen Proliferationsmodus.

2. Prozentuale Beteiligung der HVL-Kollektive an der DNS-Synthese

Die Differenzierung von Chromophoben, Acidophilen, Thyreotropen und Gonadotropen erfolgte an PAS-vorgefärbten und Methanilgelb-Hämatoxylin-

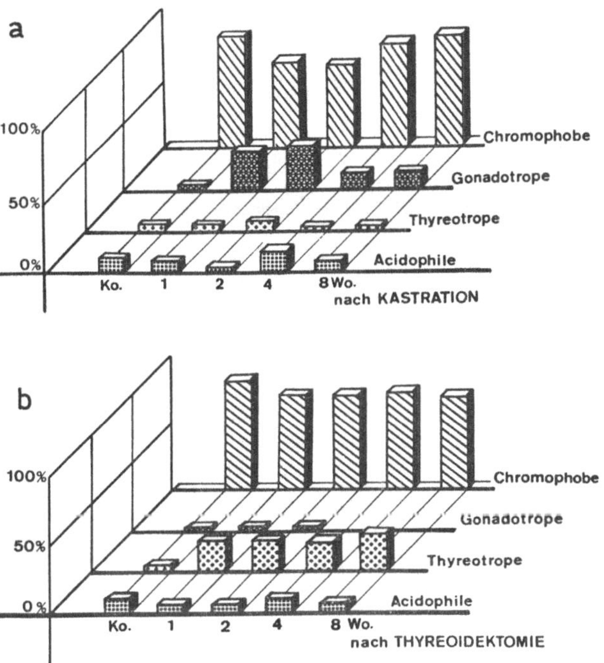

Abb. 1. Prozentuale Verteilung der Markierung auf die verschiedenen HVL-Kollektive als Funktion der Zeit (in Wochen). a) nach Kastration und b) nach Thyreoidektomie. Ko. = Kontrollen

nachgefärbten Autoradiogrammen. In Abb. 1 ist die prozentuale Beteiligung der einzelnen HVL-Elemente an der Proliferation nach Kastration und nach Thyreoidektomie dargestellt. Das Säulendiagramm zeigt, daß die Chromophoben generell am stärksten an der Proliferation beteiligt sind, bei den Kontrollen (Ko.) mit rund 80%. Nach Kastration steigt der Anteil DNS-synthetisierender Kerne gonadotroper Zellen deutlich an, nach Thyreoidektomie sind die Thyreotropen stärker an der Proliferation beteiligt, und zwar jeweils auf Kosten der Chromophoben. Es lassen sich daraus folgende Schlüsse ziehen:

1. Die Chromophoben stellen ganz generell das Proliferationsblastem des Hypophysenvorderlappens dar.

2. Durch spezifische, den HVL treffende Proliferationsreize wird die Proliferation besonders in der korrespondierenden Zellpopulation, also in den Gonadotropen nach Kastration und in den Thyreotropen nach Thyreoidektomie, angefacht. Auch differenzierte Zellpopulationen können so weitgehend Träger einer forcierten Proliferation werden.

Abschließend wurde im Vortrag anhand von Autoradiogrammen demonstriert, daß auch die Kerne von Kastrations- und Thyreoidektomiezellen sich an der DNS-Synthese beteiligen und in die Mitose eintreten können.

Zusammenfassend wird durch die vorgewiesenen Befunde belegt, daß durch Kastration und Thyreoidektomie die Proliferation der Hypophyse besonders in den entsprechenden tropen Zellen forciert wird, und daß nach Kastration dabei zusätzlich der Proliferationsmodus auf die schnelle Form mit Verdoppelung der DNS-Syntheserate umgeschaltet wird.

Literatur

Dhom, G., u. E. Stöcker: Experientia (Basel) **20**, 384 (1964).
— — 11. Symp., dtsch. Ges. Endokrin. 1964, 298—301. Berlin-Heidelberg-New York: Springer 1965.
Heine, W. D., u. E. Stöcker: 12. Symp. Ges. Histochem. 22.—26. 9. 1967 Gent. Acta histochem. (Jena) 1968 (Im Druck).
— — Klin. Wschr. 1968 (Im Druck).
Knutson, F.: Acta endocr. (Kbh.) Suppl. **112** (1966).
Koburg, E.: In: Cell Proliferation. Guiness Symposium Dublin 1963, pp. 62—79, ed. Lamerton, F. L., and R. J. F. Fry. Oxford: Blackwell Scientif. Publ. 1963.
—, and W. Maurer: Biochim. biophys. Acta (Amst.) **61**, 229—242 (1962).
—, u. B. Schultze: Verh. dtsch. Ges. Path. **45**, 103—107 (1961).
Noltenius, H., H. Schellhas und W. Öhlert: Beitr. path. Anat. **129**, 90—117 (1963).
Siperstein, E.: J. cell. Biol. **17**, 521—546 (1963).
Stöcker, E.: Verh. dtsch. Ges. Path. **50**, 53—74 (1966).
— 12. Symp. Ges. Histochem. 22.—26. 9. 1967, Gent. Acta histochem. (Jena) 1968 (Im Druck).
—, u. G. Bach: Naturwissenschaften **52**, 264—265 (1965).
—, u. W. D. Heine: Beitr. path. Anat. **131**, 410—434 (1965).
—, u. U. Pfeiffer: Z. Zellforsch. **79**, 374—388 (1967).

Wir danken Frau H. Grüne, Frau H. Liebscher und Frau H. Waldschmidt für ihre Hilfe bei der technischen Durchführung der Experimente.

Aus der Abteilung für klinische und experimentelle Endokrinologie (Leiter: Prof. Dr. G. BETTEN-
DORF) der Universitäts-Frauenklinik Hamburg-Eppendorf (Direktor: Prof. Dr. K. THOMSEN)

Nachweis von FSH-Aktivität mit dem Augmentationstest nach Igarashi und McCann

T. KUMASAKA und M. BRECKWOLDT

Mit 2 Abbildungen

Für die Bestimmung von FSH-Aktivitäten in gonadotropen Substanzen wird in der Regel der Augmentationstest nach STEELMAN u. POHLEY wegen seiner anerkannten Spezifität und seiner einfachen Durchführbarkeit bevorzugt. Dieses Testverfahren ist aber zum Nachweis kleiner FSH-Mengen ungeeignet, da der lineare Verlauf der ansteigenden Dosiswirkungskurve erst bei relativ hohen Dosen zu finden ist. Der optimale Dosisbereich liegt für das Standardpräparat FSH-NIH-S_1 und S_3 zwischen 32 und 256 μg, für das II. IRP HMG zwischen 0,5 und 6,0 IE.

1964 wurde von IGARASHI u. McCANN eine Methode angegeben, mit der es den Autoren möglich war, wesentlich geringere FSH-Mengen biologisch zu erfassen. Dabei wird die zu testende unbekannte Substanz zusammen mit einer bekannten Menge HCG — als LH-wirksames Gonadotropin — weiblichen infantilen Mäusen subcutan an drei aufeinanderfolgenden Tagen verabfolgt. Am 4. Tag wird das Gewicht des Mäuseuterus bestimmt und dient als Maß für die FSH-Wirkung des verabfolgten Gonadotropins.

Zur Beurteilung der Brauchbarkeit einer biologischen Bestimmungsmethode müssen neben der *Spezifität* vier weitere Kriterien erfüllt sein.

1. Die *Linearität* muß gegeben sein, d. h. der Test kann nur verwertet werden im linearen Verlauf der Dosiswirkungskurve. Zum Nachweis der Linearität sind mindestens drei Dosen zu prüfen.

2. Die *Empfindlichkeit* einer Methode wird durch die kleinste wirksame Dosis (MED = minimal effective dose) oder besser durch den optimalen Dosisbereich erfaßt. Die MED soll möglichst klein sein.

3. Die Reproduzierbarkeit ist durch den *Präzisionsindex* gekennzeichnet. In diesen Wert gehen die Steilheit der Dosiswirkungskurve und die Streuung der Einzelwerte ein.

4. Soll eine *Parallelität* zwischen den Dosiswirkungskurven der unbekannten Substanz und des Referenzpräparates bestehen, d. h. beide Präparate entfalten gleichartige Wirkungen am Erfolgsorgan.

Nach diesen Gesichtspunkten haben wir die Methode von IGARASHI u. McCANN geprüft und der Steelman-Pohley-Methode gegenübergestellt. Als Versuchstiere wurden infantile Mäuse des Stammes NMRI/Han-SPF bzw. Wistar-Ratten des Stammes AF/Han/SPF benutzt[1].

---

[1] Zentralinstitut für Versuchstierzucht Hannover.

Abb. 1 stellt die mit dem Standardpräparat des NIH-S$_3$ erhaltenen Befunde gegenüber. Dabei zeigt sich, daß beide Methoden den Forderungen, die man an einen biologischen Test stellt, durchaus gerecht werden. Das Verfahren nach Igarashi u. McCann erweist sich allerdings als 128mal empfindlicher. Der Neigungswinkel im linearen aufsteigenden Teil der beiden Dosiswirkungskurven ist praktisch gleich. Für die beiden Kurven errechnet sich nach dem vereinfachten Ausweitungsverfahren nach Gaddum ein Lambda-Wert von 0,116 bzw. 0,234, also durchaus zufriedenstellend.

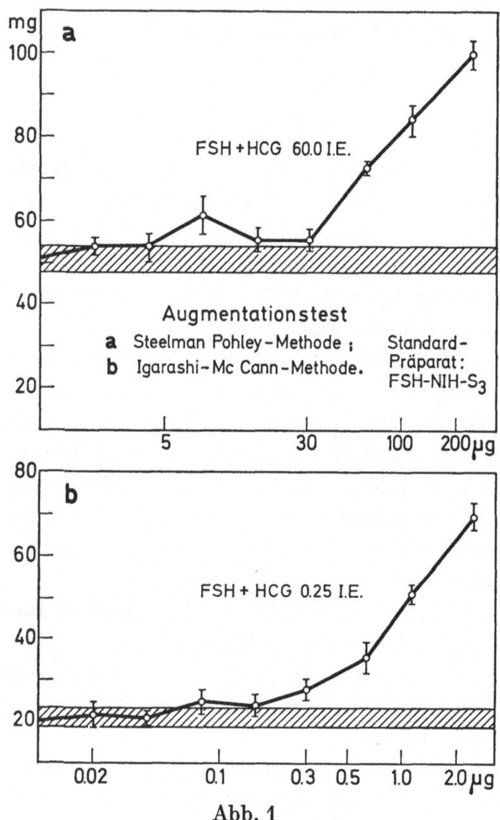

Abb. 1

In der Tabelle ist der optimale Dosisbereich für verschiedene Gonadotropinpräparate für beide Verfahren zusammengestellt und der Faktor der höheren Empfindlichkeit der Igarashi-McCann-Methode angegeben. Die Methode nach Igarashi u. McCann erweist sich zwischen 40- und 128mal empfindlicher als der Augmentationstest am Rattenovar.

Eine entscheidende Bedeutung für den Test nach Igarashi u. McCann kommt offenbar dem Zusatz von HCG zu, diese Dosis darf nicht zu klein und nicht zu groß gewählt werden; als optimale Menge sind 0,25 IE/Tier anzusehen. Abb. 2 veranschaulicht diese Verhältnisse. 0,25 IE HCG führen zu einer Zunahme der Gonadotropinwirkung um etwa das Doppelte. Wird aber eine bestimmte FSH-

Menge überschritten, so kommt es zum Abfall des Effektes. Offenbar ist dies eine Folge der verschobenen FSH-LH-Relation. Ist andererseits die LH-Menge zu groß, z. B. 0,75 IE, so fällt die Dosiswirkungskurve bei weiterem Zusatz von FSH stetig ab. 0,75 IE HCG allein führen bereits zu einem maximalen Gewichtsanstieg des Mäuseuterus.

Bei drei Patientinnen nach der Menopause war es möglich, mit der Methode nach IGARASHI u. McCANN FSH im unbehandelten Serum nachzuweisen.

Den Tieren wurde zwischen 0,125 und 0,75 ml Serum an drei aufeinanderfolgenden Tagen verabreicht. Es ergibt sich eine gute Korrelation zwischen den Serum-FSH-Werten und den im Urin gefundenen Werten an Gesamtgonadotropin.

Tabelle. *Optimaler Dosisbereich*

Substanz	Methode		Faktor
	STEELMAN u. POHLEY	IGARASHI u. McCANN	
FSH-NIH-S³	32 —256 µg	0,25 —2,0 µg	128
HMG-IRP II	0,4— 3,6 IE	0,005—0,05 IE	120
Pergonal	0,6— 6,0 IE	0,021—0,15 IE	40
Humegon	0,6— 6,0 IE	0,021—0,15 IE	40
HHG	5 — 30 µg	0,05 —0,5 µg	100

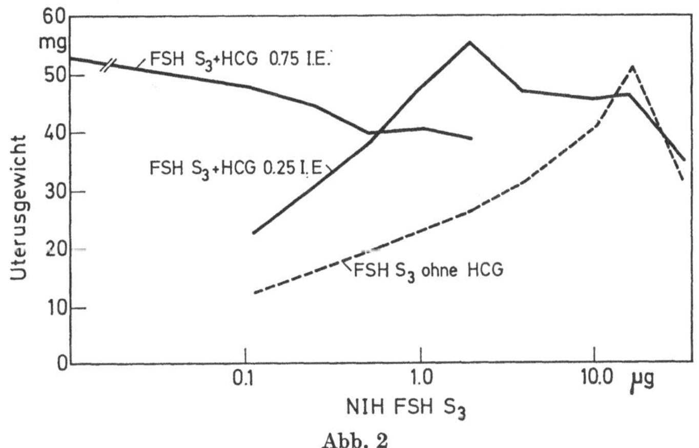

Abb. 2

Zusammenfassend läßt sich feststellen, daß die FSH-Bestimmung nach IGARASHI u. McCANN eine sehr empfindliche, weitgehend spezifische, durchaus brauchbare Methode darstellt. Ihre Anwendung kommt vor allen Dingen zum Nachweis kleiner FSH-Mengen in Betracht, wie z. B. im Serum von Patientinnen oder im Serum von Ratten beim Nachweis von RF-Aktivität.

Literatur

IGARASHI, M., J. KAMIOKA, Y. IBARA, and S. MATSUMOTO: Folia encocrinologica Japonica **40**, 122 (1965).
—, and S. M. McCANN: Endocrinology **74**, 440 (1964).
—, M. NALLER, and S. M. McCANN: Endocrinology **75**, 901 (1964).
KUROSHIMA, A., Y. ISHIDA, C. Y. BOWERS, and A. V. SCHALLY: Endocrinology **76**, 614 (1965).
STEELHAN, S. L., and F. M. POHLEY: Endocrinology **53**, 604 (1953).

Aus der Abteilung für klinische und experimentelle Endokrinologie (Leiter: Prof. Dr. G. Bettendorf) der Universitäts-Frauenklinik Hamburg-Eppendorf (Direktor: Prof. Dr. K. Thomsen)

Untersuchungen zum Nachweis von FSH- und LH-Releasingfaktoren in der Hypophyse und dem Hypophysenstiel beim Menschen

T. Kumasaka und G. Bettendorf

Mit 1 Abbildung

Der Nachweis von Gonadotropin-Releasingfaktoren im Hypothalamus ist von mehreren Autoren erbracht worden. In den meisten Fällen wurde tierisches Ausgangsmaterial verwendet, und es ließ sich FSH-RF und LH-RF nachweisen. Beide Aktivitäten wurden von Blobel auch im menschlichen Zwischenhirngewebe gefunden. In unseren Untersuchungen, über die hier berichtet werden soll, haben wir versucht, Gonadotropin-Releasingfaktoren im Hypophysenstiel und der Hypophyse des Menschen zu bestimmen.

Methodik

Zur Extraktion des GRF verwendeten wir die Methode von McCann in leicht modifizierter Form. Das zu untersuchende Material wurde zunächst homogenisiert und mit Aceton entfettet. Danach wurde mit einer 4 m Essigsäure extrahiert und der Extrakt lyophilisiert. Die Inaktivierung eventuell noch vorhandener Gonadotropinverunreinigungen erfolgte durch Erhitzen für 10 min auf 100°. Der Nachweis von GRF-Aktivität wurde durch den Anstieg von Plasma-FSH bzw. LH im Blut kastrierter weiblicher Ratten erbracht.

Zur Blockierung der endogenen gonadotropen Aktivität wurden die Tiere mit 50 µg Oestradiol und 25 mg Progesteron vorbehandelt. Der zu testende Extrakt wurde den so vorbehandelten Tieren in 0,5 ml physiologischer Kochsalzlösung intravenös verabfolgt. Nach 15 min wurden den Tieren aus der Vena cava inferior 5 bis 6 ml Blut mit einer heparinisierten Spritze entnommen. Jede Dosisgruppe bestand aus fünf Tieren. Das Plasma wurde gepoolt und auf seine gonadotropen Aktivitäten untersucht. Für die FSH-Bestimmung benutzten wir die Methode nach Steelman u. Pohley und das Verfahren nach Igarashi u. McCann, zur LH-Bestimmung wir den Ascorbinsäuretest nach Parlow. Als Standardpräparate dienten das FSH-NIH-S$_3$ bzw. der II. IRP HMG. In einigen Versuchen wurde darüber hinaus die FSH- und LH-Aktivität in den Hypophysen der Testratten mit den gleichen Testmethoden ermittelt.

Zur weiteren Reinigung der Extrakte wurde eine Dünnschichtchromatographie in 0,02 m Kochsalzlösung durchgeführt. Die einzelnen Fraktionen wurden Extrahiert und auf ihre GRF-Aktivität untersucht.

Ergebnisse

FSH-RF-Aktivität war mit Hilfe des Steelman u. Pohley- und des Igarashi-McCann-Tests im Hypophysenstiel nachweisbar (Tabelle 1). Mit dem Extrakt aus menschlichen Hypophysen ergab sich ein nicht signifikanter Anstieg des Mausuterusgewichts. Die höchsten RF-Aktivitäten fanden sich in einem Hypophysenrückstand, aus dem vorher FSH und LH extrahiert worden war, und in dem noch

Tabelle 1. *FSH-RF-Aktivität*

Testmaterial	nach Steelman u. Pohley			nach Igarashi u. McCann		
	verabreichte Extraktmenge mg	Ovargewicht mg ± σ	P VS Kontrolle	verabreichte Extraktmenge mg	Uterusgewicht mg ± σ	P VS Kontrolle
NaCl	1,0	53,0 ± 4,3		1,0	35,0 ± 6,0	
Ku$_1$	0,2	53,0 ± 4,3	N. S.	0,6	28,5 ± 4,8	N. S.
Hypophysenstiel	0,6	56,0 ± 4,6	N. S.	1,8	38,5 ± 3,0	N. S.
	1,0	58,5 ± 3,6	N. S.	3,0	46,0 ± 12,0	0,05
	1,8	59,0 ± 4,8	0,01	5,0	39,3 ± 7,5	N. S.
Ku$_2$	0,2	53,0 ± 5,5	N. S.	0,6	36,0 ± 12,0	N. S.
Hypophysenstiel	1,0	57,5 ± 3,5	N. S.	1,8	52,5 ± 9,0	0,01
♂	2,0	58,0 ± 4,2	N. S.	5,0	40,0 ± 13,0	N. S.
Ku$_2$	1,0	58,5 ± 3,3	0,05	0,2	38,0 ± 7,5	N. S.
Hypophysenstiel	5,0	55,5 ± 5,5	N. S.	1,0	40,0 ± 9,8	N. S.
♀				1,8	51,0 ± 10,2	0,01
				5,0	45,0 ± 8,9	0,01
Ku$_4$	1,0	52,0 ± 5,8	N. S.	2,0	20,0 ± 1,8	N. S.
Hypophyse	2,0	55,5 ± 4,2	N. S.	10,0	40,0 ± 9,8	N. S.
	10,0	55,0 ± 6,7	N. S.			
Ku$_5$				0,2	39,0 ± 9,0	N. S.
HHG (E$_3$G$_{66}$)				0,6	37,5 ± 9,6	N. S.
				2,0	41,5 ± 8,9	N. S.
				3,0	39,0 ± 7,0	N. S.
Ku$_6$				0,1	26,3 ± 5,6	N. S.
HLH (N$_4$)				0,2	37,0 ± 7,0	N. S.
				0,3	35,0 ± 7,0	N. S.
				0,6	39,5 ± 5,4	N. S.
				1,0	37,5 ± 7,5	N. S.
				2,0	40,0 ± 8,6	N. S.
				3,0	41,5 ± 0,5	N. S.
Ku$_7$	0,2	57,5 ± 5,5	N. S.	0,2	60,5 ± 10,2	0,01
Hyp.-Rückstand				0,6	59,0 ± 9,0	0,01
N$_2$	1,8	60,0 ± 5,6	0,01	1,8	66,5 ± 7,0	0,01
Ku$_7$				0,1	23,6 ± 6,6	N. S.
hypox. Ratten				0,2	25,0 ± 6,6	N. S.

Wachstumshormon enthalten ist. In unseren aus menschlichen Hypophysen extrahierten FSH- und LH-Präparaten (Ku$_5$ und Ku$_6$) war mit der Igarashi-McCann-Methode keine RF-Aktivität nachweisbar.

Im Ascorbinsäuretest nach Parlow wurde versucht, die LH-RF-Aktivität zu testen. Von den genannten Geweben war jedoch nur in zwei Extrakten aus Hypophysenstielen ein nicht signifikanter Ascorbinsäureabfall faßbar. Eine

LH-RF-Aktivität konnten wir daher weder in der Hypophyse noch im Hypophysenstiel und auch nicht in den menschlichen FSH- und LH-Präparaten mit unserer Methodik nachweisen.

Der aus den menschlichen Hypophysenstielen gewonnene Extrakt (Ku$_1$) ließ sich durch Dünnschichtchromatographie in vier Fraktionen auftrennen. Die gonadotropinfreisetzende Aktivität der einzelnen Fraktionen wurde in der oben

Tabelle 2. *GRF-Extrakte*

Nr.	Gewebe	Menge	Extraktmenge
Ku $_1$	Hypophysenstiel Mensch	0,98 g (173 Stück)	27,0 mg
Ku $_2$	Hypophysenstiel Mensch ♂	1,57 g (200 Stück)	80,0 mg
Ku $_3$	Hypophysenstiel Mensch ♀	0,56 g (70 Stück)	53,4 mg
Ku $_4$	Hypophyse Mensch	1,69 g (10 Stück)	0,275 mg
Ku $_5$	E$_3$ (HHG) G66	20 mg	16,0 mg
Ku $_6$	N$_4$ („LH")	20 mg	17,7 mg
Ku $_7$	N$_2$	9 g	303 mg

beschriebenen Versuchsanordnung bestimmt. Gleichzeitig wurde die Gonadotropinaktivität in den Hypophysen der Testratten ermittelt (Abb. 1). Dabei zeigte sich, daß die einzelnen Fraktionen eine unterschiedliche Aktivität enthalten. Ein hoher FSH-Wert im Serum als Maß für eine Releasingfaktorwirkung geht mit

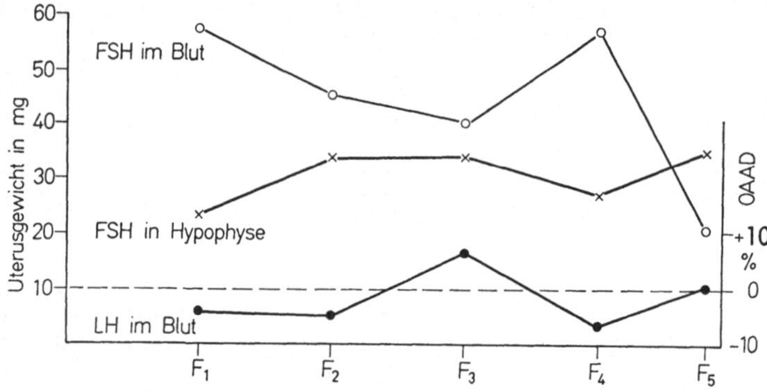

Abb. 1. Gonadotropin-RF-Aktivität nach Dünnschichtchromatographie. Menge 2 mg RF: Menschenhypophysenstiel. D.S.C.: Kieselgel G nach Stahl. Elution: 0,02 M NaCl

einer herabgesetzten FSH-Aktivität in den Hypophysen einher und umgekehrt. Die LH-Ausschüttung aus der Hypophyse ergabn keine signifikanten Unterschiede, d. h., auch hier ließ sich wieder keine LH-RF-Aktivität finden.

Zusammenfassend läßt sich sagen, daß es möglich war, in menschlichen Hypophysen und im Hypophysenstiel FSH-RF-Aktivität mit Hilfe zweier Testsysteme — dem Steelman u. Pohley- sowie dem Igarashi-McCann-Test — nachzuweisen. Eine LH-Freisetzung war jedoch bei Anwendung der verschiedenen Extrakte im Ascorbinsäuretest nach Parlow nicht faßbar.

Literatur

BLOBEL, R., H. D. SCHLUMBERGER, and S. HELLER: Acta endocr. (Kbh.) Suppl. 119, 103 (1967).
DHARIWAL, A. P. S., R. NALLAR, M. BATT, and S. M. McCANN: Endocrinology 76, 290 (1965).
GUILLEMIN, R.: Recent Progr. Hormone Res. 20, 89 (1964).
MARIAN, J., M. PALOMA, and M. DE LA LASTRA: Endocrinology 81, 1193 (1967).
McCANN, S. M., and V. D. RAMIREZ: Recent Progr. Hormone Res. 20, 131 (1964).
—, S. TALEISNIK, and H. M. FRIEDMAN: Proc. Soc. exp. Biol. (N. Y.) 104, 432 (1960).
NALLAR, R., and S. M. McCANN: Endocrinology 76, 272 (1965).
SCHALLY, A. V., and C. Y. BOWER: Endocrinology 75, 312 (1964).
— — Endocrinology 75, 608 (1964).
—, H. WELDON, C. CASTER, A. ARIMURA, and C. Y. BOWER: Endocrinology 81, 1177 (1967).

Aus der Psychoendokrinologischen Abteilung (Leiter: Dr. U. LASCHET) der Pfälzischen Nervenklinik Landeck (Direktor: Prof. Dr. Dr. G. MALL)

Vergleichende Untersuchungen
mit einem synthetischen Tetracosactid
mit Depot-ACTH-Effekt und tierischem Zink-ACTH

U. LASCHET, L. LASCHET, G. MALL und H.-F. PAARMANN

Das von KAPPELER u. SCHWYZER synthetisierte $\beta^{1\text{-}24}$-Corticotropin mit einer
corticotropen Aktivität von 106 $\pm$ 14 IE/mg im Sayers-Test (SCHULER, SCHÄR u.
DESAULLES), unter dem Namen Synacthen bekannt, ist durch Komplexbildung mit
Zinkverbindungen in ein depotwirksames ACTH-Präparat überführt worden.
Tierexperimentelle Untersuchungen verschiedener Industrielaboratorien ergaben,
daß die Wirkung eines Milligramms der Zink-$\beta^{1\text{-}24}$-Corticotropinkomplexes der
Wirkung von 80 IE des bisher gebräuchlichen Schweine-ACTH-Zinkkomplexes
(Cortrophine Z) entspricht.

Die vorliegenden Ergebnisse wurden durch vergleichende Untersuchungen nach
einmaliger intramuskulärer Injektion von 2 mg des synthetischen $\beta^{1\text{-}24}$-Cortico-
tropin-Zinkkomplexes (s-Cortrophin Depot = OC 32-20) und 160 IE des Schweine-
ACTH-Zinkkomplexes ermittelt. Beide Präparate wurden den gleichen Patienten
nacheinander injiziert.

Methodik: Vergleichende Untersuchungen an fünf Patienten. 17-Ketosteroide
nach ZIMMERMANN (1954); 17-ketogene Steroide nach NORYMBERSKI; Cortisol nach
MATTINGLY. Vor Therapiebeginn mindestens drei Basalwerte.

Ergebnisse: Die in drei repräsentativen Fällen ermittelten Werte sind in der
folgenden Tabelle zusammengestellt.

Die Cortisolausscheidung stieg bei drei der Fälle nach Cortrophine Z höher als
nach s-Cortrophin Depot an. In allen Fällen fanden wir nach Cortrophine Z die höchste
Cortisolausscheidung erst während der zweiten 24 Std nach der Injektion, nach
s-Cortrophin Depot nur in einem Fall. Im Fall 1 sind die Werte während der ersten
24 Std nach der Injektion bei beiden Präparaten praktisch gleich, nach den zweiten
24 Std liegt die Cortisolausscheidung nach Cortrophine Z etwa 8mal höher als
nach OC 32-20; auch während der dritten 24 Std ist noch eine Verdoppelung der
Cortisolausscheidung nach Cortrophine Z gegenüber OC 32-20 zu beobachten.
Auch die 17-Ketosteroide und die 17-ketogenen Steroide liegen während der zweiten 24 Std nach der Injektion unter Cortrophine Z wesentlich höher als nach
OC 32-20. Während der dritten 24 Std jedoch ist nach Injektion beider Präparate
in diesem Fall praktisch keine Wirkung mehr nachweisbar.

Im Fall 2 ist nach OC 32-20 nur noch während der zweiten 24 Std eine Erhöhung
der Cortisolausscheidung nachweisbar, hingegen nach Cortrophine Z noch während
der vierten 24 Std. Die 17-Ketosteroidausscheidung ändert sich nach OC 32-20
praktisch nicht, während nach Cortrophine Z nach 48 bis 72 Std noch eine ein-

deutige Erhöhung feststellbar ist. Ähnlich verhalten sich die 17-ketogenen Steroide, die nach OC 32-20 nach 48 bis 72 Std nur mehr wenig über die Basalwerte angehoben sind, hingegen zum gleichen Zeitpunkt nach Cortrophine Z ganz eindeutig und sogar noch nach 72 bis 96 Std gesteigert sind.

Tabelle

Datum	Cortisol (μg/24 h)	17-Keto steroide (mg/24 h)	17-ketogene Steroide (mg/24 h)	Therapie
Fall 1: E. W. ♂, 48 J., 67 kg				
7. 6.	292	14,6	23,1	Vor Therapiebeginn
8. 6.	162	9,8	11,6	
12. 6.	173	9,2	5,5	
14. 6.	2922	16,8	31,5	13. 6. 2 mg s-Cortrophin Depot
15. 6.	1032	6,9	38,5	(OC 32-20)
16. 6.	405	13,1	13,3	
23. 6.	406	10,0	11,8	
27. 6.	2995	7,2	11,2	26. 6. 160 IE Cortrophine Z
28. 6.	8890	57,5	123,4	
29. 6.	966	4,9	10,6	
30. 6.	170	5,7	6,8	
4. 7.	159	6,0	4,2	
Fall 2: O. K. ♂, 16 J., 74 kg				
7. 6.	399	10,7	12,3	vor Therapiebeginn
8. 6.	458	10,0	11,9	
9. 6.	744	18,2	9,6	
12. 6.	264	8,7	15,4	
14. 6.	1712	12,8	54,2	13. 6. 2 mg s-Cortrophin Depot
15. 6.	1501	9,6	42,5	(OC 32-20)
16. 6.	607	4,5	19,9	
17. 6.	475	6,6	10,5	
23. 6.	879	8,9	10,1	
27. 6.	3945	21,8	45,4	26. 6. 160 IE Cortrophine Z
28. 6.	6530	21,4	37,5	
29. 6.	6182	41,5	47,3	
30. 6.	2164	19,8	26,6	
4. 7.	510	12,1	7,2	
Fall 3: H. K. ♂, 21 J., 73 kg				
7. 6.	286	19,6	19,9	vor Therapiebeginn
8. 6.	343	18,6	21,9	
9. 6.	302	20,8	18,9	
14. 6.	3128	37,3	59,2	13. 6. 2 mg s-Cortrophin Depot
15. 6.	4032	126,0	154,7	(OC 32-20)
16. 6.	231	10,4	28,7	
23. 6.	256	18,4	10,0	
27. 6.	2124	12,9	36,3	26. 6. 160 IE Cortrophine Z
28. 6.	7157	42,9	39,1	
29. 6.	1854	34,7	25,5	
30. 6.	313	12,2	10,2	
4. 7.	192	17,3	22,5	

Ähnlich wie im Fall 2 liegen die Verhältnisse im Fall 3. Nach OC 32-20 Cortisol am 2. Tag, nach Cortrophine Z auch am 3. Tag noch eindeutig über die Basalwerte gesteigert, ebenso die 17-Ketosteroide, wobei allerdings nach OC 32-20 sowohl bei den 17-Ketosteroiden als auch bei 17-ketogenen Steroiden während der zweiten 24 Std eine wesentlich höhere Reaktion festzustellen ist als nach Cortrophine Z. Während der 48. bis 72. Std liegt die Ausscheidung von 17-ketogenen Steroiden bei beiden Präparaten etwa gleich hoch.

Der Vergleich beider Präparate am selben Patienten scheint auf eine längere Depotwirkung des tierischen ACTH-Zinkkomplexes gegenüber dem synthetischen $\beta^{1\text{-}24}$-Corticotropin-Zinkkomplex hinzuweisen. Diese protrahiertere Wirkung des tierischen Zinkkomplex-ACTHs ist möglicherweise auf unspezifische Eiweißstoffe als Begleitstoffe im tierischen ACTH zurückzuführen, während die absolute Reinheit des synthetischen Präparats diesen unspezifischen Protraktionseffekt vermissen läßt. Die Untersuchungen deuten darauf hin, daß es sich um eine Differenz der Depotwirkung von etwa 24 Std handeln kann. Die Aktivität beider Präparate läßt Unterschiede in erster Linie bei den Cortisolwerten, aber auch bei den 17-ketogenen Steroiden erkennen. Sie dürften zum Teil auf den stärkeren Depoteffekt von Cortrophine Z zurückzuführen sein.

Literatur

Kappeler, H., u. R. Schwyzer: Helv. chim. Acta 44, 1136 (1961); 46, 1550 (1963).
Schuler, W., B. Schär und P. Desaulles: Schweiz. med. Wschr. 93, 1962 (1963).

Aus der Universitäts-Frauenklinik Münster/Westf. (Direktor: Prof. Dr. H. GOECKE)

Zur Hemmung der Gonadotropinwirkung durch Seren und Urinfaktoren

P. WEISER

Eine Hemmung des Sexualcyclus ist auf verschiedenen Ebenen der Regelung möglich. Einwirkungen auf das Sexualzentrum werden in der Humanmedizin als Haupt- oder Nebenwirkungen medikamentöser Therapie beobachtet. Die bekanntesten derartigen Substanzgruppen sind die Sexualsteroide und verschiedene Psychopharmaka. Im Tierversuch sind auch andere Prinzipien in der Erprobung, so die direkte Einwirkung auf die Gonadotropine. Davon ist die Wirkung von Antiseren, zum Teil als Bildung von Antihormonen, schon vor Jahren beschrieben.

Fortschritte der Immunologie und die Reindarstellung verschiedener tierischer Gonadotropine haben das Interesse hieran wieder belebt. Neueren Datums ist die Angabe eines antigonadotropen Faktors im Urin in der zur Gonadotropinbestimmung gewonnenen Fraktion, dessen Vorkommen allerdings von einigen Untersuchern bestritten wird.

Eigene Untersuchungen wurden mit Antiseren gegen Gonadotropine und mit dem „Antigonadotropen Urinfaktor" vorgenommen. Als Testverfahren diente der Mäuseuterustest, dessen abgestufte Hemmung bei konstanter Stimulierung als Gradmesser der Wirkung der untersuchten Substanz genommen wurde. Es ist dabei notwendig, eine sicher wirksame Dosis eines bekannten Präparates mit steigenden Mengen der zu prüfenden Substanz zu geben. Es werden bei entsprechender Versuchsanlage Kurven erhalten, die denen bei Gabe von hypophysären und chorealen Gonadotropinen entsprechen.

Zur Prüfung der Spezifität der Wirkung wurde Serum von nicht vorbehandelten Kaninchen gegeben, ohne daß eine Verminderung der Gonadotropinwirkung gefunden wurde. Ferner wurde durch Versuch gezeigt, daß die Oestrogenwirkung, die ja letztlich das Uteruswachstum bewirkt, nicht beeinträchtigt wurde.

Zur Antiserumherstellung wurden Industriepräparate von HCG und PMSG, Schafs-FSH (SH 820), Pergonal und Humegon benutzt. Die Kaninchnen wurden vom Händler bezogen, der auch unsere Inzuchtmäuse liefert. Die oben aufgeführten Präparate wurden, zum Teil mit Adjuvantien, die aber nicht unbedingt notwendig sind, zweimal wöchentlich injiziert. Mit der Abnahme von Serum wurde frühestens 6 Wochen später begonnen. Die antigonadotrope Wirkung war allen Seren im Tierversuch eigen. Eine Artspezifität ließ sich allerdings nicht nachweisen. Dagegen hatten wir zunächst den Eindruck, mit Anti-PMSG-Serum HCG nicht hemmen zu können. Weitere Untersuchungen bestätigen diese Beobachtung nicht. Klinische Folgerungen können aus der fehlenden Artspezifität nach eigenen Erfahrungen nicht gezogen werden.

Quantitative Bestimmungen wurden, mit wechselndem Erfolg, ebenfalls versucht. Da sich die gewählte Methodik zur Untersuchung der Seren bewährt hatte, wurde sie auch zur Bestimmung des „antigonadotropen Urinfaktors" benutzt. Hierüber hat die Soffersche Arbeitsgruppe seit Jahren berichtet. Die Ergebnisse anderer Laboratorien reichen von der völligen Zustimmung bis zur Ablehnung. Von den Befürwortern wird dies unter anderem auf unterschiedliche Extraktionsmethoden zurückgeführt.

Als Ausgangssubstanz nahmen wir einen Urinpool von nichtschwangeren Patientinnen. Die Extraktion erfolgte nach den Verfahren der Gonadotropingewinnung von Albert, Loraine-Brown, und der Alkoholfällung nach Laschet u. a. Die gonadotrope Aktivität wurde anschließend im Mäuseuterustest gegen einen eigenen Substandard, der noch auf das HMG-IRP I bezogen ist, geprüft. Die Inaktivierung der Gonadotropine erfolgte durch Kochen für die Dauer von ½ Std, was sich auch nach eigenen Erfahrungen als ausreichend erwies.

Die Testung dieser Substanzen und zweier Laborstandards erfolgte in Anlehnung an die schon beschriebene Technik gegen sicher wirksame Dosen eines eigenen Laborstandards und von HCG. Eine Darstellung der interessierenden Daten gibt die beigefügte Tabelle. Die Hemmung von HCG ist anscheinend abhängig von der Menge der sonst als inert bezeichneten Stoffe, da die reinsten Extrakte, bezogen auf den Gonadotropingehalt (nicht das Substanzgewicht) die geringste Wirkung haben.

Die Hemmung von hypophysärem Gonadotropin aus dem Urin gelang nicht. Es sei auch nicht verschwiegen, daß die Ergebnisse nicht immer zu reproduzieren waren.

Die Bedeutung dieses antigonadotropen Faktors liegt in der Möglichkeit eines weiteren Regelprinzips für die Gonadenfunktion. Nach den mitgeteilten Ergebnissen läßt sich aber nur sagen, daß es eine derartig wirkende Substanz anscheinend gibt. Ihre Konzentration im Urin ist aber bei den benutzten Extraktionsverfahren nicht hoch genug, um die Gonadotropinwirkung zu beeinträchtigen. Zur Feststellung der eventuellen biologischen Bedeutung sind deshalb weitere Untersuchungen notwendig.

Literatur

Albert, H.: Human urinary gonadotropin. Recent Progr. Hormone Res. XII, 227 (1966).

Loraine, J. A., and J. B. Brown: A method for the quantitative determination of gonadotrophins in the urine of non-pregnant human subjects. J. Endocr. 18, 77 (1959).

Soffer, L. J., M. Fogel, and A. Z. Rudavsky: Effect of urinary "gonadotrophininhibiting substance" on the stimulatory effect of human chorionic gonadotrophin upon the weanling rat uterus. J. clin. Endocr. 26, 355 (1966).

—, W. Futterweit, and J. Salvaneschi: A gonadotrophin-inhibiting substance in the urine of normal young children. J. clin. Endocr. 21, 1267 (1961).

Zondek, B., and E. Sulman: The antigonadotrophin factor, origin and preparation. Proc. Soc. exp. Biol. (N. Y.) 36, 708 (1937).

A. Zur Auslösung einer sicheren Gonadotropinwirkung benutzt

  1. HCG (Primogonyl) 0,4 IE/Maus

  2. Laborstandard III (nach Albert aus Urin nichtgravider Frauen) 2 mg

B. Zur Demonstration des antigonadotropen Urinfaktors benutzte Extrakte
1. nach ALBERT (gonad. Aktiv. 8,55 HMG-E/mg) Hemmdosis (0,4 IE HCG) 5—10 mg,
2. nach LORAINE-BROWN (gonad. Aktiv. 6,96 HMG-E/mg) Hemmdosis (0,4 IE HCG) 10 mg,
3. Alkoholfällung (LASCHET) (gonad. Aktiv. 0,46 HMG-E/mg) Hemmdosis (0,4 IE HCG) 10 mg,
4. Laborstandard III (s. A 2) (gonad. Aktiv. 0,8 HMG-E/mg) Hemmdosis (0,4 IE HCG) 20 mg,
5. Laborstandard IV (s. A 2) (gonad. Aktiv. 1,66 HMG-E/mg) Hemmdosis (0,4 IE HCG) 10—20 mg.

Die Extrakte (B) wurden vor dem Versuch durch Kochen inaktiviert.

Es gelang nur die Hemmung von HCG.

Aus der I. Medizinischen Klinik und Poliklinik der Universität Mainz
(Direktor: Prof. Dr. H. P. WOLFF)

Normokaliämischer primärer Aldosteronismus

H. P. WOLFF, CH. BARTH, G. DÜSTERDIECK, F. KRÜCK, I. PURJESZ, S. ROSCHER
und P. VESCEI

Mit 1 Abbildung

Von CONN wurde 1965 die Vermutung ausgesprochen, daß sich hinter 20%
aller sog. essentiellen Hypertonien ein Aldosteron-sezernierendes Nebennieren-
rindenadenom als operativ heilbare Hochdruckursache verbirgt, das durch die
Befundkonstellation, erniedrigtes Plasmarenin und erhöhte Aldosteronsekretion
bzw. -ausscheidung erkennbar ist.

Da bisher noch keine methodisch und statistisch befriedigenden Nachprüfungen
dieser Arbeitshypothese vorliegen, haben wir bei 102 Patienten mit der klinischen
Diagnose „essentielle Hypertonie" ein systematisches Suchprogramm nach „normokaliämischem primären Hyperaldosteronismus" durchgeführt. Nach Ausschluß
anderer Hochdruckursachen wurden unter kontrollierter normaler Natrium- und
Kaliumzufuhr (100 bis 120 mval Na, 60 bis 70 mval K/die) das Gesamtkörper-
kalium, der Natrium-Kaliumquotient in den Erythrocyten und im Urin sowie die
Reninkonzentration im peripheren Venenplasma vor und nach Stimulierung durch
4stündige Orthostase oder intravenöser Injektion von 20 mg Fursemid untersucht.
Bei der Mehrzahl der Patienten wurde eine percutane Nierenbiopsie unter radio-
logischer Kontrolle durchgeführt. In den Fällen, in denen sich ein erniedrigtes
Plasmarenin und/oder ein latenter Kaliummangel oder eine Hypoplasie und Hypo-
granularität der juxtaglomerulären Zellen, der Bildungsstätten von Renin, nachweisen ließ, wurden die Sekretionsraten von Aldosteron, Corticosteron, Desoxycorticosteron und Cortisol bestimmt. Bei sechs von 102 Patienten wurde die
klinische Verdachtsdiagnose eines „normokaliämischen primären Aldosteronismus" auf Grund der Trias, 1. frühzeitiges Auftreten einer Hypokaliämie während
saluretischer Therapie, 2. fehlender oder subnormaler Anstieg des Plasmarenins
nach Stimulierung, 3. erhöhte Aldosteronsekretion gestellt. Bei keinem der vier
bisher chirurgisch explorierten Fälle fanden sich ein oder mehrere solitäre Neben-
nierenrindenadenome, sondern stets eine mikro- und/oder makronoduläre Hyperplasie der Nebennierenrinde. Nur in einem Falle führte die unilaterale bzw.
bilaterale subtotale Adrenalektomie zu einer Normalisierung des Blutdruckes, des
Plasmarenins und der Mineralocorticoidsekretion. Über die an den veränderten
Nebennierenrinden erhobenen histologischen, histochemischen und biochemischen
Befunde und die sich aus ihnen ergebenden Schlußfolgerungen werden in den
beiden folgenden Vorträgen Herr Professor DHOM und Herr Dr. VECSEI berichten.
Die Ergebnisse sprechen dafür, daß der normokaliämische primäre Aldosteronis-
mus im Sinne der Connschen Definition, d. h. hervorgerufen durch solitäre Neben-

nierenrindenadenome, erheblich seltener ist, als von Conn erwartet. Weit häufiger
scheint sich, vornehmlich bei Männern, hinter der klinischen Befundkonstellation
eines normokaliämischen primären Aldosteronismus eine bilaterale Nebennierenrindenhyperplasie mit „erworbenem" Aldosteronismus infolge chronischer Stimulierung durch einen nicht identifizierten organotropen Faktor zu verbergen. Ein
ähnlicher Fall wurde von Davis u. Mitarb. [1] beschrieben.

Das Verhalten des Plasmarenins ergab keine zuverlässigen Hinweise auf das
Vorliegen derartiger Zustände, seine Bestimmung stellt daher auch im Gegensatz

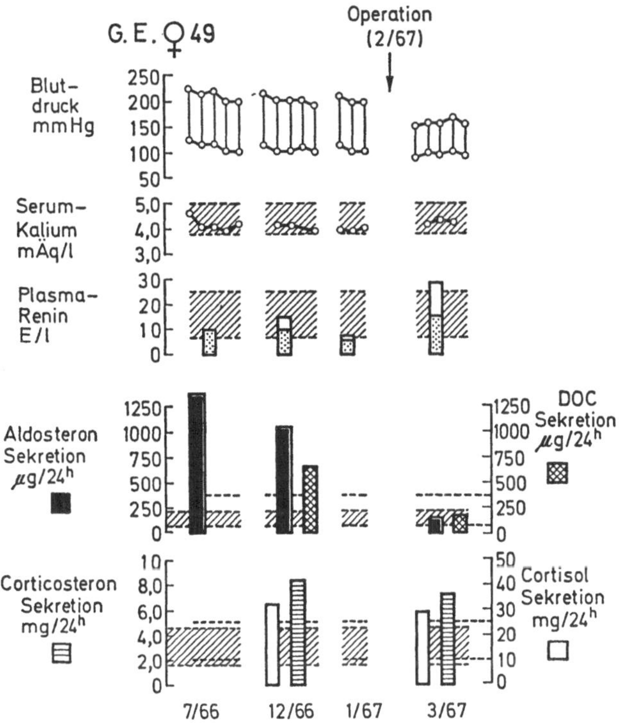

Abb. 1. Mineralokortikoidsyndrom mit Hypertonie, Hyporeninämie und Hypersekretion von
Aldosteron, Desoxycorticosteron, Corticosteron und normalem Serumkalium bei bilateraler
knotiger Nebennierenrinden-Hyperplasie

zu der Connschen Erwartung keinen zuverlässigen Suchtest dar. Während bei den
von uns beobachteten Fällen von hypokaliämischem, d. h. klassischem primären
Aldosteronismus das Plasmarenin in der Ruhe und nach Stimulierung stets erniedrigt
war, lag es bei den hier beschriebenen normokaliämischen Hypertonikern mit
bilateraler Nebennierenrindenhyperplasie und Aldosteronismus in der Ruhe oft
im Normalbereich und zeigte erst nach Stimulierung einen subnormalen Anstieg.
Dieser fand sich jedoch auch bei mehreren Patienten mit normaler Aldosteronsekretion, die als essentielle Hypertonie eingestuft werden müssen. Die Bestimmung des Natrium-Kaliumquotienten in den Erythrocyten und im Urin von

normo- und hypokaliämischen Hypertonikern ergab keinen signifikanten Unterschied, so daß sie als Suchtest nach normokaliämischem primären bzw. „erworbenen" Aldosteronismus ungeeignet ist.

Literatur

1. Davis, W. W., H. N. Newsome, L. D. Wright, W. G. Hammond, J. Easton, and F. C. Bartter: Amer. J. Med. **42**, 642 (1967).

Aus dem Pathologischen Institut der Universität des Saarlandes Homburg-Saar
(Direktor: Prof. Dr. G. Dhom)

Adenom und mikronoduläre Glomerulosahyperplasie bei primärem Aldosteronismus

G. Dhom und F. Städtler

Mit 1 Abbildung

In Zusammenarbeit mit der Arbeitsgruppe von Wolff (siehe den vorhergehenden und den nachfolgenden Beitrag) und mit H. Lüdeke von der Chirurgischen Universitätklinik Homburg konnten die Nebennieren von zehn Patienten mit klinisch gesichertem primären Aldosteronismus histologisch und histochemisch untersucht werden. In drei Fällen wurde ein typisches solitäres Adenom von Erbs- bis Haselnußgröße gefunden. Die Knoten sind spongiocytär gebaut, teilweise polymorphzellig und lipoidreich. Die 3-beta-Hydroxysteroid-Dehydrogenaseaktivität (Wattenberg, 1958; Baillie et al., 1966) ist felderförmig unterschiedlich, insgesamt aber intensiv positiv. Das Restorgan zeigte die von Tonutti u. Bayer (1963) beschriebene regressive Transformation mit schmaler Fasciculata und überdeutlich hervortretender Glomerulosa. Die Glomerulosa ist überwiegend kleinzellig und lipoidfrei, die 3-beta-Hydroxy-Steroiddehydrogenase ist nur sehr schwach positiv. Regressive Zellveränderungen sind nicht nachweisbar, funktionell ist dieser Glomerulosatyp jedoch offenbar weitgehend inaktiv.

In drei weiteren Fällen haben sich in einer Nebenniere entweder je zwei Knoten bis über 2 cm Durchmesser ergeben, oder es fanden sich in der Restrinde zusätzlich kleine Spongiocytenknoten. In vier Fällen schließlich wurde eine jeweils doppelseitige mikronoduläre Hyperplasie ohne makroskopisch erkennbare Knotenbildung nachgewiesen. Das Einzelorgan ist in diesen Fällen 5,4 bis 10,5 g schwer. Die Rinde ist hellgelb und von ganz unterschiedlicher Breite, z. T. sind im Rindenband kleinknotige Herde abgrenzbar. Mikroskopisch kommt es zu einer auffälligen Umstrukturierung der Rinde. Den entscheidenden Formwandel sehen wir in der spongiocytären Umwandlung der Glomerulosazelle. Die Glomerulosaballen sind aufgetrieben und lipoidreich. Teilweise sitzen sie noch gut abgegrenzt den Fasciculatasäulen auf, teils entwickeln sich unregelmäßige Spongiocytenfelder, deren Einzelelemente das Volumen von Fasciculataspongiocyten weit übertreffen. Kleinzellige Glomerulosaareale können dazwischen liegen. Mit der Ausbreitung der Spongiocytenherde wird die Rinde zunehmend umgestaltet, insbesondere verschwindet die Fasciculatastruktur. Die Rinde erscheint jetzt abschnittsweise zweischichtig, eine großzellige spongiocytäre und vielfach knotige Außenzone grenzt an die breite kompakte Reticularis an. Schließlich formieren sich intracorticale Knoten, die bis an die Reticularis reichen können. Die 3-beta-Hydroxy-Steroiddehydrogenase ist in den lipoidreichen Feldern und Knoten intensiv positiv.

Der hier geschilderte Hyperplasietyp unterscheidet sich grundsätzlich von dem bisher bekannten Bild der diffusen oder diffus-knotigen Hyperplasie bei essentieller Hypertonie, bei der die Fasciculataverbreiterung im Sinne einer progressiven Transformation das Bild beherrscht. Die Feststellung eines bestimmten Häufigkeitssatzes von Adenomen bei Hypertonikern (Shamma et al., 1958; Sherwin, 1964; Conn, 1964; Conn et al., 1965) sagt also noch nichts über die Häufigkeit des primären und speziell des normokaliämischen Aldosteronismus. Entscheidend kommt vielmehr das Verhalten der Restrinde hinzu, die beim primären Aldosteronismus teils regressiv transformiert, teils in der beschriebenen Form mikronodulär umgebaut ist.

Unabhängig von der Frage, ob es unter der bisher akzeptierten Befundkonstellation eines primären Aldosteronismus pathogenetisch unterschiedliche Formen gibt (Wolff, 1968), lassen sich morphologisch fünf verschiedene Typen gegenüberstellen (Abb. 1):

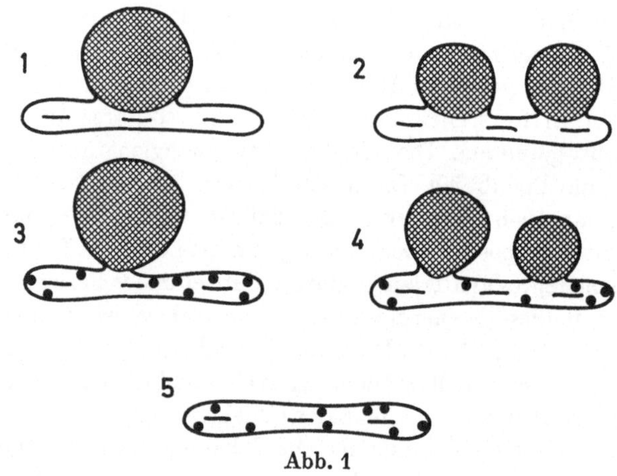

Abb. 1

1. Das solitäre Adenom,
2. multiple Adenome,
3. das solitäre Adenom mit mikronodulärer Hyperplasie,
4. multiple Adenome mit mikronodulärer Hyperplasie,
5. mikronoduläre Hyperplasie ohne Adenomknoten.

Bei allen Typen mit mikronodulärer Hyperplasie muß mit Doppelseitigkeit und bei einseitiger Operation daher mit Rezidiven gerechnet werden.

Literatur

Baillie, A. H., M. M. Ferguson, and D. Mc K. Hart: Developments in steroid histochemistry. London and New York: Academic Press 1966.
Conn, J. W.: J. Amer. med. Ass. **190**, 222 (1964).
—, E. L. Cohen, D. R. Rovner, and R. M. Nesbit: J. Amer. med. Ass. **193**, 200 (1965).
Shamma, A. H., J. W. Goddard, and S. C. Sommers: J. chron. Dis. 8, 587 (1958).
Sherwin, R.: Amer. J. Surg. **107**, 136 (1964).
Tonutti, E., u. J. M. Bayer: Endokrinologie **45**, 276 (1963).
Wattenberg, L. W.: J. Histochem. Cytochem. **6**, 225 (1958).
Wolff, H. P.: Acta endocr. (Kbh.) Suppl. **124**, 65 (1967).

Diskussion

E. Tonutti:

Seit unserer Mitteilung von 1963 hatten Herr Bayer und ich Gelegenheit, weitere Fälle von Conn-Syndrom zu untersuchen. Bei insgesamt elf Patienten fand sich zehnmal ein solitäres Adenom mit ausgesprochener Spongiocytenstruktur. Die Nebennierenrinde war in sieben Fällen regressiv transformiert, während sie in drei Fällen ein normales Bild darbot. Die regressive Transformation des Rindengewebes möchten wir auf die Bildung von Steroiden im Adenom zurückführen, die auf die corticotrope Aktivität der Hypophyse hemmend wirken. Vorwiegend dürfte es sich dabei um Corticosteron und Cortisol handeln. Bei einem Patienten war die gesamte Rinde von Spongiocytenknoten durchsetzt. Das dazwischenliegende Rindengewebe wies atrophische Zellen auf.

Aus der I. Medizinischen Klinik und Poliklinik Mainz und der II. Medizinischen Klinik und
Poliklinik Homburg/Saar

Corticosteroidbiosynthese in vitro aus 4-C^{14}-Progesteron im Nebennierenadenom und Nebennierenrindengewebe mit bilateraler, kleinknotiger Hyperplasie bei Conn-Syndrom

P. Vecsei, St. Purjesz und H. P. Wolff

Vergleichende Untersuchungen über den Corticosteroidgehalt der Nebennieren
und über die Corticosteroidproduktion aus endogenen Vorstufen sind bei Conn-
Syndromfällen mit verschiedenen morphologischen Nebennierenrindenverände-
rungen beschrieben worden. Louis u. Conn [1], Kumagai [2] und auch andere
Autoren haben keinen Unterschied zwischen dem Synthesemuster des primären
Adenoms und dem der kleinknotigen Hyperplasie feststellen können.

Bei den hier beschriebenen Untersuchungen wurde Nebennierenrindengewebe
mit radioaktiv markiertem Progesteron inkubiert und der Einbau der Radioaktivität in verschiedenen Corticosteroide bestimmt. Frische Nebennierengewebs-
schnitte von 100 bis 200 mg wurden in Krebs-Ringer-Bicarbonatglucoselösung
inkubiert. Zu jedem Ansatz wurde 0,1 μC/100 mg 4-C^{14}-Progesteron am Anfang
der Inkubationsperiode zugesetzt. Am Ende der Periode wurde die Inkubations-
flüssigkeit mit Chloroform extrahiert und die Corticosteroide chromatographisch
isoliert. Der Einbau der C^{14}-Aktivität aus Progesteron in die isolierten Cortico-
steroidfraktionen ist in Prozenten der zugesetzten Aktivität ausgedrückt.

Die Tabelle 1 zeigt die gewonnenen Ergebnisse. Während im Gewebe primärer
Adenome die Bildung von radioaktivem Aldosteron und seiner unmittelbaren
Präkursor C^{14}-18-OH-Corticosteron um ein vielfaches größer war als in dem um-
liegenden Gewebe, war sie in dem Gewebe der kleinknotigen Hyperplasie und der
multiplen Adenome minimal. In den beiden letzteren Geweben fand sich fast stets
C^{14}-6-OH-Corticosteron in merkbaren Mengen. Die Biosynthese des C^{14}-markierten
Cortisol, Cortison, Corticosteron, Substanz S, DOC und zwei nicht identifizierter,
stark polarer Corticosteroide in den verschiedenen Gewebstypen zeigte zwar
erhebliche Unterschiede, diese lassen jedoch keine Rückschlüsse auf verschiedene
Wege der Aldosteronsynthese zu, weshalb sie hier aus räumlichen Gründen nicht
kommentiert werden sollen.

Der wichtigste Unterschied zwischen den primären Adenomen und den klein-
knotig-hyperplastischen Nebennieren bzw. multiplen Adenomen ist unseres Erachtens die Bildung großer Mengen 18-OH-Corticosteron und Aldosteron aus radioaktivem Progesteron in den ersteren und ihr Fehlen in den letzteren. Der starke
Einbau von Radioaktivität in 18-OH-Corticosteron durch das Adenomgewebe

Tabelle 1

Primäre Adenome							Umliegendes Gewebe				
Steroide	H. J. ♀ a)	b)	H. H. ♀	L. W. ♂	S. L. ♀	F. P. ♀	H. J. ♀	H. H. ♀	L. W. ♂	S. L. ♀	F. P. ♀
X_1	4,02	6,3			1,9	0,7	0,91				
X_2	2,6	2,6		0,8	1,2						
6-OH-B				0,26					0,07		
18-OH-B	1,73	3,30	4,9	1,2	14,1	15,4	0,59	0,55	0,27	<0,05	∅
F	11,33	4,18	3,8	0,9	4,2	6,4	11,26	6,7	0,61	8,9	32,0
ALD	5,08	5,10	1,1	1,7	4,18	11,0	0,39	0,03	0,33	∅	∅
E			0,15		0,97			0,14		0,70	
S			0,60					0,5			
B	15,9	17,09	8,41	2,6	8,8	34,0	16,39	2,76	3,65	5,27	17,4

Kleinknotige Hyperplasie					Multiple Adenome		
Steroide	E. G. ♀	W. K. ♂	O. A. ♂	L. E. ♂	E. G. ♀ a)	b)	c)
X_1	0,39		0,20		2,63	3,97	1,59
X_2		0,16					
6-OH-B	0,47	0,82	0,06		1,55	1,47	0,68
18-OH-B	∅	∅	0,68	∅	∅	∅	∅
F	9,86	2,6	21,0	36,50	16,5	12,3	12,77
ALD	0,21	0,6	0,11	0,4	0,26	0,28	0,35
E	1,29		1,53	0,84	5,36	5,19	1,68
S							
B	12,62	3,5	16,1	18,4	8,42	9,65	10,44

deutet auf eine gesteigerte 18-Hydroxylaseaktivität hin. Der kleine Aktivitäts-
einbau in 18-OH-Corticosteron und Aldosteron durch das kleinknotig-hyperplasti-
sche Gewebe spricht für eine minimale 18-Hydroxylaseaktivität.

Den gleichen Unterschied lassen die niedrigen Quotienten B/18-OH-B und
B/Aldosteron in primären Adenomen und die stark erhöhten Quotienten bei kleinknotiger Hyperplasie und bei multiplen Adenomen (Tabelle 2).

Tabelle 2

Primäre Adenome

	H. J. ♀		H. H. ♀	L. W. ♂	S. L. ♀	F. P. ♀
	a)	b)				
B/18-OH-B	9,19	5,18	1,71	2,17	0,62	2,2
B/ALD	3,12	3,35	7,65	1,53	2,11	3,1

Umliegendes Gewebe

	H. J. ♀	H. H. ♀	L. W. ♂	S. L. ♀	F. P. ♀
B/18-OH-B	27,8	5,02	13,5	∞	∞
B/ALD	42,0	100,0	10,6	∞	∞

Kleinknotige Hyperplasie

	E. G. ♀	W. K. ♂	O. A. ♂	L. E. ♂
B/18-OH-B	∞	∞	23,7	∞
B/ALD	60,0	5,83	46,36	46,0

Multiple Adenome

E. G. ♀

	a)	b)	c)
B/18-OH-B	∞	∞	∞
B/ALD	32,4	34,5	29,8

Die Ergebnisse lassen erkennen, daß bei Conn-Syndrom mit primären Adenomen eine gesteigerte 18-Hydroxylaseaktivität die Ursache der erhöhten Aldosteronbildung zu sein scheint. Das Fehlen einer erhöhten 18-OH-Corticosteron-
und Aldosteronbildung aus Progesteron bei der kleinknotigen Hyperplasie muß
dahin gedeutet werden, daß der Hyperaldosteronismus in diesen Fällen entweder
auf einem Progesteron umgehenden Weg der Aldosteronsynthese oder durch deren
Stimulierung in früheren, vor Progesteron gelegenen Abschnitten entsteht.

Literatur

1. Louis, L. H., and J. W. Conn: Recent Progr. Hormone Res. **17**, 415 (1961).
2. Kumagai, A., N. Takeuchi, H. Ueda, S. Kotani, and Y. Yamammura: Endocr. jap. **11**,
    74 (1963).

Diskussion

E. Tonutti:

Wurden für die Steroidbestimmungen Schnitte durch die ganze Nebenniere oder aus der Rinde ausgeschälten kleinen Knoten verwendet?

P. Vecsei:

In den Fällen mit kleinknotiger Hyperplasie sind die, — meistens mikroskopisch kleine —, Knoten im allgemeinen zusammen mit dem umliegenden Nebennierenrindengewebe inkubiert geworden. Unsere Folgerungen können durch diesen Umstand nicht beeinflußt werden: das Fehlen einer erhöhten 18-Hydroxylase-Aktivität kann auch aus den B/18-OH-B und B/ALD Quotienten (Tabelle 2) abgelesen werden.

Wo die Knoten groß genug waren, um frei von dem umliegenden Gewebe inkubiert zu werden (Pat. E.G., Tabelle 1), haben wir ähnliche Resultate erzielen können.

Aus dem Physiologisch-Chemischen Institut der Universität des Saarlandes in Homburg (Saar)

Zur Chemie der Schollensubstanz des Allen-Doisy-Tests

R. AMMON und W. NASTAINCZYK

Die für den Oestrus charakteristischen Schollen, die bei der erwachsenen weiblichen Ratte im Vaginalabstrich nachweisbar sind, bilden bekanntlich die Grundlage des Allen-Doisy-Tests. Erzeugt man einen Daueroestrus durch Verabfolgung von follikelhormonwirksamen Stoffen, so erhält man auch über längere Zeiträume hinweg eine Dauerausscheidung von Schollen.

Diese Schollen entstehen zweifelsohne aus den Epithelien der Vaginalschleimhaut. An ihrer Bildung und auch an ihrem Verschwinden sind wohl enzymatische Prozesse beteiligt.

Wir haben uns zunächst mit der Frage der bisher kaum bearbeiteten chemischen Zusammensetzung der Schollen befaßt. Über unsere ersten Ergebnisse soll berichtet werden.

An 19 im Daueroestrus befindlichen kastrierten weiblichen Ratten wurden — durch mehrmalige subcutane Injektion von insgesamt 18 Ratteneinheiten Beta-Oestradiolbenzoat — 430 Abstriche innerhalb von 14 Tagen durchgeführt. Die Schollen wurden gesammelt, durch Waschen mit destilliertem Wasser, mit Äther, Petroläther und Benzol gereinigt und im Exsiccator getrocknet. Die Ausbeute an dem gereinigten und trockenen Material betrug 67,2 mg, mit denen unsere analytischen Arbeiten durchgeführt wurden.

Die zunächst angestellte Elementaranalyse ergab die folgenden Werte:
C: 49,4%, N: 12,1%, H: 7,6%, S: 0,67% und *Rückstand* 3,7%.

Tabelle 1. *Der Aminosäurengehalt der Schollensubstanz nach der Hydrolyse*

Arginin	Leucin
Alanin	Lysin
Asparaginsäure	Methionin
Prolin	Cystein
Glutaminsäure	Phenylalanin
Glycin	Serin
Histidin	Threonin
Isoleucin	Tryptophan
Valin	Tyrosin

Auf Grund des Stickstoffgehalts — und natürlich auch des Entstehens der Schollen aus Epithelien — liegt es nahe, anzunehmen, daß das Material einen Eiweißkörper darstellt; der niedrige Stickstoffwert aber läßt vermuten, daß es sich um Proteid handelt, und daß noch Kohlenhydrate am Aufbau des Scholleneiweißkörpers beteiligt sind.

Zur näheren Charakterisierung des Proteids haben wir daher die Schollensubstanz nach den bekannten Methoden hydrolysiert. Dünnschichtchromatographisch ermittelten wir qualitativ in den Hydrolysaten folgende 18 Aminosäuren, die sich offenbar am Aufbau des Scholleneiweißes — oder aber auch eines Gemischs von Eiweißkörpern — beteiligen (Tabelle 1).

Mit Hilfe eines Aminosäurenanalyzers versuchten wir einen quantitativen Einblick in die Aminosäurenzusammensetzung unserer Schollenhydrolyse zu erhalten. Angesichts der doch recht kleinen zur Verfügung stehenden Mengen können diese Aussagen nur einen gewissen Wert haben. Unser Augenmerk richteten wir auf solche Aminosäuren, die in typischen Keratinen vorkommen und deren Verhältnis zueinander weitgehend bekannt ist. Denn ihrem äußeren Aspekt nach würde man vermuten, daß die Schollen die für andere Hornsubstanzen chemische Zusammensetzung aufweisen könnten.

In den meisten Keratinen ist das Verhältnis der basischen Aminosäuren Histidin zu Arginin zu Lysin gleich $1:12:4$. Bei dem Schollenproteid beträgt das Verhältnis der genannten Aminosäuren $1:6:9$. Es ist also völlig anders. Auch weichen die Werte für den Schwefel und Stickstoff von denen der Keratine ab. Wir fanden, wie schon erwähnt, $0{,}67\%$ S und $12{,}1\%$ N, während in den Keratinen 3 bis 5% für S und 15 bis 16% für den Stickstoff ermittelt wurden.

Schließlich ist anzunehmen, wie auch bereits angedeutet, daß in Verbindung mit dem im Vergleich zu typischen Proteinen niedrigen Stickstoffwert noch Kohlenhydrate in dem Scholleneiweiß enthalten sind. Bei qualitativen Proben zeigte es sich, daß in der Tat mit der Anwesenheit von Zuckern in den Schollen zu rechnen ist. Mit der Erfassung der Menge an Kohlenhydraten und ihrer Art sind wir zur Zeit beschäftigt. Wie weit noch Glykogen als solches in den Schollen enthalten ist, bedarf auch noch der Klärung.

Auf Grund der Versuchsergebnisse möchten wir annehmen, daß der biochemische Grundvorgang der Bildung von Schollen wesentlich von der Bildung anderer Hornsubstanzen abweicht. Das Gemeinsame beider Vorgänge scheint lediglich der Verlust von Wasser zu sein. Die Bezeichnung „verhornend", die für die Schollen gebraucht wird, scheint irreführend zu sein.

Aus der II. Medizinischen Klinik und Poliklinik der Universität des Saarlandes (Komiss. Direktor: Prof. Dr. K. F. Weinges), der I. Medizinischen Klinik und Poliklinik der Universität Mainz (Direktor: Prof. Dr. H. P. Wolff) und der I. Medizinischen Klinik der Universität des Saarlandes Homburg/Saar (Direktor: Prof. Dr. F. Doenecke)

Corticosteroidkonversion

I. Purjesz, P. Vecsei und B. Weinheimer

Steroidhormone können im Organismus ineinander umgewandelt werden.[1]. Über Androgenumwandlung liegen verschiedene Beschreibungen vor. Einen Literaturüberblick gibt Horton [1]. Zusammen mit Tait fand er [1, 2] z. B., daß bei Frauen 60% der Plasmakonzentration des Testosterons durch Umwandlung aus Androstendion entsteht.

Über Untersuchungen der Konversion von Corticosteroiden wurde bisher nur selten berichtet. Cope u. Mitarb. [3] fanden z. B. bei drei Personen nach Verabreichung von $1\text{-}2^3$H-11-Desoxycortisol geringe Mengen der applizierten ^{3}H-Aktivität als Tetrahydrocortison wieder. Vermeulen u. Mitarb. wiesen nach Injektion von 4-^{14}C-17-Hydroxyprogesteron in Harn und Galle einiger Patienten Tetrahydrocortison und Ätiocholanolon nach [4]. Watanabe u. Mitarb. injizierten Rindern 4-^{14}C-Progesteron und fanden ^{14}C-Radioaktivität in den Metaboliten des Cortisol im Harn [5]. Systematische Untersuchungen der Corticosteroidkonversion haben, soweit wir wissen, bisher nicht stattgefunden.

Die vorgelegten Untersuchungen geben über die Rolle der Konversion bei der Entstehung von Aldosteron und Cortisol Auskunft. Mehrere Personen erhielten entweder 10 bis 12 μC $1\text{-}2^3$H-Corticosteron oder 2 bis 3 μC 7-^3H-11-Desoxycortisol während 4 Std intravenös infundiert. Um individuelle Unterschiede bei Metabolisation und Ausscheidung zu erfassen, haben wir in einem Teil der Untersuchungen zusammen mit dem ^{3}H-Corticosteron ^{14}C-Aldosteron und zusammen mit dem ^{3}H-Desoxycortisol ^{14}C-Cortisol infundiert. Bei den übrigen Untersuchungen wurden die Verluste bei der chemischen Aufarbeitung durch Zugabe ^{14}C-markierten Aldosterons kontrolliert.

Aus der von Beginn der Infusion an gesammelten 24-Std-Harnportion wurde entweder die aus dem 18-Oxo-Glucoronid freigesetzte und die freie Aldosteronfraktion oder Tetrahydrocortisol oder Tetrahydrocortison isoliert. Tabelle 1 zeigt schematisch den chromatographischen Trennungsvorgang der gesuchten Substanzen. An den mit Sternchen gezeichneten Isolierungsschritten haben wir Radioaktivitätsmessungen vorgenommen.

---

[1] Wie auch die anschließende Diskussion gezeigt hat, ist die Nomenklatur dieser Umwandlungsprozesse nicht einheitlich.

Die Konversion wurde nach folgender Formel berechnet:

$$\% \text{ Umwandlung} = \frac{\dfrac{^3\text{H-Aktivität des Metaboliten}}{\text{infundierte } ^3\text{H-Aktivität}}}{\dfrac{^{14}\text{C-Aktivität des Metaboliten}}{\text{infundierte } ^{14}\text{C-Aktivität}}}$$

Tabelle 1. *Chromatographische Isolierung der gesuchten Substanzen*

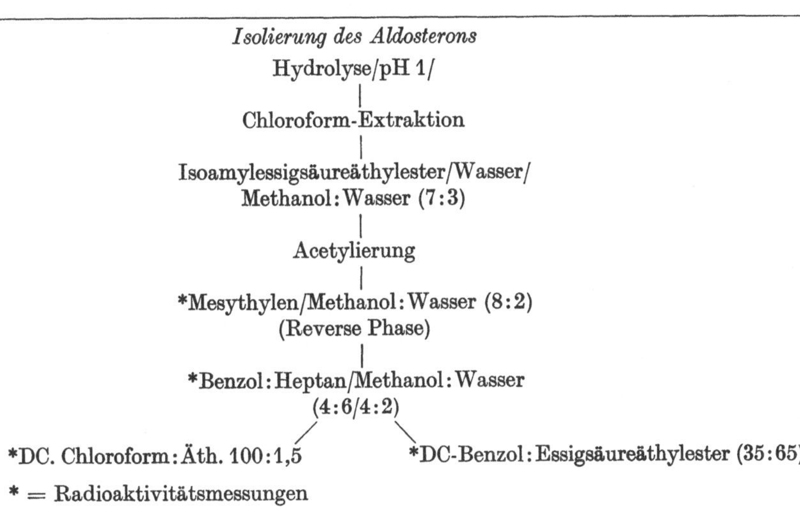

* = Radioaktivitätsmessungen
DC = Dünnschicht-Chromatographie

Das Resultat drückt die Umwandlung der infundierten Radioaktivität in Prozent aus. Wurde ^{14}C-Aldosteron nicht mitinfundiert, sondern vor der chemischen Aufarbeitung dem Harn zugegeben, ersetzten wir den Nenner der Formel durch die der Harnprobe zugesetzte ^{14}C-Aldosteronradioaktivität.

Tabelle 2 zeigt die Ergebnisse der festgestellten Corticosteroidkonversion. Im Bild links sehen Sie die Ergebnisse der Umwandlung von Corticosteron zu

Aldosteronmetaboliten. Die rechte Seite des Bildes zeigt die Umwandlung des infundierten 11-Desoxycortisol zu Metaboliten des Cortisol. Im Fall des Aldosterons geben die Zahlen der linken Spalte die in freier und 18-Oxo-Glucoronidform ausgeschiedene Aldosteronradioaktivität wieder. Die rechte Kolonne enthält dagegen die Ziffern der mit Hilfe mitinfundierten ^{14}C-Aldosterons berechneten effektiven Umwandlungsprozente. Die letzten Ziffern liegen erwartungsgemäß höher. Der oberste, niedrigste Wert stammt von einem Patienten nach einseitiger Nebennierenexstirpation.

Es wurden gut meßbare Mengen von ^{3}H-Aktivität in den Aldosteron- bzw. Cortisolmetaboliten gefunden. Dieses Ergebnis spricht für eine Corticosteroidkonversion. Bei einem Vergleich der Umwandlung in Prozent zwischen Corticosteron zu Aldosteron und 11-Desoxycortisol zu Cortisol scheint die Konversion

Tabelle 2

Corticosteronumwandlung			*11-Desoxycortisolumwandlung*	
	In Aldosteron-18-Oxo-Konjugatform ausgeschiedene Radioaktivität %	Umwandlung %		Umwandlung %
Sch. H.	0,075		L. A.	3,333
O. A.	0,088		K. A.	0,647
H. J.	0,804		T. M.	3,888
R. W.	0,282		F. A.	1,105
W. R.	0,551		J. M.	2,225
K. A.	0,087			
L. S.	0,409			
E. G.		0,482		
H. J.		1,066		
H. W.		1,861		
L. E.		2,183		

bei der Entstehung von Aldosteron eine bedeutendere Rolle zu spielen als bei der Entstehung von Cortisol aus 11-Desoxycortisol.

Das gewählte Verfahren hat uns die Untersuchung der Corticosteroidkonversion ermöglicht. Bei geeigneter Anwendung dürfte es sich auch zum Studium einzelner Biosyntheseschritte adrenaler Steroide in vivo eignen.

Literatur

1. Horton, R., and J. F. Tait: In vivo studies of steroid dynamics — androstenedione and testosterone. In: Androgens in normal and pathological conditions. Excerpta med. Foundation, International Congress Series No. 101. Amsterdam, New York, London 1966.
2. — — Androstenedione production and interconversion rates measured in peripheral blood and studies on the possible site of its conversion to testosterone. J. clin. Invest. **45**, 301—313 (1966).
3. Cope, C. L., P. M. Dennis, and J. Pearson: Some factors determining the adrenal response to metyrapone (SU 4885). Clin. Sci. **30**, 249 (1966).
4. Vermeulen, A., W. R. Slaunwithe, Jr., and A. A. Sandberg: Biliary and urinary metabolites of 4-^{14}-C-17-α-hydroxyprogesterone in human subjects. J. clin. Endocr. **21**, 1534 (1961).
5. Watanabe, Sh., R. J. Dorfman, R. G. Cragle, and M. Hayano: Metabolic transformation of cortisol-1-2-^{3}H and progesterone-4-^{14}C in the cow. Steroids Suppl. **I**, 207 (1965).

Aus der Med. Univ.-Poliklinik Köln und der Med. Klinik Köln-Merheim (Direktor: Prof. Dr. E. Buchborn) und der 2. Med. Univ.-Klinik Düsseldorf (Direktor: Prof. Dr. K. Oberdisse)

Einfluß von Metopiron auf die Cortisol- und Corticosteronsekretion gesunder Versuchspersonen*

W. Winkelmann, D. Knoll und H. Zimmermann

Mit 1 Abbildung

Der Metopirontest hat sich seit den ersten Untersuchungen von Liddle u. Mitarb. [1] zur indirekten Beurteilung der hypophysären ACTH-Reserve bei endokrinologischen Erkrankungen bewährt. Üblicherweise wird im Urin die Ausscheidung der Gesamtcorticosteroide oder der 11-Desoxycorticosteroide bestimmt. — Wegen der bekannten Abhängigkeit der Cortisolsekretion vom Körpergewicht [2] hat es sich nach den Untersuchungen von Herberg [3] als vorteilhaft erwiesen, die Metopirondosis bei eintägiger oraler Applikation auf das Körpergewicht zu beziehen. —

Bisher liegen nur einzelne Untersuchungen mit zum Teil unterschiedlichen Ergebnissen über die Cortisolsekretion unter Metopiron vor [4, 5, 6]. Vergleichende Befunde vor, unter und nach Metopirongabe sind ebensowenig mitgeteilt worden wie Ergebnisse über das Verhalten der Corticosteronsekretion.

Wir haben deshalb bei 13 gesunden Versuchspersonen neben der Corticosteroidausscheidung die Cortisolsekretion vor, während und nach eintägiger oraler Metopironapplikation bestimmt. Das Präparat wurde in einer Gesamtdosis von 70 mg/kg Körpergewicht bei etwa gleichen Einzeldosen in Abständen von 2 Std verabreicht. Bei fünf dieser Versuchspersonen wurde außerdem die Corticosteronsekretion und bei elf die Ausscheidung von Tetrahydro-11-Desoxycortisol (THS) gemessen. Bei vier Personen wurden sämtliche Untersuchungen auch am 2. Tag nach Absetzen des Metopirons durchgeführt. — Die Cortisol- und Corticosteronsekretion wurden modifiziert nach Cope u. Mitarb. [7] sowie Karl u. Mitarb. [8] bei gleichzeitiger intravenöser Applikation von 0,2 µC ^{14}C-4-Cortisol (spez. Aktivität 30,4 mC/mmol) und 1,3 µC ^{3}H-1,2-Corticosteron (spez. Aktivität 20,5 C/mmol) ermittelt. Das THS wurde papierchromatographisch in den beiden Systemen BUSH C und LT 21 abgetrennt und durch vergleichende Dünnschichtchromatographie sowie durch Infrarotspektren als einheitliche Substanz charakterisiert. Die Gesamtcorticosteroide wurden als Tetrazoliumblauchromogene nach Staib u. Mitarb. [9] bestimmt.

Auf der Abb. 1 sind oben die Mittelwerte der Cortisol- und Corticosteronsekretion und unten die der Ausscheidung der Gesamtcorticosteroide und des THS aufgetragen.

---

* Mit dankenswerter Unterstützung des Landesamtes für Forschung des Landes Nordrhein-Westfalen und der Fa. Ciba A.G., Basel.

Die Basalwerte sowohl der Cortisol- als auch der Corticosteronsekretion liegen
mit 20,5 ± 1,4 bzw. 4,0 ± 0,3 mg/24 Std etwas höher als bei früheren Untersuchungen
[10]. Die Unterschiede sind wahrscheinlich darauf zurückzuführen, daß die Versuche
jetzt ambulant durchgeführt wurden. Unter Metopiron kommt es zu einem etwa
gleichartigen signifikanten Abfall der Cortisol- und Corticosteronsekretion um 39
bzw. 32% auf Mittelwerte von 12,6 ± 1,8 bzw. 2,7 ± 0,4 mg/24 Std. Am folgenden

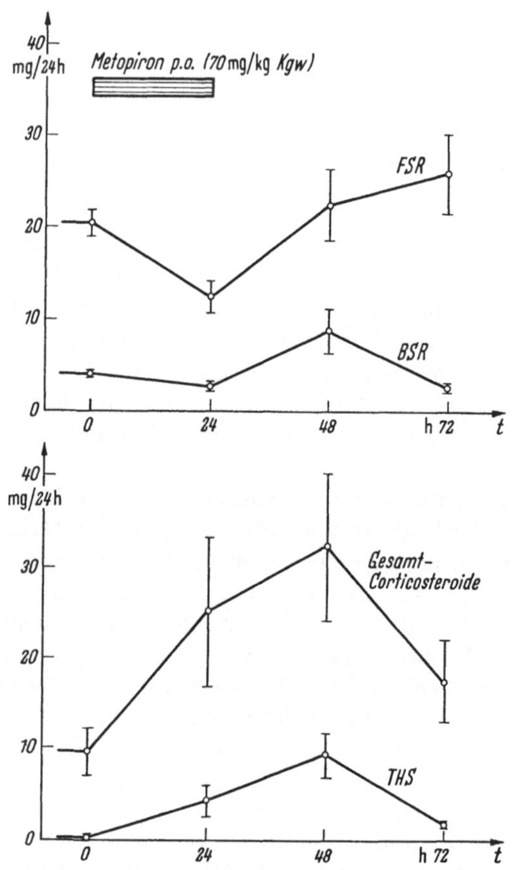

Abb. 1. Mittelwerte und Streuung der Cortisol-(FSR) und Corticosteronsekretion (BSR) sowie
der Tetrazoliumblauchromogene und des THS vor, unter, am 1. und 2. Tag nach oraler
Metopironapplikation (Gesamtdosis 70 mg/kg Körpergewicht).

Tag steigt die Cortisolsekretion leicht überschießend auf 22,6 ± 3,9 und die Corticosteronsekretion signifikant überschießend auf 8,8 ± 2,4 mg/24 Std an. Am 2. Tag
nach Absetzen des Metopirons fällt die Corticosteronsekretion auf normale Werte
ab, während die Cortisolsekretion noch leicht erhöht bleibt, soweit bei der geringen
Zahl der Untersuchungen an diesem Tage eine Aussage erlaubt ist. Die Gesamtcorticosteroide — gemessen als Tetrazoliumblauchromogene — steigen unter
Metopiron erwartungsgemäß von basal 9,6 ± 2,6 mit relativ großer Streuung auf
25,0 ± 8,2 und am folgenden Tage weiter auf 32,2 ± 8,1 mg/24 Std an und fallen
am 4. Tag wieder ab. Die THS-Ausscheidung erreicht ausgehend von basal 0,2 ± 0,1

unter Metopiron einen mehr als 20fach höheren Wert von $4,2 \pm 1,7$, steigt auch nach Absetzen des Präparates weiter fast um das 50fache gegenüber dem Basalwert auf $9,2 \pm 2,4$ mg/24 Std an und fällt erst am 4. Tage wieder ab.

Im Gegensatz zu LAZARUS u. Mitarb. [4] sprechen unsere Befunde in Übereinstimmung mit COPE u. Mitarb. [5] sowie VERMEULEN u. Mitarb. [6] auf Grund der verminderten Cortisolsekretion für eine partielle Hemmung der 11-beta-Hydroxylase durch Metopiron, wobei diese bereits bei eintägiger Applikation etwa in der gleichen Größenordnung nachzuweisen ist wie am 2. oder 3. Tag bei mehrtägiger Zufuhr durch die anderen Autoren. In gleicher Weise wie die Cortisolwird offenbar auch die Corticosteronsynthese partiell blockiert. Als Ursache für die überschießende Corticosteronsekretion nach Absetzen des Metopirons mit Verschiebung des Cortisol-Corticosteronquotienten von 5,1 auf 2,6 ist die vermehrte endogene ACTH-Sekretion zu diskutieren, die sich auch an dem Tage noch nachweisen läßt [11], zumal unter exogener ACTH-Applikation von KARL u. Mitarb. [12] die gleiche Verschiebung des Cortisol-Corticosteronquotienten beschrieben wurde.

Eine erhöhte THS-Ausscheidung und eine erhöhte 11-Desoxycortisolsekretion unter Metopiron sind bekannt [5, 6, 13]. Der weitere Anstieg des THS im Urin am folgenden Tage wurde bisher lediglich von NORMAN nachgewiesen [13]. Außerdem sind die Tetrahydro-11-Desoxycorticosteroide mit einer weniger exakten Methode [14] bei einigen Versuchspersonen erhöht gefunden worden [11].

Gegen eine weiterhin deutlich verminderte 11-beta-Hydroxylaseaktivität sprechen die kurze Halbwertzeit des Metopirons [15] sowie die normale bzw. überschießende Cortisol- und Corticosteronsekretion nach Absetzen des Präparates. Als Ursache für den weiteren Anstieg des THS ist unter Umständen eine verzögerte Metabolisierung bei möglichem Anstau von 11-Desoxycortisol in der Peripherie oder eine veränderte Aktivität bzw. Affinität der entsprechenden Reduktase zu diskutieren. Für eine befriedigende Deutung sind jedoch noch weitere Untersuchungen erforderlich.

Literatur

1. LIDDLE, G. W., D. ISLAND, H. ESTEP, and G. M. TOMKINS: J. clin. Invest. **37**, 912 (1958).
2. KARL, H. J., u. L. RAITH: Klin. Wschr. **39**, 702 (1961).
3. HERBERG, L.: Dissertation, Med. Fakultät, Düsseldorf 1966.
4. LAZARUS, L., E. P. GEORGE, and M. STUART: J. clin. Endocr. **23**, 773 (1963).
5. COPE, C. L., P. M. DENNIS, and J. PEARSON: Clin. Sci. **30**, 249 (1966).
6. VERMEULEN, A., G. VERDONCK, M. VAN DER STRAETEN, and R. DANEELS: J. clin. Endocr. **27**, 365 (1967).
7. COPE, C. L., and E. G. BLACK: Clin. Sci. **17**, 147 (1958).
8. KARL, H. J., L. RAITH und W. DECKER: 9. Symp. dtsch. Ges. Endokrinologie, S. 84, Berlin-Göttingen-Heidelberg: Springer 1963.
9. STAIB, W., u. W. TELLER: Röntgen- u. Lab.-Prax. **13**, L 151 (1960).
10. WINKELMANN, W., H. BETHGE, W. JELLINGHAUS und H. ZIMMERMANN: 12. Symp. dtsch. Ges. Endokrinologie, S. 247, Berlin-Heidelberg-New York: Springer 1967.
11. GARMENDIA, F., W. E. VAUBEL und E. F. PFEIFFER: Klin. Wschr. **41**, 317 (1963).
12. KARL, H. J., u. L. RAITH: Klin. Wschr. **44**, 303 (1966).
13. NORMAN, N.: Acta endocr. (Kbh.) **40**, 375 (1962).
14. HENKE, W. J., R. P. DOE, and M. E. JACOBSEN: J. clin. Endocr. **20**, 1527 (1960).
15. SPRUNT, J. G., M. C. K. BROWING, and D. M. HANNAH: Proc. roy. Soc. Med. **60**, 20 (1967).

Aus der Abteilung für Experimentelle Endokrinologie, Universitäts-Frauenklinik, Mainz, und der Chirurgischen Universitätsklinik der Universität des Saarlandes, Homburg/Saar

Zur Biosynthese von C_{19}- und C_{18}-Steroiden in menschlichen Gonaden

G. W. OERTEL, L. TREIBER, P. KNAPSTEIN, D. WENZEL, F. WENDLBERGER und P. MENZEL

Nachdem die Bildung von Oestrogenen aus sulfokonjugiertem Dehydroepiandrosteron unter in vivo-Bedingungen offenbar eine wesentliche Rolle spielt [1—4], erhob sich die Frage, in welchem Umfange die Gonaden an derartigen biochemischen Vorgängen beteiligt sind. Zu ihrer Klärung erschien die Perfusion menschlicher Gonaden mit freiem Dehydroepiandrosteron und Dehydroepiandrosteronsulfat besonders geeignet.

Im Verlauf der Hernienoperation bei Männern oder vor der Ovariektomie bei Frauen mit Mamma-Ca injizierte man in die Arteria spermatica bzw. den Ramus tubarius 7-α-^{3}H-Dehydroepiandrosteron-^{35}S-Sulfat und 4-^{14}C-Dehydroepiandrosteron und entnahm innerhalb einer bis zu 44 min betragenden Zeitspanne Blut aus der Vena spermatica bzw. ovarica. Nach Extraktion der freien Steroide aus dem heparinisierten Plasma mittels dreimal je 2 Vol. Chloroform wurden die gesamten Steroidkonjugate durch Behandlung mit Aceton-Äthanol (1:1 v/v) und Filtration der Suspension gewonnen. Für eine Auftrennung in Steroidsulfatide, -glucuronoside und -sulfate sorgte die Säulenchromatographie an aktiviertem und vorbehandeltem DEAE-Sephadex A-50 im Verein mit Lösungsmittelverteilung und mehrfacher Dünnschichtchromatographie in geeigneten Systemen. Aus aliquoten Teilen der vereinigten Steroidsulfokonjugate ließen sich durch zusätzliche Papier- und Dünnschichtchromatographie zahlreiche C_{19}- und C_{18}-Steroidsulfate isolieren und eindeutig charakterisieren. Die übrigen Konjugate unterwarf man einer Solvolyse in Äther/Perchlorsäure, trennte neutrale und phenolische Steroide in üblicher Weise und unterwarf die jeweiligen Fraktionen freier und freigesetzter C_{19}- und C_{18}-Steroide einer wiederholten Dünnschichtchromatographie in verschiedenen Lösungsmittelsystemen zwecks Isolierung der Einzelverbindungen. Die Lokalisierung markierter Verbindungen erfolgte im Bethold-Dünnschichtscanner LB-2720, die Messung von ^{3}H und ^{35}S bzw. ^{14}C simultan im Packard Tricarb-Spektrometer Mod. 3010. Der notwendigen Charakterisierung isolierter Steroide diente ihre Reinigung bis zu konstanter spezifischer Radioaktivität, gegebenenfalls nach umgekehrter Isotopenverdünnung. Dabei wurden ketonische Steroide mittels der empfindlichen 2,4-Dinitrophenylhydracinmethode [5], Δ^5-3β-Hydroxysteroide mit der Oertel-Eik-Nes-Reaktion [6] und Oestrogene durch die Ittrich-Reaktion [7] oder Gaschromatographie ihrer Acetate an SE-30 beladenen Säulen quantitativ bestimmt.

Bei Perfusion des Testis mit 7α-^{3}H-Dehydroepiandrosteron-^{35}S-Sulfat und freiem 4-^{14}C-Dehydroepiandrosteron erschienen über 60% doppelmarkierter Sulfokonjugate im Blut der Vena spermatica bereits innerhalb der ersten 10 min, während freie Steroide offenbar länger im Gewebe zurückgehalten wurden. Die Anwesenheit geringer, aber signifikanter ^{3}H-Aktivität in der Fraktion freier Steroide deutet auf eine gewisse Sulfataseaktivität. Auf der anderen Seite konnte in der Fraktion der Sulfokonjugate, die sich aus Steroidsulfaten und stetig zunehmenden Steroidsulfatiden zusammensetzte, keinerlei ^{14}C-Aktivität nachgewiesen werden.

Tabelle 1. *Freie und sulfokonjugierte C$_{19}$- und C$_{18}$-Steroide im Hodenvenenblut nach Perfusion mit 4-^{14}C-Dehydroepiandrosteron und 7α-^{3}H-Dehydroepiandrosteron-^{35}S-Sulfat*

Steroid	frei				sulfokonjugiert		
	dpm ^{3}H/^{14}C	%	µg/100 ml	dpm ^{3}H/^{35}S	dpm ^{3}H*	%	µg/100 ml
Dehydroepi-androsteron	1 260 81 600	91,69	0,97	724 000 254 000	689 000	94,67	76,6
Androstendion	98 930	1,22	8,69	3 140 1 040	2 380	0,33	1,60
Testosteron	61 870	0,98	13,31	1 780 638	980	0,14	2,18
Oestron	0 15	0,02	0,77	140 57	62	0,01	0,19
Oestradiol	0 35	0,04	0,49	870 310	370	0,05	0,38
Androstendiol	0 1 210	1,36	0,59		2 990	0,41	10,1
Androstentriol	0 1 410	1,59	0,70		4 960	0,69	3,81
16-OH-Dehydroepi-androsteron	0 890	1,01	0,42	34 300 11 900	3 690	0,52	2,63
16-Keto-androstendiol					19 700	2,72	
Oestriol	0 24	0,03	0,12		255	0,04	0,06
X-1	0 1 830	2,06		10 300 3 640	3 140	0,43	

* nach Solvolyse.

Ein Vorkommen von Steroidsulfokinase in testiculärem Gewebe ließ sich daher ausschließen. Was den Metabolismus von freiem und sulfokonjugiertem Dehydroepiandrosteron anbetrifft, so bestand die Fraktion der freien Steroide zu annähernd 92% aus unverändertem Dehydroepiandrosteron. Androstendion und Testosteron enthielten weitere 2% der ^{14}C-Aktivität. Die ^{3}H-Aktivität der Sulfokonjugate verteilte sich in ähnlicher Weise auf Substrat und Metaboliten. Ein praktisch unverändertes Isotopenverhältnis ^{3}H/^{35}S sulfokonjugierter Metaboliten beweist den ausschließlich direkten Metabolismus sulfokonjugierten Dehydroepiandrosterons. Fand man im Hodenvenenblut und gleichzeitig entnommenen peripheren Blut übereinstimmende Konzentrationen an freiem und sulfokonjugiertem Dehydroepiandrosteron, so überstiegen die Plasmaspiegel freier und sulfokonjugierter

Androgene und Oestrogene, das sind Androstendion, Testosteron, Oestron und Oestradiol im Hodenvenenblut die peripheren Werte um ein Vielfaches. Solche Befunde demonstrieren die Sekretion freier wie sulfokonjugierter Androgene und Oestrogene seitens der Testes unter physiologischen Bedingungen. Anhand der spezifischen Aktivität von Substrat und Metaboliten gelangte man zu dem Rückschluß, daß freie Androgene und Oestrogene im Hodenvenenblut nur zum gering-

Tabelle 2. *Freie und sulfokonjugierte C_{19}- und C_{18}-Steroide im Ovarialvenenblut nach Perfusion mit $4\text{-}^{14}C\text{-}Dehydroepiandrosteron$ und $7\text{-}\alpha^3]H\text{-}Dehydroepiandrosteron\text{-}^{35}S\text{-}Sulfat$*

Steroid	frei				sulfokonjugiert			
	cpm $^3H/^{14}C$	% ^{14}C	µg	Sa ^3H Sa ^{14}C	cpm $^3H/^{35}S*$	% $^3H**$	µg	SA ^3H SA ^{14}C
Dehydroepi-	620 000	85,06	32,0	19 400	350 000	87,46	93,5	22 000
androsteron	2 516 000			78 600	16 500			488
Androstendiol	14 300	1,43	1,6	8 930	16 200	0,69	2,4	6 750
	42 200			26 400	610			254
Androstentriol	16 700	2,53	2,0	8 360	18 200	2,55	2,8	21 400
	72 800			36 400	945			471
16-OH-Dehydro-	8 680	1,37	1,1	7 890		3,80	4,2	22 800
epiandrosteron	40 600			36 900				496
16-Keto-androstendiol	4 340	0,66	0,6	7 230		2,66	2,9	21 600
	19 600			32 700				593
Androstendion	27 900	4,60	3,1	8 990	2 610	0,23	0,9	6 020
	136 000			43 900	117			167
Testosteron	10 900	1,00	0,7	15 400	2 530	0,68	1,1	14 500
	29 600			42 300	120			355
Androsteron	3 820	0,31	1,2	3 180		0,36	17,4	491
	9 060			7 550				26
Etiocholanolon	4 900	0,43	1,1	4 450		0,41	5,8	1 670
	12 600			11 500				49
Androstandion	5 260	0,64	0,6	8 770		0,11	1,7	1 470
Etiocholandion	18 700			31 200				46
Oestron	3 240	0,16	0,76	4 260	2 050	0,20	0,89	5 530
	4 620			6 080	92			135
Oestradiol	4 620	0,22	0,96	4 810	2 140	0,16	0,61	6 000
	736			767	96			246
Oestriol	2 980	0,15	0,55	5 420		0,15	0,54	6 420
	4 440			8 070				196
X-1	10 440	1,03				0,31		
	30 600							

* Nach Isolierung aus einem Aliquot,   ** nach Solvolyse.

sten Teil, ihre Sulfokonjugate hingegen bevorzugt aus dem jeweiligen Substrat gebildet wurden.

Die Perfusion des menschlichen Ovars mit $7\alpha\text{-}^3H\text{-}Dehydroepiandrosteron\text{-}^{35}S$-Sulfat und freiem $4\text{-}^{14}C\text{-}Dehydroepiandrosteron$ brachte abgesehen von ähnlichen Konzentrationskurven markierter Steroide im Ovarialvenenblut etwas andere Ergebnisse. Bei einer Gesamtausbeute von beinahe 80% injizierter Radioaktivität bestand die Fraktion der freien Steroide z. B. zu 15% aus ^3H-markierten und zu 85% aus ^{14}C-markierten Verbindungen, was eine beträchtliche Sulfataseaktivität des Ovarialgewebes [8] kennzeichnet. Gleichzeitig aber stellte man in der Fraktion der Sulfokonjugate ^{14}C-markierte Steroide und damit eine signifikante Sulfokinaseaktivität fest. In der Fraktion freier Steroide entfielen rund 84% vorhandener ^{14}C- und ^{3}H-Aktivität auf unverändertes Substrat. Androstendion und Testosteron besaßen 5,3%, Oestron, Oestradiol und Oestriol 1,5%. Die spezifische Aktivität erstgenannter Verbindungen lag zwar unter derjenigen des Dehydroepiandrosterons, übertraf jedoch die spezifische Aktivität der Oestrogene um ein Mehrfaches. Ein Vergleich der spezifischen ^{3}H- und ^{14}C-Aktivitäten gestattet zweifellos die Aussage, daß im Plasma zirkulierendes Dehydroepiandrosteronsulfat bzw. -sulfatid zur Biosynthese freier Androgene und Oestrogene im Ovar herangezogen wird. Die Analyse der Sulfokonjugate im Ovarialvenenblut führte zu der Feststellung, daß sich das Isotopenverhältnis ^{3}H/^{35}S von 15,1 auf 20,0 erhöht hatte. Aus dem Verlust von 28% ursprünglich vorhandenen ^{35}S und der schon erwähnten Sulfurylierung ^{14}C-markierter Steroide ermittelte man eine ungefähre Zusammensetzung der Sulfokonjugate aus 70% ^{3}H- und ^{35}S-markierten, 27% nur ^{3}H- und 3% nur ^{14}C-markierten Konjugaten. Auch hier belief sich der Anteil des Dehydroepiandrosterons an ^{3}H- oder ^{14}C-Aktivität auf 85%. Die Isolierung von Androstendion- und Testosteronsulfat, wie von Oestron- und Oestradiolsulfat aus nämlicher Konjugatfraktion bestätigt die direkte Umwandlung von Dehydroepiandrosteronsulfat bzw. -sulfatid in die entsprechenden sulfokonjugierten Androgene [9] und Oestrogene [9, 10], die im Ovar offensichtlich vonstatten geht.

Während also das von der Nebennierenrinde sezernierte Dehydroepiandrosteronsulfatid [11] im Testis nur als Substrat für die Biogenese sulfokonjugierter Androgene und Oestrogene benutzt wird, entspringt ein größerer Anteil der vom Ovar ausgeschütteten freien und sulfokonjugierten Androgene und Oestrogene dieser endogenen Vorstufe.

Literatur

1. BAULIEU, E. E., and F. DRAY, J. clin. Endocr. **23**, 1208 (1963).
2. BOLTE, S., S. MANCUSO, G. ERIKSSON, N. WIQUIST, and E. DICZFALUSY: Acta endocr. (Kbh.) **45**, 535 (1964).
3. SIITERI, P. K., and P. C. MACDONALD: Steroid 2, 713 (1963).
4. MORATO, T., A. E. LEMUS, and C. GUAL: Steroids Suppl. 1, 59 (1965).
5. TREIBER, L., u. G. W. OERTEL: Z. klin. Chem. 5, 83 (1967).
6. OERTEL, G. W., u. K. B. EIK-NES: Analyt. Chem. **31**, 98 (1959).
7. ITTRICH, G.: Hoppe-Seylers Z. physiol. Chem. **320**, 103 (1960).
8. SANDBERG, E. C., and R. C. JENKINS: Biochim. biophys. Acta (Amst.) **113**, 190 (1966).
9. OERTEL, G. W., P. KNAPSTEIN und L. TREIBER: Hoppe-Seylers Z. physiol. Chem. **345**, 221 (1966).
10. KNAPSTEIN, P., F. WENDLBERGER und G. W. OERTEL: Experimentia (Basel) **23**, 851 (1967).
11. OERTEL, G. W.: Hoppe-Seylers Z. physiol. Chem. **336**, 236 (1964).

Aus der Abteilung für Klinische Chemie (Prof. Dr. K. D. Voigt) der 2. Medizinischen Universitäts-Klinik (Prof. Dr. A. Jores), Hamburg-Eppendorf

Weitere Untersuchungen zur Interkonversion von Testosteron und 17-Epitestosteron beim Menschen*

J. Tamm und K. D. Voigt

Die Interkonversion der beiden Isomeren Testosteron (T) und 17-Epitestosteron (ET) beim Menschen wurde von uns früher bewiesen [1], während diese Umwandlung in der perfundierten Hundeleber praktisch nur in einer Richtung vom ET zum T ablief [2]. Beim Menschen trat diese Interkonversion nur dann in meßbaren Größenordnungen auf, wenn T oder ET in hohen Dosen zugeführt wurden. Androstendion (Δ) spielte als Intermediärprodukt hierbei keine nennenswerte Rolle. Es wurde daher eine direkte Epimerisierungsreaktion angenommen, die möglicherweise über ein C17-Konjugat (Sulfat?) ablaufen könnte. Einige vorläufige Ergebnisse zu diesen Problemen sollen hier kurz dargestellt werden.

Die Infusion von 15 mg T-Glucuronid (TG) bei einem 24jährigen, endokrin gesunden Mann führte am gleichen Tag zu einer Steigerung der TG-Ausscheidung auf 100 µg/24 Std (Kontrollwerte um 40 µg/24 Std), die auch an den beiden folgenden Tagen bestehen blieb. Die Exkretion von ET-Glucuronid blieb unbeeinflußt. In der Fraktion der freien Steroide war am Infusionstag und am Tag darauf eine etwas erhöhte T- und Δ-Ausscheidung nachzuweisen. In der Sulfatfraktion ging vor allem die Exkretion von T zurück, die auch 2 Tage nach der Infusion noch nicht wieder die Kontrollwerte erreichte. Bei einem 64jährigen, endokrin gesunden Mann wurde eine Infusion mit 20 mg T-Sulfat (TS) durchgeführt. Am Infusionstag kam es in der Glucuronidfraktion zu einem Anstieg der T-Ausscheidung auf 38 µg/24 Std (Kontrollwerte um 10 µg/24 Std) sowie der ET-Exkretion auf 35 µg/24 Std (Kontrollwerte um 7 µg/24 Std). Beide Steroide kehrten am folgenden Tag wieder auf die Ausgangswerte zurück. Die Mengen von TS und ETS im Urin änderten sich unter der Infusion und am Tag danach nicht. Erst am 2. Tag nach dem Experiment stieg die ETS-Ausscheidung deutlich von 5,5 auf 12,9 µg/24 Std an. Geringfügig vermehrt war auch die Exkretion von TS. In der Fraktion der freien Steroide stieg nur die Ausscheidung von Δ an den beiden Nachtagen um etwa 60% an.

Aus diesen Daten können folgende, präliminäre Schlüsse gezogen werden: Exogen appliziertes TG wird verzögert wieder ausgeschieden und nicht zu TS umgeestert. Ein Teil des TG wird gespalten, und das freigesetzte T über Δ weiter metabolisiert. TG ist kein Zwischenprodukt für die Epimerisierung zu ET. Exogen zugeführtes TS wird teilweise in TG umgeestert und ausgeschieden. Ein weiterer Teil erscheint als ETG im Urin; ist also vor der Glucuronidierung epimerisiert

---

* Mit Unterstützung der Deutschen Forschungsgemeinschaft.

worden. Dies ist zwar noch kein schlüssiger Beweis, daß TS ein direktes Intermediärprodukt der Epimerasereaktion darstellt; zeigt aber, daß eine subtilere Nachprüfung eines solchen Mechanismus lohnend ist. Die nur sehr geringe und stark verzögerte Mehrausscheidung von TS und ETS ist trotz der bekannten niedrigen metabolischen Clearancerate [3] dieser Sulfate zunächst nicht befriedigend zu erklären.

Schließlich wurde ein drittes Experiment an einem 22jährigen mit Hypogonadismus durchgeführt, der 6 mg Androst-5-en-3β, 17α-diol infundiert bekam. Dieses Steroid wurde als einer der möglichen Vorläufer des ET angesehen. Nach der Infusion stieg die Ausscheidung von TG von 10 auf 59 μg/24 Std, diejenige von ET von 8 auf 19 μg/24 Std an. In der freien Fraktion wurde eine geringe Steigerung der Ausscheidung von T und ET beobachtet. Die Sulfatfraktion blieb unbeeinflußt. Hiernach wird Androst-5-en-3β, 17α-diol mehr zu T als zu ET metabolisiert und ist somit kaum als nennenswertes Ausgangsprodukt für die ET-Bildung anzusehen.

Fräulein URSULA VOLKWEIN danken wir für die sorgfältige Durchführung der Steroidbestimmungen.

Literatur

1. TAMM, J., U. VOLKWEIN and Z. STARCEVIC: Steroids 8, 659 (1966).
2. VOIGT, K. D., P. BURCHARDT, and J. TAMM: In: Testosterone, Proc. of the Workshop Conference, p. 80 (ed. J. TAMM). Stuttgart: Thieme 1968.
3. WANG, D. Y., R. D. BULBROOK, A. SNEDDON, and T. HAMILTON: J. Endocr. 38, 307 (1967).

Aus der Endokrinologischen Abteilung (Leiter: Priv. Doz. Dr. E. Kaiser) der Universitäts-Frauenklinik (Direktor: Prof. Dr. R. Elert) und der II. Medizinischen Klinik und Poliklinik der Universität Düsseldorf (Direktor: Prof. Dr. K. Oberdisse)

Einfluß von Cyproteron (Antiandrogen) auf Harn- und Plasmasteroide bei Frauen*

A. Elert, Jr., H. Schmidt-Elmendorff, S. Seuken, H. G. Solbach und E. Kaiser

Mit 2 Abbildungen

Seitdem 1963 Hamada, Neumann u. Junkmann erstmalig ein synthetisches Gestagen vorstellten und als Antiandrogen deklarieren konnten, wurde in den letzten 5 Jahren dieses Gestagen in freier Form, das „Cyproteron", hinsichtlich seines Wirkungsmechanismus von verschiedenen Autoren abzuklären versucht [1, 2]. Neben der klinischen Wirksamkeit blieb weiterhin die Frage offen, ob das Cyproteron neben den üblichen antiandrogenen Eigenschaften, nämlich einer Antagonisierung der Androgene an den peripheren Erfolgsorganen und kompetativer Hemmung androgenspezifischer Receptoren im Zwischenhirn, den Steroidmetabolismus beeinflußt [3, 4].

Bei normalen Frauen im Alter zwischen 20 bis 35 Jahren, bei Frauen mit Stein-Leventhal-Syndrom und bei Frauen mit adrenogenitalem Syndrom, wurden Untersuchungen zur Steroidconjugation unter Cyproteronbehandlung vorgenommen. Die Untersuchungen basierten vor allem auf der Fraktionierung der 17-Ketosteroide nach Kellie u. Wade [5] sowie auf der Plasmaaufbereitung nach Oertel u. Kaiser [6]. Die Patientinnen mit Stein-Leventhal-Syndrom zeigten ausgangs im Vergleich zu Normalpersonen eine deutliche Steigerung aller Sulfatfraktionen mit Ausnahme der 11-Oxyfraktionen, wohingegen die Glucuronosidfraktionen des Dehydroepiandrosteron, des Aetiocholanolon und der 11-Oxy-17-Ketosteroide erniedrigt waren (Abb. 1a).

Die tägliche Gesamtausscheidung vor der Behandlung mit Cyproteron lag bei einer Patientin mit Stein-Leventhal-Syndrom, die hier als Vertreterin des Krankheitsbildes vorgestellt wird, mit 12,0 mg/die an der oberen Normgrenze. Schon die einwöchige Applikation von 100 mg Cyproteron/die führte zu einem 30%igen Abfall der Gesamt-17-Ketosteroide auf 8,5 mg/die. Die 17-Ketosteroide erfuhren bei gleich hoher Dosierung keine weitere Beeinflussung und waren in der 14. Woche mit 8,4 mg/die oder 69% des Ausgangswertes fast unverändert auf ihrem Minimum stehen geblieben. Die Konzentrationssenkung erfolgte in der 1. Woche allein auf Kosten der Sulfate, die um 83% auf 1,4 mg/die abfielen. Über diesen Sulfatabfall hinaus wurden vermehrt Glucuroniside aller 11-Deoxy- und 11-Oxyfraktionen gebildet, die eine noch stärkere Senkung der Gesamtausscheidung verhinderten.

---

* Mit freundlicher Unterstützung der Firma Schering AG., Berlin, und des Landesamtes für Forschung des Landes Nordrhein-Westfalen, Düsseldorf.

Lediglich Aeticholanolon ist geringfügig um nur 5% seines Ausgangswertes auf 2,0 mg/die angestiegen. Daher führte der starke Abfall seines Sulfatconjugates zu einer Verringerung der Gesamtsulfate um 1,7 mg/die; außerdem sind daran noch Dehydroepiandrosteron mit 1,4 mg, Androsteron mit 0,3 mg und die 11-oxygenierten Ketosteroide mit 0,4 mg/die beteiligt. Dieser Effekt wird allerdings durch die Erhöhung der Glucuronsäure gekoppelten 11-Oxy-17-Ketosteroide von 0,6 auf 1,4 mg abgeschwächt.

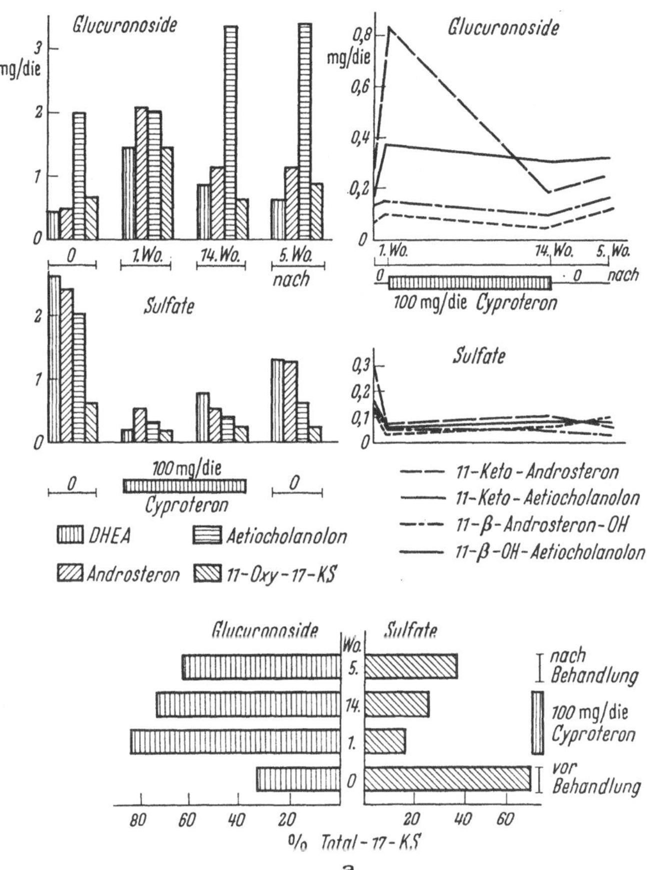

Abb. 1 a u. b. Harnsteroide unter Cyproteronbehandlung. a) Patientin mit Stein-Leventhal-Syndrom, b) Patientin mit adrenogenitalem Syndrom

In der 14. Woche lagen die Total-17-Ketosteroide unverändert tief. Jedoch waren jetzt die Sulfate um 10% auf 2,2 mg/die gestiegen, während die Glucuronoside der Gesamt-17-Ketosteroide und vor allem das Androsteron abgenommen hatten. Auch das Dehydroepiandrosteronglucuronosid war von 1,5 mg auf 0,9 mg abgesunken, stieg aber in seinem sulfatgebundenem Anteil von 0,2 auf 0,8 mg, so daß seine Gesamtkonzentration mit 1,7 mg unverändert blieb. Einen entgegengesetzten Verlauf nahm Aetiocholanolon, da seine Konzentration mit 3,4 mg oder 40,1% der Total-17-Ketosteroide weiter angestiegen war und jetzt 70% über dem

Ausgangswert lag. 5 Wochen nach Behandlungsende hatten die Gesamt-17-Keto-
steroide zwar wieder zugenommen, betrugen aber immer noch mit 10,0 mg/die noch
84% der Ausgangskonzentration. Die Zunahme wurde überwiegend durch Sulfate verursacht. So erhöhte sich beispielsweise Androsteronsulfat, Dehydroepi-

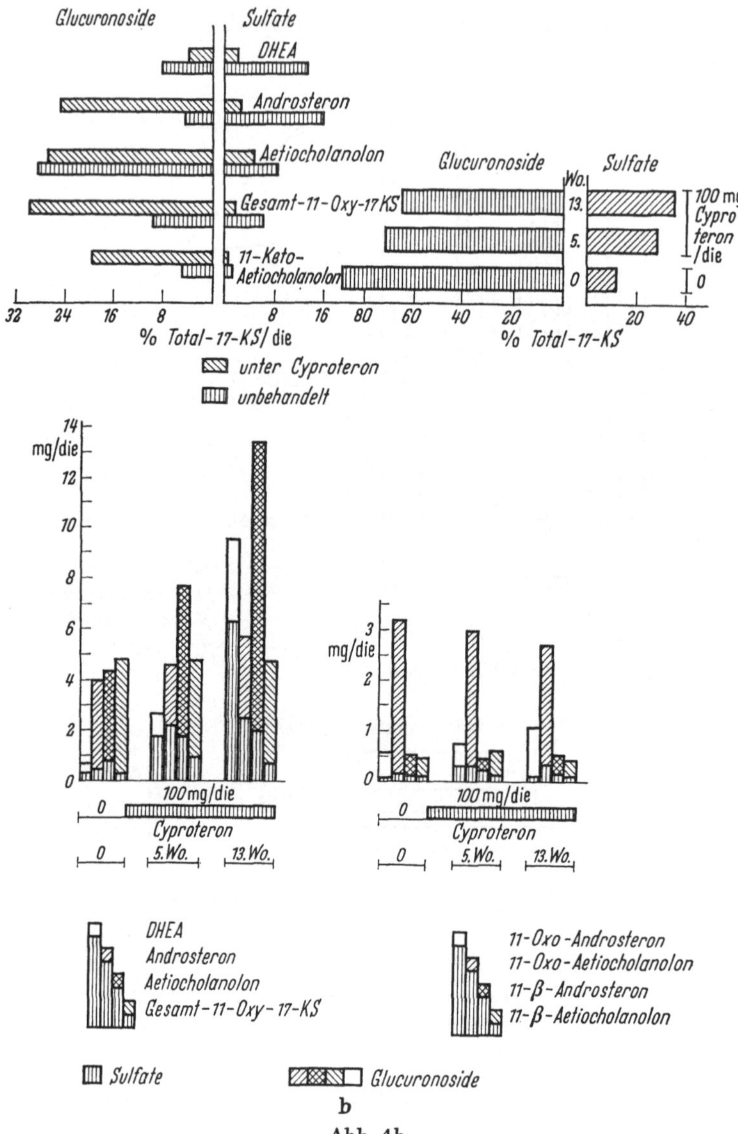

Abb. 1b

androsteronsulfat und Aetiocholanolonsulfat. Von den Glucuronosiden blieben
Aetiocholanolon und Androsteron absolut unverändert, wohingegen Dehydroepiandrosteron gesteigert und die 11-oxygenierten 17-Ketosteroide gesenkt wurden.
Bei den 11-Oxy-17-Ketosteroiden glichen sich alle Glucuronoside in ihrem Verhalten, indem sie unter Cyproteron in der 1. Woche anstiegen, in der 14. Woche

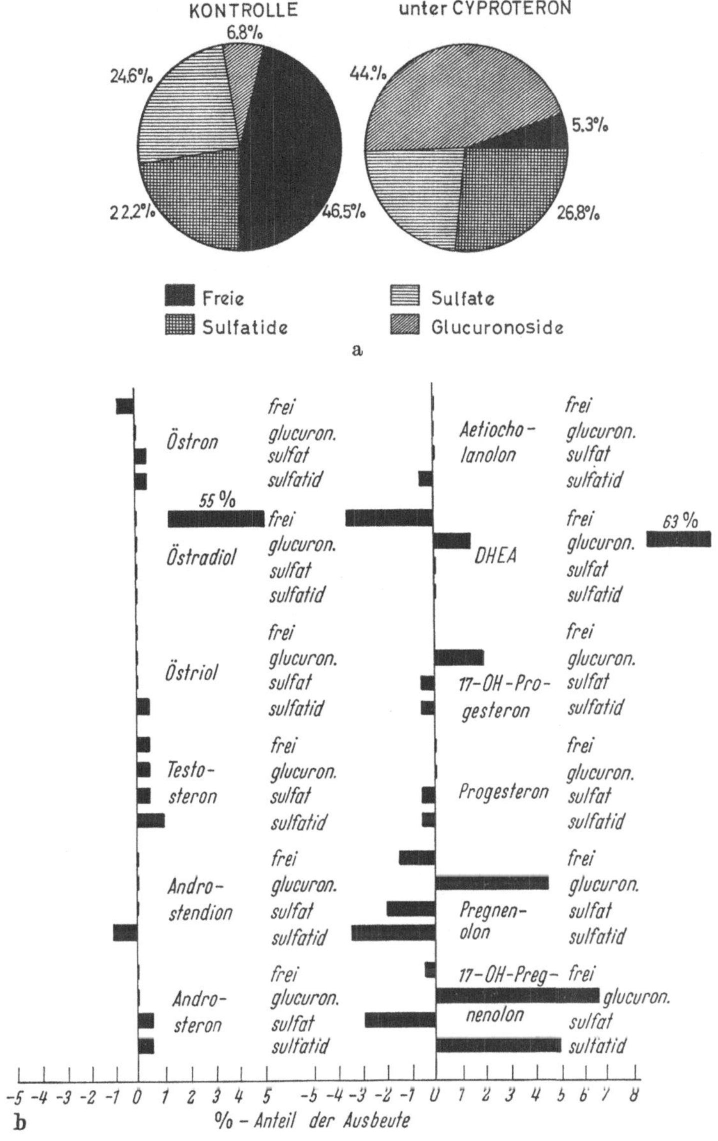

Abb. 2a u. b. Metabolisierung von Pregnenolon-H³ unter Cyproteron

abfielen und 5 Wochen nach Therapieende wieder über ihrem Ausgangswert lagen.
Die Sulfate verhielten sich reziprok zu den Glucuronosiden, wovon 11-Beta-
Hydroxy-Androsteron auszunehmen war. Auffällig war, daß die Verschiebung der
nach Behandlungsende noch nicht wieder in ursprünglicher Weise wiederhergestellt
war, da die Glucuronoside die Sulfate um 33% der Total-17-Ketosteroide übertrafen.
Conjugierung zu den Glucuronosiden, die in der 1. Woche 40% betrug, 5 Wochen
nach Behandlungsende noch nicht wieder in ursprünglicher Weise wiederhergestellt
war, da die Glucuronoside die Sulfate um 33% der Total-17-Ketosteroide übertrafen.

Radioaktiv markiertes Pregnenolon (Pregnenolon-^{3}H), normalen Frauen appliziert, zeigte ebenfalls eine deutliche Verschiebung der Conjugationsform seiner nachgewiesenen Metaboliten zugunsten der Glucuronoside im Plasma, die nur auf Kosten der freien Steroide zustande kam. (Abb. 2 a u. b) Sulfatide und Sulfate blieben dabei praktisch unverändert. Gleichzeitig wurde vermehrt Oestron, Oestriol, Testosteron, Androsteron, 17-Hydroxy-Pregnenolon und 17-Hydroxy-Progesteron nachgewiesen, wohingegen Androstendion, Aetiocholanolon, Progesteron und andere Metaboliten eine Abnahme erfuhren. Besonders auffällig war die Tatsache, daß von dem Verlust an freien Steroidmetaboliten vor allem Dehydroepiandrosteron betroffen war. Hier kam es zu einer deutlichen Zunahme der Glucuronosidfraktion des Dehydroepiandrosteron.

Bei Patientinnen mit kongenitalem adrenogenitalem Syndrom (Abb. 1b), von denen hier wiederum eine Patientin als Vertreterin vorgestellt wird, fanden sich ausgangs deutlich erhöhte Gesamt-17-Ketosteroide. Im Gegensatz zu denSt ein-Leventhal-Patientinnen war hier die Glucuronosidfraktion mit 88,5% an der Gesamtausscheidung beteiligt. Von der Sulfatverminderung war vor allem Androsteron und Dehydroepiandrosteron betroffen. Unter Cyproteron kam es zu einer Steigerung der Gesamt-17-Ketosteroide um 70% von 15,7 mg auf 19,2 mg/die. Die Ursache hierfür lag in einer Vermehrung sowohl der Glucuronoside als auch der Sulfate, letztere vor allem durch den steilen Anstieg des Dehydroepiandrosteron um das neunfache. Neben Dehydroepiandrosteron hatten auch Androsteron und Aetiocholanolon zur Sulfatvermehrung beigetragen. Die Glucuronoside waren zwar auch beträchtlich, aber nicht in dem Maße wie die Sulfate angestiegen. Absolut fiel besonders die erhebliche Zunahme des Aetiocholanolonglucuronosid von 4,3 mg auf 7,6 mg/die um 78% auf. Dann folgten Dehydroepiandrosteron mit der relativ stärksten Steigerung um 187% seines Ausgangswertes und Androsteron mit einer geringen Zunahme um 15%. Die oxygenierten 17-Ketosteroide blieben in ihrem Glucuronosidanteil unverändert. Innerhalb des Spektrums der 11-Oxy-17-Ketosteroide traten im Verlauf der Cyproteronbehandlung in der Glucuronosidfraktion wechselhafte Konzentrationen auf, dagegen wiesen die Sulfate keinerlei gesetzmäßige Schwankungen auf. Bei Abschluß der Behandlung hatte die Verschiebung der Sulfate weiterhin zugenommen. Ihr absoluter Anteil war auf 14,9 mg/die gestiegen und hatte somit seit Aufnahme der Behandlung eine neunfache Zunahme erfahren. Die letzte Vermehrung war ausschließlich auf den Sprung des sulfatierten Dehydroepiandrosteron von 2,6 mg auf 9,4 mg/die zurückzuführen, während die Sulfate des Androsteron und Aetiocholanolon nur unbedeutend angestiegen, der 11-oxygenierten Fraktion sogar gesunken waren.

Vorliegende Untersuchungen zeigen deutlich, daß es unter Cyproteron in der applizierten Dosis von 100 mg/die zu einer Verschiebung innerhalb der Steroidconjugation kommt. Weiterhin kann man feststellen, daß zwei verschiedene Krankheitsbilder mit Androgeneinfluß, nämlich das Stein-Leventhal-Syndrom und das adrenogenitale Syndrom, die sich auch schon ausgangs hinsichtlich der Conjugation der Steroidmetaboliten unterschieden, auch weiterhin unter Cyproteron zu einer gegensätzlichen Conjugation neigen. Neben der schon bekannten Beeinträchtigung des Steroidmetabolismus durch Cyproteron, muß demnach auch eine Beeinflussung der Enzymtätigkeit der Leber durch dieses Antiandrogen angenommen werden, die zwangsläufig zu einer Conjugationsverschiebung führt.

Literatur

1. HAMADA, H., F. NEUMANN, and K. JUNKMANN: Acta endocr. (Kbh.) **44**, 38 (1963).
2. VOIGT, K. D., M. APOSTOLAKIS und H. KLOSTERHALFEN: In: E. TAMM: Testosteron. Stuttgart: Thieme 1967.
3. KAISER, E., H. SCHMIDT-ELMENDORFF und P. ORSSICH: Arch. Gynäk. Bd. 204, Heft 2/3.
4. ― ―, H. ZIMMERMANN und H. C. SOLBACH: In: E. KLEIN: Das Testosteron. Die Struma. Berlin-Heidelberg-New York: Springer 1968.
5. KELLIE, A. E., and A. P. WADE: Biochem. J. **66**, 196 (1957).
6. OERTEL, G. W., u. E. KAISER: Biochem. Z. **336**, 10 (1962).

Diskussion

P. GÖBEL:

Als Erklärung für den isolierten Anstieg von Dehydroepiandrosteron nebst Sulfatfraktion beim AGS kommt meines Erachtens auch eine Einwirkung von Cyproteron auf das steroidspezifische Fermentsystem des Ovars und der Nebenniere im Sinne einer Hemmung der 3-β-Hydroxysteroiddehydrogenase in Frage.

G. BETTENDORF:

Die von Herrn KAISER vorgetragenen Befunde stehen im Gegensatz zu den von uns erhobenen. Wir haben auf der Tagung im vorigen Jahr die klinischen und hormonanalytischen Befunde während einer Cyproteronbehandlung bei Frauen mitgeteilt; wir haben niemals einen Abfall der 17-Ketosteroide gefunden. Entweder blieben die Werte gleich, oder es fand sich ein Anstieg. Ich habe eine Frage: Aus den Tabellen ging hervor, daß Sie eine Steigerung der Oestrogenausscheidung gefunden haben. Wie war die Ovarialfunktion unter der Behandlung mit Cyproteron, d. h., kam es zu Cyclusstörungen? Wir selbst haben solche nicht gesehen. Auf der anderen Seite waren auch androgenbedingte Ovarialstörungen nicht mit Cyproteron zu beeinflussen.

Aus der Universitäts-Frauenklinik, Düsseldorf (Direktor: Prof. Dr. R. Elert)

Über die ovulationsauslösenden Eigenschaften von Org. 817-2 (3-Methoxy-17-epi-Oestriol)

H. Schmidt-Elmendorff, E. Kaiser und W. Gerteis

In den vergangenen 10 Jahren hat die Forschung auf dem Gebiet der Ovulationsauslösung bei anovulatorischen oder amenorrhoischen Frauen große Fortschritte gebracht. Hierbei seien besonders erwähnt die ovulationsauslösenden Eigenschaften von Clomiphen und die Behandlung mit gonadotropem Hormon, gewonnen aus menschlichen Hypophysen oder aus dem Harn von Frauen in der Menopause. Seit vielen Jahren ist bekannt (Buxton, 1958; Cohen, 1966; Doecke u. Dörner, 1965; Hohlweg, 1934, 1960; Kupperman u. Mitarb., 1953; Sawyer, 1959; Zondek, 1954), daß kleine Oestrogenmengen bei der Frau eine Ovulation auszulösen vermögen, während umgekehrt höhere Dosen, insbesondere von 17-β-Oestradiol, den Eisprung hemmen.

Ausgehend von diesen frühen Untersuchungen, haben wir in der vorliegenden Arbeit die ovulationsauslösenden Eigenschaften von Org. 817 geprüft. Es handelt sich hierbei um das 3-Methoxy-17-epi-Oestriol. Obwohl in seiner chemischen Struktur dem natürlichen Oestriol sehr ähnlich, besitzt es im Allen-Doisy-Test nur eine schwache Oestrogenwirkung. Auch seine antigonadalen bzw. antigonadotropen Eigenschaften sind gering. Nur in hohen Dosen besitzt das Präparat eine antiprogestionale Wirkung im Clauberg-Test. Ein relativ schwaches Oestrogen wie das Org. 817 könnte durch Blockierung der Oestrogenreceptoren in Hypothalamus und Hypophyse einen Eisprung bei solchen Frauen auslösen, bei denen durch Störung der rhythmischen FSH/LH-Sekretion eine Ovulation ausbleibt.

Bis heute haben wir das Präparat 94mal bei 56 Frauen zur Ovulationsauslösung angewandt. Als Indicator für eine erfolgte Ovulation dienten der biphasische Verlauf der Basaltemperaturkurve, ferner funktionscytologische Veränderungen, sowie die erhöhte Pregnandiolausscheidung in der postovulatorischen Phase. Im allgemeinen wurde Org. 817 vom 5. Cyclustag an in einer Dosierung von 5 mg täglich 10 Tage lang verabreicht.

Tabelle 1 gibt einen Überblick über die klinischen Resultate.

In der ersten Zahlensäule sind die prozentualen Ergebnisse in Bezug auf die Zahl der Patientinnen angegeben: 28,6% zeigten keine Reaktion, 26,8% eine leichte ovarielle Stimulierung in Form einer Blutung nach längerer Amenorrhoe, 44,6% wiesen die Zeichen einer eindeutigen Ovulation auf, und schließlich beobachteten wir bei 7% der Patientinnen das Eintreten einer Schwangerschaft.

Zur Feststellung der Frage, welche Gruppe von Patientinnen auf das Oestrogen besonders gut ansprach, schlüsselten wir die Ergebnisse nach ihrer klinischen Diagnose auf. Tabelle 2 zeigt die prozentualen Ergebnisse je nach Schweregrad der cyclischen Störung.

Während die letzte Zahlensäule den Prozentsatz der Ovulationen angibt, finden sich in der vorletzten Säule die entsprechenden Werte der Fälle, wo nur eine ovarielle Stimulation stattfand. Während bei Patientinnen mit primärer Amenorrhoe keine Ovulation ausgelöst werden konnte, wurden die Chancen bei den Cyclusstörungen leichteren Grades immer besser.

In ähnlicher Weise wie von dem Schweregrad der Cyclusstörung sind die ovulationsauslösenden Eigenschaften von Org. 817 auch von der Gonadotropinausscheidung abhängig. Während bei hypo- oder hypergonadotropem Hypogonadismus die Aussichten auf Erfolg der Behandlung sehr gering sind, finden sich zufriedenstellende Ergebnisse bei normogonadotropen Patientinnen oder bei hypogonadotropem Hypogonadismus leichteren Grades. Der Erfolg der Org. 817-Behandlung ist also ebenso wie der der Behandlung mit Clomiphen von der endogenen

Tabelle 1

| | Ergebnis in % bezogen auf die Zahl der | |
	Pat. (56)	Behandl. (94)
Keine Reaktion	28,6	37,1
Leichte ovarielle Stimulation	26,8	24,5
Ovulation	44,6	38,3
Gravidität	7,0	4,3

Tabelle 2

Diagnose	Zahl der Patientinnen	Ovarielle Stimulation-%	Ovulation-%
Primäre Amenorrhoe	3	0	0
Sekundäre Amenorrhoe	21	33,0	28,6
Oligomen. und anovulatorischer Cyclus	20	20,0	50,0
Anovulatorischer Cyclus	8	25,0	75,0
Corpus luteum-Insuffizienz	4	—	100,0

Gonadotropinproduktion abhängig und scheint aus diesem Grunde vorwiegend über Hypothalamus und Hypophyse zu wirken, wie eingangs bereits angedeutet wurde.

Wegen der ähnlichen Indikationsstellung und des vermutlich gleichen Wirkungsmechanismus verglichen wir in einer Anzahl von Probandinnen die Wirkung von 5 mg Org. 817 mit der von 50 mg Chlomiphen pro/die. Von 17 Patientinnen, die positiv auf Org. 817 reagierten, zeigten 16 auch unter Clomiphen eine Ovulation. Umgekehrt fanden wir bei 22 Probandinnen, die nach Org. 817 anovulatorisch blieben, dennoch bei zwölf Frauen unter Clomiphen einen Eisprung. Hieraus ergibt sich eine höhere Wirksamkeit von Clomiphen, zumindesten in der untersuchten Dosierung und Dauer der Therapie. Als Ursache für den unterschiedlichen Erfolg kann eine zusätzliche direkte Wirkung von Clomiphen auf das Ovar angenommen werden. Während nämlich lokale Veränderungen am Ovar, selbst unter höher dosierter Org. 817-Therapie, nie festgestellt wurden, fanden sich in unserem Patientengut nach wiederholter Clomiphenbehandlung in hoher Dosierung relativ häufig cystische Veränderungen.

Von Interesse schien uns die Frage, wieviele Tage nach Therapiebeginn mit Org. 817 die Ovulation eintrat. Dieses Zeitintervall schwankte zwischen 2 und 23 Tagen. In 42% der Cyclen trat die Ovulation zwischen dem 6. und 10. Tag, im Gesamtdurchschnitt 11,8 Tage nach Beginn der Oestrogenbehandlung ein. Dieser Zeitraum ist vergleichbar mit demjenigen zwischen Therapiebeginn und Ovulation unter Clomiphenbehandlung.

Schließlich untersuchten wir noch die Länge der Corpus luteum-Phase. Die Länge der Gelbkörperphase war in 53% der Cyclen 13 bis 14 Tage lang, während 28% der ovulatorischen Cyclen eine über 15 Tage lang anhaltende Corpus luteum-Phase aufwiesen. Im Gesamtdurchschnitt war die hypertherme Phase 13,8 Tage lang. Es handelt sich somit um eine vollwertige Corpus luteum-Phase, trotz voraufgegangener Störungen im hypophysär-ovariellen Zusammenspiel.

Zusammenfassend läßt sich sagen, daß 3-Methoxy-17-epi-Oestriol sich in dieser vorläufigen Untersuchung als ovulationsauslösendes Agens in Fällen von normogonadotropen Cyclusstörungen bewährt hat. Es kann bei ähnlichen Indikationsstellungen, wie sie für Clomiphen bereits bestehen, angewandt werden. Es besitzt in der von uns untersuchten Dosierung und Dauer der Therapie etwas schwächere ovulationsauslösende Eigenschaften als Clomiphen, ist jedoch völlig frei von Nebenwirkungen.

In Zukunft soll geprüft werden, ob durch Änderung der Dosis und der Applikationsdauer die cyclusregulierenden und ovulationsauslösenden Eigenschaften von Org. 817 noch gesteigert werden können.

Literatur

Buxton, C. L.: In: Human Infertility. New York: Paul B. Hoeber 1958.
Cohen, M. C.: Fertil. and Steril. 17, 541 (1966).
Doecke, F., and G. Doerner: J. Endocr. 33, 491 (1965).
Hohlweg, W.: Klin. Wschr. 13, 92 (1934).
— Geburtsh. u. Frauenheilk. 20, 999 (1960).
Kupperman, H. S., M. H. G. Blatt, H. Wiesbader, and W. Filler: J. clin. Endocr. 13, 688 (1953).
Sawyer, C. H.: Endocrinology 65, 523 (1959).
Zondek, B.: Recent Progr. Hormone Res. X, 395 (1954).

Diskussion

S. Raptis:

Ich möchte Sie fragen, wie lang Sie das Präparat gegeben haben und ob Sie Nebenwirkungen beobachtet haben hinsichtlich des Kohlenhydratstoffwechsels. Haben Sie vielleicht einen erhöhten Nüchternwert B 2 gesehen oder eine Verschlechterung der Glucoseassimilation nach Gabe des Präparats?

G. Bettendorf:

Wie hoch war der Prozentsatz der spontanen Cyclen im Anschluß an die Behandlung mit 3-Metoxy-17-epioestriol?

Dann hätte mich noch interessiert, ob Sie Gonadotropinbestimmungen während der Verabreichung dieser Substanz durchgeführt haben.

Aus der Klinisch-chemischen Abteilung (Leiter: Prof. Dr. K. D. Voigt) der II. Medizinischen Klinik (Direktor: Prof. Dr. A. Jores) und der Urologischen Klinik (Direktor: Prof. Dr. H. Klosterhalfen) der Universität Hamburg

Stoffwechseluntersuchungen mit ^{14}C-markiertem Cyproteron

K. D. Voigt, M. Apostolakis, H. Klosterhalfen und U. Volkwein

In früheren Untersuchungen konnte unsere Gruppe zeigen, daß Cyproteron auch beim Menschen antiandrogene Aktivitäten entfaltet. Die Analytik der Steroidausscheidung im Urin ergab den interessanten Befund, daß Testosteron- und Epitestosterongehalte eindeutig anstiegen, während sich die Oestrogene und die Gonadotropine in unveränderten Konzentrationen nachweisen ließen. Diese Daten veranlaßten uns zu überprüfen, ob 1. wirklich Testosteron und Epitestosteron erfaßt wurden, und 2. der Anstieg dieser Verbindungen aus einer intermediären Konversion von Cyproteron herrührt. Zur Abklärung dieser Frage wurden vier Patienten 10 Tage lang mit 100 mg kaltem Cyproteron/die, dem 0,5 bzw. 5 μC in der Alpha-Methylengruppe ^{14}C-markierten Cyproteron zugesetzt war, behandelt. Am quantitativ gesammelten 24-Std-Urin wurde auf chromatographischem Wege Testosteron und Epitestosteron isoliert und durch Radioaktivitätsbestimmungen und gaschromatographische Analytik Ausmaß der Isolierung und Kriterien der Identifizierung überprüft.

In Übereinstimmung mit unseren früheren Befunden und neueren Daten englischer Autoren fand sich unter Cyproteron erneut eine deutliche Steigerung der Testosteron- und Epitestosteronwerte im Urin. Obwohl unwahrscheinlich, ist nicht ganz auszuschließen, daß sie einer intermediären Konversion von Cyproteron entstammen.

Eine ausführliche Publikation dieser und weiterer Daten an anderer Stelle ist beabsichtigt.

Diskussion

G. Bettendorf:

Bei unseren Untersuchungen mit Cyproteron bei Frauen haben wir eine ovariektomierte Patientin mit Cyproteron belastet. Unter der Verabreichung von 300 mg/die stieg sofort die Testosteron- und Epitestosteronausscheidung an. Die 17-Ketosteroidwerte waren nicht wesentlich verändert; dagegen zeigte die 17-OHCS-Ausscheidung ebenfalls eine Zunahme.

P. Göbel:

Als Erklärung für den Anstieg der Testosteron- und Epitestosteronausscheidung im Urin käme meines Erachtens unter Annahme einer Hemmung der 3-Beta-Hydroxysteroiddehydrogenase durch Cyproteron eine vermehrte Bildung aus entsprechenden Vorstufen in Frage.

Aus der Endokrinologischen Abteilung der Medizinischen Klinik und Poliklinik (Direktor: Prof. Dr. D. H. Arnold) Klinikum Essen der Ruhruniversität

Studium über die Stickstoff- und Calzium-Bilanz unter Mesterolon

G. Trenkner, R. Petry und J.-G. Rausch-Stroomann

Mit 1 Abbildung

Während der letzten 2 Jahre wurde von mehreren Autoren [1, 11, 13, 14, 18] über Untersuchungen mit dem neuen Androgen Mesterolon[1] berichtet.

Es handelt sich dabei um ein Steroid, das in der C_1-Position alkyliert ist, nämlich um 1-alpha-Methyl-5-alpha-androstan-17-beta-ol-3-on.

Dieses Steroid hat selbst in hohen Dosen weder einen hemmenden Einfluß auf die gonadotrope Funktion der Hypophyse noch auf die männlichen Keimdrüsen und ist außerdem gut leberverträglich [3, 4, 5, 7, 8, 10, 12, 15, 16].

Es interessierte, welche anabolen Eigenschaften dieses in C_1-Position alkylierte Androgen besitzt.

Neumann u. Mitarb. [6] prüften die anabole Wirksamkeit des Mesterolons im Tierversuch und stellten fest, daß bei subcutaner Gabe der anabole Effekt dem des Testosteronpropionats entsprach. Bei oraler Gabe wurde jedoch eine stark abgeschwächte Wirkung beobachtet.

Wir haben Bilanzstudien bei acht bettlägerigen Patienten über einen Zeitraum von 25 bis 33 Tagen durchgeführt. Es handelte sich dabei um Männer im Alter von 54 bis 68 Jahren, die wegen Herzinfarkt oder stenokardischer Beschwerden bei Coronarsklerose aufgenommen wurden.

Sechs von den acht Patienten wurden mit 60 mg und ein Patient mit 30 mg Mesterolon oral täglich behandelt. Nach einer Vorperiode von 5 bzw. 6 Tagen wurde das Androgen über 3 Wochen gegeben. Ferner wurde ein Patient zum Vergleich mit oral 30 mg Methyltestosteron täglich unter denselben Bedingungen untersucht.

Die Patienten erhielten eine Diät, deren täglicher Gehalt an Calorien (1741 bis 1852), Eiweiß (69 bis 74 g), Phosphor (1341 bis 1395 mg) und Calcium (971 bis 1049 mg) ausreichend und konstant war.

Nach Veraschung wurde der Stickstoff in Harn und Stuhl nach Kjeldahl, sowie Calcium im Harn und Stuhl flammenphotometrisch (Flammenphotometer „Eppendorf", Netheler und Hinz, Hamburg) bestimmt. Die Bilanzen wurden berechnet und graphisch dargestellt. Eine positive Bilanz ist oberhalb, eine negative Bilanz unterhalb der Nullinie aufgetragen.

Für die Stickstoffausscheidung im Harn wählten wir eine Vorperiode von 6 Tagen. Für die Calciumausscheidung im Harn und Stuhl eine Vorperiode von

---

[1] Proviron, Schering AG., Berlin.

5 Tagen. Die Mittelwerte dieser Vorperioden wurden verglichen mit denen der Behandlungsperioden von je 7 bzw. 10 Tagen der mit 60 mg Mesterolon täglich behandelten Patienten.

Während einer 6tägigen Vorperiode bestand in fünf der sechs mit täglich 60 mg Mesterolons behandelten Fälle eine negative Stickstoffbilanz, die unter der Behandlung deutlich positiv wurde. Bei einem Patienten verstärkte sich die schon vorher positive Bilanz deutlich.

Abb. 1 zeigt die Mittelwerte der Stickstoffbilanz sowie der Stickstoffausscheidung im Harn bei den fünf Patienten mit negativer Vorphase. Die Wirkung des Mesterolons auf die Stickstoffretention setzt offenbar erst nach einigen Tagen der Behandlung ein. Der arithmetische Mittelwert der Stickstoffretention betrug 2,65 g in 24 Std.

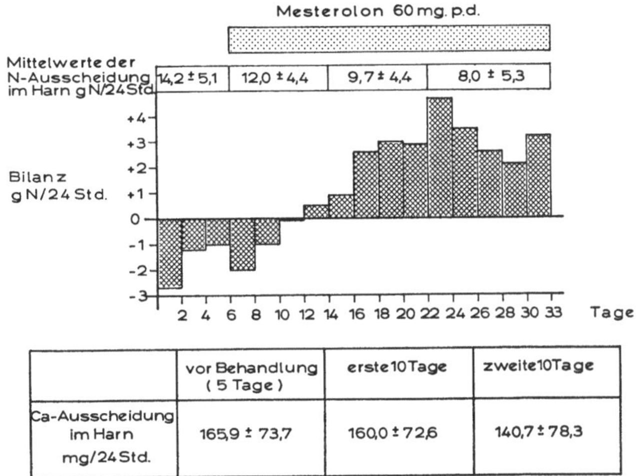

	vor Behandlung (5 Tage)	erste 10 Tage	zweite 10 Tage
Ca-Ausscheidung im Harn mg/24 Std.	165,9 ± 73,7	160,0 ± 72,6	140,7 ± 78,3

Abb. 1. Mittelwerte der Stickstoffbilanz von fünf Patienten vor und unter Behandlung mit täglich 60 mg Mesterolon. Mittelwerte der Stickstoff- und Calciumausscheidung im Harn bei diesen Patienten. Unter der Behandlung wurde die vorher negative Bilanz deutlich positiv (Mittelwert der N-Retention 2,65 g/24 Std). Ca-Ausscheidung unter der Behandlung fast unverändert

Die Mittelwerte der Stickstoffausscheidung im Harn lassen im Vergleich zu einer Vorperiode von 6 Tagen eine deutliche Reduktion erkennen.

Bei dem mit 30 mg Mesterolon täglich behandelten Patienten wurde die vorher negative Stickstoffbilanz ebenfalls positiv. Es ergab sich jedoch nur eine mittlere Stickstoffretention von 1,37 g in 24 Std.

Eine ebenfalls positive Bilanz ließ sich bei dem mit 30 mg Methyltestosteron oral behandelten Patienten erzielen. Hierbei lag der arithmetische Mittelwert der Stickstoffretention bei 1,53 g in 24 Std und entsprach damit den in der Literatur angegebenen Werten [17].

Danach würde Mesterolon in seiner stickstoffretinierenden Eigenschaft etwa der des Methyltestosterons entsprechen.

Die Mittelwerte der Calciumausscheidung in Stuhl und Harn waren bei den fünf Patienten vor und unter der Gabe von täglich 60 mg Mesterolon in einer Beobachtungszeit von 20 Tagen fast unverändert.

Da beschrieben wird, daß manchmal ein calciumretinierender Effekt erst nach 3 Wochen eintritt [2], haben wir bei drei Patienten die Calciumausscheidung über 4 Wochen geprüft, jedoch auch hierbei keinen Rückgang der Calciumausscheidung beobachten können.

Aus unseren Untersuchungen ergibt sich, daß Mesterolon in der Dosis von täglich 30 mg einen stickstoffretinierenden Effekt besitzt, der etwa dem des Methyltestosteron entspricht, und daß 60 mg Mesterolon täglich eine doppelt so starke stickstoffretinierende Eigenschaft besitzen wie 30 mg Mesterolon.

Literatur

1. Hornstein, O.: Arzneimittel-Forsch. **16**, 466 (1966).
2. Kuhlencordt, F., u. J.-G. Rausch-Stroomann: Verh. dtsch. Ges. inn. Med. **65**, 162 (1959).
3. Laschet, U., L. Laschet und H. F. Paarmann: Arzneimittel-Forsch. **16**, 469 (1966).
4. Laschet, L. u. U. Laschet: 1. Europ. Sterilitätskongreß, Venedig 1967.
5. Laschet, U., and L. Laschet: Acta endocr. Congr., Helsinki 1967.
6. Neumann, F., R. Wiechert, M. Kramer und G. Raspé: Arzneimittel-Forsch. **16**, 455 (1966).
7. Niermann, H.: 1. Europ. Sterilitätskongreß, Venedig 1967.
8. Petry, R., J.-G. Rausch-Stroomann und H. Schmidt-Elmendorff: 13. Symp. dtsch. Ges. Endokrinologie, Berlin-Heidelberg-New York: Springer 1968.
9. —, H. A. Hienz, H. Schmidt-Elmendorff und J. G. Rausch-Stroomann: 1. Europ. Sterilitätskongreß, Venedig 1967.
10. —, J.-G. Rausch-Stroomann, H. A. Hienz, Th. Senge, and J. Mauss: Acta endocr. (Kbh.) (Im Druck).
11. Pohle, H. D.: Arzneimittel-Forsch. **16**, 473 (1966).
12. Rausch-Stroomann, J.-G., R. Petry, and H. A. Hienz: 3rd. meet. of the Intern. study group for Steroid Horm., Rome 1967.
13. Schirren, C.: Arzneimittel-Forsch. **16**, 463 (1966).
14. Schnack, H., u. F. Wewalka: Arzneimittel-Forsch. **16**, 471 (1966).
15. Vermeulen, A.: 13. Symp. dtsch. Ges. Endokrinol., Berlin-Heidelberg-New York: Springer 1968.
16. — Workshop Conf. on Testosterone, Hamburg 1967.
17. Weller, O.: Arzneimittel-Forsch. **12**, 234 (1962).
18. — Arzneimittel-Forsch. **16**, 465 (1966).

Diskussion

M. Dambacher:

Die Ergebnisse von Herrn Trenkner stimmen bezüglich des Calciums mit den Isotopenuntersuchungen von Dymling und den Ca-Retentionsbefunden von Haas überein. Mit beiden Methoden konnte unter Anabolica keine erhöhte Ca-Retention im Skelet festgestellt werden.

Aus der Abteilung für Gynäkologische Endokrinologie
(Leiter: Prof. Dr. J. Hammerstein)
der Univ.-Frauenklinik der Freien Universität Berlin
(Direktor: Prof. Dr. H. Lax)

Einfluß von Clomiphen, Sexovid und Stilboestrol auf die Einbaurate von Acetat-1-^{14}C in Steroide durch menschliche Corpus luteum-Schnitte in vitro

J. Hammerstein

Mit 1 Abbildung

Frühere in vitro-Untersuchungen zur Frage der Steroidbiosynthese in menschlichen Corpus luteum-Schnitten hatten übereinstimmend ergeben, daß die Progesteronbildung aus markiertem Acetat durch Clomiphen — und zwar in Abhängigkeit von seiner Konzentration im Inkubationsmedium — gehemmt wird (Hammerstein, 1967). Wie aus Experimenten mit unterschiedlich markiertem $\varDelta^5$-Pregnenolon und Progesteron hervorgeht, ist dieser Effekt nicht mit einer Ablenkung der Hormonbildung vom $\varDelta^4$- auf den $\varDelta^5$-Steroidbiosyntheseweg verbunden; auch bleibt die stimulierende Wirkung von HCG auf die Progesteronbildung (Rice u. Mitarb., 1964) in Gegenwart von Clomiphen grundsätzlich erhalten.

Zur Fortsetzung dieser, der Aufklärung des Clomiphen-Wirkungsmechanismus dienenden Arbeiten legten wir uns die Frage vor, ob der geschilderte Hemmeffekt des Clomiphen auf die Biosynthese von Progesteron beschränkt ist oder auch die anderen, vom Gelbkörper gebildeten Steroide betrifft. Ferner sollte geklärt werden, ob Sexovid, eine ebenfalls bei anovulatorischen Frauen zur Ovulationsauslösung angewandte Substanz, und das diesen beiden Präparaten strukturell verwandte, im Hinblick auf Ovulationsauslösungen jedoch unwirksame Stilboestrol ähnliche Wirkungen auf die Steroidbiosynthese haben.

Auf fünf Proben gleichmäßig verteilte, 500 μ dicke Schnitte eines bei einer Interruptio gewonnenen, intakten Corpus luteum grav. mens II/III wurden in Krebs-Ringer-Bicarbonatpuffer (pH 7,4) und O_2/CO_2-Atmosphäre (95/5) mit je 50 μc Natriumacetat-1-^{14}C und 150 IE HCG (Primogonyl) ohne zusätzliche Kofaktoren für die Dauer von 5 Std bei 37° inkubiert. Den einzelnen Proben wurden jeweils 100 μg Clomiphen, F 6066 („Sexovid", Ferrosan/Malmö), F 6060 (freies Phenol des „Sexovid") bzw. Stilboestrol zugesetzt; der fünfte Ansatz diente als Kontrolle. Die Inkubate wurden nach dem Prinzip der umgekehrten Isotopenverdünnungstechnik, wie früher beschrieben (Hammerstein u. Mitarb., 1964), aufgearbeitet. Zur Auftrennung der Steroidgemische wurden chromatographische Verfahren in Verbindung mit Derivatbildung durch Acetylierung herangezogen. Sofern möglich, erfolgte abschließend Kristallisation der isolierten Fraktionen zur konstanten spezifischen Aktivität. Die jeweils nach dem zweiten Chromatographieschritt ermittelten Radioaktivitäten wurden auf 1 g Gewebe umgerechnet und für die Aufarbeitungsverluste sowie gegebenenfalls auch für die bei der Kristallisation zur radiochemischen Homogenität entfernten Verunreinigungen korrigiert.

Die Ergebnisse sind in Abb. 1 zusammengestellt: Danach entspricht die relative Verteilung der Radioaktivität auf die einzelnen Steroide unseren früheren Erfahrungen (Hammerstein u. Mitarb., 1964). Der Zusatz von Clomiphen zum Inkubationsmedium führt zu einer ziemlich gleichmäßigen Drosselung der Acetatinkorporation in alle untersuchten Steroide auf durchschnittlich 40% der Kontrollen, wobei die Hemmung am stärksten im Pregnenolon und am schwächsten im Oestron zu Tage tritt.

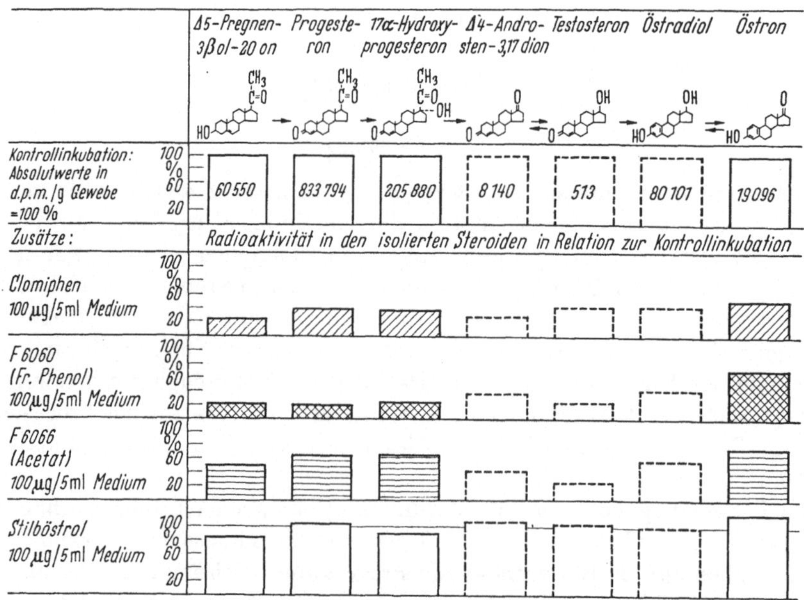

Abb. 1. Einbau von 50 µc Acetat-1-^{14}C in sieben verschiedene Steroide unter dem Einfluß von Clomiphen, Sexovid und Stilboestrol durch Schnitte eines Corpus luteum m. II-III nach 5 Std.-Inkubation. Erklärung: Die ausgezogen gezeichneten Säulen repräsentieren die ermittelte Radioaktivität auf der Basis radiochemischer Homogenität nach Kristallisation zu konstanter spez. Aktivität, die durchbrochen gezeichneten die Radioaktivität nach dem zweiten Chromatographieschritt (s. Text)

Wesentlich geringer, aber immer noch deutlich, ist die Beeinflussung der Steroidbiosynthese durch Sexovid (F 6066). Die Ergebnisse mit dessem schwer löslichen freien Phenol (F 6060) müssen insofern mit Vorbehalt beurteilt werden, als hier Propylenglykol als Vehikel dem Inkubationsmedium hatte zugesetzt werden müssen. Nach orientierenden Vorversuchen übt Propylenglykol jedoch selbst gewisse Einflüsse auf die in unserem Zusammenhang interessierenden biochemischen Vorgänge aus. Im Gegensatz zu Larsson u. Stensson (1967) fanden wir keine Anhaltspunkte für eine spezifische Hemmung der 3β-ol-Steroiddehydrogenase durch Sexovid bzw. sein freies Phenol; diese Autoren hatten mit dem 10000 g Überstand von Homogenaten menschlicher Ovarien und markiertem Pregnenolon als Substrat gearbeitet.

Anders als die vorgenannten, in der ovulationsauslösenden Therapie erfolgreichen Substanzen zeigte das in dieser Hinsicht unwirksame Stilboestrol auch keinen Einfluß auf den Acetateinbau in die verschiedenen von uns näher analysierten Steroide.

Unsere Resultate sind dahingehend zu interpretieren, daß die Steroidbiosynthese unter den gegebenen Versuchsbedingungen durch Clomiphen und Sexovid auf einer vor dem Pregnenolon gelegenen Stufe gehemmt wird. Bei der engen strukturellen Verwandtschaft zwischen Clomiphen und dem Cholesterinsyntheseblocker Triparanol liegt die Annahme eines beiden Substanzen gemeinsamen oder ähnlichen Wirkungsmechanismus nahe. Wir sind daher zur Zeit mit der Frage beschäftigt, ob der Clomiphenzusatz zum Inkubationsmedium in unserem Modell neben den bereits geschilderten Effekten auch eine vermehrte Bildung von radioaktivem Desmosterol zur Folge hat.

Vieles spricht dafür, daß die von uns gefundenen in vitro-Effekte des Clomiphen auch in vivo Bedeutung besitzen. So ist es gut vorstellbar, daß Clomiphen primär am Ovar vermittels Hemmung der Hormonbiosynthese angreift und dadurch reaktiv eine gesteigerte Gonadotropinausschüttung herbeiführt. Damit würde der bei amenorrhoischen Frauen bestehende unphysiologische Gleichgewichtszustand zwischen ovariellen und gonadotropen Hormonen durchbrochen und das dynamische endokrine Wechselspiel zwischen Eierstöcken und hypothalamischem Regulationszentrum vorübergehend wieder in Gang gebracht. Für die Richtigkeit dieser Hypothese sprechen u. a. die von uns in Übereinstimmung mit BELL u. LORAINE (1966) festgestellte Unwirksamkeit der Clomiphentherapie bei anovulatorischen Frauen mit niedriger Oestrogenbasalausscheidung und das häufig zu Beginn der Clomiphenapplikation beobachtete vorübergehende Absinken der Oestrogenausscheidung (HARKNESS u. Mitarb., 1964; BETTENDORF u. Mitarb., 1965; KISTNER, 1965; SHEARMAN, 1966; LORAINE u. Mitarb., 1966).

Die Untersuchungen wurden mit Unterstützung der Deutschen Forschungsgemeinschaft durchgeführt. Clomiphencitrat wurde von der Merrel Pharmazeutische Ges. mbH, Groß-Gerau, Sexovid von der AB Ferrosan, Malmö (Schweden) Stilboestrol als Reinsubstanz von E. Merck AG, Darmstadt in dankenswerter Weise zur Verfügung gestellt. Die gewissenhafte Durchführung der Analysen lag in den Händen von Frl. BRIGITTE FACHINGER und Frl. INGRID HEIN.

Literatur

BELL, E. T., and J. A. LORAINE: Lancet 19, 626 (1966).
BETTENDORF, G., M. BRECKWOLDT und P.-J. CZYGAN: Geburtsh. u. Frauenheilk. 8, 673 (1965)
HAMMERSTEIN, J.: Acta endocr. (Kbh.) Suppl. 119, 79 (1967).
—, B. F. RICE, and K. SAVARD: J. clin. Endocr. 24, 597 (1964).
HARKNESS, R. A., E. T. BELL, J. A. LORAINE, and W. I. MORSE: J. Endocr. 31, 53 (1964).
KISTNER, R. W.: Obstet. Gynec. 20, 873 (1965).
LARSSON, H., and M. STENSSON: Acta endocr. (Kbh.) 55, 673 (1967).
LORAINE, J. A., E. T. BELL, R. A. HARKNESS, and M. T. HARRISON: Acta endocr. (Kbh.) 52, 527 (1966).
RICE, B. F., J. HAMMERSTEIN, and K. SAVARD: J. clin. Endocr. 24, 598 (1964).
SHEARMAN, R. P.: Proc. roy, Soc. Med. 59, 1285 (1966).

Aus der Kinderklinik der Universität München
(Direktor: Prof. Dr. K. BETKE)

Über die gaschromatographische Bestimmung von freiem 17-Alpha-Hydroxyprogesteron im Plasma*

D. KNORR

Mit 3 Abbildungen

Während über die Blutspiegel der biologisch aktiven Steroidhormone und ihrer Metaboliten umfangreiche Untersuchungen vorliegen, ist unser Wissen um Physiologie und Pathologie der biochemischen Vorstufen noch ergänzungsbedürftig. So fehlen bis heute systematische Untersuchungen über das Verhalten der wichtigen Corticoidvorstufen Delta-5-Pregnenolon und 17-Alpha-Hydroxyprogesteron. Im Harn konnte weder 17-Alpha-Hydroxyprogesteron noch Progesteron auch bei Anwendung der Doppelisotopentechnik nachgewiesen werden.

Untersuchungen über 17-Alpha-Hydroxyprogesteron im NNR-Venenblut, im Ovarialvenenblut, im Placentarblut, in gepooltem Plasma in der Ovariallymphe und in NNR- und Hodengewebe liegen vor von OERTEL et al., MIKHAIL et al., ZANDER et al., RUNNEBAUM u. ZANDER, SCHUBERT et al., RUNNEBAUM et al. (1965), LINDNER, NEHER u. WETTSTEIN.

Zwar bietet sich für Steroiduntersuchungen im ng-Bereich die Gaschromatographie mit Elektron Capture-Detektor an, doch hat dieser Detektor die Überführung des Steroids in ein Halogenderivat zur Voraussetzung. Die 17-Alpha-OH-Gruppe des 17-Alpha-Hydroxyprogesterons ist als tertiäre OH-Gruppe sterisch gehindert und reagiert nicht unter üblichen Bedingungen, z. B. mit Monochloressigsäureanhydrid. Auch durch Zusatz von Sulfosäure oder Perchlorsäure gelang es uns nicht, zu einem Monochloressigsäureester des 17-Alpha-Hydroxyprogesterons zu gelangen.

Der gaschromatographische Nachweis von Progesteron im ng-Bereich wurde von VAN DER MOLEN u. GROEN durch vorangehende enzymatische Reduktion der 20-Ketogruppe und anschließende Veresterung mit Monochloressigsäureanhydrid geführt.

Es ist uns gelungen, 17-Alpha-Hydroxyprogesteron mit hoher Ausbeute direkt in sein Trifluoracetat zu überführen. Die gebildete Substanz wurde präparativ dargestellt und durch Massenspektrographie als 17-Alpha-Hydroxyprogesteron-trifluoracetat bestätigt[1].

Gaschromatographisch war die präparierte Substanz einheitlich. Abb. 1.

---

*Mit Unterstützung der Deutschen Forschungsgemeinschaft
[1] Für die massenspektrographische Untersuchung sind wir Herrn Dr. HELMUT SEIDL, Org. Chem. Institut der Universität München zu großem Dank verpflichtet.

Auf diese Technik aufbauend, wurde ein Verfahren zur quantitativen, gaschromatographischen Bestimmung von 17-Alpha-Hydroxyprogesteron im Plasma entwickelt.

Prinzip der gaschromatographischen Bestimmung von 17-Alpha-Hydroxyprogesteron im Plasma:

10 ml Plasma:

Zusatz von 20000 Cpm 4-C^{14}-17-Alpha-Hydroxyprogesteron als interner Standard.

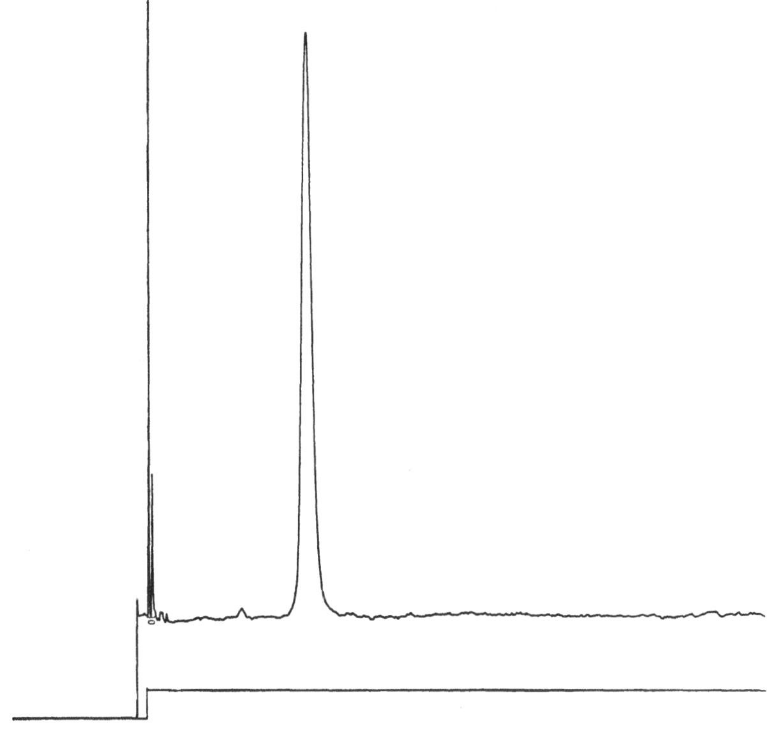

Abb. 1. 50 ng 17 Alpha-Hydroxyprogesteron als Trifluoracetat. 3% SE 30 auf HP Chromosorb Wassersäule 180 cm 3 mm ⌀, 210 °C. Packard Gaschromatograph Modell 7634. ECD-Detektor mit Ni⁶³-Folie. Spannung + 5 V. Empfindlichkeit 3 × 10^{-9} A. Trägergas N_2 40 ml/min

Ätherextraktion:
    Waschen des Ätherextraktes mit Alkali und Wasser,
    Säulenchromatographie auf Aluminiumoxyd,
    Dünnschichtchromatographie auf Kieselgel,
    Lokalisation des aktiven Spots mit Scanner und Elution des 17-Alpha-Hydroxyprogesterons.

Trifluoracetylierung:
    Dünnschichtchromatographie des Trifluoracetats auf Kieselgel,
    Lokalisation mit Scanner und Elution,
    Bestimmung der Wiederfindungsrate in 1/10 des Eluates durch Flüssigkeitsszintillationsmessung des internen Standards,

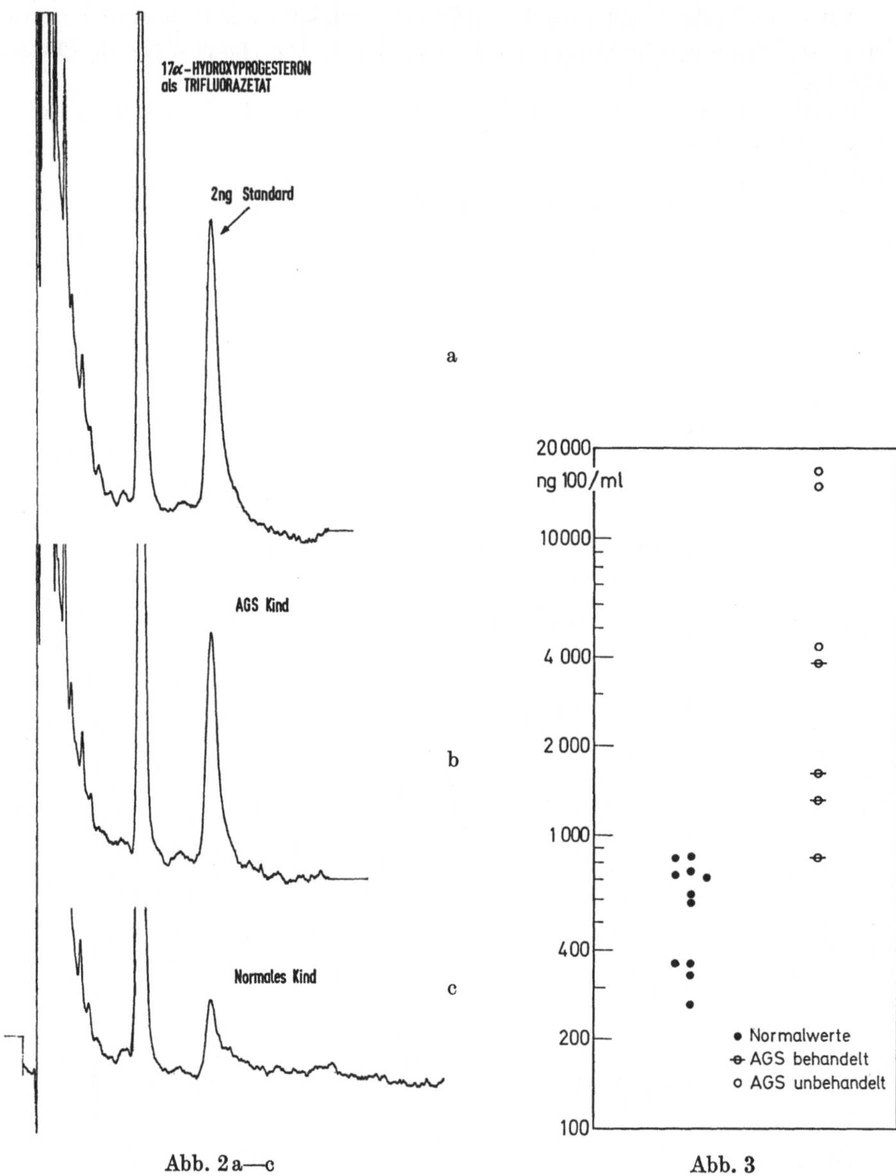

Abb. 2a—c

Abb. 3

Abb. 2a—c. Drei Gaschromatogramme übereinander. a 2 ng 17-Alpha-Hydroxyprogesteron Standard. Injektion von $^2/_{100}$ eines Trifluoracetylierungsansatzes von 100 ng. b Chromatogramm von $^2/_{100}$ der Präparation von 10 ml Plasma eines Jungen mit behandeltem adrenogenitalen Salzverlustsyndrom. 17 Alpha-Hydroxyprogesteron 1600 ng/100 ml. c Chromatogramm von $^2/_{100}$ der Präparation von 10 ml Plasma eines gesunden Kindes. 17-Alpha-Hydroxyprogesteron 370 ng/100 ml. Packard-Gaschromatograph Daten wie oben, jedoch Tritiumfolie, Spannung + 20 V. Empfindlichkeit 1×10^{-9} A

Abb. 3. Freies 17-Alpha-Hydroxyprogesteron im Plasma in ng/100 ml. ● Werte gesunder Kinder, o Werte von Kindern mit unbehandeltem AGS, ∅ Werte von Kindern mit behandeltem AGS. Gaschromatographisch als Trifluoracetat bestimmt

Gaschromatographie auf HP-Chromosorb W SE 30 3%. Säulentemperatur 210 °C,

Packard-Gaschromatograph Modell 7634 ECD mit Tritiumfolien.

Bei der Berechnung muß der Massepeak des internen Standards subtrahiert werden.

Typische Chromatogramme zeigt Abb. 2.

Die bisher mit der neuen Technik erhaltenen Werte für freies 17-Alpha-Hydroxyprogesteron im Plasma sind in Abb. 3 zusammengefaßt. Die Werte von elf nicht endokrin kranken Schulkindern bzw. Jugendlichen liegen zwischen 250 und 900 ng/100 ml.

Bei zwei Kindern mit unbehandelten kongenitalen AGS fanden wir 4500, 15000 und 17000 ng 17-Alpha-Hydroxyprogesteron in 100 ml Plasma. Die Werte von vier Kindern mit behandeltem AGS lagen intermediär.

Die neue Technik erlaubt beim kongenitalen AGS direkt das vor dem Enzymdefekt angestaute Substrat 17-Alpha-Hydroxyprogesteron zu bestimmen. Weitere Untersuchungen sollen zeigen, ob auch bei andersartigen endokrinen Störungen Veränderungen auf dieser frühen Steroidsynthesestufe vorliegen. Es laufen Untersuchungen, ob sich diese Technik für einen Heterocygotentest des durch C^{21}-Hydroxylasemangel bedingten Adrenogenitalen Syndroms eignet.

Der Firma Ciba danke ich für eine wertvolle Ergänzung an unserem Gas-Chromatographen. Der Firma Schering bin ich für die großzügige Überlassung authentischer Steroide zu großem Dank verpflichtet.

Literatur

BONGIOVANNI, A. M., A. W. ROOT, and W. R. EBERLEIN: Measurement of pregnanetriol in plasma. J. clin. Endocr. 24, 1312 (1964).

DAVID, R. R., E. BERGADA, and C. J. MIGEON: Isolation, idenification and measurement of 3α, 15α-dihydroxypregnane-11, 20-dione in congenital adrenal hyperplasia. J. clin. Endocr. 25, 323 (1965).

DOMINGUEZ, O. V.: Biosynthesis of steroids by testicular tumors complicating congenital adrenocortical hyperplasia. J. clin. Endocr. 21, 663 (1961).

DORFMAN, R. I.: II. 17α-hydroxyprogesterone: Biochemistry of the adrenocortical hormones. In: Handbuch der experimentellen Pharmakologie, Bd. XIV, Teil 1. Berlin-Göttingen-Heidelberg: Springer 1962.

EDWARDS, B. E., and P. NARASHIMA RAO: Perchloric acid catalyzed acylations. Enol lactonization and enol acytylation of steroids. J. Org. Chem. 31, 324 (1966).

FRENCH, F. S., I., SPOONER, and B. BAGGETT: Metabolism of 17α-hydroxyprogesterone in testicular tissue from a patient with the syndrome of testicular feminization. J. clin. Endocr. 27, 437 (1967).

FUKUSHIMA, D. K., H. L. BRADLOW, L. HELLMAN, and T. F. GALLAGHER: Origin of pregnanetriol in a patient with adrenal carcinoma. J. clin. Endocr. 22, 765 (1962).

GOLDMAN, A. S., and J. S. D. WINTER: Activities of various steroidogenic enzymes in two forms of experimental adrenal hyperplasia. J. clin. Endocr. 27, 1717 (1967).

KINOSHITA, K., K. ISURUGI, Y. KUMAMOTO, and H. TKAYASU: Gaschromatographic estimation of urinary pregnanetriol, pregnenetriolone and pregnanetetrol in congenital adrenal hyperplasia. J. clin. Endocr. 26, 1219 (1966).

KLOPPER, A. I.: IV. Quantitative relationships between hormone production and metabolite excretion. In: DORFMAN, R. I.: Methods in hormone research. New York-London: Acad. Press 1962.

LEVY, H., and T. SAITO: Conversion of 17α-hydroxyprogesterone into 3α, 17-dihydropregn-4-en-20-one, 17, 20β-dihydroxypregn-4-en-3-one and other substances by bovine adrenal perfusion. Steroids 7, 250 (1966).

LINDNER, H. R.: Participation of lymph in the transport of gonadal hormones. In: Hormonal steroids. Ed. MARTINI, L., F. FRASCHINI, and M. MOTTA. Mailand 1966.

MIKHAIL, G., J. ZANDER, and D. M. ALLEN: Steroids in ovarien vein blood. J. clin. Endocr. **23**, 1267 (1963).

VAN DER MOLEN, H. J., and D. GROEN: Determination of progesterone in human peripheral blood using gas-liquid chromatography with electron capture detection. In: Gas chromatography of steroids in biological fluids. New York: Plenum Press 1965.

NEHER, R., and A. WETTSTEIN: Occurrence of Δ^5-3β-hydroxysteroids in adrenal and testicular tissue. Acta endocr. (Kbh.) **35**, 1 (1960).

OERTEL, G. W., and K. B. EIK-NES: Arch. Biochem. **93**, 392 (1961).

PARISH, R. C., and L. M. STOCK: A method for the esterification of hindered acids. J. Org. Chem. **30**, 927 (1965).

ROBERTS, K. D., R. L. WIELE, and S. LIEBERMAN: 17α-hydroxypregnenolone as a precursor or urinary steroids in a patient with a virilizing adenoma of the adrenal. J. clin. Endocr. **21**, 1522 (1961).

ROMANOFF, L. P., M. P. GRACE, M. N. BAXTER, and G. PINCUS: Metabolism of pregnenolone-7-^{3}H and progesterone-4-^{14}C in young and elderly men. J. clin. Endocr. **26**, 1023 (1966).

RUNNEBAUM, B., H. VAN DER MOLEN, and J. ZANDER: Steroids in human peripheral blood of the menstrual cycle. Steroids 189 (1965).

—, u. J. ZANDER: Progesteron, 4-pregnen-20α-01-3-on, Pregnen-20β-01-3-on und 17α-Hydroxyprogesteron im Plasma der Nabelvene und der Nabelarterien. Klin. Wschr. **40**, 453 (1962).

SCHUBERT, K., K. WEHRBERGER und N. P. GONTSCHAROW: Isolierung und Identifizierung von 17α-Hydroxyprogesteron aus dem Nebennierenvenenblut vom Rhesusaffen. Acta biol. med. germ. **18**, 663 (1967).

ZANDER, J., A. VON MÜNSTERMANN und B. RUNNEBAUM: Steroide im Plasma von menschlichem Placentablut (Nabelschnurplasma). Acta endocr. (Kbh.) **41**, 507 (1962).

Aus der Klinisch-Chemischen Abteilung (Prof. Dr. K. D. Voigt)
der II. Medizinischen Klinik (Prof. Dr. A. Jores) der Universität Hamburg

Die Wirkung der systematischen Nahrungskarenz beim Menschen auf den Blutspiegel einzelner Metaboliten des Glucose- und Fettstoffwechsels

M. Apostolakis, K. D. Voigt und H. Scheele

Zweck dieser Untersuchungen war 1. die Feststellung, ob beim Fasten der gewünschte klinische Effekt, d. h. die Gewichtsabnahme ohne eine überwältigende Beeinträchtigung von lebenswichtigen Funktionen erreichbar ist, und 2. die Gewinnung eines Einblicks in die Regulationsmechanismen des Körpers unter diesen Bedingungen. Die Patienten fasteten im Durchschnitt 25 (18 bis 34) Tage. Während der Fastenzeit erhielten die Probanden mittags und abends eine Gemüsebrühe und Flüssigkeit unbegrenzt in Form von Mineralwasser und Tee. Sie waren angehalten, Spaziergänge zu machen und Sport zu treiben. Die untersuchten biochemischen Parameter waren Glucose, Pyruvat, Beta-Hydroxybutyrat, Acetoacetat, Gesamtfett, freies Cholesterol, Cholesterolester, Triglyceride, freie Fettsäuren und Phosphatide. Die Bestimmungen wurden am Vortag, am 1., 2. und letzten Fastentag und am 3. Aufbautag durchgeführt.

Ergebnisse: Nur am 2. Fastentag kam es zu einem leichten nicht signifikanten Abfall der Glucosewerte. Der Pyruvatspiegel zeigte umgekehrt am selben Tag einen leichten Anstieg (P < 0,05). Zu deutlichen Verschiebungen kam es bei den zwei Parameter der Fettverbrennungen. So verzehnfachte sich im Verlauf des Fastens der Beta-Hydroxybuttersäurespiegel, während der Gehalt an Acetoacetat einen sechsfachen Anstieg aufwies. Dadurch kam es zusätzlich gegen Schluß der Fastenzeit zu einer Verschiebung des Quotienten Hydroxybutyrat/Acetoacetat. Die Spiegel an Gesamtfett, Triglyceriden, Cholesterolestern und freiem Cholesterol fielen im Verlauf des Fastens eindeutig ab. Diese Abnahme war statistisch hoch signifikant. Signifikante Veränderungen der Werte der freien Fettsäuren und der Phosphatide ließen sich nicht feststellen.

Aus den oben erwähnten Daten läßt sich schließen:

1. Beim Fasten setzt die Gluconeogenese sehr früh ein (kein signifikanter Abfall des Glucosegehaltes).

2. Die Fettdepots des Organismus werden sehr früh zur Abdeckung der Energieschuld herangezogen (starker Anstieg des Acetoacetats und Beta-Hydroxybutyrats schon am 1. Fastentag).

3. Es findet eine Zunahme des Redoxpotentials im mitochondrialen Zellbereich der Leber statt (Verschiebung des Hydroxybutyrat/Acetoacetat-Quotienten).

4. Das systematische Fasten unter den oben angegebenen Bedingungen führt nicht, wie früher angenommen, zwangsläufig zu einer Hyperlipidämie.

Eine ausführliche Publikation dieser und weiterer Daten an anderer Stelle ist beabsichtigt.

Aus der Nuclearmedizinischen Abteilung der Medizinischen Kliniken
und II. Medizinische Klinik der Freien Universität Berlin

STH- und Insulinsekretion
bei der Hyper- und Hypothyreose*

H.-J. Quabbe, H. Schleusener und F. Wegener

Mit 1 Abbildung

Es ist bekannt, daß der Funktionszustand der Schilddrüse Einfluß auf den Kohlenhydratstoffwechsel hat. Jedoch besteht wenig Klarheit darüber, wieweit es sich dabei um einen direkten Effekt von Exzeß oder Mangel an Schilddrüsenhormon auf den Zellstoffwechsel handelt oder ob eventuell auch Sekretion, Verteilung, Abbau von Hormonen beeinflußt werden, die an der Steuerung der gestörten Stoffwechselvorgänge beteiligt sind. Messungen der Plasmakonzentration von Hormonen, die am Kohlenhydrat- und Fettstoffwechsel mitwirken, sind bei Hyper- und Hypothyreose nur vereinzelt mitgeteilt worden. Hales u. Hyams [1] fanden die Plasmakonzentration an Insulin während oraler Glucosebelastung bei der Hyperthyreose normal, die Insulinsensibilität erniedrigt, die Glucosetoleranz verschlechtert. Woeber et al. [2] dagegen stellten auf Grund ihrer Ergebnisse die Hypothese auf, daß ein verstärkter Sympathicotonus und erhöhte Plasma-Adrenalinkonzentrationen bei der Hyperthyreose zu einer relativen Mindersekretion von Insulin führen — entsprechend der von Porte et al. [3] nachgewiesenen Hemmung der Insulinsekretion durch Adrenalin. Hierdurch sei die Verschlechterung der Glucosetoleranz bedingt. Sie fanden nach Gabe eines Sympathicusblockers eine Verbesserung der Glucosetoleranz und relativ höhere Insulinkonzentration.

Über das Verhalten der Plasmakonzentration an Wachstumshormon (STH) bei Über- oder Unterfunktion der Schilddrüse liegen bisher nur vereinzelte Beobachtungen vor. Kaplan et al. [4] fanden die STH-Sekretion bei drei Kindern mit Hyperthyreose normal. Burgess et al. [5] dagegen beschreiben verminderte STH-Sekretion während Insulin-induzierter Hypoglykämie bei fünf Patienten mit Hyperthyreose. Sie machen die geringere STH-Sekretion mitverantwortlich für die katabole Stoffwechsellage bei der Thyreotoxikose. Bei Hypothyreose wurden von Kaplan et al. [4] bei zwei Kindern erhöhte STH-Nüchternwerte gefunden, von Utiger [6] dagegen dreimal eine normale STH-Sekretion und zweimal fehlende Sekretion während Insulin-induzierter Hypoglykämie.

Bei veränderter Schilddrüsenfunktion wurden die in bezug auf den Kohlenhydrat- und den Fettstoffwechsel antagonistisch wirkenden Hormone Insulin und STH bisher nicht gemeinsam untersucht.

Wir berichten über elf Patienten mit Hyperthyreose und zwei Patienten mit Hypothyreose sowie je sechs normale Männer und Frauen. Durch induzierte

---

* Vortrag auf dem 13. Symposion der Gesellschaft vom 2. bis 4. März 1967 in Würzburg.

Hypoglykämie wurde versucht, die Sekretion von STH aus dem Hypophysen-
vorderlappen zu stimulieren. Um gleichzeitig die Plasmakonzentration des immunologisch reagierenden Insulin und die Blutzuckerkonzentration während der
Reaktion auf das endogene Insulin beurteilen zu können, wurde die Hypoglykämie
durch intravenöse Injektion von Tolbutamid (Rastinon) (20 mg kg Körpergewicht) erzeugt. Tabelle 1 bietet eine Zusammenstellung der klinischen Daten
der untersuchten Gruppen. Die Kontrollpersonen boten keinen Anhalt für Stoff-
wechsel- oder endokrinologische Erkrankungen. Die Rastinonteste wurden morgens nüchtern durchgeführt. Durch eine Verweilkanüle wurde Blut für zwei Kontrollwerte im Abstand von 15 min entnommen. Nach der Rastinoninjektion Blutentnahmen nach 10, 20, 30, 45, 60, 90, 120, 180 und 240 min. Je etwa 10 ml Blut
wurden in Zentrifugenröhrchen aufgefangen, die 0,04 ml Liquemin enthielten.
Hiervon Entnahme von 0,1 ml für die Blutzuckerbestimmung im Technicon Autoanalyzer nach der Ferricyanidmethode von Hoffman [7]. Aufbewahrung des

Tabelle 1. *Klinische Daten der Versuchsgruppen. Zur Beurteilung des klinischen Schweregrades
der Hyper- oder Hypothyreose wurden zusätzlich zum PBJ weitere Untersuchungsergebnisse
hinzugezogen (Radiojodtest, Grundumsatz, Serumcholesterin)*

		n	Alter in Jahren	% Ideal-gewicht	PBJ (γ/100 ml)	Klinisches Bild
Normale						
	♀	6	26 (23—29)	97 (85—104)	—	—
	♂	6	31 (26—34)	104 (92—124)	—	—
Hyperthyreose						5mal +++
	♀	10	56 (30—72)	106 (94—117)	9,4 (5,3—11,5)	1mal ++
						4mal +
	♂	1	23	97	13,3	+++
Hypothyreose						
	♀	2	59/70	119/124	1,6/3,2	+++/++

Blutes maximal 2 Std in Eis, dann Zentrifugation bei + 4 °C, Abtrennen des
Plasmas und Einfrieren desselben bei —20 °C bis zur Bestimmung der Hormone.
Insulin wurde radioimmunologisch bestimmt mit einer Modifikation der Methode C
von Hales u. Randle [8]. STH wurde ebenfalls radioimmunologisch bestimmt
unter Benutzung der Immunpräcipitation zur Trennung von Antikörper-gebunde-
nem und freiem Hormon.

Ergebnisse
A. Kontrollgruppe (Abb. 1)

Der Blutzuckerabfall nach der Injektion von Rastinon entspricht dem bekann-
ten Verlauf. Der mittlere maximale Abfall beträgt 45,1% des Ausgangswertes.
Die Insulinkonzentration steigt von durchschnittlich 24,8 μ-E/ml auf 93,3
μ-E/ml nach 10 min und fällt dann wieder ab. Das Verhalten der STH-Plasma-
konzentration weist sehr große Schwankungen zwischen den einzelnen Individuen
auf. Eine Geschlechtsdifferenz ist deutlich, aber wegen der großen individuellen
Schwankungen nicht statistisch signifikant (P zwischen 0,1 und 0,05). Bei den
Männern steigt die STH-Plasmakonzentration in dieser kleinen Gruppe wesentlich

stärker an als bei den Frauen. Bei diesen wieder können zwei verschiedene Kurvenverläufe unterschieden werden. Eine erste Gruppe (drei Frauen) zeigt niedrige Ausgangswerte und einen deutlichen Anstieg nach etwa 60 min, der aber nicht so stark
ist wie bei den Männern. Die zweite Gruppe (ebenfalls drei Frauen) hat hohe Ausgangswerte die während des Testes absinken und keinen oder nur einen geringen
neuen Anstieg aufweisen. Dieser zweite Kurventyp ist nach unseren Untersuchungen
über die nächtliche STH-Sekretion [9] auf das häufige Auftreten „spontaner" Sekre-

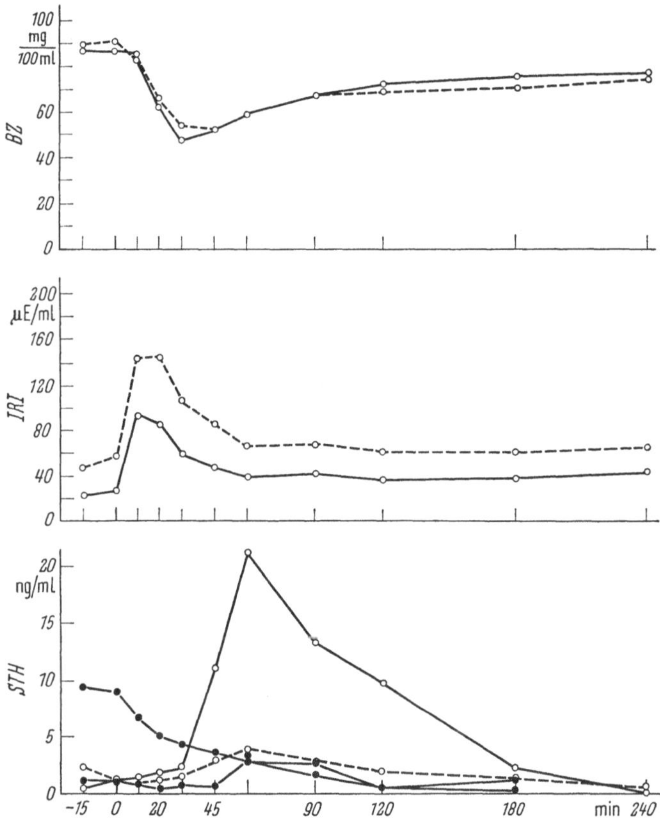

Abb. 1. Verhalten von Blutzucker, Insulin und STH während des i.v. Bastinontestes. Ausgezogene Kurven: Kontrollgruppen, gestrichelte Kurven: Hyperthyreose-Patienten (s. Text)

tionsphasen noch in den Morgenstunden bei Frauen zurückzuführen. Das Fehlen eines
Ansprechens der STH-Sekretion auf eine induzierte Hypoglykämie — wenn dieser
Reiz mit dem Höhepunkt einer „spontanen" Sekretionsphase zusammenfällt —
läßt sich wohl am besten durch ein Refraktärstadium der Regulationszentren
(Hypothalamus) oder durch temporäre Erschöpfung der sekretionsbereiten STH-
Reserven des Hypophysenvorderlappens erklären. Dieses Verhalten erschwert
natürlich die Beantwortung der Frage, ob in einem Einzelfalle die STH-Sekretion
auf induzierte Hypoglykämie hin normal ist oder nicht. Sie erschwert auch den
Vergleich zwischen verschiedenen Gruppen, wenn deren Zusammensetzung in
bezug auf die Geschlechtsverteilung unterschiedlich ist.

B. Hyperthyreose (Abb. 1)

Das Verhalten der Blutzuckermittelwertskurve der Hyperthyreosepatienten ist von dem der Vergleichsgruppe nicht verschieden. Die Insulinsekretion ist jedoch signifikant größer als bei der Kontrollgruppe (P 0,01 für die Zeiten — 15, 0, 10, 20, 30, 60, 120 min). Die Insulinsensibilität ist also verringert. Eine Korrelation zwischen der Höhe der Insulinsekretion einerseits und dem klinischen Bild, PBJ, Serumcholesterin, Grad der Gewichtsabnahme andererseits war jedoch nicht festzustellen. Das Verhalten von Blutzucker und Insulin-Plasmakonzentration des einzigen Mannes dieser Gruppe war von dem der Frauen nicht wesentlich verschieden. Verringerte Insulinsensibilität wurde auch von Hales u. Hyams [1] bei der Hyperthyreose während des oralen Glucosetoleranztestes gefunden, allerdings bei normalem Plasma-Insulinspiegel. Sie führten dieses Verhalten auf die bei der Hyperthyreose erhöhte Plasmakonzentration an unveresterten Fettsäuren zurück, die die Verwertung der Glucose im Muskel hemmt (im Sinne des Glucose-Fettsäurecyclus von Randle et al. [10]). Für das unterschiedliche Verhalten der Insulin-Plasmakonzentration (normal bei Hales u. Hyams, erhöht bei unseren Versuchspersonen) könnte eventuell die Verschiedenheit der Stimulierungsmethode (Glucose bzw. Rastinon) verantwortlich sein. Wodurch die gesteigerte Reaktion der Betazellen des Pankreas auf das injizierte Rastinon bei unseren Hyperthyreosepatienten bedingt ist, kann aus unseren Versuchen nicht geschlossen werden. Unsere Ergebnisse bestätigen nicht die Hypothese von Woeber et al. [2], daß durch erhöhten Sympathicotonus bzw. durch höhere Adrenalinkonzentrationen im Plasma von Hyperthyreosepatienten die Insulinsekretion gehemmt ist.

Vergleicht man die STH-Plasmakonzentrationen der Patienten mit Hyperthyreose (zehn Frauen) mit der Kontrollgruppe von Frauen, so läßt sich ein signifikanter Unterschied nicht erkennen. (Die zwei verschiedenen Kurvenverläufe der normalen Frauen finden sich auch bei den Hyperthyreosepatientinnen, kommen aber in der Abb. durch die alleinige Darstellung der Mittelwertskurve nicht zum Ausdruck.) Dieses Ergebnis stimmt mit der Beobachtung von Kaplan et al. [4] an drei Kindern mit Hyperthyreose überein, widerspricht aber den Befunden von Burgess et al. [5]. Diese Autoren fanden die STH-Sekretion während Insulininduzierter Hypoglykämie bei Hyperthyreosepatienten verringert. Sie geben aber die Geschlechtsverteilung ihrer Vergleichsgruppe nicht an, während ihre Hyperthyreosepatienten alle weiblichen Geschlechtes waren. Siebentägige Behandlung mit 200 γ Trijodthyronin verringerte die STH-Sekretion bei drei ihrer normalen Versuchspersonen nicht. Es muß offen bleiben, ob eine Nichtbeachtung der von uns gefundenen Geschlechtsdifferenz die Ursache der unterschiedlichen Ergebnisse sein kann. Das Verhalten der STH-Plasmakonzentration des einzigen Mannes unserer Patientengruppe mit Hyperthyreose läßt sich leider nicht verwerten, da sie nur bis 45 min nach der Rastinoninjektion verfolgt werden konnte. Bis zu diesem Zeitpunkt war kein Anstieg der STH-Konzentration erfolgt, aber auch zwei Männer der Kontrollgruppe wiesen ihren Anstieg erst nach 60 min auf.

C. Hypothyreose

Die Blutzuckersenkung war bei den beiden Patientinnen mit Hypothyreose stärker (maximaler Abfall 53,3% des Ausgangswertes) und hielt länger an als bei den Kontrollpersonen. Die Insulin-Plasmakonzentration stieg nach der Rastinoninjektion in beiden Fällen auf relativ hohe Werte an (185 bzw. 265 μ-E/ml). Die STH-Plasmakonzentrationen nach Rastinon waren nicht wesentlich verschieden von denen der weiblichen Kontrollgruppe. Beide Patientinnen zeigten einen deutlichen Anstieg 45 bzw. 60 min nach Rastinon (auf 4,8 bzw. 5,8 ng/ml). Eine statistische Auswertung gegenüber der Kontrollgruppe und gegenüber den Patienten mit Hyperthyreose erfolgte wegen der kleinen Zahl nicht.

Zusammenfassung

Die STH-Plasmakonzentration unter Rastinon-induzierter Hypoglykämie verhielt sich bei Patienten mit Hyper- oder Hypothyreose nicht verschieden von der einer Kontrollgruppe, wenn ein Geschlechtsunterschied in der Kontrollgruppe beachtet wird.

Die Insulinsekretion war bei der Hyperthyreose signifikant erhöht, die Insulinsensibilität dagegen erniedrigt.

Aus unseren Ergebnissen kann geschlossen werden, daß die diabetogene Wirkung der Schilddrüsenüberfunktion nicht mit einem Insulinantagonismus durch höhere STH-Sekretion in Zusammenhang steht.

Literatur

1. HALES, C. N., and D. E. HYAMS: Lancet 7350, 69 (1964).
2. WOEBER, K. A., R. ARKY, and L. E. BRAVERMAN: Lancet 7443, 895 (1966).
3. PORTE, D., A. L. GRABER, T. KUZUYA, and R. H. WILLIAMS: J. clin. Invest. 45, 228 (1966).
4. KAPLAN, S. L., C. A. L. ABRAMS, J. J. BELL, F. A. CONTE, and M. M. GRUMBACH: J. Pediat. 67, 956 (1965) (Abstract).
5. BURGESS, J. A., B. R. SMITH, and T. J. MERIMEE: J. clin. Endocr. 26, 1257 (1966).
6. UTIGER, R. D.: J. clin. Invest. 44, 1277 (1965).
7. HOFFMAN, W. S.: J. biol. Chem. 120, 51 (1937).
8. HALES, C. N., and P. J. RANDLE: Biochem. J. 88, 137 (1963).
9. QUABBE, H.-J., E. SCHILLING, and H. HELGE: J. J. clin. Endocr. 26, 1173 (1900).
10. RANDLE, P. J., P. B. GARLAND, C. N. HALES, and E. A. NEWSHOLM: Lancet 7285, 785 (1963).

Methodik der radioimmunologischen Bestimmung von Insulin

(Zusammenfassung einer Konferenz am 9. März 1968)

G. R. Zahnd und H.-J. Quabbe

Im Verlaufe eines Erfahrungsaustausches über die radioimmunologische Insulinbestimmung wurden folgende Fragen besprochen: 1. Markierung und Reinigung von Insulin, 2. Herstellung und Prüfung von Insulinantikörpern, 3. Trennungsverfahren und Einfluß von Eiweißbindung und Verdünnung beim Ansatz von Bestimmungsproben.

Markierung und Reinigung von Insulin

1. Niemann berichtete über den Vergleich zweier Markierungsmethoden (Umsatz von Insulin mit destilliertem elementaren ^{131}J oder ^{125}J und Umsatz von Insulin mit radioaktivem Jodid unter Zusatz eines Oxydationsmittels). Die Güte der gewonnenen Präparate bei einer durchschnittlichen Markierung von 0,5 Jodatomen/Insulinmolekül wurde geprüft. Außer einer Hauptfraktion wird regelmäßig eine Nebenfraktion gewonnen, die sich an verschiedenen Adsorptionsmitteln und in der Papierelektrophorese etwas verschieden verhält. Sie stellt wahrscheinlich nicht nur geschädigtes Insulin, sondern auch Aggregationsprodukte dar. In der Diskussion wurde darauf hingewiesen, daß derartige Präparate häufig vor der Benutzung für den radioimmunologischen Hormonnachweis einer Nachprüfung bezüglich des Reinheitsgrades und einer eventuellen Nachreinigung bedürfen. Es wurde darauf hingewiesen, daß der tolerierbare Grad an Unreinheiten auch von der Trennungsmethode abhängt. Bei der Benutzung der zwei Antikörpermethoden bei der nur gebundenes Hormon gemessen wird, fallen Unreinheiten häufig weniger ins Gewicht. Gewisse Grenzen sollten jedoch nicht überschritten werden, da dann die bestimmten Plasmawerte häufig eine Tendenz zu fälschlich hohen Werten zeigen. Es wurde weiter darauf hingewiesen, daß die Kontrolle des Trennungsmittels und der benutzten Lösungsmittel von großer Wichtigkeit ist (z. B. Vorbereitung von Amberlit oder das pH des Puffers).

Löffler berichtete ebenfalls über den Vergleich zweier Markierungsmethoden (Jodmonochloridmethode und Chloramin-T-Methode). Da größere Mengen des Oxydationsmittels Chloramin-T eiweißdenaturierend wirken können, wird versucht, die Menge an Chloramin-T zu senken. Bei einer Menge von 10 γ/4 bis 5 Mikrogramm Insulin werden jedoch schlechte Ausbeuten erzielt. Bei Anwendung höherer Chloramin-T-Konzentrationen betrug die Ausbeute durchschnittlich 80%. Diese Ausbeute wurde auch mit der Jodmonochloridmethode erreicht.

In der Diskussion wurde darauf hingewiesen, daß die Ausbeute bei der Hormonmarkierung nur dann wichtig ist, wenn es sich um die Markierung sehr großer

Mengen handelt, da dann die primäre Strahlenbelastung ein wichtiger Faktor wird. Bei der Markierung für Einzellaboratorien spielt diese jedoch keine wesentliche Rolle. Die begrenzte Haltbarkeit markierter Hormonpräparationen macht es vorläufig nicht möglich, größere Mengen über längere Zeit aufzubewahren.

KASEMIR erörterte Reinheitsuntersuchungen an ^{131}J-markiertem Rinderinsulin. Die Gelfiltration auf Sephadex G 75 läßt drei radioaktive Hauptkomponenten voneinander abtrennen. Komponenten I und III sind als Strahlenschädigungsprodukte anzusehen, die in Abhängigkeit vom Markierungsgrad und von der Alterung des Insulins zunehmen. Bei Komponente I handelt es sich um ein großmolekulares Strahlenschädigungsprodukt, bei Komponente II um intaktes Insulin und bei Komponente III um kleinmolekulare Bruchstücke des Insulins. Nur Komponente II besitzt biologische Insulinaktivität und wird im Gegensatz zu den Komponenten I und III durch spezifische Antikörper gebunden.

Herstellung und Prüfung von Insulin-Antikörpern

2. Zum Komplex Insulinantikörper berichtete HEPTNER über die Prüfung von 40 Chargen von Antikörpern, teils von Einzeltieren, teils von Gemischen. Das freie Insulin wurde dabei an gereinigte Cellulose adsorbiert und so vom antikörpergebundenen Anteil getrennt. Bei Insulinkonzentrationen zwischen 0 bis 10 μE/ml zeigten die Eichkurven von Seren mit höherem Antikörpergehalt ohne Ausnahme einen unregelmäßigen Verlauf. Nach Mischen von verschiedenen Antikörperseren oder nach Zugabe von 2 bis 5 μE Jodinsulin statt 0,5 bis 1 μE Jodinsulin konnten brauchbare bis sehr gute Eichkurven für den Immunoassay erhalten werden. Versuche, das Albumin durch das wesentlich billigere Haemaccel zu ersetzen, ergaben kein positives Ergebnis. In der Diskussion dieses Phänomens wurde u. a. betont, daß für den frühen Teil der Kurve wahrscheinlich noch das Massenwirkungsgesetz wirksam ist, so daß nicht nur die Verdrängung des radioaktiv markierten Hormons von Antikörper durch das unmarkierte Hormon, sondern auch die absolute Zunahme der Gesamtinsulinmenge eine Rolle spielen. Dies würde eine Veränderung des stöchiometrischen Verhältnisses Antikörper/Antigen bedeuten. Andere Diskussionsteilnehmer hatten dieses Phänomen nicht beobachtet.

AMMON erörterte Spezifitätsfragen verschiedener Insuline von Vertebraten und Avertebraten gegenüber Meerschweinchenantikörpern gegen Schweineinsulin und die Bestimmung von Gewebsinsulinkonzentrationen. Bei den letzteren wurde der Antikörper direkt mit dem Gewebe gemischt. Dieser Komplex wird vom exokrinen Pankreassekret nicht angegriffen. Dadurch kann das im Gewebe vorhandene Insulin isoliert und dann bestimmt werden. Die immunologischen Bestimmungen an extrahiertem Insulin von Kaninchen, Fröschen und Schnecken sowie an frischen „Pankreas"-Geweben dieser Species zeigten keine wesentlich unterschiedlichen Antigeneigenschaften beim Vergleich mit kristallisiertem Schweineinsulin. In der Diskussion wurde auf die Wichtigkeit der Methode der Trennung von gebundenem und freiem Insulin hingewiesen, da beim Vorhandensein hoher Konzentrationen verschiedener Proteinarten die unspezifische Adsorption an solche Proteine sehr wenig kontrollierbar wird. Weiter könnte eine Störung dadurch eintreten, daß die B-Kette des Insulins an Antikörper gebunden wird, die A-Kette dagegen nicht. Dies ist zu beachten, wenn Spaltprodukte des Insulins vorliegen können. Die

Doppelantikörpermethode ist gegen solche Störeinflüsse bei der Bestimmung des Insulins unempfindlicher, da im Immunpräcipitat nur das den spezifischen Antikörper gebundene Insulin erfaßt wird.

Trennungsverfahren und Einfluß von Eiweißbindung und Verdünnung beim Ansatz von Bestimmungsproben

3. Hier wurden verschiedene Trennungsverfahren von freiem und gebundenem Insulin erörtert. Auf den Einfluß der Inkubationsbedingungen (Proteinkonzentration, Temperatur, pH usw.) wird hingewiesen. Biro untersuchte, ob es sich bei der Bindung an Amberlit um eine physikalische oder chemische Bindung handelt. Geprüft wurde die Temperaturabhängigkeit der Bindung nicht nur bei Amberlit sondern auch bei Aktivkohle und Cellulose. Die schlechtere Adsorption bei höherer Temperatur könnte z. B. bei Amberlit und Aktivkohle sowie bei Cellulose für eine rein physikalische Bindung sprechen. In der Diskussion wurde auf verschiedene Fehlermöglichkeiten bei dieser Methode hingewiesen (besonders Dissoziation von [131]J vom Insulinmolekül).

Quabbe teilte seine Erfahrungen mit der 8-F-Trennung durch Talk mit. Die Adsorption des freien Insulins an Talk ist u. a. von der Eiweißkonzentration des Ansatzpuffers, von der Talkmenge und von der Zeit abhängig, die zwischen Talkzusatz und Zentrifugation verstreicht. Wahrscheinlich kann durch zu hohe Proteinkonzentrationen des Ansatzpuffers die Bindung von freiem Insulin an Talk behindert werden. Andererseits wird in zeitlicher Abhängigkeit vom Kontakt zwischen Talk und Ansatzlösung auch antikörpergebundenes Hormon an Talk adsorbiert. Eine sehr genaue Überwachung dieser Faktoren ist daher unbedingt erforderlich.

Grüneklee zeigte die Schwierigkeiten mit dem Doppelantikörperbestimmungssystem bei Trennung von freier und gebundener Fraktion durch Filtration auf. Probleme entstehen vor allen Dingen durch unspezifische Adsorption freien Insulins an Proteine, die zurückgehalten werden oder durch Adsorption freien Insulins an das Filter. In der Diskussion wurde u. a. auf die Frage verschiedener Viscosität des Serums und ihres Einflusses auf die Filtration eingegangen. Außerdem wurde bestätigt, daß diese Schwierigkeiten durch Benutzung der Zentrifugation an Stelle der Filtration umgangen werden könnten.

Bottermann hob den Einfluß verschiedener Proteinkonzentrationen des Ansatzpuffers auf den Verlauf der Standardkurve hervor. Es zeigte sich, daß diese Eichkurven je nach Pufferzusammensetzung unterschiedlich verlaufen, so daß sich erhebliche Verschiebungen der errechneten Insulinkonzentrationen ergeben. In der Diskussion wurde u. a. auf die Wichtigkeit der unspezifischen Adsorption markierter Polypeptidhormone an die Glaswand und auch die Möglichkeit einer rechnerischen Korrektur dieser Faktoren hingewiesen. Frerichs erwähnte die Nützlichkeit eines sog. Nullserums zur Herstellung des Insulinstandards.

Da die Angaben über Insulinkonzentrationen im Nüchternplasma ziemlich stark schwanken, hat Melani zur radioimmunologischen Bestimmung von Seruminsulin folgende Trennverfahren verwendet: Amberlit CG-400 I, Charcoal + Dextran 80, Präcipitierende Anti-gamma-Globulinantikörper und Cellulose Pulver (MN-300). Um diese Techniken besser vergleichen zu können, wurden alle technischen Faktoren möglichst konstant gehalten. Es wurden dasselbe ^{131}J-Insulin, Antiserum und Standardinsulin sowie derselbe Puffer verwendet. Sowohl bei der Insulinbestimmung mit verschiedenen Insulinkonzentrationen als auch bei der Wiedergewinnung des zum Serum zugesetzten Insulin wurden zwischen den verwendeten Methoden kein Unterschied gefunden. Auf Grund dieser Untersuchungen wird vermutet, daß die in der Literatur angegebenen unterschiedlichen Nüchternwerte für Insulin nicht auf die Technik, sondern auf die verschiedenen Standardinsuline zurückzuführen sind.

In der Schlußdiskussion wurde auf die Möglichkeiten der Standardisierungen im größeren Maßstab eingegangen. Es wurde angeregt, daß von seiten der Industrie lyophilisierte Testseren mit bekanntem Insulingehalt den kommerziell erhältlichen Insulinbestimmungskits mitgegeben werden sollten. Die Benutzung eines Antiserums durch verschiedene Laboratorien würde außerdem den Vergleich der Testergebnisse und die Ermittlung der wahren Insulinkonzentrationen im Plasma erleichtern. Falls das markierte Insulin in lyophilisierter Form aufbewahrt und verschickt werden kann, so könnte eventuell eine längere Lagerung markierten Insulins ermöglicht werden, ohne daß eine spätere Nachreinigung notwendig wird. Praktische Erfahrungen hierüber fehlen zur Zeit noch.